JN098339

ユーキャンの

毒物劇物取扱者

28日で完成!

合格テキスト&問題集

ユーキャンの毒物劇物取扱者

28日で完成！ 合格テキスト&問題集

目次

第1章 毒物および劇物に関する法規

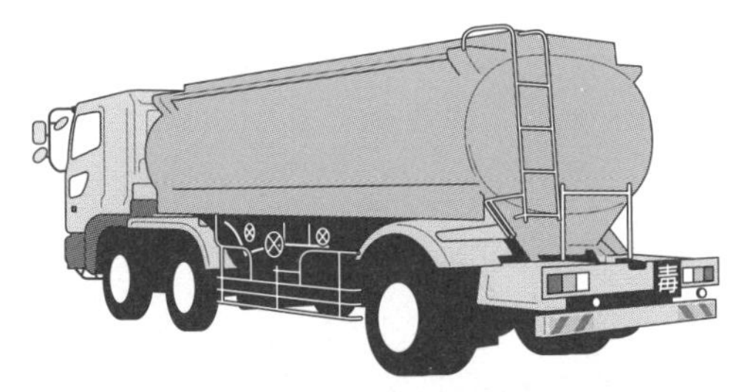

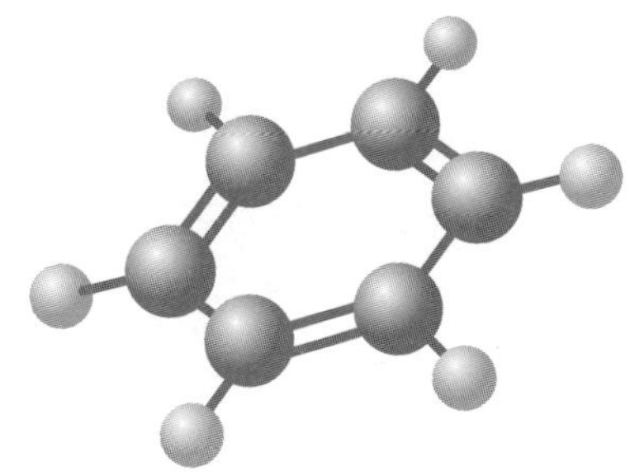

第2章 基礎化学

第3章 実地（性状・貯蔵・取扱い方法等）

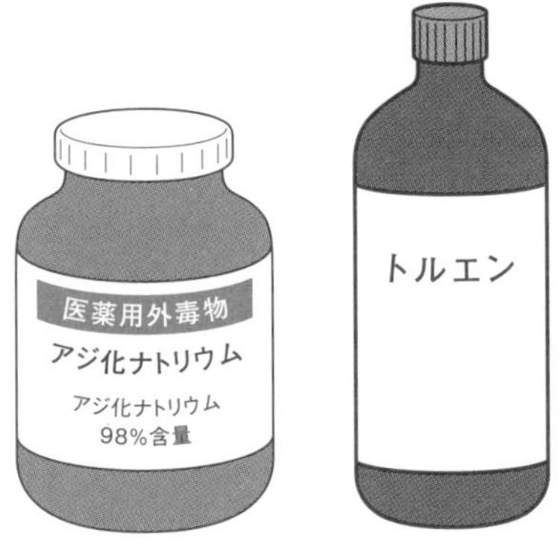

模擬試験問題

別冊 重要ポイント集・模擬試験解答解説

■おことわり
本書は令和５年１月31日現在施行の法規に基づいて執筆されています。
なお、執筆以後の法改正情報等については、下記「ユーキャンの本」ウェブサイト内「追補（法改正・正誤）」にて、適宜お知らせいたします。
https://www.u-can.co.jp/book/information

本書の使い方

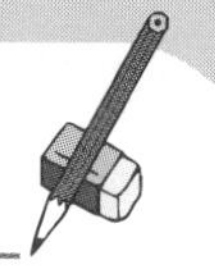

1～26日目 試験合格に必要な知識をインプット

1日1～3レッスンずつ学習を進めて、頻出項目を学習しましょう。一読目はざっと読み、レッスン末の確認テストを解いてから、もう一度読み直すのもおすすめの学習方法です。

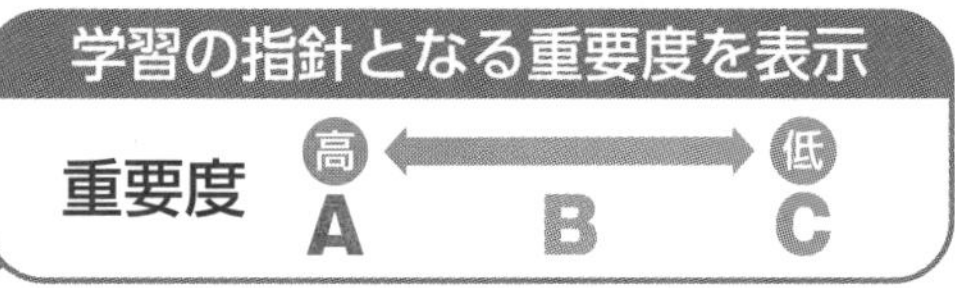

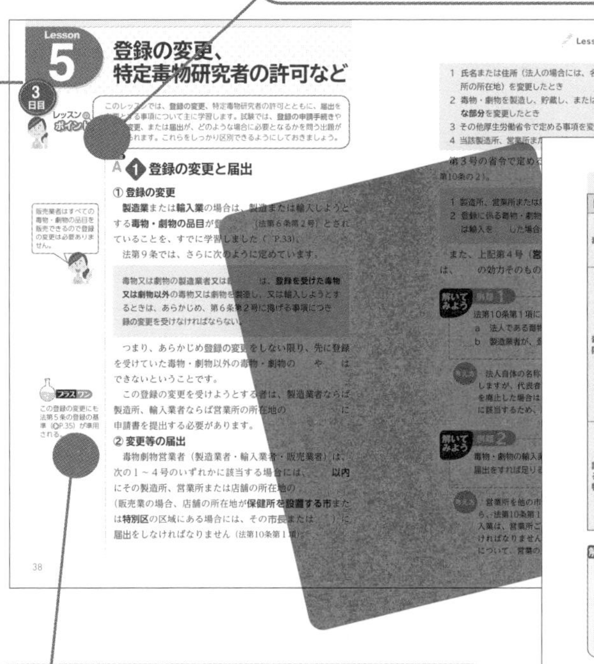

Lesson 1 ■ 毒劇法の目的・定義

理解度把握○×テスト

KeyPoint	できたらチェック
毒劇法とは	□ 1 毒劇法は、毒物および劇物について、労働衛生上の見地から必要な取締まりを行うことを目的とする法律である。
	□ 2 毒劇法の規定を実施する政令として、「毒物及び劇物取締法施行令」と「毒物及び劇物指定令」がある。
毒物・劇物に関する定義	□ 3 毒劇法では、毒物について「別表第一に掲げる物であって、医薬品及び医薬部外品以外のものをいう」と定義している。
	□ 4 毒劇法では、劇物について「別表第二に掲げる物であって、医薬品及び医薬部外品に該当するものをいう」と定義している。
	□ 5 特定毒物に指定されているものは、すべて毒物に該当する。
	□ 6 毒性の強い順に並べると、毒物>劇物>特定毒物となる。
	□ 7 水銀、トルエン、無機○○塩類などのように、毒劇法または指定令において物質名のみが記されているものは、原体として取締対象になる。
	□ 8 毒劇法または指定令において「○○を含有する製剤」と規定されている場合は、その製剤の原体が毒物や劇物に該当することになる。
試験に出題される主な毒物・劇物の名称	□ 9 アジ化ナトリウム、亜塩素酸ナトリウム、水酸化ナトリウムのうち、毒物に該当するのは、アジ化ナトリウムのみである。
	□ 10 ニコチン、砒素、メタノール、シアン化水素のうち、劇物に該当するのは、ニコチンである。
	□ 11 四アルキル鉛、パラチオン、モノフルオール酢酸アミドは、いずれも特定毒物に該当する。
	□ 12 塩化第一銅は、その名称が毒劇法の別表にも指定令にも掲載されていないので、毒物・劇物に該当しない。

解答 1. × 労働衛生上ではなく、保健衛生上の見地から必要な取締まりを行うことを目的としている。 2. ○ 3. ○ 4. × 劇物も毒物と同様、「医薬品及び医薬部外品以外のものをいう」と定義されている。 5. ○ 6. × 毒性の強い順に並べると、特定毒物>毒物>劇物となる。 7. ○ 8. ×「○○を含有する製剤」と規定されている場合は、その製剤が毒物または劇物に該当する。 9. ○ アジ化ナトリウムのみが毒物に該当する。亜塩素酸ナトリウム、水酸化ナトリウムは、劇物に該当する。 10. × ニコチン、砒素、シアン化水素は、いずれも毒物に該当し、メタノールが劇物に該当する。 11. ○ 12. × 塩化第一銅は、劇物として指定令第2条に掲げられている「……」に分類される。このため、塩化第一銅も劇物に該当する。

19

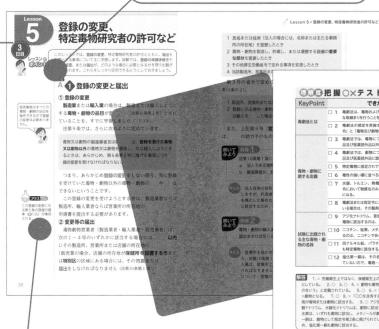

補足解説で理解を深めよう！

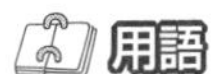

用語　難しい用語を解説します。

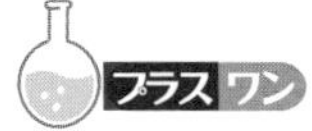

プラスワン　本文にプラスして覚えておきたい事項です。

▶　詳しい記載がある関連ページを示しています。

確認テストに挑戦！

レッスン末には確認テストを収録しています。学習した知識の定着度を確認しながら取り組みましょう。

27・28日目 模擬試験で知識のアウトプット

最後の2日間は学習の仕上げに模擬試験にチャレンジ。間違えた箇所、記憶があやふやだった箇所は、必ず本文に戻って復習しましょう。

2回分収録！

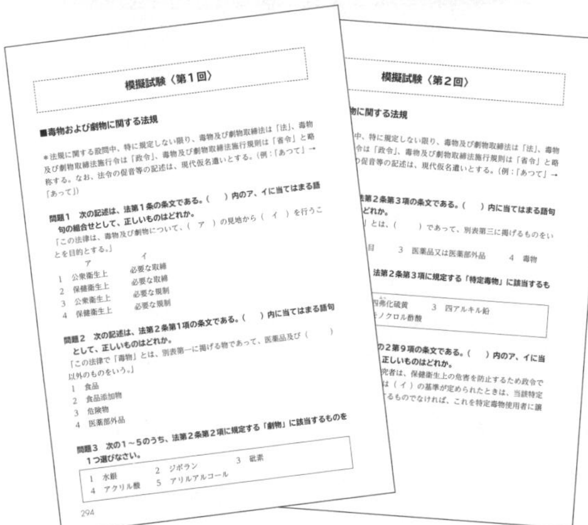

模擬試験〈第1回〉

■毒物および劇物に関する法規

＊法規に関する設問中、特に規定しない限り、毒物及び劇物取締法は「法」、毒物及び劇物取締法施行令は「政令」、毒物及び劇物取締法施行規則は「省令」と略称する。なお、法令の促音等の記述は、現代仮名遣いとする。（例：「あつて」→「あって」）

問題1　次の記述は、法第1条の条文である。（　）内のア、イに当てはまる語句の組合せとして、正しいものはどれか。

「この法律は、毒物及び劇物について、（ア）の見地から（イ）を行うことを目的とする。」

	ア	イ
1	公衆衛生上	必要な取締
2	保健衛生上	必要な取締
3	公衆衛生上	必要な規制
4	保健衛生上	必要な規制

問題2　次の記述は、法第2条第1項の条文である。（　）内に当てはまる語句として、正しいものはどれか。

「この法律で「毒物」とは、別表第一に掲げる物であって、医薬品及び（　）以外のものをいう。」

1 食品
2 食品添加物
3 危険物
4 医薬部外品

問題3　次の1～5のうち、法第2条第2項に規定する「劇物」に該当するものを1つ選びなさい。

1 水銀	2 ジボラン	3 砒素
4 アクリル酸	5 アリルアルコール	

294

模擬試験〈第2回〉

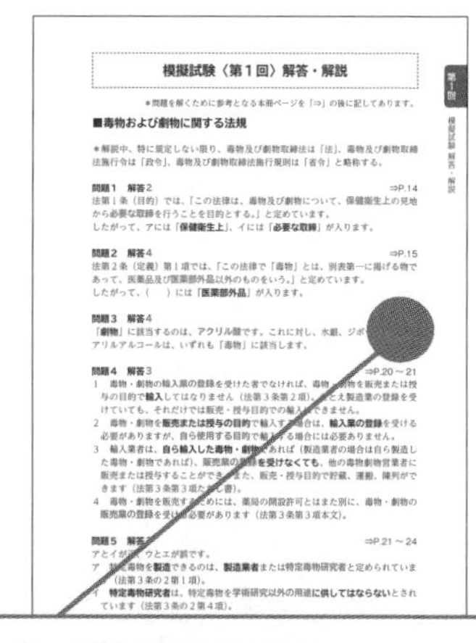

模擬試験〈第1回〉解答・解説

＊問題を解くために参考となる本冊ページを「⇒」の後に記してあります。

■毒物および劇物に関する法規

問題1　解答2　⇒P.14

問題2　解答4　⇒P.15

問題3　解答4

問題4　解答3　⇒P.20～21

問題5　⇒P.21～24

別冊の解答・解説には、復習しやすいよう、1問ごとに本文参照ページを表示。

スキマ時間を活用しよう！

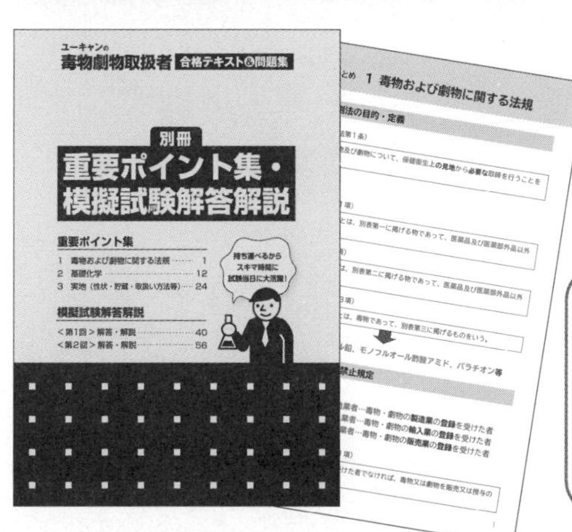

ユーキャンの毒物劇物取扱者 合格テキスト&問題集

別冊

重要ポイント集・模擬試験解答解説

重要ポイント集

1 毒物および劇物に関する法規……1
2 基礎化学……12
3 実地（性状・貯蔵・取扱い方法等）……24

模擬試験解答解説

<第1回>解答・解説……40
<第2回>解答・解説……56

持ち運べるから
スキマ時間に
試験当日に大活躍！

1 毒物および劇物に関する法規

頻出項目をギュッとまとめた別冊「重要ポイント集」つき。取り外していつでもどこでも学習できるので、スキマ時間の暗記をサポートします。

暗記事項の多い試験ですから、こまめな復習がとても大切。スキマ時間の活用が合格への近道です。

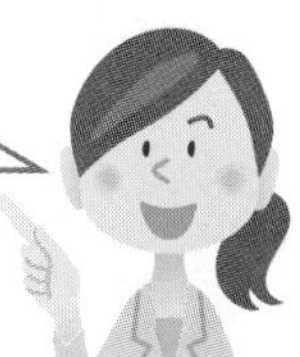

各章の学習のポイント

第1章　毒物および劇物に関する法規

●まず法体系を知ろう

学習を始める前に、まず毒物・劇物の取扱いについて取り締まっている法令（法律、政令、省令等）のおおまかな体系を頭に入れておきましょう。

●法律…「**毒物及び劇物取締法**」⇒「**毒劇法**」または単に「**法**」と略す
●政令…「**毒物及び劇物取締法施行令**」⇒「**施行令**」と略す
　〃　…「**毒物及び劇物指定令**」⇒「**指定令**」と略す
●省令…「**毒物及び劇物取締法施行規則**」⇒「**施行規則**」と略す

●条文に慣れよう

試験では、例えば「法第○条第○項」の条文が示され、空所になっている箇所の語句を選ばせるような問題が多く出題されています。本書では、条文をそのままの文体で掲載していますので、**声に出して読む**ようにし、**重要な条文は覚えてしまう**ぐらいになりましょう。どの語句が空所になるだろうと考えながら読むとよいでしょう。

●定義を覚えよう

「**毒物**」「**劇物**」「**毒物劇物営業者**」「**特定毒物研究者**」「**毒物劇物取扱責任者**」など、**語句の定義**を確実に覚えましょう。法規の理解が進まない人は、重要な語句の意味をあやふやにしたまま学習していることがあります。

●別冊「重要ポイント集」を活用しよう

各レッスンの本文を最低２回は読んで、ある程度頭に入ったら、**別冊「重要ポイント集**」に目を通して復習しましょう。その後、レッスン末の「**理解度把握テスト**」に挑戦し、間違えた箇所は必ず本文で確認するようにしましょう。

第2章　基礎化学

●中学・高校の化学のレベル

この試験で出題されている「**基礎化学**」の内容は、決して専門的でも高度なものでもなく、**中学や高校で学んだ「化学」のおさらい**のレベルといえます。理科系の大学で化学を修めた人であれば、容易に解答できるでしょうし、そうでない人でも、本書の各レッスンを順に学習していけば、合格レベルまで到達できるようになるでしょう。

●受験する都道府県の出題内容を知ろう

都道府県によっては問題数が少なく、基礎的な内容のみを出題するところもあれば、多少手のかかる**計算問題**を出題してくるところもあります。本書は計算問題の例題も掲載していますので、もし後者の都道府県を受験する人は挑戦してみてください。

●別冊「重要ポイント集」を活用しよう

「基礎化学」では、**暗記で解ける問題**も多く出題されています。**別冊「重要ポイント集」**は、試験直前に暗記事項を確認できるようにまとめていますので、試験当日にも是非ご活用ください。

第3章　実地（性状・貯蔵・取扱い方法等）

●都道府県による科目の違い

都道府県により、毒物・劇物の**性質・貯蔵方法・取扱方法**などを独立した科目とし、それとは別に「**実地**」として**鑑別**（識別、鑑識ともいう）・**廃棄方法・漏洩時の措置**などを出題するところもあれば、これらをすべて1つの科目としてまとめて出題しているところもあります。本書では、1つにまとめて第3章で扱っています。

●都道府県による出題形式の違い

都道府県により、それぞれの**物質ごと**に性質や貯蔵・廃棄の方法などを出題しているところもあれば、例えば「貯蔵方法」などの**項目で出題**し、各肢にいろいろな物質を登場させるところもあります。受験する都道府県の過去問題を把握しておきましょう。

●原体と製剤

毒物・劇物には、その物質自体（**原体**）が毒物・劇物に指定されるほか、原体を調整して作られたもの（**製剤**）も毒物・劇物に指定されているものが多く存在しています。また、製剤には、濃度が○○％以下ならば毒物・劇物として取り扱わないというもの（この濃度を「**除外濃度**」という）が多いことにも注意しましょう。

●本書第3章の構造

第3章では、レッスン1と2で**毒物**、レッスン3～5で**劇物**について、それぞれ**名称**と**化学式**、**性状**（**鑑別**を含む）、**用途**、**毒性**についてまとめ、「その他」として貯蔵や廃棄の方法などにも触れていますが、レッスン6以降で改めて**鑑別方法**、**貯蔵方法**、**廃棄方法**、**飛散・漏洩時の措置**について、それぞれ独立のレッスンとしてまとめています。暗記するためにカード化するなど、自分でも工夫してみてください。

合格には、総得点だけなく試験科目ごとの得点（正答率）が一定以上であることが求められるので、どの科目も満遍なく得点できるようにしましょう。

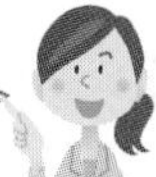

毒物劇物取扱者について

1　毒物劇物取扱責任者とは

毒物及び劇物取締法（以下「法」）に基づき、毒物・劇物を取り扱う場合（毒物・劇物の製造業、輸入業または販売業等）には、国または各都道府県の登録、許可、届出が必要です。
また、毒物・劇物の製造業、輸入業または販売業では、専任の毒物劇物取扱責任者を置き、毒物劇物における保健衛生上の危害の防止に当たらせなければならないと定められています。

2　毒物劇物取扱責任者になるための資格

毒物劇物取扱責任者になれるのは、以下のいずれかの者です（法第８条第１項）。

①　薬剤師
②　厚生労働省令で定める学校で、応用化学に関する学課を修了した者
③　都道府県知事が行う毒物劇物取扱者試験に合格した者

ただし、以下の者は毒物劇物取扱責任者になれません（法第８条第２項）。

①　18歳未満の者
②　心身の障害により毒物劇物取扱責任者の業務を適正に行うことができない者として厚生労働省令で定めるもの
③　麻薬、大麻、あへんまたは覚せい剤の中毒者
④　毒物もしくは劇物または薬事に関する罪を犯し、罰金以上の刑に処せられ、その執行を終り、または執行を受けることがなくなった日から起算して３年を経過していない者

つまり、毒物劇物取扱者試験は、毒物劇物取扱責任者になる資格を得るための試験ということです。

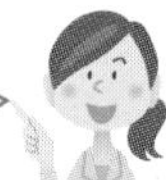

毒物劇物取扱者試験について

1　受験資格

国籍、性別、職業、年齢を問いません。

2　試験の実施

毒物劇物取扱者試験は、都道府県ごとに年に１回実施されます。
試験の実施日は、都道府県により異なります。なお、複数府県が合同で試験を実施している関西広域連合（滋賀県、京都府、大阪府、兵庫県、和歌山県、徳島県）や東北６県（青森県、岩手県、宮城県、秋田県、山形県、福島県）などでは、同一日に実施されます。

※試験の実施日等の詳細については、各都道府県の担当部署（薬務課等）にご確認ください。

3　試験の種別

毒物劇物取扱者試験は、取り扱う毒物・劇物によって次の３種類があります。

①　**一般**　すべての毒物または劇物
②　**農業用品目**　農業品目である毒物または劇物
③　**特定品目**　特定品目である毒物または劇物

4　出題数・出題方式

出題数は都道府県により異なります。
ほとんどの都道府県では、マークシート方式で試験が行われていますが、記述方式の問題が一部出題される都道府県もあります。

5　試験科目

毒物劇物取扱者試験の出題科目は概ね以下の通りです。
なお、科目名や問題の構成パターンは都道府県によって異なり、①ウの「毒物及び劇物の性質及び貯蔵その他取扱方法」と②の「毒物及び劇物の識別及び取扱方法」をまとめて実地試験としている都道府県もあります。

①　筆記試験

ア　毒物及び劇物に関する法規

イ　基礎化学

ウ　毒物及び劇物の性質及び貯蔵その他取扱方法※

②　実地試験（実地を想定した筆記試験として実施する都道府県がほとんどです）

毒物及び劇物の識別及び取扱方法※

※農業用品目毒物劇物取扱者試験は、毒物及び劇物取締法施行規則別表第一に掲げる毒物・劇物に限り出題されます。

※特定品目毒物劇物取扱者試験は、毒物及び劇物取締法施行規則別表第二に掲げる劇物に限り出題されます。

6　合格基準

問題の配点や合格基準は、都道府県によって異なり、合格基準を公開していない都道府県もあります。公開している都道府県では、総得点が6割以上、かつ、各科目の得点が４割（３割、５割の都道府県もあり）以上である場合を合格の基準としているところが多いようです。

第1章

毒物および劇物に関する法規

この章で学習する主な法規は、次の４つです。

- 毒物及び劇物取締法（「毒劇法」、「法」と略す）
- 毒物及び劇物取締法施行令（「施行令」、「政令」と略す）
- 毒物及び劇物指定令（「指定令」と略す）
- 毒物及び劇物取締法施行規則（「施行規則」、「省令」と略す）

試験では、毒劇法や施行令の条文がそのまま示され、空所補充などの形式で出題されることが多いので、普段から実際の条文に慣れておくことが合格の近道となります。

Lesson 1

毒劇法の目的・定義

1 日目

レッスンのポイント

化学物質を規制する主な法律として、毒劇法、薬機法（旧薬事法）などがあります。**毒劇法**は、薬機法の規制対象外とされる化学物質のうち、毒性のあるものを対象として、毒性の強さにより「**特定毒物**」「**毒物**」「**劇物**」に区分して規制しています。

重要度 A

1 毒劇法とは

① 毒劇法の目的

毒劇法は、一般に流通している有用な化学物質のうち、主として急性毒性による健康被害の発生するおそれが高い物質を「**毒物**」「**劇物**」に指定し、**保健衛生上の見地**から規制する法律です。正式名称は「**毒物及び劇物取締法**」といいますが、本書では「毒劇法」または単に「法」と略します。法第1条（目的）では、次のように定めています。

> この法律は、毒物及び劇物について、**保健衛生上の見地**から**必要な取締**を行うことを目的とする。

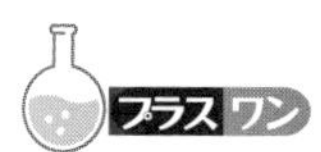

「必要な取締」とは毒物・劇物の製造や輸入、販売、運搬などを規制することを指す。

「保健衛生上の見地」というのは、人の生命や健康の維持を図ろうとすることを意味します。

② 毒劇法の法体系

毒劇法は、国会が定めた法律ですが、法律の規定を実施するために内閣が定めたルールを政令といいます。毒劇法の規定を実施する政令には「**毒物及び劇物取締法施行令**」（以下「施行令」と略す）、「**毒物及び劇物指定令**」（以下「指定令」と略す）があります。また、法律や政令の内容をさらに細かく規定するために、各省庁が定めたルールを省令といいます。毒劇法については、厚生労働省が定めた「**毒物及び劇物取締法施行規則**」（以下「施行規則」または「省令」と略す）などがあります。

試験では「毒物及び劇物取締法施行令」のことを単に「政令」と表記している場合もあります。

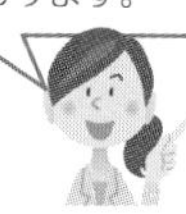

これら法律、政令、省令を、「法令」と総称します。

重要度 A

2 毒物・劇物に関する定義

① 「毒物」

法第2条第1項で次のように定義されています。

> この法律で「**毒物**」とは、別表第一に掲げる物であって、医薬品及び医薬部外品以外のものをいう。

「別表」とは、毒劇法の条文の後に掲載されている表のことです。この別表第一の第1号～第27号に27種類の毒物が掲(かか)げられており、さらに第28号で「前各号に掲げる物のほか、前各号に掲げる物を含有する製剤その他の毒性を有する物であって政令で定めるもの」も毒物とされています。これを受け、指定令の第1条に多くの物質が毒物として掲げられています。

医薬品及び医薬部外品▶P.16

② 「劇物」

法第2条第2項で次のように定義されています。

> この法律で「**劇物**」とは、別表第二に掲げる物であって、医薬品及び医薬部外品以外のものをいう。

これにより、別表第二に93種類の劇物が掲げられており、さらに毒物と同様に、指定令の第2条に多くの物質が劇物として掲げられています。劇物の毒性の程度は、**毒物に比べると軽度**です。

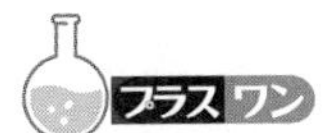

毒性の強い順に並べると、次のようになる。
1 特定毒物
2 毒物
3 劇物

③ 「特定毒物」

法第2条第3項で次のように定義されています。

> この法律で「**特定毒物**」とは、毒物であって、別表第三に掲げるものをいう。

これにより、別表第三に9種類の特定毒物が掲げられており、指定令の第3条に10種類の特定毒物が掲げられています。特定毒物には、**毒物のうちで特に毒性の強いもの**が指定されています。

特定毒物は、毒物なので、別表第一や指定令第1条にも名称が掲げられています。

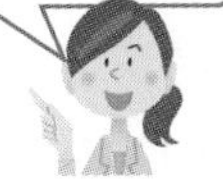

④「医薬品」「医薬部外品」

医薬品とは、人や動物の疾病の診断、治療または予防に使用したり、身体の構造や機能に影響を及ぼすことを目的とした薬品をいいます。また、**医薬部外品**とは、吐き気等の不快感や口臭・体臭の防止、あせも・ただれ等の防止のほか、ネズミ・ハエ等の生物の防除を目的として使用されるものであって、人体に対する作用が緩やかなものをいいます。これらは**薬機法**（旧薬事法）で定義されており、同法による規制を受けるため、毒劇法では規制対象外とされています。

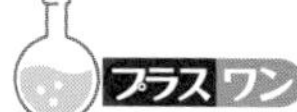

薬機法の正式名称は「医薬品、医療機器等の品質、有効性及び安全性の確保等に関する法律」という。

⑤「原体」

原体とは、製剤化されていない**化学物質そのもの**をいいます。毒劇法または指定令において物質名のみが記されているもの（例：水銀、トルエン、無機○○塩類など）は、原体として取締対象になります。

⑥「製剤」

製剤とは、原体に対して、希釈、混合、粉砕、ろ過等を含む調整行為を加えたり、当該成分を利用する意図をもって調整したものなどをいいます。毒劇法または指定令において、「**○○を含有する製剤**」と規定されている場合は、**製剤が毒物または劇物に該当します**。なお、原体に物理的な加工のみを行ったものや、純度に影響がない程度に他の化学物質の添加を行ったものなどは、原体とみなします。

物理的な加工とは粉砕、造粒、打錠、結晶化など形だけを変える加工です。

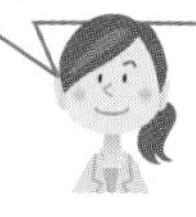

⑦「化合物」

化合物とは、ある原子と他の元素の原子とが互いに化学結合することによって生じ、一定の組成をもち、各成分の性質がそのまま現れていないような物質をいいます。例として、水銀化合物、砒素化合物、カドミウム化合物などが「**○○化合物**」として毒物や劇物に指定されています。

⑧「塩類」

毒劇法において、**塩類**とは、原則としてイオン結合している物質を指します。塩類は**化合物**に含まれます。

重要度 B

③ 試験に出題される主な毒物・劇物の名称

本書では、試験に出題されやすい毒物・劇物のみを取り上げています。主な毒物（特定毒物を含む）と劇物の名称をみておきましょう。

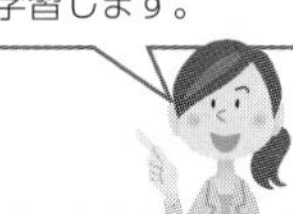
それぞれの性状などについては第３章で学習します。

① 毒物（赤字は特定毒物） ＊50音順

- アジ化ナトリウム
- 亜硝酸イソプロピル
- 亜セレン酸ナトリウム
- アバメクチン
- アリルアルコール
- エチルチオメトン
- エチルパラニトロフェニルチオノベンゼンホスホネイト（ＥＰＮ）
- 塩化第二水銀
- 塩化ホスホリル
- 黄燐（おうりん）
- クラーレ
- （クロロメチル）ベンゼン
- 五弗化砒素（ふっか）
- 三塩化硼素（ほうそ）
- 三酸化二砒素
- 三硫化二砒素
- 四（し）アルキル鉛（なまり）
- シアン化カリウム
- シアン化水素
- シアン化ナトリウム
- ジチアノン
- 四弗化硫黄（いおう）
- ジボラン
- 水銀
- 水素化砒素
- セレン
- セレン化水素
- ダイファシノン
- チメロサール
- ニコチン
- ニッケルカルボニル
- ２-メルカプトエタノール
- パラコート
- パラチオン
- 砒酸
- 砒素
- ヒドラジン
- 弗化水素
- フルオロスルホン酸
- ホスゲン
- メチルメルカプタン
- モノフルオール酢酸アミド
- モノフルオール酢酸ナトリウム
- 硫化燐
- 硫酸ニコチン
- 燐化アルミニウムとその分解促進剤とを含有する製剤
- 燐化水素
- 六弗化セレン

② 劇物 ＊50音順

- 亜塩素酸ナトリウム
- アクリルアミド
- アクリル酸
- アクリルニトリル
- アクロレイン
- 亜硝酸カリウム
- 亜硝酸ナトリウム
- アセトニトリル
- アニリン
- アンモニア
- アンモニア水
- イソキサチオン
- 一酸化鉛
- エチレンオキシド
- 塩化亜鉛
- 塩化水素
- 塩化第一銅
- 塩化バリウム
- 塩基性炭酸銅
- 塩酸
- 塩素
- 塩素酸カリウム
- 過酸化水素
- 過酸化ナトリウム

- 過酸化尿素
- カリウム
- カリウムナトリウム合金
- カルバリル
- カルボスルファン
- 蟻酸（ぎさん）
- キシレン
- キノリン
- クレゾール
- クロム酸ナトリウム
- クロルエチル
- クロルスルホン酸
- クロルピクリン
- クロルピリホス
- クロルメチル
- クロロプレン
- クロロホルム
- 硅弗化水素酸（けい）
- 硅弗化ナトリウム
- 五塩化アンチモン
- 五酸化バナジウム
- 酢酸エチル
- 三塩化アンチモン
- シアン酸ナトリウム
- 四塩化炭素
- ジクロルボス（ＤＤＶＰ）
- ジクワット
- ジメチルアミン
- ジメトエート
- 臭化銀
- 重クロム酸アンモニウム
- 重クロム酸カリウム
- 蓚酸（しゅうさん）
- 臭素
- 硝酸
- 硝酸銀
- 硝酸タリウム
- 硝酸バリウム
- 水酸化カリウム
- 水酸化ナトリウム
- 水素化アンチモン
- スルホナール
- ダイアジノン
- 炭酸バリウム
- トリクロルヒドロキシエチルジメチルホスホネイト（ＤＥＰ）
- トルイジン
- トルエン
- ナトリウム
- ニトロベンゼン
- 二硫化炭素
- ピクリン酸
- ヒドロキシルアミン
- フェノール
- フェンチオン（ＭＰＰ）
- フェンバレレート
- ブロムエチル
- ブロムメチル
- ヘキサメチレンジイソシアナート
- ベタナフトール
- ホルマリン
- ホルムアルデヒド
- 無水クロム酸
- メタクリル酸
- メタノール
- メチルエチルケトン
- メトミル
- モノクロル酢酸
- 沃化水素酸（ようか）
- 沃化メチル
- 沃素
- 硫化カドミウム
- 硫化バリウム
- 硫酸
- 硫酸亜鉛
- 硫酸第二銅・五水和物
- 硫酸タリウム
- 燐化亜鉛
- ロテノン

その物質自体の名称が毒劇法の別表や指定令に掲載されていなくても、たとえば、塩化第一銅は「無機銅塩類」に分類され、四エチル鉛、四メチル鉛は「四アルキル鉛」に分類されます。このように、他の名称で掲載されているものに分類される化学物質も、それ自体が独立した毒物や劇物として扱われるので、注意しましょう。

理解度把握○×テスト

KeyPoint	できたらチェック
毒劇法とは	□ 1 毒劇法は、毒物および劇物について、労働衛生上の見地から必要な取締まりを行うことを目的とする法律である。
	□ 2 毒劇法の規定を実施する政令として、「毒物及び劇物取締法施行令」と「毒物及び劇物指定令」がある。
毒物・劇物に関する定義	□ 3 毒劇法では、毒物について「別表第一に掲げる物であって、医薬品及び医薬部外品以外のものをいう」と定義している。
	□ 4 毒劇法では、劇物について「別表第二に掲げる物であって、医薬品及び医薬部外品に該当するものをいう」と定義している。
	□ 5 特定毒物に指定されているものは、すべて毒物に該当する。
	□ 6 毒性の強い順に並べると、毒物>劇物>特定毒物となる。
	□ 7 水銀、トルエン、無機○○塩類などのように、毒劇法または指定令において物質名のみが記されているものは、原体として取締対象になる。
	□ 8 毒劇法または指定令において「○○を含有する製剤」と規定されている場合は、その製剤の原体が毒物や劇物に該当することになる。
試験に出題される主な毒物・劇物の名称	□ 9 アジ化ナトリウム、亜塩素酸ナトリウム、水酸化ナトリウムのうち、毒物に該当するのは、アジ化ナトリウムのみである。
	□ 10 ニコチン、砒素、メタノール、シアン化水素のうち、劇物に該当するのは、ニコチンである。
	□ 11 四アルキル鉛、パラチオン、モノフルオール酢酸アミドは、いずれも特定毒物に該当する。
	□ 12 塩化第一銅は、その名称が毒劇法の別表にも指定令にも掲載されていないので、毒物・劇物に該当しない。

解答 1. × 労働衛生上ではなく、保健衛生上の見地から必要な取締まりを行うことを目的としている。 2. ○ 3. ○ 4. × 劇物も毒物と同様、「医薬品及び医薬部外品以外のものをいう」と定義されている。 5. ○ 6. × 毒性の強い順に並べると、特定毒物>毒物>劇物となる。 7. ○ 8. ×「○○を含有する製剤」と規定されている場合は、その製剤が毒物または劇物に該当する。 9. ○ アジ化ナトリウムのみが毒物に該当する。亜塩素酸ナトリウム、水酸化ナトリウムは、劇物に該当する。 10. × ニコチン、砒素、シアン化水素は、いずれも毒物に該当し、メタノールが劇物に該当する。 11. ○ 12. × 塩化第一銅は、劇物として指定令第2条に掲げられている「無機銅塩類」に分類される。このため、塩化第一銅も劇物に該当する。

Lesson 2

毒物・劇物の禁止規定

2日目

レッスンのポイント

ここからは、毒劇法が毒物・劇物について行っている**必要な取締まり**の内容を解説していきます。このレッスンでは、毒物・劇物の**製造**・**輸入**・**販売**等についての禁止規定、また、**特定毒物**の**製造**・**輸入**・**使用**・**譲渡**等についての禁止規定を学習しましょう。

重要度 A

1 毒物・劇物についての禁止規定

① 毒物・劇物の製造

法第3条第1項で次のように定めています。

> 毒物又は劇物の**製造業**の**登録**を受けた者でなければ、毒物又は劇物を販売又は授与の目的で**製造**してはならない。

製造業、輸入業、販売業の登録手続きについては、レッスン4で学習します。

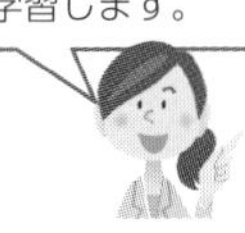

毒物または劇物の**製造業**の**登録**を受けた者を、**製造業者**と呼びます。製造業者であれば、**販売または授与の目的**で毒物・劇物を**製造**することができます。

② 毒物・劇物の輸入

法第3条第2項で次のように定めています。

> 毒物又は劇物の**輸入業**の**登録**を受けた者でなければ、毒物又は劇物を販売又は授与の目的で**輸入**してはならない。

毒物または劇物の**輸入業**の**登録**を受けた者を、**輸入業者**と呼びます。輸入業者であれば、**販売または授与の目的**で毒物・劇物を**輸入**することができます。

③ 毒物・劇物の販売・授与、貯蔵・運搬・陳列

法第3条第3項本文で次のように定めています。

> 毒物又は劇物の**販売業**の**登録**を受けた者でなければ、毒物又は劇物を**販売**し、**授与**し、又は販売若(も)しくは授与の目的で**貯蔵**し、**運搬**し、若しくは**陳列**してはならない。

毒物または劇物の**販売業**の**登録**を受けた者を、**販売業者**と呼びます。販売業者であれば、毒物・劇物を**販売**または

授与したり、**販売または授与の目的**での**貯蔵**（ちょぞう）、**運搬**（うんぱん）、**陳列**（ちんれつ）ができます。さらに、法第3条第3項の**ただし書**（がき）では次のように定めています。

> ただし、毒物又は劇物の**製造業者**又は**輸入業者**が、その製造し、又は輸入した毒物又は劇物を、他の毒物又は劇物の製造業者、輸入業者又は販売業者（以下「**毒物劇物営業者**」という。）に販売し、授与し、又はこれらの目的で貯蔵し、運搬し、若しくは陳列するときは、この限りでない。

製造業者、輸入業者および販売業者を、**毒物劇物営業者**と総称します。製造業者は、**自**（みずか）**ら製造した毒物・劇物**であれば（輸入業者は、**自ら輸入した毒物・劇物**であれば）、**販売業の登録を受けなくても**、他の毒物劇物営業者に販売または授与することができ、また、販売または授与目的での貯蔵、運搬、陳列もできます。

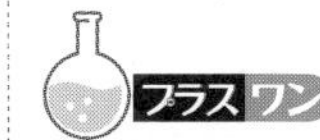

ただし書
条文の本文のあとに「ただし、」として付加された文章。

毒物劇物営業者
・製造業者
・輸入業者
・販売業者

プラスワン

自ら製造したものや輸入したものでない場合には、販売業の登録を受けなければ販売等はできない。

重要度A

2 特定毒物の製造・輸入

① 特定毒物の製造

法第3条の2第1項で次のように定めています。

> 毒物若しくは劇物の**製造業者**又は学術研究のため特定毒物を製造し、若しくは使用することができる者としてその主たる研究所の所在地の**都道府県知事**〈中略〉の**許可**を受けた者（以下「**特定毒物研究者**」という。）でなければ、特定毒物を**製造**してはならない。

特定毒物を**製造**することができるのは、**製造業者**または**特定毒物研究者**に限られるということです。特定毒物研究者とは、**学術研究**のために特定毒物を製造または使用することを、**都道府県知事**（または指定都市の長）から**許可**された者をいいます（登録ではないことに注意）。

ここからは、毒物のうち特定毒物について定められた規制です。

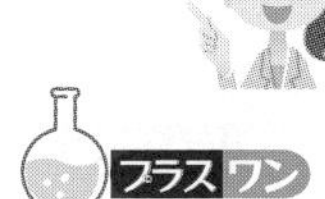

条文中の〈中略〉には、指定都市（いわゆる政令指定都市）の長を含むことが記されている。

特定毒物の製造
●製造業者
●特定毒物研究者
特定毒物の輸入
●輸入業者
●特定毒物研究者

② 特定毒物の輸入

法第３条の２第２項で次のように定めています。

> 毒物若しくは劇物の**輸入業者**又は**特定毒物研究者**でなければ、特定毒物を**輸入**してはならない。

特定毒物を**輸入**することができるのは、**輸入業者**または**特定毒物研究者**に限られます。

重要度 A

3 特定毒物の使用

法第３条の２第３項～第５項で次のように定めています。

> 第３項
> **特定毒物研究者**又は特定毒物を使用することができる者として品目ごとに政令で指定する者（以下「**特定毒物使用者**」という。）でなければ、特定毒物を使用してはならない。ただし、毒物又は劇物の**製造業者**が毒物又は劇物の製造のために特定毒物を使用するときは、この限りでない。
> 第４項
> **特定毒物研究者**は、特定毒物を学術研究以外の用途に供してはならない。
> 第５項
> **特定毒物使用者**は、特定毒物を品目ごとに政令で定める用途以外の用途に供してはならない。

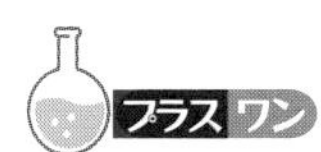

特定毒物の使用
●特定毒物研究者
⇒学術研究のため
●特定毒物使用者
⇒品目ごとに政令が定める用途のため
●製造業者
⇒毒物・劇物の製造のため

特定毒物を**使用**することができるのは、**特定毒物研究者**、**特定毒物使用者**または**製造業者**に限られます。

特定毒物研究者は、**学術研究**のためにのみ使用が認められます。また、**特定毒物使用者**とは、特定毒物を使用することができる者として**品目ごと**に**施行令**（しこうれい）**で指定**された者をいいます。たとえば、「四（し）アルキル鉛（なまり）を含有する製剤」の使用者には、石油精製業者が指定されており、その用途は「ガソリンへの混入」とされています。特定毒物使用者は、この**施行令が定めた用途**にのみ使用が認められます。

製造業者は、**毒物・劇物の製造**のためにのみ特定毒物の使用が認められます。

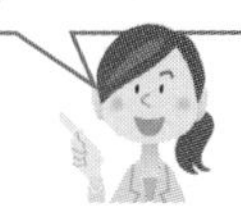
品目ごとに施行令が定める使用者・用途については、次のレッスン3で学習します。

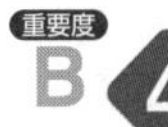

重要度B ④ 特定毒物の譲渡・譲受および所持

① 特定毒物の譲渡・譲受ができる者

法第3条の2第6項、第7項で次のように定めています。

> 第6項
> **毒物劇物営業者**、**特定毒物研究者**又は**特定毒物使用者**でなければ、特定毒物を**譲り渡し**、又は**譲り受け**てはならない。
> 第7項
> 前項に規定する者は、同項に規定する者以外の者に特定毒物を譲り渡し、又は同項に規定する者以外の者から特定毒物を譲り受けてはならない。

譲渡（譲り渡し）とは、販売または授与すること、**譲受**（譲り受け）とは、販売または授与されることを意味します。特定毒物の譲渡・譲受は、**毒物劇物営業者**（**製造業者**、**輸入業者**、**販売業者**）、**特定毒物研究者**、**特定毒物使用者**の間でのみ認められます。

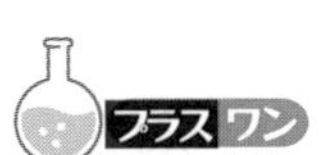
プラスワン

特定毒物の譲渡および譲受
- ●毒物劇物営業者
  - ・製造業者
  - ・輸入業者
  - ・販売業者
- ●特定毒物研究者
- ●特定毒物使用者

② 特定毒物使用者への譲渡

法第3条の2第8項で次のように定めています。

> 毒物劇物営業者又は特定毒物研究者は、**特定毒物使用者**に対し、その者が使用することができる特定毒物以外の特定毒物を譲り渡してはならない。

特定毒物使用者は、特定毒物を使用することができる者として**品目ごと**に指定されているので、使用できるとされている特定毒物しか譲り受けることができません。

法第３条の２第９項で次のように定めています。

毒物劇物営業者又は特定毒物研究者は、保健衛生上の危害を防止するため政令で特定毒物について**品質**、**着色**又は**表示**の基準が定められたときは、当該特定毒物については、その基準に適合するものでなければ、これを**特定毒物使用者**に譲り渡してはならない。

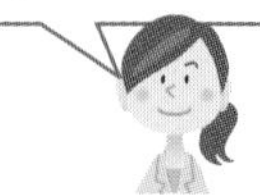
品質・着色・表示の基準については次のレッスン３で学習します。

たとえば、「四アルキル鉛を含有する製剤」については「赤色、青色、黄色又は緑色に着色されていること」などといった基準が施行令に定められているので、この基準に適合しないものは、特定毒物使用者に譲渡できません。

③ 特定毒物の所持

法第３条の２第10項、第11項で次のように定めています。

第10項
毒物劇物営業者、**特定毒物研究者**又は**特定毒物使用者**でなければ、特定毒物を**所持**してはならない。
第11項
特定毒物使用者は、その使用することができる特定毒物以外の特定毒物を譲り受け、又は所持してはならない。

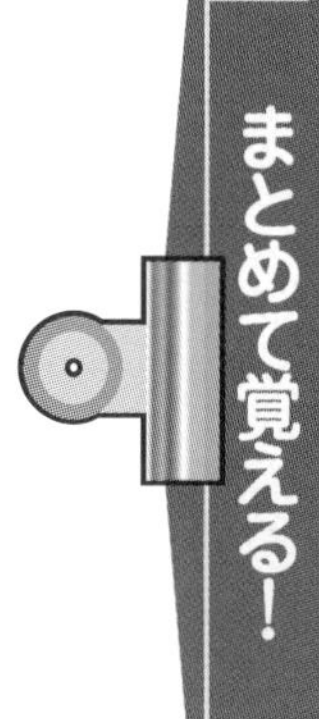

◆特定毒物の取扱いに関するまとめ

取扱い	取扱いが認められる者
製造	①**製造業者**　②特定毒物研究者（学術研究）
輸入	①**輸入業者**　②特定毒物研究者（学術研究）
使用	①特定毒物研究者（学術研究） ②**特定毒物使用者**（政令が定めた用途） ③製造業者（毒物・劇物の製造）
譲渡・譲受 所持	①**毒物劇物営業者**（製造・輸入・販売業者） ②特定毒物研究者 ③特定毒物使用者（使用できるもののみ）

理解度把握○×テスト

KeyPoint	できたらチェック
毒物・劇物についての禁止規定	□ 1 毒物・劇物の製造業の登録を受けた者は、販売または授与の目的で毒物・劇物を製造または輸入することができる。
	□ 2 毒物・劇物の販売業の登録を受けた者であれば、毒物・劇物の販売や授与、または販売・授与の目的での貯蔵、運搬、陳列ができる。
	□ 3 毒物劇物営業者とは、毒物・劇物の製造業者、輸入業者、販売業者の総称である。
	□ 4 製造業者または輸入業者は、自ら製造または輸入した毒物・劇物であっても、販売業の登録を受けない限りは、他の毒物劇物営業者にこれらを販売したり授与したりすることができない。
特定毒物の製造・輸入	□ 5 特定毒物を製造または輸入することができるのは、製造業者または輸入業者に限られる。
	□ 6 特定毒物研究者とは、学術研究のために特定毒物を製造または使用することを、都道府県知事（または指定都市の長）から許可された者をいう。
特定毒物の使用	□ 7 特定毒物を使用することができるのは、特定毒物研究者、特定毒物使用者または製造業者に限られる。
	□ 8 特定毒物使用者とは、すべての特定毒物を使用することができる者として政令で指定された者をいう。
	□ 9 製造業者は、毒物・劇物の製造のためにのみ特定毒物の使用が認められている。
特定毒物の譲渡・譲受および所持	□10 製造業者、特定毒物研究者、特定毒物使用者でなければ、特定毒物を譲り渡したり、譲り受けたりすることはできない。
	□11 毒物劇物営業者または特定毒物研究者は、特定毒物使用者に対し、その者が使用できる特定毒物以外の特定毒物を譲渡できない。

解答 1.× 毒物・劇物の製造業の登録を受けた者（製造業者）は、販売または授与の目的で毒物・劇物を製造することはできるが、輸入については別途、輸入業の登録を受けなければならない。 2.○ 3.○ 4.× 製造業者は、自ら製造した毒物・劇物であれば（輸入業者は、自ら輸入した毒物・劇物であれば）、販売業の登録を受けなくても、他の毒物劇物営業者に販売・授与することができる。 5.× 特定毒物を製造できるのは、製造業者または特定毒物研究者、特定毒物を輸入できるのは、輸入業者または特定毒物研究者とされている。 6.○ 7.○ 8.× すべての特定毒物ではなく、特定毒物を使用することができる者として品目ごとに政令で指定された者である。 9.○ 法第3条の2第3項ただし書に定められている。 10.× 特定毒物の譲渡・譲受は、毒物劇物営業者（製造業者、輸入業者、販売業者）、特定毒物研究者、特定毒物使用者の間で認められる。 11.○

Lesson 3

政令による規制

2日目

レッスンのポイント

このレッスンでは、「**特定毒物使用者**が使用できる特定毒物」と「特別な危険性・有害性を有する毒物・劇物」について学習します。いずれもその具体的な内容が、政令（**施行令**）によって定められています。混乱しないよう、P.29のまとめ表で知識を整理するなどの工夫をしましょう。

重要度 A

1 特定毒物使用者が使用できる特定毒物

レッスン２で、**特定毒物使用者**とは、特定毒物を使用することができる者として**品目ごと**に**施行令**（しこうれい）**で指定された者**であり、**施行令が定めた用途**にのみその特定毒物の使用が認められるということ（法第３条の２第３項、第５項）を学習しました。また、特定毒物について**品質**、**着色**または**表示**の基準が定められたときは、その基準に適合するものでなければ、特定毒物使用者に譲り渡してはならないということ（法第３条の２第９項）も学習しました。

施行令により特定毒物使用者が使用できるとされている特定毒物は、次の５品目です。ここでは、品目ごとに指定されている使用者、用途および着色等の基準について見ておきましょう。

品質・着色・表示の基準については試験に出題される可能性の高いもののみ、採り上げています。

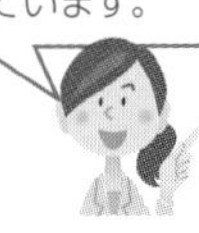

① 四アルキル鉛を含有する製剤

四（し）**アルキル鉛**（なまり）**を含有する製剤**については、施行令第１条で使用者と用途を、施行令第２条第１号で着色の基準をそれぞれ次のように定めています。

- **使用者**：**石油精製業者**（原油から石油を精製することを業とする者をいう）
- **用　途**：**ガソリンへの混入**
- **着　色**：**赤色**、**青色**、**黄色**または**緑色**に着色

また、施行令第８条では、四アルキル鉛を含有する製剤が混入されているガソリン（**加鉛**（かえん）**ガソリン**）については、**オレンジ色**に着色することとしています。

② モノフルオール酢酸の塩類を含有する製剤

モノフルオール酢酸の塩類を含有する製剤については、施行令第11条で使用者と用途を、施行令第12条第２号で着色の基準をそれぞれ次のように定めています。

・**使用者**：国、地方公共団体、農業協同組合、農業共済組合、農業共済組合連合会（全国連合会に限る）、森林組合、生産森林組合、その他

・**用　途**：**野ねずみの駆除**

・**着　色**：**深紅色**（しんく）に着色

また、第12条第３号では、表示の基準として、容器および被包（ひほう）に、「野ねずみの駆除以外の用に使用してはならない旨」を表示するよう定めています。

③ ジメチルエチルメルカプトエチルチオホスフェイトを含有する製剤

ジメチルエチルメルカプトエチルチオホスフェイトを含有する製剤については、施行令第16条で使用者と用途を、施行令第17条第１号で着色の基準をそれぞれ次のように定めています。

・**使用者**：国、地方公共団体、農業協同組合および農業者の組織する団体であって都道府県知事の指定を受けたもの

・**用　途**：かんきつ類、りんご、なし、ぶどう、桃、あんず、梅、ホップ、なたね、桑、しちとうい、または食用に供されることがない観賞用植物もしくはその球根の**害虫の防除**（ぼうじょ）

・**着　色**：**紅色**に着色

また、第17条第２号では、表示の基準として、容器および被包に、「その製剤が口に入り、又は皮膚から吸収された場合には、著しい危害を生ずるおそれがある旨」を表示するよう定めています。

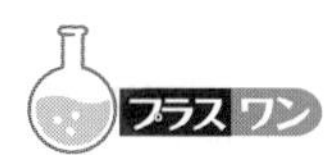

その他の使用者として、300ha以上の森林を経営する者、主として食糧を貯蔵するための倉庫を経営する者または食糧を貯蔵するための倉庫を有し、かつ食糧の製造もしくは加工を業とする者であって、都道府県知事の指定を受けたものが挙げられている。

用語

被包
容器以外の包装材料のこと。毒物・劇物を被包に直接収納する場合もある。

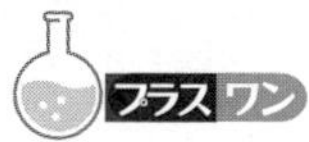

ジメチルエチルメルカプトエチルチオホスフェイトは、別名「メチルジメトン」ともいう。

「しちとうい」は畳表の原料などに使われる草です。

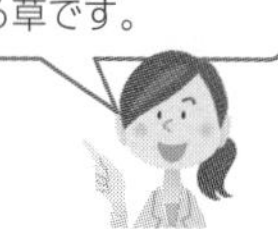

④ モノフルオール酢酸アミドを含有する製剤

モノフルオール酢酸アミドを含有する製剤については、施行令第22条で使用者と用途を、施行令第23条第１号で着色の基準を、それぞれ次のように定めています。

- **使用者**：国、地方公共団体、農業協同組合および農業者の組織する団体であって都道府県知事の指定を受けたもの
- **用　途**：かんきつ類、りんご、なし、桃、かきの**害虫の防除**
- **着　色**：**青色**に着色

⑤ 燐化アルミニウムとその分解促進剤とを含有する製剤

燐化アルミニウムとその分解促進剤とを含有する製剤については、施行令第28条で次のように使用者と用途を定めています。

- **使用者**：イ. 国、地方公共団体、農業協同組合、または日本たばこ産業株式会社
  ロ. くん蒸により倉庫内もしくはコンテナ内のねずみ、昆虫等を駆除することを業とする者または営業のために倉庫を有する者であって、都道府県知事の指定を受けたもの
  ハ. 船長またはくん蒸により船倉内のねずみ、昆虫等を駆除することを業とする者
- **用　途**：倉庫内、コンテナ内、船倉内における**ねずみ、昆虫等の駆除**（ロの者は倉庫内・コンテナ内、ハの者は船倉内での使用に限る）

施行令第29条第３号では、燐化アルミニウムとその分解促進剤とを含有する製剤の表示の基準として、「空気に触れた場合に**燐化水素**を発生し、著しい危害を生ずるおそれがある旨」などを表示するよう定めています。着色については定められていません。

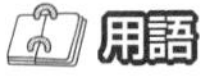

くん蒸（燻蒸）
害虫などを駆除するために、薬剤などで燻すこと。

燐化水素は常温で発火する危険な物質です。

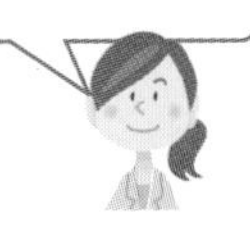

また、施行令第30条では、燐化アルミニウムとその分解促進剤とを含有する製剤を使用してくん蒸作業を行う場合には、倉庫やコンテナのとびら、通風口等を閉鎖するほか、燐化水素が外部に漏れることによる保健衛生上の危害発生を防止するために必要な措置を講じることなどが定められています。

特定毒物使用者が使用できる特定毒物について、施行令の定める用途と着色について、まとめておきましょう。

◆特定毒物使用者が使用できる特定毒物のまとめ

品 目	①用途・②着色
四アルキル鉛を含有する製剤	①ガソリンへの混入 ②赤・青・黄・緑色
モノフルオール酢酸の塩類を含有する製剤	①野ねずみの駆除 ②深紅色
ジメチルエチルメルカプトエチルチオホスフェイトを含有する製剤	①害虫の防除 ②紅色
モノフルオール酢酸アミドを含有する製剤	①害虫の防除 ②青色
燐化アルミニウムとその分解促進剤とを含有する製剤	①ねずみ・昆虫等の駆除 ②—

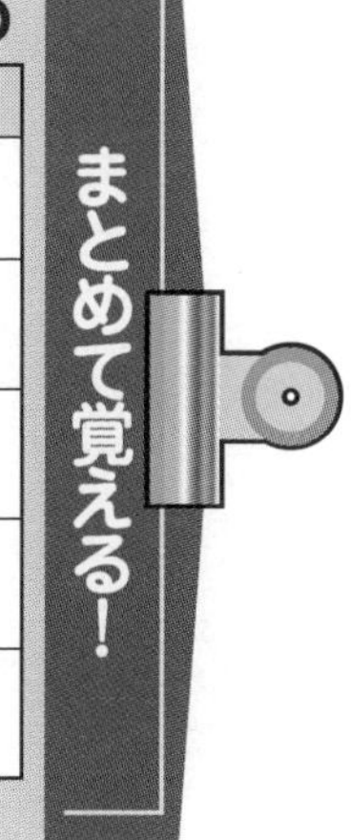

重要度 A

2 特別な危険性・有害性を有する毒物・劇物

① 興奮、幻覚または麻酔の作用を有する毒物・劇物

法第3条の3で次のように定めています。

> **興奮**、**幻覚**又は**麻酔**の作用を有する毒物又は劇物（これらを含有する物を含む。）であって政令で定めるものは、みだりに**摂取**し、若しくは**吸入**し、又はこれらの目的で**所持**してはならない。

これを受け、施行令第32条の2では、興奮、幻覚または麻酔の作用を有する毒物・劇物として、次のものを挙げています。

原体▶P.16

・原体：**トルエン**

・製剤：酢酸エチル、トルエンまたはメタノールを含有するシンナー**シンナー**（塗料の粘度を減少させるために使用される有機溶剤）、**接着剤**、**塗料**および閉そく用またはシーリング用の**充てん料**

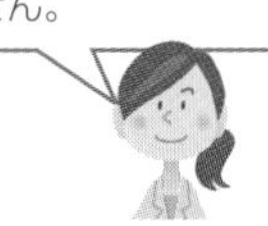

酢酸エチル、メタノールの原体は、興奮、幻覚または麻酔の作用を有する毒物・劇物には該当しません。

■興奮、幻覚または麻酔の作用を有するもの

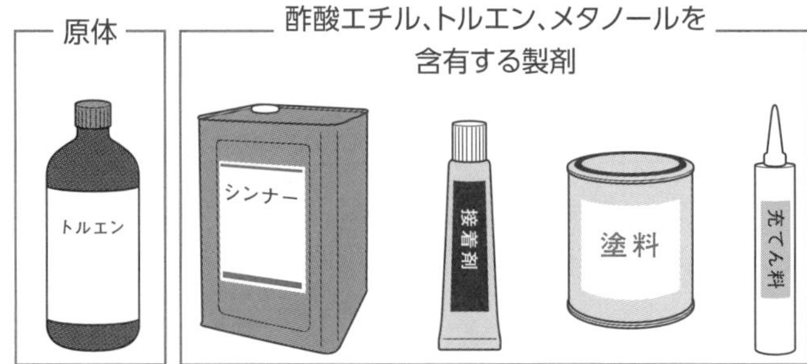

② 引火性、発火性または爆発性のある毒物・劇物

法第3条の4で次のように定めています。

> **引火性**、**発火性**又は**爆発性**のある毒物又は劇物であって政令で定めるものは、業務その他正当な理由による場合を除いては、**所持**してはならない。

これを受け、施行令第32条の3では、引火性、発火性または爆発性のある毒物・劇物として、次のものを挙げています。

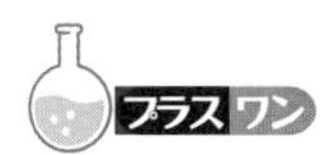

塩素酸塩類に分類される物質としては、塩素酸ナトリウム、塩素酸カリウムなどがある。

・原体：**亜塩素酸ナトリウム**、**塩素酸塩類**、**ナトリウム**、**ピクリン酸**

・製剤：**亜塩素酸ナトリウムを30％以上含有する製剤**、**塩素酸塩類を35％以上含有する製剤**

亜塩素酸ナトリウムと塩素酸塩類は、原体および製剤のいずれも引火性、発火性または爆発性のある劇物に該当します。これに対し、ナトリウムとピクリン酸は、原体のみが引火性、発火性または爆発性のある劇物に該当します。

理解度把握○×テスト

KeyPoint		できたらチェック
特定毒物使用者が使用できる特定毒物	□ 1	四アルキル鉛を含有する製剤の使用者は、石油精製業者と定められている。
	□ 2	四アルキル鉛を含有する製剤は、赤色、青色、黄色またはオレンジ色に着色しなければならない。
	□ 3	モノフルオール酢酸の塩類を含有する製剤の容器および被包には、「野ねずみの駆除以外の用に使用してはならない旨」を表示する。
	□ 4	モノフルオール酢酸の塩類を含有する製剤は、紅色に着色する。
	□ 5	ジメチルエチルメルカプトエチルチオホスフェイトを含有する製剤の使用者は、国、地方公共団体、農業協同組合に限られている。
	□ 6	モノフルオール酢酸アミドを含有する製剤は、青色に着色する。
	□ 7	燐化アルミニウムとその分解促進剤とを含有する製剤の用途は、かんきつ類、りんご、なし、桃、かきの害虫の防除とされている。
特別な危険性・有害性を有する毒物・劇物	□ 8	興奮、幻覚または麻酔の作用を有する毒物・劇物（これらを含有する物を含む）であって政令で定めるものは、みだりに摂取したり、吸入したり、またはこれらの目的で所持したりしてはならない。
	□ 9	トルエン、酢酸エチルおよびメタノールは、いずれもその原体が、興奮・幻覚・麻酔の作用を有するものとされている。
	□ 10	引火性、発火性または爆発性のある毒物・劇物であって政令で定めるものは、業務その他正当な理由による場合を除いては、所持してはならない。
	□ 11	塩素酸塩類を30%含有する製剤は、引火性、発火性または爆発性のある劇物に該当する。

解答 1.○　2.× 四アルキル鉛を含有する製剤は、赤色、青色、黄色または緑色に着色するよう定められている。オレンジ色に着色するのは、四アルキル鉛を含有する製剤が混入されているガソリン（加鉛ガソリン）である。　3.○　4.× モノフルオール酢酸の塩類を含有する製剤は、深紅色に着色する。なお、紅色に着色するのは、ジメチルエチルメルカプトエチルチオホスフェイトを含有する製剤である。　5.× このほかに「農業者の組織する団体であって都道府県知事の指定を受けたもの」も使用者に含まれている。　6.○　7.× これはモノフルオール酢酸アミドを含有する製剤の用途である。燐化アルミニウムとその分解促進剤とを含有する製剤の用途は、倉庫内・コンテナ内・船倉内におけるねずみ・昆虫等の駆除である。　8.○　9.× 原体として、興奮・幻覚・麻酔の作用を有するものとされているのは、トルエンのみである。　10.○　11.× 塩素酸塩類は、原体または35%以上含有する製剤が、引火性、発火性または爆発性のある劇物に該当する。したがって、30%含有する製剤はこれに該当しない。

Lesson 4 3日目

営業の登録

レッスンのポイント

営業（製造業・輸入業・販売業）の**登録**に関しては、登録の**申請先**、登録の**更新**（有効期間）、**販売業**の登録の種類が特に重要です。**一般販売業**、**農業用品目販売業**および**特定品目販売業**の対象品目に注意しましょう。また、製造所・営業所・店舗の**設備の基準**も、登録に関連して重要です。

重要度A

1 営業の登録

① 登録の申請先

毒物・劇物の**製造業**または**輸入業**の**登録**は、**製造所**または輸入業の**営業所**ごとに、その製造所、営業所の所在地の**都道府県知事**が行います。このため、登録を受けようとするときは、製造所または営業所ごとに、それらの所在地の都道府県知事に申請書を提出します。

登録の申請や更新（有効期間）については、法第４条に定められています。

また、毒物・劇物の**販売業**の**登録**は、**店舗**ごとに、その店舗の所在地の**都道府県知事**（店舗の所在地が、**保健所を設置する市**または**特別区**の区域にある場合には、その**市長**または**区長**）が行います。このため、登録を受けようとするときは、店舗ごとに、その所在地の都道府県知事、市長または区長に申請書を提出します。

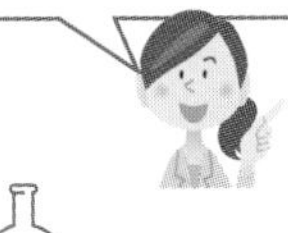

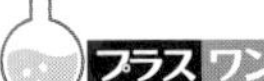

地域保健法により、保健所は、都道府県のほかに、以下の市と特別区（東京２３区）に設置することとされている。
・政令指定都市
・中核市
・政令で定める市*
＊小樽市、町田市、藤沢市、茅ヶ崎市、四日市市

② 登録の更新（有効期間）

製造業または**輸入業**の登録は**5年**ごと、**販売業**の登録は**6年**ごとに、**更新**を受けなければその効力を失います。

③ 更新の申請

毒物・劇物の**製造業**または**輸入業**の登録の更新は、登録の日から起算して**5年**を経過した日の**1か月前**、**販売業**の登録の更新は、登録の日から起算して**6年**を経過した日の**1か月前**までに、登録更新申請書に**登録票**を添えて提出することによって行います。

有効期限の１か月前までに更新の申請をする必要があるということです。

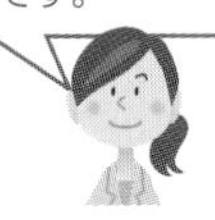

登録票▶P.41

④ 登録事項

法第６条は、次の１～３号を**登録事項**としています。

1 申請者の氏名および住所（法人の場合は、名称および主たる事務所の所在地）
2 **製造業**または**輸入業**の場合は、製造または輸入しようとする毒物・劇物の**品目**
3 製造所、営業所または店舗の**所在地**

◆営業の登録に関するまとめ

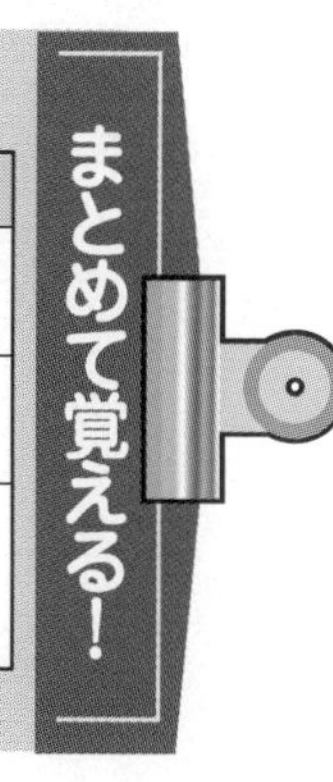

業種	登録単位	申請先	有効期間
製造業	**製造所**ごと	製造所の所在地の**都道府県知事**	**5年**
輸入業	**営業所**ごと	営業所の所在地の**都道府県知事**	**5年**
販売業	**店舗**ごと	店舗の所在地の**都道府県知事、市長**または**区長**	**6年**

重要度 A

2 販売業についての規制

① 販売業の登録の種類

販売業の登録は、次の３種類に区分されています。

- **一般販売業**の登録
- **農業用品目販売業**の登録
- **特定品目販売業**の登録

このうち、**一般販売業**の登録をした場合は、毒物・劇物の**すべての品目**を販売することができます。これに対し、**農業用品目販売業**、**特定品目販売業**の登録をした場合は、それぞれ以下のような**販売品目の制限**があります。

販売業については法第４条の２と、法第４条の３に定められています。

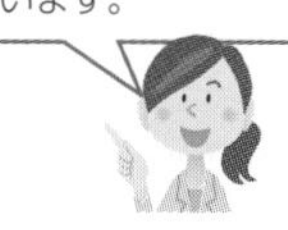

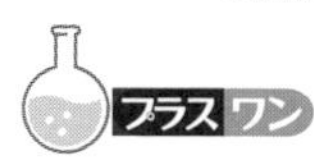

一般販売業の登録を受けた者は、すべての品目の販売・授与のほか、販売・授与目的の貯蔵・運搬・陳列ができる。

② 農業用品目販売業

農業用品目販売業の登録を受けた者は、**農業上必要**な毒物・劇物であって**厚生労働省令で定めるもの**以外の毒物・劇物を販売し、授与し、または販売もしくは授与の目的で貯蔵、運搬もしくは陳列をしてはなりません。

これを受け、施行規則では、農業用品目販売業の登録を受けた者が販売等できる毒物・劇物の品目を施行規則別表第一に掲げています。いくつかの例を見ておきましょう。

■農業用品目販売業の登録で販売等ができる毒物・劇物の例

毒物 約25品目	●無機シアン化合物およびこれを含有する製剤（紺青などを除く） ●モノフルオール酢酸ならびにその塩類およびこれを含有する製剤 ●燐化アルミニウムとその分解促進剤とを含有する製剤
劇物 約115品目	●無機亜鉛塩類（炭酸亜鉛などを除く） ●アンモニアおよびこれを含有する製剤（アンモニア10%以下を含有するものを除く） ●硫酸およびこれを含有する製剤（硫酸10%以下を含有するものを除く）

③ 特定品目販売業

特定品目販売業の登録を受けた者は、**厚生労働省令で定める毒物・劇物**以外の毒物・劇物を販売し、授与し、または販売もしくは授与の目的で貯蔵、運搬もしくは陳列をしてはなりません。

これを受け、施行規則では、特定品目販売業の登録を受けた者が販売等できる劇物の品目を規則別表第二に掲げています。いくつかの例を見ておきましょう。

特定品目販売業の登録で販売等ができる品目として、施行規則では劇物のみを掲げ、毒物は対象外としています。

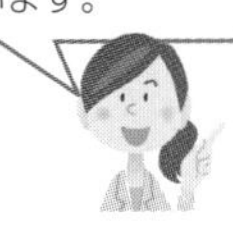

■特定品目販売業の登録で販売等ができる劇物の例

劇物のみ 約115品目	●アンモニアおよびこれを含有する製剤（アンモニア10%以下を含有するものを除く） ●塩化水素およびこれを含有する製剤（塩化水素10%以下を含有するものを除く） ●塩素 ●キシレン ●クロロホルム ●酢酸エチル ●トルエン ●メタノール

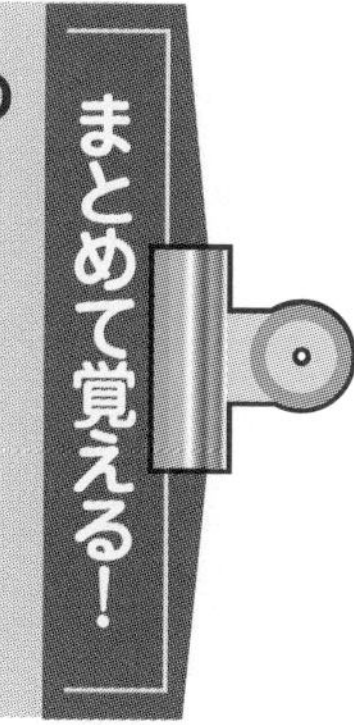

◆販売業の登録の種類と販売等ができる品目のまとめ

販売業の登録の種類	販売等ができる品目
一般販売業	毒物・劇物の**すべての品目**
農業用品目販売業	**農業上必要**な毒物・劇物であって、厚生労働省令（施行規則）で定めるもののみ
特定品目販売業	厚生労働省令（施行規則）で定める劇物（**特定品目**）のみ

重要度 B

3 登録の基準

登録の申請を受けた都道府県知事、市長または区長は、毒物・劇物の製造業、輸入業または販売業の登録を受けようとする者の**設備**が、厚生労働省令（施行規則）で定める**基準に適合しない**と認めるとき、またはその者が毒劇法の規定によって**登録を取り消され**、取消しの日から起算して**２年を経過していない**ものであるときは、登録をしてはならないとされています（法第５条）。

プラスワン

登録を取り消されてしまう（▶P.75）と、２年間は再登録することができない。

重要度 A

4 製造所・営業所・店舗の設備

毒物・劇物の**製造所**、**営業所**および**店舗**の**設備**については、施行規則第４条の４で次のように定められています。

設備が基準に適合していなければ、営業の登録を受けることができません。

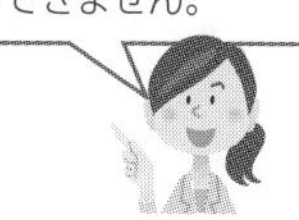

① 製造所の設備の基準

毒物・劇物の**製造作業**を行う場所は、次の基準に適合するものでなければなりません。

- **コンクリート**、**板張り**またはこれに準ずる構造とするなど、その外に毒物・劇物が飛散したり、漏れたり、しみ出したり、流れ出したり、地下にしみ込んだりするおそれのない構造であること
- 毒物・劇物を含有する**粉じん**、**蒸気**または**廃水**の処理に要する設備または器具を備えていること

② 貯蔵設備の基準

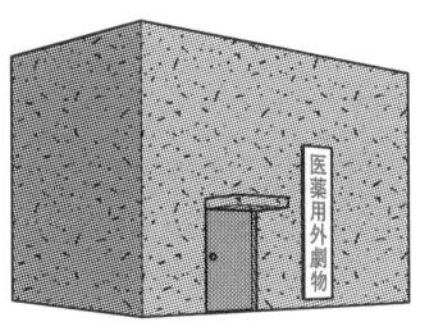

製造所、輸入業の**営業所**、販売業の**店舗**の**貯蔵設備**は、次の基準に適合するものでなければなりません。

- 毒物・劇物とその他の物とを**区分**して貯蔵できるものであること
- 毒物・劇物を貯蔵する**タンク**、**ドラムかん**、その他の容器は、毒物・劇物が飛散したり、漏れたり、しみ出したりするおそれのないものであること
- **貯水池**その他容器を用いないで毒物・劇物を貯蔵する設備は、毒物・劇物が飛散したり、地下にしみ込んだり、流れ出たりするおそれがないものであること
- 毒物・劇物を貯蔵する場所に**かぎ**をかける設備があること。ただし、その場所が性質上かぎをかけることができないものであるときは、この限りでない
- 毒物・劇物を貯蔵する場所が性質上かぎをかけることのできないものである場合は、その周囲に**堅固(けんご)なさく**が設けてあること

③ 陳列場所の基準

製造所、輸入業の**営業所**、販売業の**店舗**の、毒物・劇物を**陳列する場所**は、次の基準に適合するものでなければなりません。

- 毒物・劇物を陳列する場所に**かぎ**をかける設備があること

④ 運搬用具の基準

製造所、輸入業の**営業所**、販売業の**店舗**の**運搬用具**は、次の基準に適合するものでなければなりません。

- 毒物・劇物の**運搬用具**は、毒物・劇物が飛散したり、漏れたり、しみ出したりするおそれがないものであること

理解度把握○×テスト

KeyPoint	できたらチェック
営業の登録	□ 1 製造業または輸入業の登録を受けようとする者は、本社の所在地の都道府県知事に申請書を提出しなければならない。
	□ 2 販売業の登録を受けようとする者は、店舗ごとに、各店舗の所在地の都道府県知事（所在地が保健所を設置する市または特別区の区域にあるときは、その市長または区長）に申請書を提出する。
	□ 3 製造業または輸入業の登録は、6年ごとに更新を受けなければその効力を失う。
	□ 4 販売業の登録の更新は、登録の日から起算して6年を経過した日の1か月前までに行う必要がある。
販売業についての規制	□ 5 一般販売業の登録をしても、特定毒物を販売することはできない。
	□ 6 農業用品目販売業の登録を受けた場合は、農業上必要な毒物・劇物のすべての品目を販売することができる。
	□ 7 特定品目販売業の登録を受けた者は、厚生労働省令で定める毒物・劇物以外の毒物・劇物を販売し、授与し、または販売もしくは授与の目的で貯蔵、運搬もしくは陳列をしてはならないとされている。
登録の基準	□ 8 毒劇法の規定によって登録を取り消され、その取消しの日から起算して2年を経過していない者は、登録を受けることができない。
製造所・営業所・店舗の設備	□ 9 製造所、輸入業の営業所または販売業の店舗の貯蔵設備は、いずれも毒物・劇物とその他の物とを区分して貯蔵できるものでなければならない。
	□ 10 毒物・劇物を貯蔵する場所が、性質上かぎをかけることのできないものであるときは、その周囲に警報装置を設けなければならない。
	□ 11 毒物・劇物の運搬用具は、毒物・劇物が飛散したり、漏れたり、しみ出したりするおそれがないものでなければならない。

解答 1.× 本社ではなく、製造所または営業所ごとに、それらの所在地の都道府県知事に申請書を提出しなければならない。 2.○ 3.× 製造業または輸入業の登録は、5年ごとに更新を受ける必要がある。6年ごととされているのは、販売業の登録である。 4.○ 5.× 一般販売業の登録をすれば、毒物・劇物のすべての品目を販売できるので、特定毒物も販売できる。 6.× 農業上必要な毒物・劇物であって厚生労働省令で定めるもののみを販売できる。 7.○ 8.○ このほか、登録を受けようとする者の設備が厚生労働省令で定める基準に適合しない場合にも登録を受けることができない。 9.○ 10.× 警報装置ではなく、「堅固なさく」を設けることとされている。 11.○

Lesson 5

登録の変更、特定毒物研究者の許可など

3日目

レッスンのポイント

このレッスンでは、**登録の変更**、特定毒物研究者の許可とともに、**届出**を必要とする事項について主に学習します。試験では、**登録の申請手続き**や**登録の変更**、または**届出**が、どのような場合に必要となるかを問う出題が多くみられます。これらをしっかり区別できるようにしておきましょう。

重要度 A

1 登録の変更と届出

① 登録の変更

製造業または**輸入業**の場合は、製造または輸入しようとする**毒物・劇物の品目**が**登録事項**（法第６条第２号）とされていることを、すでに学習しました（▶P.33）。

販売業者はすべての毒物・劇物の品目を販売できるので登録の変更は必要ありません。

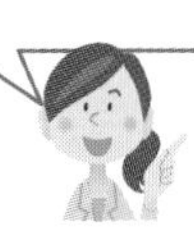

法第９条では、さらに次のように定めています。

> 毒物又は劇物の**製造業者又は輸入業者**は、**登録を受けた毒物又は劇物以外**の毒物又は劇物を製造し、又は輸入しようとするときは、あらかじめ、第６条第２号に掲げる事項につき**登録の変更**を受けなければならない。

つまり、あらかじめ**登録の変更**をしない限り、先に登録を受けていた毒物・劇物以外の毒物・劇物の**製造**や**輸入**はできないということです。

この登録の変更を受けようとする者は、製造業者ならば製造所、輸入業者ならば営業所の所在地の**都道府県知事**に申請書を提出する必要があります。

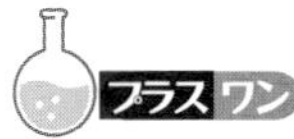

この登録の変更にも法第５条の登録の基準（▶P.35）が準用される。

② 変更等の届出

毒物劇物営業者（製造業者・輸入業者・販売業者）は、次の１～４号のいずれかに該当する場合には、**30日以内**にその製造所、営業所または店舗の所在地の**都道府県知事**（販売業の場合、店舗の所在地が**保健所を設置する市**または**特別区**の区域にある場合には、その**市長**または**区長**）に**届出**をしなければなりません（法第10条第１項）。

1 **氏名**または**住所**（法人の場合には、名称または主たる事務所の所在地）を**変更**したとき
2 毒物・劇物を製造し、貯蔵し、または運搬する**設備**の**重要な部分**を**変更**したとき
3 その他厚生労働省令で定める事項を変更したとき
4 当該製造所、営業所または店舗における**営業**を**廃止**したとき

第３号の省令で定める事項とは次の２つです（施行規則第10条の２）。

1 製造所、営業所または店舗の**名称の変更**
2 登録に係る毒物・劇物の**品目の変更**（当該品目の製造または輸入を**廃止**した場合に限る）

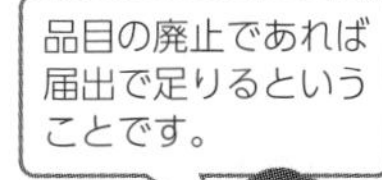

品目の廃止であれば
届出で足りるという
ことです。

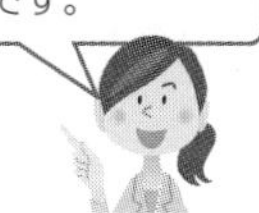

また、上記第４号（**営業の廃止**）の届出があった場合には、**登録**の効力そのものが失われます。

解いてみよう 例題1

法第10条第１項に基づく届出をしなければならないのはどちらか。

a　法人である毒物劇物営業者が、代表者を変更したとき
b　製造業者が、登録品目である毒物の製造を廃止したとき

考え方　法人自体の名称を変更したときは、法第10条第１項の届出事項に該当しますが、代表者の変更は該当しません。一方、登録に係る毒物の製造を廃止した場合は、施行規則第10条の２第２号→法第10条第１項第３号に該当するため、届出をしなければなりません。ゆえにbが正解。

解いてみよう 例題2

毒物・劇物の輸入業者が、その営業所を他の市に移転したときは、変更の届出をすれば足りるか、それとも営業の登録申請の手続きを必要とするか。

考え方　営業所を他の市に移転した場合、元の営業所は営業を廃止したのだから、法第10条第１項第４号により、その旨の届出が必要です。また、輸入業は、営業所ごとに、その所在地の都道府県知事による登録を受けなければなりません（法第４条▶P.32）。したがって、移転先の新営業所について、営業の登録申請の手続きが必要となります。

重要度 B

2 特定毒物研究者の許可と届出

① 特定毒物研究者の許可の申請

特定毒物研究者とは、学術研究のために特定毒物を製造または使用することを都道府県知事（または指定都市の長）から**許可**された者をいいます（▶P.21）。

この許可を受けようとする者は、その**主たる研究所**の所在地の**都道府県知事**（または、その主たる研究所の所在地が指定都市の区域にある場合には**指定都市の長**）に申請書を出さなければなりません（法第６条の２第１項）。

この「指定都市」というのは、一般には政令指定都市と呼ばれている市のことです。

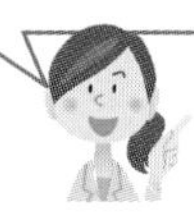

② 特定毒物研究者の許可の基準

都道府県知事（または指定都市の長）は、**毒物**に関し相当の**知識**をもち、かつ、学術研究上**特定毒物**を製造し、または使用することを必要とする者でなければ、特定毒物研究者の許可を与えてはなりません（法第６条の２第２項）。

また、都道府県知事（または指定都市の長）は、次に掲げる者には、特定毒物研究者の**許可を与えない**ことができるとされています（法第６条の２第３項）。

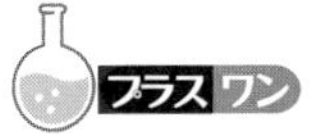

右の第1号を受け、施行規則第４条の７では、「精神の機能の障害により特定毒物研究者の業務を適正に行うに当たって必要な認知、判断および意思疎通を適切に行うことができない者」としている。

1 **心身の障害**により特定毒物研究者の業務を適正に行うことができない者として厚生労働省令で定めるもの
2 **麻薬**、**大麻**、**あへん**または**覚せい剤**の**中毒者**
3 毒物もしくは劇物または薬事に関する**罪を犯し**、**罰金**以上の刑に処せられ、その執行を終わり、または執行を受けることがなくなった日から起算して**3年**を経過していない者
4 第19条第４項の規定により**許可**を取り消され、取消しの日から起算して**2年**を経過していない者

上記第４号にある法第19条第４項の規定では、毒劇法またはこれに基づく処分に違反する行為があった場合に、特定毒物研究者の許可の取消しなどを行うとしています。

③ 特定毒物研究者に関する変更等の届出

特定毒物研究者は、次の各号のいずれかに該当する場合には、**30日以内**に、その主たる研究所の所在地の**都道府県知事**（または指定都市の長）に**届出**をしなければなりません（法第10条第２項）。

1 **氏名**または**住所**を**変更**したとき
2 その他厚生労働省令で定める事項を変更したとき
3 当該**研究**を**廃止**したとき

第２号の省令で定める事項とは次の４つです（施行規則第10条の３）。

1 **主たる研究所**の**名称**または**所在地**の**変更**
2 特定毒物を必要とする**研究事項**の**変更**
3 特定毒物の**品目**の**変更**
4 主たる研究所の**設備**の**重要な部分**の**変更**

また、上記法第10条第２項第３号（**研究の廃止**）の届出があった場合には、**許可**の効力そのものが失われます。

重要度 B

3 登録票・許可証

① 登録票の交付

都道府県知事、市長または区長は、製造業、輸入業、販売業の**登録**を行ったときは、登録を申請した者に**登録票**を交付しなければなりません。製造業、輸入業、販売業の登録を**更新**したときも同様です（施行令第33条）。

② 許可証の交付

都道府県知事または指定都市の長は、特定毒物研究者の**許可**を与えたときは、許可を申請した者に**許可証**を交付しなければなりません（施行令第34条）。

③ 登録票・許可証の書換え交付

毒物劇物営業者または特定毒物研究者は、登録票または許可証の**記載事項に変更**を生じたときは、登録票・許可証の**書換え交付**を申請することができます。

この申請は、申請書に登録票または許可証を添え、**毒物劇物営業者**の場合は製造所、営業所または店舗の所在地の**都道府県知事**（販売業の場合、店舗の所在地が保健所を設置する市または特別区の区域にあるときは、その**市長**または**区長**）に、**特定毒物研究者**の場合は主たる研究所の所在地の**都道府県知事**（主たる研究所の所在地が指定都市の区域にある場合は、**指定都市の長**）に対して行わなければなりません（施行令第35条）。

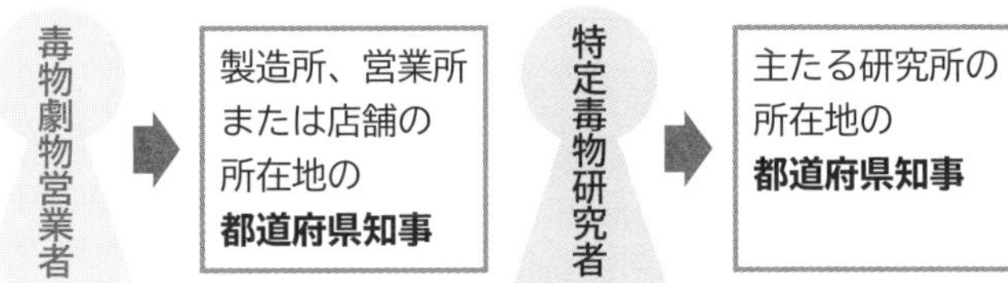

④ 登録票・許可証の再交付

毒物劇物営業者または特定毒物研究者は、登録票または許可証を**破ったり**、**汚したり**、または**失ったり**したときは、登録票・許可証の**再交付**を申請することができます。

申請先は、③の登録票・許可証の書換え交付の申請先と同じです。この場合、登録票もしくは許可証を破り、または汚した毒物劇物営業者または特定毒物研究者は、申請書にその登録票・許可証を添えて申請します。

また、毒物劇物営業者または特定毒物研究者が、登録票または許可証の再交付を受けた後、失っていた登録票または許可証を**発見**した場合には、それぞれ再交付の申請先である都道府県知事等に、発見した登録票・許可証を**返納**しなければなりません（施行令第36条）。

理解度把握○×テスト

KeyPoint	できたらチェック
登録の変更と届出	□ 1 輸入業者は、登録を受けている毒物・劇物以外の毒物・劇物を輸入しようとするときは、あらかじめ、都道府県知事に届出をしなければならない。
	□ 2 製造業者は、毒物・劇物を製造する設備の重要な部分を変更するときは、あらかじめその旨を届け出なければならない。
	□ 3 法人である毒物・劇物の輸入業者が、その社名を変更したときは、30日以内に都道府県知事に届出をしなければならない。
	□ 4 毒物・劇物の販売業者がその店舗の名称を変更しても、届出をする必要はない。
	□ 5 毒物・劇物の製造業者がその住所を変更したときは、30日以内に都道府県知事に届出をしなければならない。
	□ 6 毒物・劇物の販売業者が、店舗を移転し、隣接地に新店舗を設けたときは、新店舗について、営業の登録申請の手続きが必要である。
特定毒物研究者の許可と届出	□ 7 特定毒物研究者の許可を受けようとする者は、その主たる研究所の所在地の都道府県知事（所在地が保健所を設置する市または特別区の区域にある場合は、その市長または区長）に申請書を提出する。
	□ 8 特定毒物研究者は、特定毒物を必要とする研究事項を変更したときは、30日以内にその旨の届出をしなければならない。
登録票・許可証	□ 9 毒物劇物営業者または特定毒物研究者は、その登録票または許可証の記載事項に変更を生じたときは、登録票または許可証の再交付を申請することができる。

解答 1.× この場合は届出ではなく、あらかじめ、輸入しようとする品目の登録の変更を受けなければならない。 2.× 届出は、あらかじめするものではなく、設備の重要な部分の変更をした後、30日以内にすればよい。 3.○ 法人の社名（名称）の変更は、法第10条第１項第１号の届出事項に該当する。 4.× 販売業者の店舗の名称変更は、施行規則第10条の2第１号→法第10条第１項第3号に該当するため、届出をする必要がある。 5.○ 6.○ 販売業は、店舗ごとに、その所在地の都道府県知事（店舗の所在地が保健所を設置する市または特別区の区域にある場合は、その市長または区長）による登録を受けなければならないので、新店舗について営業の登録申請の手続きが必要である（旧店舗については、営業廃止の届出をする）。 7.× この場合は、主たる研究所の所在地の都道府県知事（所在地が指定都市の区域にあるときは指定都市の長）に申請書を提出する。 8.○ 施行規則第10条の3第2号→法第10条第2項第2号に該当するため、届出をする必要がある。 9.× 記載事項に変更を生じたときは、登録票・許可証の書換え交付を申請することができる。再交付を申請できるのは、登録票・許可証を破り、汚し、または失ったときである。

Lesson 6

4日目

毒物劇物取扱責任者

レッスンのポイント

毒物劇物取扱責任者は、**選任**についての原則と例外や、**資格**（毒物劇物取扱責任者となることができる者・できない者）について定めた規定が特に重要です。また、**毒物劇物取扱者試験**の種類ごとに、それぞれの合格者が毒物劇物取扱責任者になれる施設について整理しておきましょう。

重要度A

1 毒物劇物取扱責任者の選任

① 毒物劇物取扱責任者の選任の原則

毒物劇物取扱責任者とは、毒物・劇物を直接に取り扱う製造所、営業所または店舗ごとに、**専任**で、毒物・劇物による**保健衛生上の危害の防止**に当たる責任者をいいます。

用語
専任
ある特定の任務だけに従事し、それ以外の任務とは兼任しないこと。

法第7条第1項本文では次のように定めています。

> **毒物劇物営業者**は、毒物又は劇物を直接に取り扱う製造所、営業所又は店舗ごとに、**専任の毒物劇物取扱責任者**を置き、毒物又は劇物による保健衛生上の危害の防止に当たらせなければならない。

② 毒物劇物取扱責任者の選任の例外

法第7条第1項の**ただし書**（がき）で次のように定めています。

> ただし、自ら毒物劇物取扱責任者として毒物又は劇物による保健衛生上の危害の防止に当たる製造所、営業所又は店舗については、この限りでない。

毒物劇物営業者は自ら毒物劇物取扱責任者となって、毒物・劇物による保健衛生上の危害の防止に当たることができます。

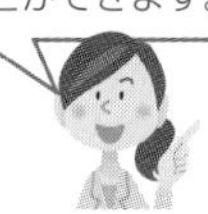

毒物劇物営業者（製造業者、輸入業者、販売業者）は、**自ら毒物劇物取扱責任者になる**ことができ、その場合には他の者を毒物劇物取扱責任者に選任する必要がないということです。

また、同条第2項では、毒物劇物営業者が毒物・劇物の製造業、輸入業、販売業のうち**2つ以上を併**（あわ）**せて営む場合**において、その製造所、営業所または店舗が**互いに隣接**しているときや、**同一店舗**で毒物・劇物の販売業を2つ以上併せて営む場合には、毒物劇物取扱責任者はこれらの施設を通じて**1人で足りる**としています。

■法第7条第2項による例外

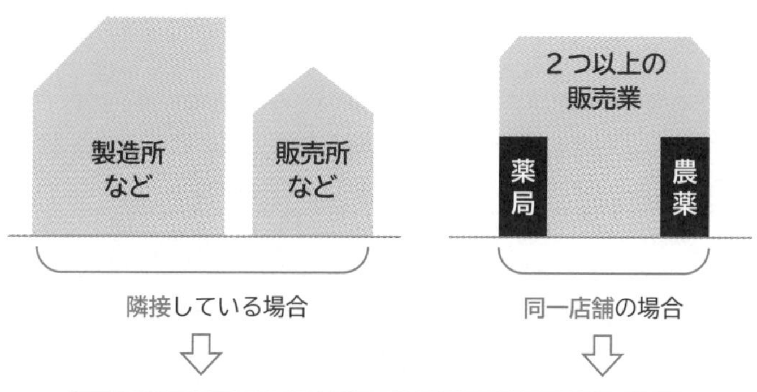

毒物劇物取扱責任者は専任であることが原則ですが、左の場合はいずれも1人の毒物劇物取扱責任者による兼任が認められるということです。

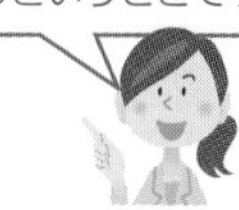

③ 毒物劇物取扱責任者の選任の届出

毒物劇物営業者は、毒物劇物取扱責任者を置いた場合、**30日以内**に、その製造所、営業所または店舗の所在地の**都道府県知事**（販売業の場合は、店舗の所在地が保健所を設置する市または特別区の区域にあるときは、その**市長**または**区長**）にその**毒物劇物取扱責任者の氏名の届出**をしなければなりません。毒物劇物取扱責任者を**変更**したときも同様です（法第7条第3項）。

重要度A 2 毒物劇物取扱責任者の資格

① 毒物劇物取扱責任者になることができる者

法第8条第1項では、次の各号に掲げる者でなければ、毒物劇物取扱責任者になることができないとしています。

1 **薬剤師**
2 厚生労働省令で定める学校で、**応用化学**に関する**学課を修了**した者
3 都道府県知事が行う**毒物劇物取扱者試験に合格**した者

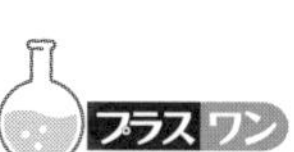

第2号でいう学校とは「高等学校またはこれと同等以上の学校」とされている。

② 毒物劇物取扱責任者になることができない者

法第8条第2項では、次の各号に掲げる者は、毒物劇物取扱責任者になることができないとしています。

1 **18歳**未満の者
2 **心身の障害**により毒物劇物取扱責任者の業務を適正に行うことができない者として厚生労働省令で定めるもの
3 **麻薬**、**大麻**、**あへん**または**覚せい剤**の中毒者
4 毒物もしくは劇物または薬事に関する罪を犯し、**罰金**以上の刑に処せられ、その執行を終わり、または執行を受けることがなくなった日から起算して**3年**を経過していない者

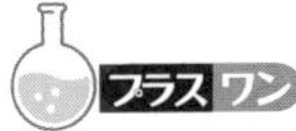

右の第2号を受け、施行規則第6条の2は、「精神の機能の障害により毒物劇物取扱責任者の業務を適正に行うに当たって必要な認知、判断および意思疎通を適切に行うことができない者」としている。

重要度 B

3 毒物劇物取扱者試験の種類

毒物劇物取扱者試験は、一般毒物劇物取扱者試験、農業用品目毒物劇物取扱者試験、特定品目毒物劇物取扱者試験の3種類があり、これらの試験に合格した者は、法第8条第2項各号に該当しなければ、**毒物劇物取扱責任者**となることができます。ただし、それぞれの試験に合格した者が毒物劇物取扱責任者になれる施設は、次の表のように定められています（法第8条第3項・第4項）。

■試験の合格者が毒物劇物取扱責任者になれる施設

一般毒物劇物取扱者試験
毒物・劇物を取り扱う**すべて**の製造所、営業所、店舗
農業用品目毒物劇物取扱者試験
ア **農業用品目**のみを取り扱う**輸入業**の営業所 イ **農業用品目販売業**の店舗　⇒アまたはイのみ
特定品目毒物劇物取扱者試験
ア **特定品目**のみを取り扱う**輸入業**の営業所 イ **特定品目販売業**の店舗　⇒アまたはイのみ

用語

農業用品目
農業用品目販売業の登録で販売等ができる毒物・劇物。▶P.33

特定品目
特定品目販売業の登録で販売等ができる劇物。▶P.34

理解度把握○×テスト

KeyPoint	できたらチェック
毒物劇物取扱責任者の選任	□ 1 毒物劇物営業者は、毒物・劇物を直接に取り扱う製造所、営業所または店舗ごとに、専任の毒物劇物取扱責任者を置き、毒物・劇物による保健衛生上の危害の防止に当たらせなければならない。
	□ 2 毒物劇物営業者は、自らが毒物劇物取扱責任者として毒物・劇物による保健衛生上の危害防止に当たることはできない。
	□ 3 毒物・劇物の輸入業者が、毒物・劇物の販売業を併せて営む場合において、その営業所と店舗が隣接しているとき、毒物劇物取扱責任者は、これらの施設を通じて1人で足りる。
	□ 4 毒物劇物営業者が、同一店舗において毒物・劇物の販売業を2つ以上併せて営む場合には、毒物劇物取扱責任者は、当該店舗に1人で足りる。
	□ 5 毒物劇物営業者は、毒物劇物取扱責任者を変更したときは、これについて届出をする必要がない。
毒物劇物取扱責任者の資格	□ 6 医師は、毒物劇物取扱責任者になることができる。
	□ 7 薬剤師は、都道府県知事が行う毒物劇物取扱者試験に合格することなく、毒物劇物取扱責任者になることができる。
	□ 8 都道府県知事が行う毒物劇物取扱者試験に合格した者であっても、18歳未満の者は毒物劇物取扱責任者になることができない。
	□ 9 毒物・劇物または薬事に関する罪を犯し、罰金以上の刑に処せられ、その執行を終わった日から起算して5年を経過していない者は毒物劇物取扱責任者になることができない。
毒物劇物取扱者試験の種類	□ 10 一般毒物劇物取扱者試験の合格者は、毒物・劇物の製造所、輸入業の営業所、販売業の店舗のいずれにおいても、毒物劇物取扱責任者になることができる。
	□ 11 農業用品目毒物劇物取扱者試験の合格者は、農業用品目のみを取り扱う製造所において、毒物劇物取扱責任者になることができる。

解答 1. ○ 2. × 毒物劇物営業者（製造業者、輸入業者、販売業者）は、自ら毒物劇物取扱責任者になることができる。 3. ○ 4. ○ 5. × 毒物劇物取扱責任者を変更したときも、選任のときと同様に、30日以内に都道府県知事、市長または区長にその毒物劇物取扱責任者の氏名を届け出なければならない。 6. × 医師は、毒物劇物取扱責任者となることができる者に含まれていない。 7. ○ 8. ○ 9. × 5年ではなく、3年を経過していない者である。 10. ○ 11. × 農業用品目のみを取り扱う輸入業の営業所または農業用品目販売業の店舗において、毒物劇物取扱責任者になることができる。製造所は含まれていない。

Lesson 7

4日目

毒物劇物の取扱い・表示

レッスンのポイント

このレッスンでは、毒物・劇物の**取扱い**および**表示**について学習します。取扱いについては、毒物・劇物を入れる**容器**についての規制が重要です。また、毒物・劇物の**表示**については、**毒劇法**の条文にとどまらず、これを受けた**施行令**や**施行規則**の内容まで出題されるので、注意しましょう。

重要度 B

1 毒物・劇物の取扱い

① 盗難・紛失の防止

法第11条第１項では、毒物・劇物の取扱いについて、次のように定めています。

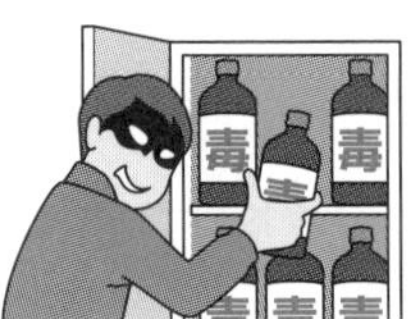

毒物劇物営業者及び**特定毒物研究者**は、毒物又は劇物が**盗難**にあい、又は**紛失**することを防ぐのに必要な措置を講じなければならない。

② 飛散・漏出等の防止

法第11条第２項・第３項では、毒物・劇物を**飛散**させたり、**漏出**（ろうしゅつ）させたりすることを禁じています。

第２項
毒物劇物営業者及び**特定毒物研究者**は、毒物若しくは劇物又は毒物若しくは劇物を含有する物であって政令で定めるものがその**製造所**、**営業所**若しくは**店舗**又は**研究所**の外に**飛散**し、**漏れ**、**流れ出**、若しくは**しみ出**、又はこれらの施設の**地下にしみ込む**ことを防ぐのに必要な措置を講じなければならない。

第３項
毒物劇物営業者及び**特定毒物研究者**は、その製造所、営業所若しくは店舗又は研究所の外において毒物若しくは劇物又は前項の政令で定める物を**運搬する場合**には、これらの物が**飛散**し、**漏れ**、**流れ出**、又は**しみ出る**ことを防ぐのに必要な措置を講じなければならない。

飛散･漏出等の防止は、設備の基準としても定められていましたね。
▶P.35～36

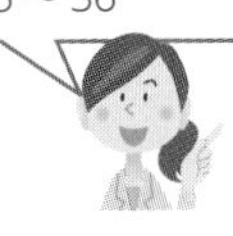

第11条文中の「毒物若しくは劇物を**含有する物**であって政令で定めるもの」については、施行令第38条第１項で次のように定めています。

- **無機シアン化合物**たる毒物を含有する**液体状**の物
  （シアン含有量が１Lにつき**１mg以下**のものを除く）
- **塩化水素**、硝酸もしくは**硫酸**、または**水酸化カリウム**もしくは**水酸化ナトリウム**を含有する**液体状**の物
  （水で**10倍**に希釈（きしゃく）した場合の水素イオン濃度が水素指数**2.0から12.0**までのものを除く）

水素イオン濃度
P.147

重要度 A
② 毒物・劇物の容器

法第11条第４項では、毒物・劇物を入れる**容器**について、次のように定めています。

> **毒物劇物営業者**及び**特定毒物研究者**は、毒物又は厚生労働省令で定める劇物については、その**容器**として、**飲食物の容器として通常使用される物**を使用してはならない。

上記条文中の「厚生労働省令で定める劇物」について、施行規則第11条の４で次のように定めています。

> 法第11条第４項に規定する劇物は、**すべての劇物**とする。

つまり、水のペットボトルや、酒、ジャムなどの瓶（びん）といった「**飲食物の容器**として**通常使用される物**」は、すべての毒物・劇物の容器として使用することができません。

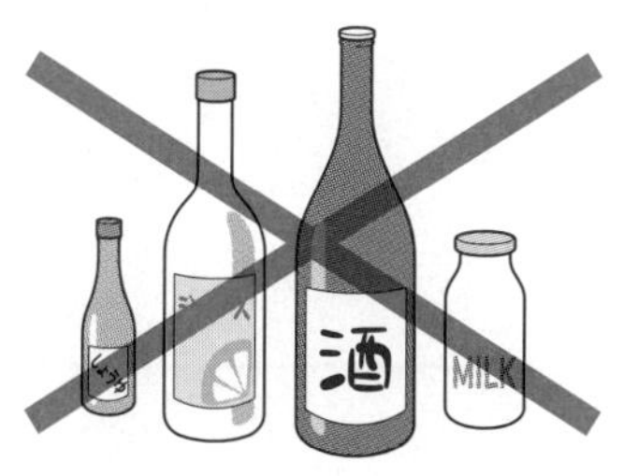

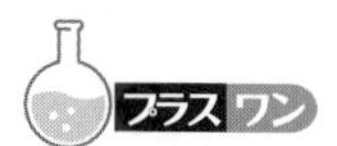

飲食物の容器に毒物や劇物を入れておくと、誤飲や誤使用の危険性があるため、これを防止する趣旨である。

重要度 A

3 毒物・劇物の表示

① 容器および被包に表示する文字

被包▶P.27

法第12条第１項では、毒物・劇物の**容器**および**被包**（ひほう）の**表示**について、次のように定めています。

> **毒物劇物営業者及び特定毒物研究者**は、毒物又は劇物の**容器及び被包**に、「**医薬用外**」の文字及び**毒物**については**赤地に白色**をもって「毒物」の文字、**劇物**については**白地に赤色**をもって「劇物」の文字を表示しなければならない。

特定毒物も毒物と同じ表示をすることになります。

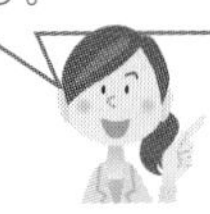

具体的には、容器および被包に次のように表示します。

■法第12条第１項が定める文字の表示の例

毒物	医薬用外毒物	**赤地に白色**
劇物	医薬用外劇物	**白地に赤色**

容器および被包の表示は、右の例のような横書きでもよいし、縦書きでもかまいません。

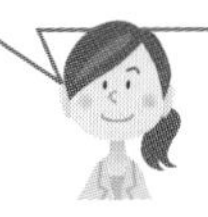

② 容器および被包に表示する事項

法第12条第２項では、**毒物劇物営業者**は、毒物・劇物の**容器**および**被包**に次に掲げる事項を表示しなければ、毒物・劇物の**販売**または**授与**ができないとしています。

> 1 毒物・劇物の**名称**
> 2 毒物・劇物の**成分**およびその**含量**
> 3 厚生労働省令で定める毒物・劇物について、それぞれ厚生労働省令で定めるその**解毒剤の名称**
> 4 毒物・劇物の**取扱いおよび使用上特に必要**と認めて、厚生労働省令で定める事項

上記第３号を受け、施行規則第11条の５では、**解毒剤**の名称の表示をする毒物・劇物を、**有機燐（りん）化合物およびこ**

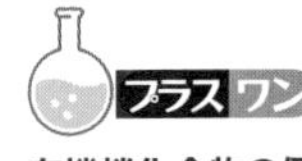

有機燐化合物の例
・ＥＰＮ
・イソキサチオン
・ジクロルボス
・ＤＥＰ
・フェンチオン

れを含有する製剤たる毒物・劇物としており、その解毒剤を**2-ピリジルアルドキシムメチオダイド**（別名**PAM**）の製剤および**硫酸アトロピン**の製剤としています。

また、上記第４号を受け、施行規則第11条の６第１号～第３号では、**製造業者**と**輸入業者**について、毒物・劇物の**取扱いおよび使用上特に必要**と認めるものとして、次の表示事項を定めています。

1 毒物・劇物の製造業者または輸入業者が、製造または輸入した毒物・劇物を**販売**したり、**授与**したりするときは、その**氏名**および**住所**（法人の場合は、その**名称**および**主たる事務所の所在地**）

2 毒物・劇物の製造業者または輸入業者が、製造または輸入した**塩化水素**または**硫酸**を含有する製剤たる**劇物（住宅用の洗浄剤**で**液体状**のものに限る）を販売したり、授与したりするときは、次に掲げる事項
 イ **小児の手の届かない**ところに保管しなければならない旨
 ロ 使用の際、**手足**や**皮膚**、特に**眼**にかからないように注意しなければならない旨
 ハ **眼**に入った場合は、直ちに**流水**でよく洗い、**医師**の診断を受けるべき旨

3 毒物・劇物の製造業者または輸入業者が、製造または輸入した**ジメチル-2・2-ジクロルビニルホスフェイト**（別名**DDVP**）を含有する製剤（**衣料用の防虫剤**に限る）を販売したり、授与したりするときは次に掲げる事項
 イ 小児の手の届かないところに保管しなければならない旨
 ロ **使用直前に開封**し、包装紙等は直ちに処分すべき旨
 ハ 居間等**人が常時居住する室内**では使用してはならない旨
 ニ **皮膚**に触れた場合には、**石けん**を使ってよく洗うべき旨

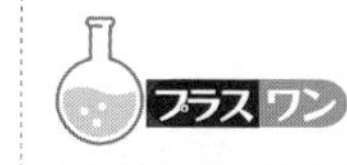

洗浄剤の表示の例

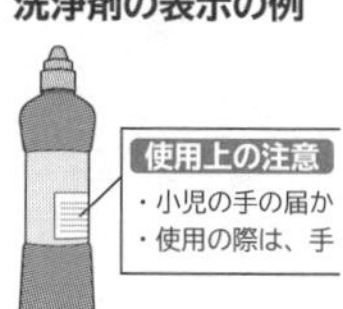

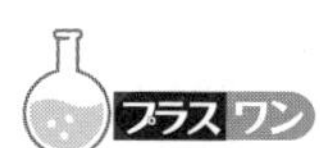

ジメチル-2・2-ジクロルビニルホスフェイト（DDVP）は、ジクロルボスとも呼ばれる。▶P.58

また、施行規則第11条の6第4号では、**販売業者**について、毒物・劇物の**取扱いおよび使用上特に必要**と認めるものとして、次の表示事項を定めています。

> 4 毒物・劇物の**販売業者**が、毒物・劇物の直接の**容器**または直接の**被包**を開いて、毒物・劇物を**販売**したり、**授与**したりするときは、その**氏名**および**住所**（法人の場合は、その**名称**および**主たる事務所の所在地**）並びに**毒物劇物取扱責任者の氏名**

■法第12条第1項・第2項による容器の表示の例

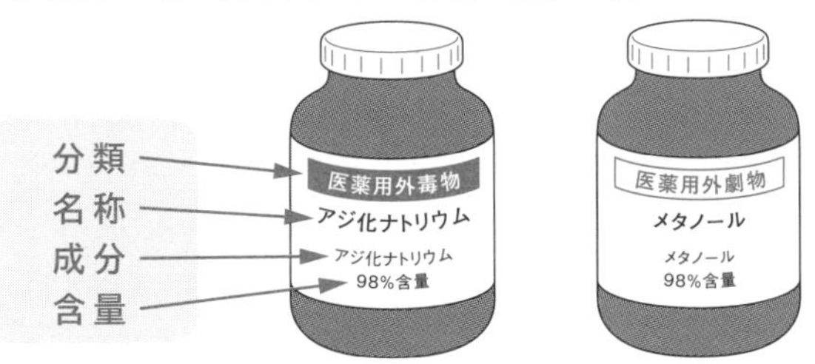

③ 貯蔵または陳列する場所に表示する文字

法第12条第3項では、毒物・劇物を**貯蔵**または**陳列する場所**の表示について、次のように定めています。

> **毒物劇物営業者**及び**特定毒物研究者**は、毒物又は劇物を**貯蔵**し、又は**陳列**する場所に、「**医薬用外**」の文字及び毒物については「**毒物**」、劇物については「**劇物**」の文字を表示しなければならない。

■法第12条第3項による貯蔵・陳列場所の表示の例

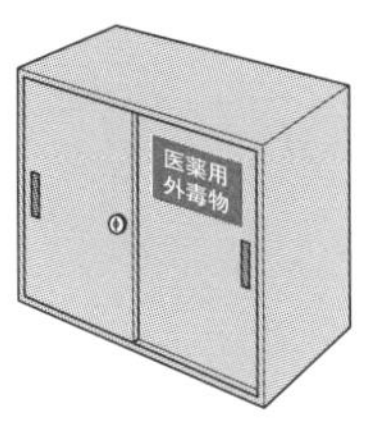

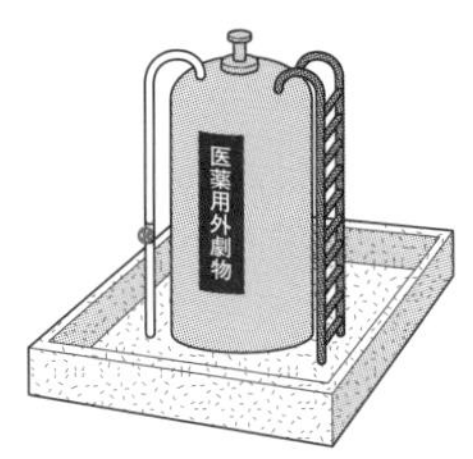

プラスワン

貯蔵または陳列する場所に表示する文字について、法令上は色の指定はない。

毒物・劇物の貯蔵や陳列をする場所には、かぎをかける設備があることについて ▶P.36

理解度把握○×テスト

KeyPoint	できたらチェック	
毒物・劇物の取扱い	□ 1	毒物劇物営業者および特定毒物研究者は、毒物・劇物が盗難されたり、または紛失したりすることを防ぐのに必要な措置を講じなければならない。
	□ 2	毒物劇物営業者および特定毒物研究者は、製造所等や研究所の外において毒物・劇物またはこれらを含有する物であって政令で定めるものを運搬する場合、それらの物の飛散、漏れ、流出、しみ出しを防ぐのに必要な措置を講じなければならない。
毒物・劇物の容器	□ 3	毒物劇物営業者および特定毒物研究者は、毒物または液体状の劇物については、その容器として、飲食物の容器として通常使用される物を使用してはならない。
毒物・劇物の表示	□ 4	毒物の容器および被包には「医薬用外」の文字を記載する必要があるが、劇物の容器および被包には必ずしも記載する必要がない。
	□ 5	劇物の容器および被包には、赤地に白色をもって「劇物」の文字を表示しなければならない。
	□ 6	特定毒物の容器および被包には、黒地に白色をもって「特定毒物」の文字を表示しなければならない。
	□ 7	毒物劇物営業者は、有機シアン化合物およびこれを含有する製剤たる劇物を販売または授与するときは、その容器および被包に、厚生労働省令で定める解毒剤の名称を表示しなければならない。
	□ 8	毒物・劇物の製造業者は、その製造した塩化水素または硫酸を含有する製剤たる劇物（住宅用洗浄剤で液体状のものに限る）を販売するときは、その容器および被包に、眼に入った場合には直ちに流水でよく洗い、医師の診断を受けるべき旨を表示する必要がある。
	□ 9	毒物・劇物の販売業者が、毒物・劇物の直接の容器や被包を開いて毒物・劇物を販売するときは、その氏名と住所（法人の場合はその名称と主たる事務所の所在地）並びに毒物劇物取扱責任者の氏名を表示しなければならない。

解答 1.○　2.○　3.× 液体状の劇物に限らず、すべての劇物（および毒物）について、飲食物の容器として通常使用される物は使用禁止である。　4.× 劇物の容器および被包にも、毒物の場合と同様、「医薬用外」の文字を記載しなければならない。　5.×「劇物」の文字は、白地に赤色をもって表示する。　6.× 特定毒物の場合も毒物と同様、赤地に白色をもって「毒物」の文字を表示する。　7.× 有機シアン化合物ではなく、有機燐化合物およびこれを含有する製剤たる毒物および劇物である。　8.○ 法第12条第2項第4号→施行規則第11条の6第2号のハに定められている。　9.○

Lesson 8

毒物劇物の譲渡

5日目

レッスンのポイント

このレッスンでは、毒物劇物営業者が毒物・劇物を**譲渡**する場合の手続きや、毒物・劇物の**交付**に対する**制限**、**特定の用途**に供される毒物・劇物の販売等について学習します。試験では、書面の**記載事項**や、毒物・劇物を交付してはならない者、**農業用劇物**の**着色**に関する問題が頻出です。

重要度 A

1 毒物・劇物の譲渡手続

① 他の毒物劇物営業者に販売・授与する場合

法第14条第1項では、毒物劇物営業者が**他の毒物劇物営業者**へ毒物・劇物を**販売**または**授与**した場合について次のように定めています。

> 毒物劇物営業者は、毒物又は劇物を**他の毒物劇物営業者**に**販売**し、又は**授与**したときは、**その都度**、次に掲げる事項を**書面に記載**しておかなければならない。
> 1 毒物又は劇物の**名称**及び**数量**
> 2 販売又は授与の**年月日**
> 3 **譲受人**(ゆずりうけにん)の**氏名**、**職業**及び**住所**(法人にあっては、その**名称**及び主たる事務所の**所在地**)

② 毒物劇物営業者以外の者に販売・授与する場合

法第14条第2項では、毒物劇物営業者が、**毒物劇物営業者以外の者**に毒物・劇物を販売または授与する場合について、次のように定めています。

> 毒物劇物営業者は、**譲受人**から**前項各号**に掲げる事項を記載し、**厚生労働省令で定めるところにより作成した書面の提出**を受けなければ、毒物又は劇物を**毒物劇物営業者以外の者**に販売し、又は授与してはならない。

販売または授与する相手(譲受人)によって、手続きが異なるということですね。

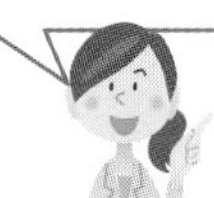

これを受け、施行規則(しこうきそく)第12条の2では、法第14条第2項の規定により作成する書面は、**譲受人が押印**(おういん)**した書面**としています。つまり、譲受人となる**毒物劇物営業者以外の**

者からは、法第14条第１項第１号～第３号の事項を記載したうえに、**譲受人が押印した書面**を提出してもらわなければならないということです。

①の場合と②の場合とを比べてみましょう。

◆法第１４条第１項と第２項の譲渡手続の違い

❶ 法第１４条第１項の場合（相手も毒物劇物営業者）

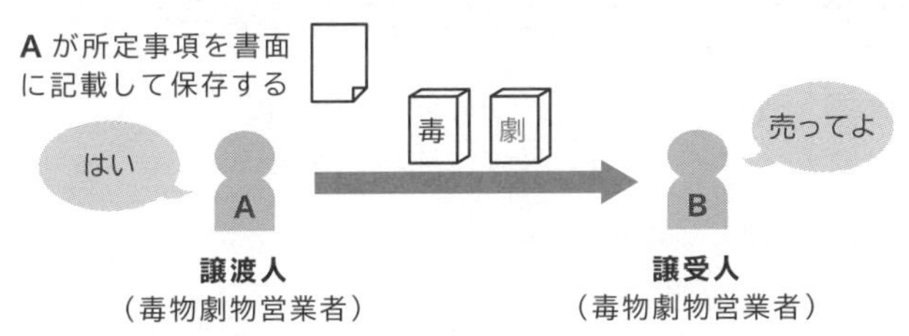

❷ 法第１４条第２項の場合（相手が毒物劇物営業者以外の者）

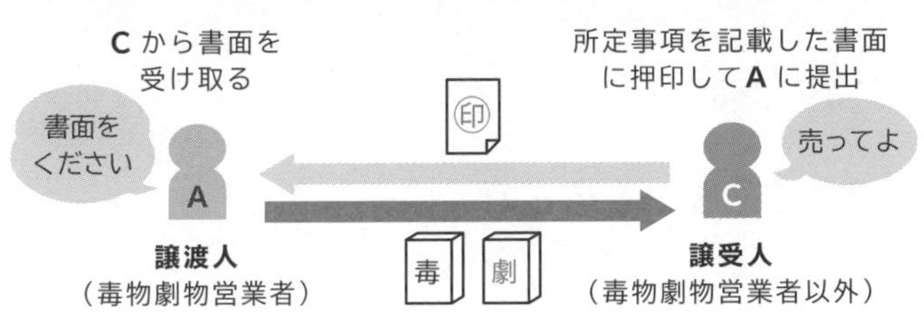

Cからの書面提出を受けなければ、Aは毒物・劇物をCに販売も授与もできません。

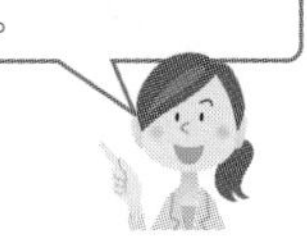

さらに、法第14条第２項の毒物劇物営業者は、同項の規定による書面の提出に代えて、政令で定めるところにより、当該**譲受人の承諾**（しょうだく）を得て、当該書面に記載すべき事項について**電磁的方法**（でんじてき）により提供を受けることもできます。これによって、当該毒物劇物営業者は、当該**書面の提出**を受けたものとみなされます（法第14条第３項）。

これを受け、施行令第39条の３では、電磁的方法により提供を受けようとする毒物劇物営業者は、あらかじめ、譲受人に対し、その用いる電磁的方法の種類および内容を示し、譲受人から書面または電磁的方法による承諾を得なければならないとしています。

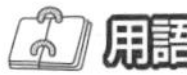

電磁的方法
情報通信技術を利用する方法のこと。
〈具体例〉
- 電子メールの送信
- ホームページ上の記入欄への書込み
- 磁気ディスク等に記録して送付する

③ 書面等の保存

毒物劇物営業者は、法第14条第１項・第２項の**書面**並びに電磁的方法によって記録されたもの（**電磁的記録**）を、毒物・劇物の**販売または授与の日から５年間**、**保存**しなければなりません（法第14条第４項）。

重要度A ❷ 毒物・劇物の交付の制限等

① 毒物・劇物を交付してはならない者

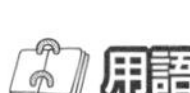

交付
他人に引き渡すこと。

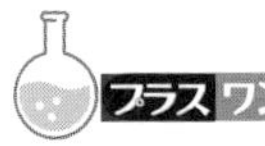

右の第２号を受け、施行規則第12条の２の５は、「精神の機能の障害により、毒物・劇物による保健衛生上の危害防止の措置を適正に行うに当たって必要な認知、判断および意思疎通を適切に行うことができない者」としている。

法第15条第１項では、毒物劇物営業者が毒物・劇物を**交付してはならない者**として、次のものを挙げています。

1 **18歳未満**の者
2 **心身の障害**により毒物・劇物による保健衛生上の危害防止の措置を適正に行うことができない者として厚生労働省令で定めるもの
3 **麻薬**、**大麻**、**あへん**または**覚せい剤**の**中毒者**

② 確認を必要とするもの

法第15条第２項では、交付を受ける者に**一定の事項を確認した後**でなければ毒物・劇物を交付できない場合について、次のように定めています。

毒物劇物営業者は、厚生労働省令の定めるところにより、その**交付を受ける者の氏名及び住所**を**確認**した後でなければ、**第３条の４に規定する政令で定める物**を交付してはならない。

まず、「**第３条の４に規定する政令で定める物**」というのは、「**引火性**（いんか）、**発火性**又は**爆発性**のある毒物又は劇物であって政令で定めるもの」のことであり、これに該当する品目については、すでに学習しました（▶P.30）。

施行規則第12条の２の６では、法第15条第２項の規定による**確認**は、法第３条の４に規定する政令で定める物の交付を受ける者から、その者の**身分証明書**、**運転免許証**、

この法第３条の４に該当する品目については、業務その他正当な理由による場合を除いて所持してはならないとされていましたね。

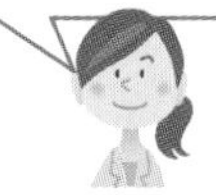

国民健康保険被保険者証など、**交付を受ける者の氏名および住所**を確かめるに足りる**資料の提示**を受けて行うものとしています。ただし、次の場合には、上記の資料の提示を受ける必要はありません。

- 毒物劇物営業者と**常時取引関係にある者**への交付
- 毒物劇物営業者が農業協同組合その他の協同組織体である場合におけるその**構成員**など、毒物劇物営業者がその**氏名と住所を知悉**（ちしつ）**している者**への交付
- 上記の者の**代理人**、**使用人**その他の**従業者**（毒物劇物営業者と常時取引関係にある法人または毒物劇物営業者が農業協同組合その他の協同組織体である場合におけるその構成員たる法人の代表者、代理人、使用人その他の従業者を含む）であることが明らかな者にその者の業務に関し交付する場合
- **官公署の職員**であることが明らかな者にその者の業務に関し交付する場合

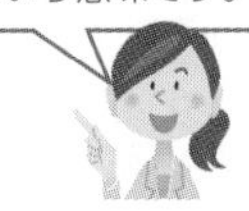
「知悉」とは、そのことをよく知っているという意味です。

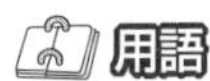

官公署
国と地方公共団体の諸機関のこと。

また、法第15条第３項、第４項も見ておきましょう。

第３項
毒物劇物営業者は、**帳簿**を備え、前項の**確認**をしたときは、厚生労働省令の定めるところにより、その**確認に関する事項を記載**しなければならない。
第４項
毒物劇物営業者は、前項の**帳簿**を、最終の記載をした日から**５年間**、**保存**しなければならない。

上記第３項を受け、施行規則第12条の３では、**帳簿に記載しなければならない事項**を次のように定めています。

1 交付した劇物の**名称**
2 交付の**年月日**
3 **交付を受けた者**の**氏名**及び**住所**

重要度 A

3 特定の用途に供される毒物・劇物の販売等

① 農業用の劇物

法第13条では、次のように定めています。

> 毒物劇物営業者は、政令で定める毒物又は劇物については、厚生労働省令で定める方法により**着色**したものでなければ、これを**農業用**として**販売**し、又は**授与**してはならない。

これを受け、施行令第39条では**着色すべき農業用劇物**として次の品目を定めており、施行規則第12条で、これらを**あせにくい黒色で着色**することとしています。

どちらの製剤も農業用の殺鼠剤として販売されています。

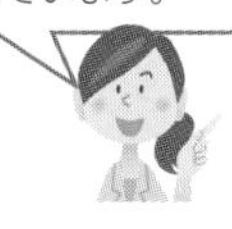

- **硫酸タリウム**を含有する製剤たる劇物
- **燐化亜鉛**（りんか）を含有する製剤たる劇物

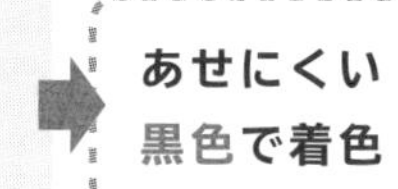

②一般消費者用の劇物

法第13条の２では、毒物劇物営業者は、毒物・劇物のうち**主として一般消費者の生活に用いられる**ものであって政令で定めるものについては、その**成分の含量**などが政令で定める基準に適合するものでなければ、販売または授与してはならないとしています。

これを受け、施行令第39条の２では、施行令別表第一に、上記に該当する**劇物たる家庭用品**を掲げ、その成分の含量などについて、次の表のように定めています。

■施行令別表第一が定める「劇物たる家庭用品」

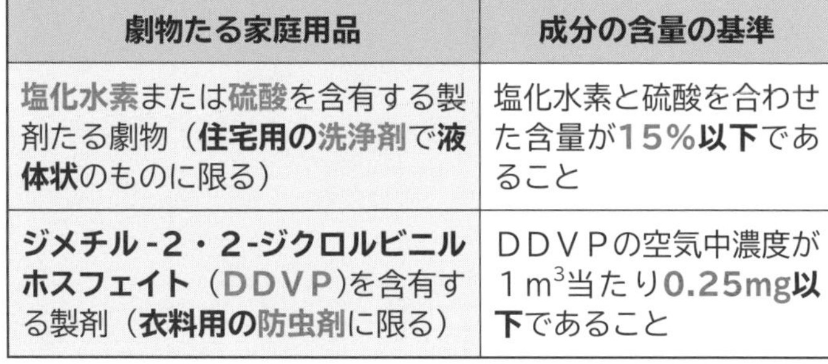

劇物たる家庭用品	成分の含量の基準
塩化水素または**硫酸**を含有する製剤たる劇物（**住宅用の洗浄剤**で**液体状**のものに限る）	塩化水素と硫酸を合わせた含量が**15％以下**であること
ジメチル-2・2-ジクロルビニルホスフェイト（**DDVP**）を含有する製剤（**衣料用の防虫剤**に限る）	DDVPの空気中濃度が1m^3当たり**0.25mg以下**であること

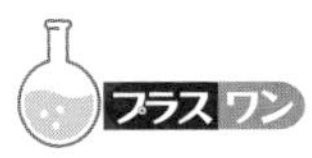

法第13条の２では成分の含量のほか、容器や被包についても政令の基準を満たさなければならないとしており、施行令別表第一には、容器や被包の基準も定められている（出題の可能性は低いので、本書では省略）。

理解度把握○×テスト

KeyPoint		できたらチェック
毒物・劇物の譲渡手続	□ 1	法第14条第１項の規定により、毒物劇物営業者は、毒物・劇物を他の毒物劇物営業者に販売または授与したときは、必要に応じて、所定の事項を書面に記載しておかなければならない。
	□ 2	法第14条第2項の規定により、毒物劇物営業者は、所定の事項を記載して譲受人が押印した書面の提出を受けなければ、当該譲受人となる毒物劇物営業者以外の者に毒物・劇物を販売または授与することができない。
	□ 3	法第14条第1項、第2項が定める書面に記載しなければならない事項は、①毒物・劇物の名称と数量、②販売または授与の年月日、③譲受人の氏名、職業および住所（法人の場合は、その名称と主たる事務所の所在地）である。
	□ 4	法第14条第1項、第2項が定める書面は、毒物・劇物の販売または授与の日から3年間、保存しなければならない。
毒物・劇物の交付の制限等	□ 5	毒物劇物営業者は、18歳の者には毒物・劇物を交付できない。
	□ 6	毒物劇物営業者は、麻薬、大麻、あへんまたは覚せい剤の中毒者には毒物・劇物を交付してはならない。
	□ 7	毒物劇物営業者は、ナトリウムの交付を受ける者の氏名および住所を確認したときは、その確認に関する事項を記載した帳簿を、最終の記載をした日から5年間、保存しなければならない。
特定の用途に供される毒物・劇物の販売等	□ 8	法第13条の規定により、硫酸タリウムを含有する製剤である劇物を農業用として販売する場合には、あせにくい青色に着色する必要がある。
	□ 9	塩化水素を含有する製剤たる劇物（住宅用洗浄剤で液体状のもの）は、法第13条の2で規定されている「毒物又は劇物のうち主として一般消費者の生活の用に供されると認められるものであって政令で定めるもの（劇物たる家庭用品）」に該当する。

解答 1. ×「必要に応じて」ではなく、「その都度」記載するものとされている。 2. ○ 3. ○ 4. × 3年間ではなく、5年間保存しなければならない。 5. × 法第15条第1項第1号は「18歳未満の者」に交付してはならないとしているので、18歳の者ならば交付できる。 6. ○ 7. ○ ナトリウムは「引火性、発火性又は爆発性のある毒物又は劇物であって政令で定めるもの」に該当する。 8. ×「あせにくい青色」ではなく、「あせにくい黒色」に着色しなければならない。 9. ○

Lesson 9

毒物劇物の運搬、事故の際の措置

5日目

レッスンのポイント

毒物・劇物を**運搬**するときに守らなければならない基準について、学習します。基準の対象となる毒物・劇物の**名称**と**数量**に注意しましょう。特に施行令**第40条の5第2項**第1〜4号の基準は頻出です。このほか、**荷送人**の通知義務、**飛散**・**漏出**等の事故や**盗難**等の際の措置も重要です。

重要度 B

1 運搬のための容器・被包の使用

法第16条第1項では、保健衛生上の危害を防止するため必要があるときは、政令で、毒物・劇物の**運搬**（うんぱん）、貯蔵（ちょぞう）その他の取扱いについて、**技術上の基準**を定めることができるとしています。これを受け、施行令（しこうれい）第40条の3第3項では、**毒物**（四（し）アルキル鉛（なまり）を含有する製剤を除く）または**劇物**を**車両**の使用または**鉄道**によって**運搬**する場合には、次の1〜3号に適合しなければならないとしています。

プラスワン

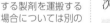

四アルキル鉛を含有する製剤を運搬する場合については別の規定が設けられているが、試験対策としての重要度を勘案して、本書では取り扱わない。

1 **容器**または**被包**に**収納**されていること
2 **ふた**をし、**弁を閉じる**などの方法により、容器または被包が**密閉**されていること
3 1回につき**1000kg以上**運搬する場合は、**容器または被包の外部**に、収納した毒物・劇物の**名称および成分の表示**がなされていること

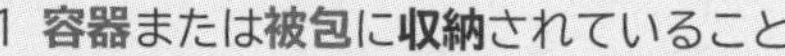

重要度 A

2 毒物・劇物の運搬方法

施行令第40条の5第2項では、**施行令別表第二**に掲げる毒物・劇物を、**車両**を使用して1回につき**5000kg以上**運搬する場合の**運搬方法**について、後述の第1号〜第4号に定める基準に適合するものでなければならないとしています。まずは、施行令別表第二に掲げられているすべての毒物・劇物を見ておきましょう。

施行令第40条の5第2項は、車両による運搬の基準です。鉄道による運搬には適用されません。

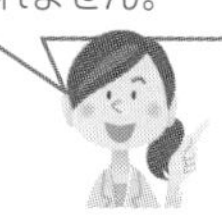

■施行令別表第二に掲げられている毒物・劇物

●：毒物（**赤字**は特定毒物）、●：劇物

（**太字**は、試験でよく出題されているもの）

- ● 黄燐（おうりん）
- ● 四アルキル鉛を含有する製剤
- ● 無機シアン化合物たる毒物およびこれを含有する製剤で液体状のもの
- ● 弗化（ふっか）水素およびこれを含有する製剤
- ● アクリルニトリル　● アクロレイン
- ● **アンモニア**およびこれを含有する製剤（アンモニア10％以下を含有するものを除く）で液体状のもの
- ● **塩化水素**およびこれを含有する製剤（塩化水素10％以下を含有するものを除く）で液体状のもの
- ● **塩素**
- ● **過酸化水素**およびこれを含有する製剤（過酸化水素６％以下を含有するものを除く）
- ● **クロルスルホン酸**　● **クロルピクリン**　● クロルメチル　● 硅（けい）弗化水素酸
- ● ジメチル硫酸　● 臭素
- ● 硝酸およびこれを含有する製剤（硝酸10％以下を含有するものを除く）で液体状のもの
- ● **水酸化カリウム**およびこれを含有する製剤（水酸化カリウム５％以下を含有するものを除く）で液体状のもの
- ● **水酸化ナトリウム**およびこれを含有する製剤（水酸化ナトリウム５％以下を含有するものを除く）で液体状のもの
- ● ニトロベンゼン　● 発煙硫酸
- ● **ホルムアルデヒド**およびこれを含有する製剤（ホルムアルデヒド１％以下を含有するものを除く）で液体状のもの
- ● 硫酸およびこれを含有する製剤（硫酸10％以下を含有するものを除く）で液体状のもの

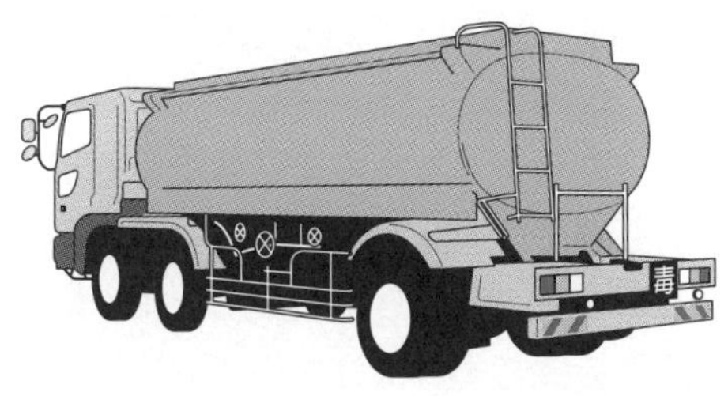

では、施行令第40条の５第２項第１号～第４号の規定を順に見ていきましょう。いずれも**施行令別表第二**に掲げる毒物・劇物を、**車両**を使用して１回につき**5000kg以上**運搬する場合の基準です。

① 第１号：交替して運転する者の同乗

第１号では、次のように定めています。

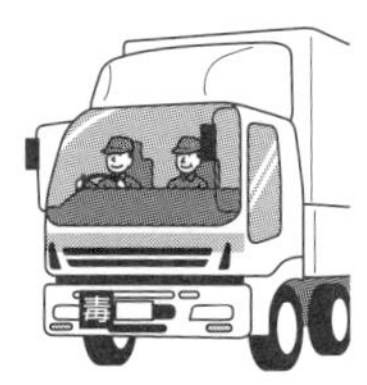
毒

> **厚生労働省令で定める時間**を超えて運搬する場合には、車両１台について運転者のほか**交替して運転する者**を同乗させること。

これを受け、施行規則第13条の４では、**交替して運転する者**を同乗させなければならない場合を、運搬の経路、交通事情、自然条件その他の条件から判断して、次の各号のいずれかに該当する場合としています。

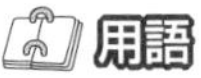
用語

連続運転時間
運転の中断（１回が連続10分以上で、かつ合計30分以上の中断）をすることなく連続して運転する時間。

> １　１人の運転者による**連続運転時間**が、**４時間を超える**
> ２　１人の運転者による運転時間が、**１日当たり９時間を超える**

② 第２号：毒物・劇物を運搬する車両に掲げる標識

第２号では、**車両**には、厚生労働省令で定めるところにより**標識**を掲げることとしています。これを受け、施行規則第13条の５では、次のように定めています。

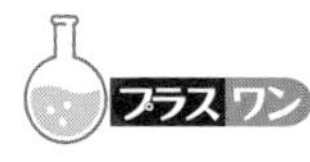
プラスワン

車両に掲げる標識

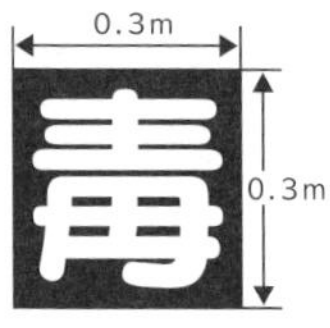

> 令第40条の５第２項第２号に規定する**標識**は、**0.3m平方の板**に**地を黒色**、**文字を白色**として「**毒**」と表示し、**車両の前後の見やすい箇所**に掲げなければならない。

③ 第３号：毒物・劇物を運搬する車両に備える保護具

第３号では、**車両**には、**防毒マスク**、**ゴム手袋**など事故の際に応急の措置を講じるために必要な**保護具**で厚生労働省令で定めるものを**２人分以上**備えることとしています。

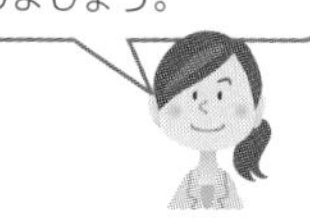
「２人分以上」とされていることに注意しましょう。

これを受け、施行規則第13条の６では、規則別表第五に、**車両に備える保護具**を掲げています。

■毒物・劇物ごとに車両に備える保護具（規則別表第五より）

●：毒物（赤字は特定毒物）、●：劇物

毒物・劇物	車両に備える保護具
● 黄燐　● 弗化水素およびこれを含有する製剤 ● 塩化水素およびこれを含有する製剤（塩化水素10％以下を含有するものを除く）で液体状のもの ● クロルスルホン酸　● 硅弗化水素酸 ● ジメチル硫酸　● 発煙硫酸 ● 硝酸およびこれを含有する製剤（硝酸10％以下を含有するものを除く）で液体状のもの	・保護手袋 ・保護長ぐつ ・保護衣 ・**酸性ガス用防毒マスク**
● 四アルキル鉛を含有する製剤	・保護手袋（白色） ・保護長ぐつ（白色） ・保護衣（白色） ・**有機ガス用防毒マスク**
● 無機シアン化合物たる毒物およびこれを含有する製剤で液体状のもの	・保護手袋 ・保護長ぐつ ・保護衣 ・**青酸用防毒マスク**
● アクリルニトリル　● アクロレイン ● クロルピクリン　● クロルメチル ● ニトロベンゼン ● ホルムアルデヒドおよびこれを含有する製剤（ホルムアルデヒド１％以下を含有するものを除く）で液体状のもの	・保護手袋 ・保護長ぐつ ・保護衣 ・**有機ガス用防毒マスク**
● アンモニアおよびこれを含有する製剤（アンモニア10％以下を含有するものを除く）で液体状のもの	・保護手袋 ・保護長ぐつ ・保護衣 ・**アンモニア用防毒マスク**
● 塩素　● 臭素	・保護手袋 ・保護長ぐつ ・保護衣 ・普通ガス用防毒マスク
● 過酸化水素およびこれを含有する製剤（過酸化水素６％以下を含有するものを除く） ● 水酸化カリウムおよびこれを含有する製剤（水酸化カリウム５％以下を含有するものを除く）で液体状のもの ● 水酸化ナトリウムおよびこれを含有する製剤（水酸化ナトリウム５％以下を含有するものを除く）で液体状のもの ● 硫酸およびこれを含有する製剤（硫酸10％以下を含有するものを除く）で液体状のもの	・保護手袋 ・保護長ぐつ ・保護衣 ・**保護眼鏡**

④ 第４号：毒物・劇物を運搬する車両に備える書面

第４号では、**車両に備える書面**について、次のように定めています。

> 車両には、運搬する毒物又は劇物の**名称**、**成分**及びその**含量**並びに事故の際に講じなければならない**応急の措置**の内容を記載した**書面を備える**こと。

重要度B ③ 積載の態様

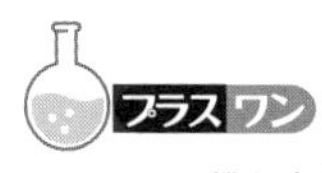

四アルキル鉛を含有する製剤並びに弗化水素およびこれを含有する製剤（弗化水素70％以上を含有するものに限る）については、別の規定が設けられている。

施行令第40条の４第４項では、**毒物**（一部のものを除く）または**劇物**を**車両**の使用または**鉄道**によって**運搬**する場合、その積載の態様は、次の基準に適合するものでなければならないとしています。

- **容器**または**被包**が、落下したり、転倒したり、破損したりすることがないように積載されていること
- **積載装置**を備える車両を使用して運搬する場合には、**容器**または**被包**が当該積載装置の**長さ**や**幅を超えない**ように積載されていること

重要度A ④ 荷送人の通知義務

施行令第40条の６第１項では、１回につき**1000kgを超える**毒物・劇物の運搬を**他人に委託**（いたく）**する者**（**荷送人**（におくりにん））の**通知義務**について、次のように定めています。

> 毒物又は劇物を**車両**を使用して、又は**鉄道**によって運搬する場合で、当該**運搬を他に委託**するときは、その**荷送人**は、**運送人**に対し、**あらかじめ**、当該毒物又は劇物の**名称**、**成分**及びその**含量**並びに**数量**並びに事故の際に講じなければならない**応急の措置**の内容を記載した**書面**を交付しなければならない。

また、荷送人は、第1項の規定による書面の交付に代えて、当該**運送人の承諾**を得て、当該書面に記載すべき事項を**電磁的方法**によって提供することもできます。この場合には、当該荷送人は当該書面を交付したものとみなされます（施行令第40条の6第2項）。

電磁的方法の意味 ▶P.55

重要度 A

5 事故の際の措置

① 飛散・漏出等の事故の場合

法第17条第1項では、次のように定めています。

> **毒物劇物営業者**及び**特定毒物研究者**は、その取扱いに係る**毒物**若しくは**劇物**又は第11条第2項の政令で定める物が飛散し、漏れ、流れ出し、染み出し、又は地下に染み込んだ場合において、不特定又は多数の者について保健衛生上の危害が生ずるおそれがあるときは、**直ちに**、その旨を**保健所**、**警察署**又は**消防機関**に**届け出る**とともに、保健衛生上の危害を防止するために必要な**応急の措置**を講じなければならない。

第11条第2項の政令で定める物は施行令第38条第1項に定められています。レッスン7の「②飛散・漏出等の防止」で学習しましたね。▶P.48～49

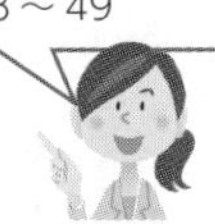

毒物・劇物等の事故
飛散、漏れ、流出、地下への浸透など

不特定多数の者について保健衛生上の危害発生のおそれ

↓

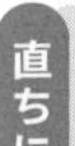

- **保健所、警察署・消防機関**に届け出る
- 保健衛生上の危害を防止するために**応急の措置**を講じる

② 盗難・紛失の場合

法第17条第2項では、次のように定めています。

> **毒物劇物営業者**及び**特定毒物研究者**は、その取扱いに係る**毒物**又は**劇物**が**盗難**にあい、又は**紛失**したときは、直ちに、その旨を**警察署**に**届け出**なければならない。

理解度把握○×テスト

KeyPoint		できたらチェック
運搬のための容器・被包の使用	□ 1	劇物である塩酸（塩化水素15%含有）を、タンクローリーを使用して1回に2000kg運搬する場合、運搬のための被包の外部には、収納した劇物の名称および成分を表示しなければならない。
毒物・劇物の運搬方法		2～5は、水酸化カリウム30%を含有する製剤で液体状のものを、車両を使用して1回につき5000kg以上運搬する場合とする。
	□ 2	1人の運転者による連続運転時間が4時間を超えるときは、交替して運転する者を同乗させなければならない。
	□ 3	車両には0.5m平方の板に地を黒色、文字を白色として「毒」と表示し、車両の前後の見やすい箇所に掲げなければならない。
	□ 4	車両には、事故の際に応急の措置を講じるために必要な保護具を1人分備えることとされている。
	□ 5	車両には、運搬する劇物の名称、成分およびその含量並びに事故の際に講じなければならない応急措置の内容を記載した書面を備えなければならない。
積載の態様	□ 6	劇物を車両に積載する場合、劇物の容器が車両の積載装置の長さを超えても、その超過した長さが積載装置の長さの10分の1未満であれば、そのまま積載し運搬してもかまわない。
荷送人の通知義務	□ 7	車両の使用または鉄道による、1回につき1000kgを超える毒物・劇物の運搬を他人に委託する場合には、その荷送人は、運送人に対し、あらかじめ、当該毒物・劇物の名称、成分、含量、数量および事故の際に講じなければならない応急の措置の内容を記載した書面を交付しなければならない。
事故の際の措置	□ 8	毒物劇物営業者は、取り扱っている毒物・劇物が盗難にあったときは、保健所、警察署または消防機関に届け出るとともに、保健衛生上の危害防止のために必要な応急措置を講じなければならない。

解答 1. ○ 容器・被包の外部への表示は、1回に1000kg以上運搬する場合に義務づけられる（施行令第40条の3第3項第3号）。 2. ○ 車両を使用して1回に5000kg以上運搬する場合の基準の1つである（施行令第40条の5第2項第1号）。 3. × 0.5m平方ではなく、0.3m平方の板である（同項第2号）。 4. × 1人分ではなく、2人分以上備えることとされている（同項第3号）。 5. ○ 6. × 容器や被包が積載装置の長さや幅を超えないように積載されない限り、運搬してはならない（施行令第40条の4第4項）。 7. ○ 8. × これは飛散・漏出等の事故の場合の措置である。盗難や紛失の場合は、その旨を警察署に届け出ることとされている（法第17条第1項・第2項）。

Lesson 10

情報提供、業務上取扱者の届出等

6日目

レッスンのポイント

毒物劇物営業者等による**情報の提供**に関しては、提供する情報の**内容**や、情報提供を**省略**できる場合などが重要です。**業務上取扱者**の届出等に関しては、**届出**を必要とする**事業**の種類とその事業で取り扱われる**毒物・劇物**の組合せを問う出題が頻出ですので、確実に覚えましょう。

重要度A

1 毒物劇物営業者等による情報の提供

① 政令が定める情報提供に関する規定

毒物・劇物を販売・授与等する際の情報の提供について、施行令(しこうれい)第40条の９で次のように定めています。

第１項
毒物劇物営業者は、毒物又は劇物を販売し、又は授与するときは、その**販売し、又は授与する時までに**、**譲受人**(ゆずりうけにん)に対し、当該毒物又は劇物の**性状**及び**取扱い**に関する**情報を提供しなければならない**。ただし、当該毒物劇物営業者により、当該譲受人に対し、既に当該毒物又は劇物の**性状**及び**取扱い**に関する情報の提供が行われている場合その他厚生労働省令で定める場合は、この限りでない。

第２項
毒物劇物営業者は、前項の規定により提供した毒物又は劇物の**性状**及び**取扱い**に関する情報の内容に**変更を行う必要が生じたとき**は、速やかに、当該**譲受人**に対し、変更後の当該毒物又は劇物の**性状**及び**取扱い**に関する**情報を提供するよう努めなければならない**。

第３項
前２項の規定は、**特定毒物研究者**が**製造**した**特定毒物**を譲り渡す場合について**準用**する。

第４項
前３項に定めるもののほか、**毒物劇物営業者**又は**特定毒物研究者**による毒物又は劇物の**譲受人**に対する情報の提供に関し必要な事項は、厚生労働省令で定める。

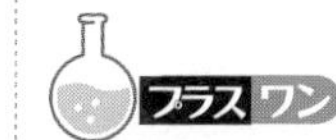

情報提供する者
・毒物劇物営業者
・特定毒物研究者

情報提供する時期
・販売・授与するときまでに
・情報の内容を変更する必要が生じたとき

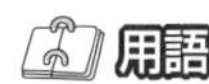

準用
ある事項に適用する規定を、それと類似する他の事項についても適用すること。準用する場合には、規定の内容の一部に変更が加えられる。

② 情報提供の内容

施行規則第13条の12では、施行令第40条の９第１項（第３項による準用の場合を含む）の規定により**提供しなければならない情報の内容**を、次のように定めています。

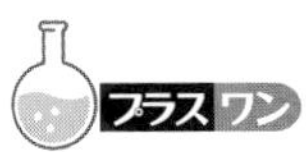

右の第1号において情報を提供する者が特定毒物研究者である場合は、当該特定毒物研究者の氏名と住所を、情報として提供する。

1 情報を提供する**毒物劇物営業者**の**氏名**および**住所**（法人の場合には、名称および主たる事務所の所在地）
2 **毒物または劇物の別**
3 **名称**並びに**成分**およびその**含量**
4 **応急措置**
5 **火災時**の措置
6 **漏出時**の措置
7 **取扱い**および**保管上**の注意
8 **暴露の防止**および**保護**のための措置
9 **物理的**および**化学的性質**
10 **安定性**および**反応性**
11 **毒性**に関する情報
12 **廃棄上**の注意
13 **輸送上**の注意

③ 情報提供の方法

施行規則第13条の11では、施行令第40条の９第１項および第２項（第３項による準用の場合を含む）の規定による情報の提供は、次の各号のいずれかに該当する方法によって、**邦文**（ほうぶん）**で行わなければならない**としています。

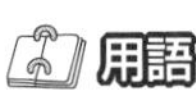

邦文
日本語の文字による日本語の文章。

1 **文書の交付**
2 **磁気ディスクの交付**その他の方法であって、当該方法により情報を提供することについて**譲受人が承諾**したもの

上記いずれの方法による場合でも、また、毒物・劇物がたとえ海外から輸入されたものであっても、情報は英文ではなく、邦文で提供しなければなりません。

④ 情報提供を省略できる場合

施行令第40条の９第１項の**ただし書**（がき）と、これを受けた施行規則第13条の10により、次の場合には、**情報の提供を省略する**ことができます。

- 当該毒物・劇物の性状および取扱いに関する情報の提供が**すでに行われている場合**
- １回につき**200mg以下**の**劇物**を販売または授与する場合
- **施行令別表第一の上欄に掲げる物**を主として**生活の用**に供する**一般消費者**に対して販売または授与する場合

「**施行令別表第一の上欄に掲げる物**」とは、レッスン８で学習した「**劇物たる家庭用品**」のことです（▶P.58）。

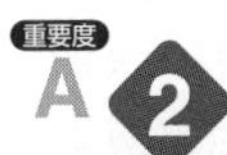

2 業務上取扱者の届出等

① 業務上取扱者とは

毒物劇物営業者以外の者であって、毒物・劇物を業務上取り扱うものを**業務上取扱者**といいます。業務上取扱者は、届出を必要とする**要届出業務上取扱者**と、届出を必要としない**非届出業務上取扱者**に分けられます。

毒物劇物営業者 ▶P.21

② 要届出業務上取扱者の届出

要届出業務上取扱者について、法第22条第１項で次のように定めています。

> 政令で定める事業を行う者であってその業務上**シアン化ナトリウム又は政令で定めるその他の毒物若しくは劇物**を取り扱うものは、事業場ごとに、その業務上これらの毒物又は劇物を**取り扱うこととなった日から30日以内**に、厚生労働省令で定めるところにより、次に掲げる事項を、その事業場の所在地の**都道府県知事**（その事業場の所在地が**保健所を設置する市**又は**特別区**の区域にある場合においては、**市長**又は**区長**。第３項において同じ。）に届け出なければならない。

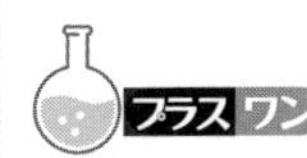

シアン化ナトリウム
毒劇法の別表第一に毒物として掲げられている。無機シアン化合物の1つ。

法第22条第１項により届出をしなければならない事項は、次の通りです。

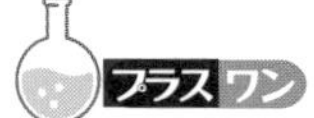

法第22条第３項では、第1項に掲げる届出事項を変更したときにも、都道府県知事等に届出をするよう定めている。

1 **氏名**または**住所**（法人の場合には、名称および主たる事務所の所在地）
2 **シアン化ナトリウム**または**政令で定めるその他の毒物もしくは劇物**のうち**取り扱う毒物・劇物の品目**
3 **事業場の所在地**
4 その他厚生労働省令で定める事項（**事業場の名称**）

第４号の「事業場の名称」については、施行規則の第18条第１項に定められています。

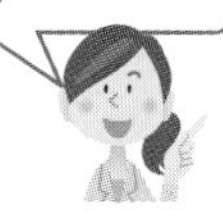

③ 届出を必要とする事業

法第22条第１項を受け、施行令第41条・第42条で、**届出を必要とする事業**と、その事業で取り扱う毒物・劇物を次のように定めています。

■届出を必要とする事業とその事業で取り扱う毒物・劇物

届出を必要とする事業	取り扱う毒物・劇物
電気めっきを行う事業	**無機シアン化合物**たる毒物およびこれを含有する製剤
金属熱処理を行う事業	
しろありの防除を行う事業	**砒(ひ)素(そ)化合物**たる毒物およびこれを含有する製剤
大型自動車（最大積載量**5000kg**以上の自動車または被牽引(ひけんいん)自動車）に固定された容器を用いるか、または内容積が厚生労働省令で定める量以上の容器を大型自動車に**積載**して行う毒物・劇物の**運送事業**	**施行令別表第二**に掲げる物（▶P.61）

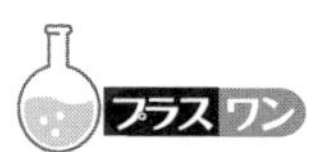

無機シアン化合物
・シアン化カリウム
・シアン化水素
・シアン化銅
・シアン化ナトリウム　など

砒素化合物
・三酸化二砒素（別名：亜砒酸）
・五酸化二砒素（別名：無水砒酸）　など

施行規則第13条の13では、上記大型自動車に**積載**する容器の量について、**四(し)アルキル鉛(なまり)**を含有する製剤を運搬する場合の容器は**200L**、**それ以外の毒物・劇物**を運搬する場合の容器は**1000L**と定めています。

解いてみよう 例題1

次のa、bのうち、法第22条第1項の規定により、届出をしなければならないのはどちらか。

a　塩酸を使用して、電気めっきを行う事業者

b　内容積1000Lの容器を大型自動車に積載して、クロルスルホン酸を運送する事業者

政令が定める事業の種類と、使用される毒物・劇物の組合せが正しいかどうかを見きわめましょう。

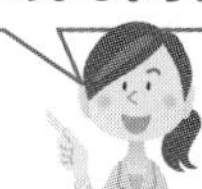

考え方　塩酸は無機シアン化合物ではないので、aの事業者は、届出をする必要がありません。一方、クロルスルホン酸は施行令別表第二に掲げられているので、bの事業者は、届出をする必要があります。ゆえにbが正解。

④ 要届出業務上取扱者に準用される規定

要届出業務上取扱者には、次の規定が準用されます。

- 毒物劇物取扱責任者の選任（法第7条）▶P.44
- 毒物劇物取扱責任者の資格（法第8条）▶P.45
- 毒物・劇物の取扱い（法第11条）▶P.48
- 毒物・劇物の表示（法第12条第1項・第3項）▶P.50
- 事故の際の措置（法第17条）▶P.65
- 回収等の命令（法第15条の3）▶P.74
- 立入検査等（法第18条）▶P.75
- 毒物劇物取扱責任者の変更命令（法第19条第3項・第5項）▶P.76

「準用」ということは、毒物劇物営業者等と同様に取り扱うということですね。試験対策としては、目を通しておく程度で大丈夫です。

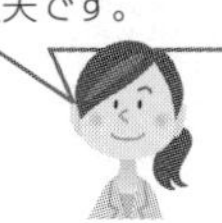

⑤ 非届出業務上取扱者

法第22条第5項は、毒物劇物営業者、特定毒物研究者および要届出業務上取扱者以外の者であって毒物・劇物を業務上取り扱うもの（**非届出業務上取扱者**）については、次の規定を準用することとしています。

- 毒物・劇物の取扱い（法第11条）
- 毒物・劇物の表示（法第12条第1項・第3項）
- 事故の際の措置（法第17条）
- 立入検査等（法第18条）

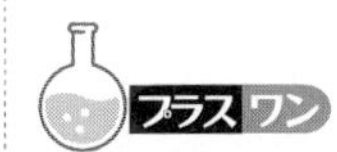

非届出業務上取扱者が取り扱う毒物・劇物には限定がなく、すべての毒物・劇物が対象となる。また事業の種類にも限定がない。

理解度把握○×テスト

KeyPoint	できたらチェック
毒物劇物営業者等による情報の提供	□ 1 毒物劇物営業者は、毒物・劇物を販売したときは、販売した日から30日以内に、譲受人に対し、当該毒物・劇物の性状および取扱いに関する情報を提供しなければならない。
	□ 2 毒物劇物営業者が提供する情報には、応急措置や火災時・漏出時の措置、廃棄上・輸送上の注意などのほかに、毒物劇物取扱責任者の氏名および住所が含まれる。
	□ 3 毒物劇物輸入業者が海外から輸入した劇物を他の毒物劇物営業者に販売する場合であっても、情報提供は邦文で行う必要がある。
	□ 4 毒物劇物販売業者が毒物を販売する場合、その毒物が200mg以下であれば、情報提供を省略することができる。
	□ 5 塩化水素を含有する液体状の住宅用洗浄剤を、主として生活の用に供する一般消費者に販売する場合には、情報提供を省略できる。
	□ 6 毒物劇物営業者が毒物又は劇物を販売し、又は授与するときの情報提供は、譲受人の同意があれば、後日、必要事項が保存されている磁気ディスクを送付することでも良い。
業務上取扱者の届出等	□ 7 政令で定める事業を行う者であってその業務上シアン化ナトリウムまたは政令で定めるその他の毒物・劇物を取り扱うものは、事業場ごとに、その業務上これらの毒物・劇物を取り扱うこととなった日から30日以内に、所定の事項を、その事業場の所在地の都道府県知事、市長または区長に届け出なければならない。
	□ 8 要届出業務上取扱者が届出をしなければならない事項には、取り扱う毒物・劇物の品目のほか、事業場の所在地や名称も含まれる。
	□ 9 無機水銀たる毒物を取り扱う、金属熱処理を行う事業者は、要届出業務上取扱者に該当する。
	□ 10 最大積載量5000kgの自動車に固定された容器を用いてアセトニトリルを運送する事業者は、要届出業務上取扱者に該当する。
	□ 11 亜砒酸を使用して、しろありの防除を行う事業者は、要届出業務上取扱者に該当する。

解答 1. × 販売した日から30日以内ではなく、販売するときまでに情報提供しなければならない。 2. × 毒物劇物取扱責任者の氏名および住所は、情報提供の内容に含まれていない。 3. ○ 4. × 1回につき200mg以下の劇物を販売する場合は情報提供を省略できるが、毒物の場合は省略できない。 5. ○ 6. × 情報提供は販売・授与するときまでに行う。後日ではだめである。 7. ○ 8. ○ 9. × 無機水銀は無機シアン化合物ではないので、該当しない。 10. × アセトニトリルは施行令別表第二には掲げられていないので、該当しない。 11. ○ 亜砒酸は砒素化合物の1つである。

Lesson 11 廃棄、立入検査、登録の取消等

6日目

レッスンのポイント

このレッスンでは、毒物・劇物等の**廃棄方法**に関する基準と、これに従わない場合における**回収等の命令**のほか、**立入検査**、営業の**登録の取消し**、および**登録**が**失効**した場合の措置などについて学習します。条文の空所を埋める問題が多いので、ポイントとなる語句に注意しましょう。

重要度 A

1 毒物・劇物等の廃棄

毒物と劇物などの廃棄について法第15条の２では、次のように定めています。

毒物・劇物または**法第11条第２項に規定する政令で定める物**は、廃棄の方法について政令で定める**技術上の基準に従わなければ、廃棄してはならない。**

「法第11条第２項に規定する政令で定める物」については、レッスン７で、施行令（しこうれい）第38条第１項に定められていることをすでに学習しました（▶P.49）。

これを受けて、施行令第40条では、これらの物の**廃棄方法に関する技術上の基準**を、次のように定めています。

1 **中和**（ちゅうわ）、**加水分解**（かすいぶんかい）、**酸化**（さんか）、**還元**（かんげん）、**稀釈**（きしゃく）その他の方法により、毒物及び劇物並びに法第11条第２項に規定する政令で定める物のいずれにも該当しない物とすること。

2 **ガス体**又は**揮発性**の毒物又は劇物は、保健衛生上危害を生ずるおそれがない場所で、**少量ずつ放出**し、又は**揮発**させること。

3 **可燃性**の毒物又は劇物は、保健衛生上危害を生ずるおそれがない場所で、**少量ずつ燃焼**させること。

4 前各号により難い場合には、**地下1メートル以上**で、かつ、地下水を汚染するおそれがない**地中**に確実に埋め、海面上に引き上げられ、若しくは浮き上がるおそれがない方法で**海水中**に沈め、又は保健衛生上危害を生ずるおそれがないその他の方法で処理すること。

施行令第40条については、条文の空所を埋める問題が頻出です。特に赤字になっている語句を確実に覚えましょう。

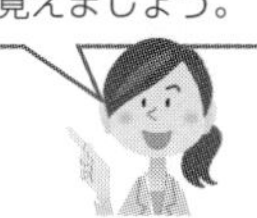

第１号では、**化学的変化**（**中和**、**加水分解**、**酸化**、**還元**など）や**物理的変化**（**希釈**（きしゃく）など）によって、毒物・劇物および政令で定める物のいずれにも該当しない物にしてしまうという廃棄方法が示されています。これらの廃棄方法については、第３章で詳しく学習します。

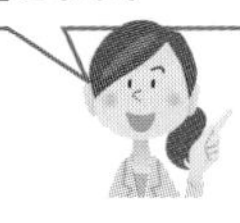

なお、法第15条の２のように、「毒物劇物営業者は、」などといった主語が条文中にない規定は、毒物劇物営業者のみならず、毒物・劇物を取り扱うすべての者に適用されることに注意しましょう。

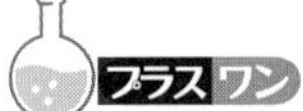

毒物・劇物を取り扱うすべての者に適用される条文
- 法第３条
- 法第３条の２
  ▶レッスン２ P.20、21
- 法第３条の３
- 法第３条の４
  ▶レッスン３ P.29、30
- 法第15条の２
  ▶本レッスン
- 法第16条
  ▶レッスン９ P.60

重要度B ２ 回収等の命令

法第15条の３では、**毒物劇物営業者**または**特定毒物研究者**が、毒物・劇物または第11条第２項の政令で定める物の**廃棄**について、前述の法第15条の２に基づく政令の定める廃棄方法の**基準に適合しようとせず**、これを放置しておくと不特定または多数の者に保健衛生上の危害が生じるおそれがあると認められるときは、**都道府県知事**等が、当該**毒物劇物営業者**または**特定毒物研究者**に対して、次のことを命じることができるとしています。

- 当該**廃棄物を回収**する
- 当該**廃棄物の毒性を除去**する
- その他**保健衛生上の危害を防止**するために必要な措置を講じる

これらの命令を発するのは、**都道府県知事**のほか、当該毒物劇物営業者が販売業者であって、その店舗の所在地が保健所を設置する市または特別区の区域にある場合には、その**市長**または**区長**、当該特定毒物研究者の主たる研究所の所在地が指定都市（いわゆる政令指定都市）の区域にある場合には、その**指定都市の長**とされています。

重要度 A

3 立入検査等

① 都道府県知事等による立入検査等

法第18条第１項で次のように定めています。

> **都道府県知事**は、保健衛生上必要があると認めるときは、**毒物劇物営業者**若しくは**特定毒物研究者**から必要な**報告を徴し**、又は**薬事監視員のうちからあらかじめ指定する者**に、これらの者の製造所、営業所、店舗、研究所その他業務上毒物若しくは劇物を取り扱う場所に**立ち入り**、帳簿その他の物件を**検査**させ、関係者に**質問**させ、若しくは**試験のため必要な最小限度の分量**に限り、毒物、劇物、第11条第２項の政令で定める物若しくはその疑いのある物を**収去させる**ことができる。

この**立入検査等**の権限を有する者は、法第15条の３（回収等の命令）の場合と同様に、都道府県知事のほか、保健所を設置する市の**市長**、特別区の**区長**（販売業者の場合）および主たる研究所の所在地である**指定都市の長**とされています。

また、この規定は、**犯罪捜査のために認められたものと解してはならない**とされています（法第18条第４項）。

② 毒物劇物監視員

上記の条文中、「**薬事監視員のうちからあらかじめ指定する者**」を**毒物劇物監視員**といいます。毒物劇物監視員はその身分を示す証票を携帯し、関係者から請求があれば、これを提示しなければならないとされています。

用語

薬事監視員
薬機法に基づいて、国、都道府県、保健所を設置する市または特別区の職員のうちから、立入検査や違反品の回収などを行う者として任命された者。

収去
とりさること。

法第18条第４項は、職権乱用を防ぐために念のために設けられた規定です。

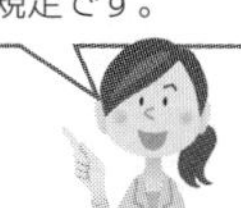

重要度 B

4 登録の取消等

① 設備の改善命令

法第19条第１項では、**毒物劇物営業者**の有する**設備**が法第５条の厚生労働省令（施行規則第４条の４）で定める**基準に適合しなくなった**と認められる場合、**都道府県知事**

施行規則第４条の４で定める基準
▶P.35～36

（販売業の店舗の所在地が保健所を設置する市または特別区の区域にあるときは、その**市長**または**区長**）は、相当の期間を定めて、**その設備を基準に適合させるために必要な措置**をとるように命じることができるとしています。この命令を**設備の改善命令**と呼びます。

② 設備の改善命令に違反した場合の登録の取消し

営業の登録
▶P.32 〜 33

同条第２項では、前項の命令を受けた者が、その指定された期間内に**必要な措置をとらない**場合は、**都道府県知事**（販売業の店舗の所在地が保健所を設置する市または特別区の区域にあるときは、その**市長**または**区長**）は、その者の**登録を取り消さなければならない**としています。

③ 毒物劇物取扱責任者の変更命令

同条第３項では、**都道府県知事**（販売業の店舗の所在地が保健所を設置する市または特別区の区域にあるときは、その**市長**または**区長**）は、毒物・劇物の製造業、輸入業、販売業の**毒物劇物取扱責任者**が、**毒劇法に違反する行為**を行ったとき、または、その者が毒物劇物取扱責任者として**不適当**であると認めるときは、その**毒物劇物営業者**に対して、**毒物劇物取扱責任者の変更**を命じることができるとしています。

責任者を
変更しなさい
変更命令
都道府県知事等
毒物劇物営業者

④ 毒劇法に違反した場合等の登録・許可の取消し

同条第４項では、**都道府県知事**（販売業の店舗の所在地が保健所を設置する市または特別区の区域にあるときは、その**市長**または**区長**）は、**毒物劇物営業者**に毒劇法またはこれに基づく処分に**違反する行為**があったときは、その**営業の登録を取り消し**、または期間を定めて、業務の全部もしくは一部の**停止**を命じることができるとしています。

また、**特定毒物研究者**に毒劇法またはこれに基づく処分に**違反する行為**があったときは、**都道府県知事**および主たる研究所の所在地である**指定都市の長**は、当該特定毒物研究者の**許可を取り消し**、または期間を定めて、業務の全部もしくは一部の**停止**を命じることができるとしています。さらに、特定毒物研究者については、法第６条の２第３項第１号～第３号に該当するに至った場合も、同様です。

法第６条の２第３項第１号～第３号というのは、特定毒物研究者の許可を与えないことができる場合の基準ですね。▶P.40

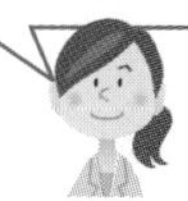

重要度 A

5 登録が失効した場合等の措置

① 特定毒物の品名・数量の届出

法第21条第１項で次のように定めています。

> 毒物劇物営業者、特定毒物研究者又は特定毒物使用者は、その**営業の登録**若しくは**特定毒物研究者の許可**が**効力を失い**、又は**特定毒物使用者でなくなった**ときは、**15日以内**に、**毒物劇物営業者**にあってはその製造所、営業所又は店舗の所在地の**都道府県知事**（販売業にあってはその店舗の所在地が、保健所を設置する市又は特別区の区域にある場合においては、**市長**又は**区長**）に、**特定毒物研究者**にあってはその主たる研究所の所在地の**都道府県知事**（その主たる研究所の所在地が指定都市の区域にある場合においては、**指定都市の長**）に、**特定毒物使用者**にあっては**都道府県知事**に、それぞれ**現に所有する特定毒物の品名**及び**数量を届け出なければならない。**

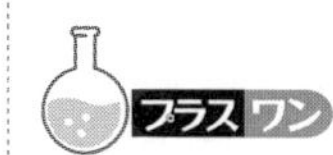

法第21条は、毒物劇物営業者、特定毒物研究者、特定毒物使用者が、それぞれの資格を失った場合において、その者が所有する特定毒物の処理を円滑に行わせるための措置について定めている。

② 特定毒物の譲渡・譲受および所持の特例

同条第２項で次のように定めています。

> 前項の規定により届出をしなければならない者については、これらの者がその届出をしなければならないこととなった日から起算して**50日以内**に同項の**特定毒物**を**毒物劇物営業者**、**特定毒物研究者**又は**特定毒物使用者**に譲り渡す場合に限り、その**譲渡し**及び**譲受け**については、第３条の２第６項及び第７項の規定を適用せず、また、その者の前項の**特定毒物の所持**については、**同期間に限り**、同条第10項の規定を適用しない。

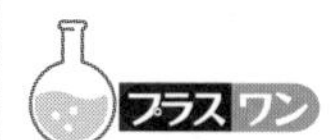

資格を失ったということは、毒物劇物営業者、特定毒物研究者、特定毒物使用者ではなくなっているのだから、本来ならば特定毒物の譲渡や所持はできないはずであるが、この特例により、一定期間に限り、譲渡や所持が認められる。

理解度把握○×テスト

KeyPoint	できたらチェック	
毒物・劇物等の廃棄	□ 1	廃棄方法に関する基準では、中和、電気分解、酸化、還元、希釈等の方法により、毒物・劇物および法第11条第2項に規定する政令で定める物のいずれにも該当しない物とすることとしている。
	□ 2	廃棄方法に関する基準では、液体または揮発性の毒物・劇物については、保健衛生上危害を生じるおそれがない場所で、少量ずつ放出するか、または揮発させることとしている。
回収等の命令	□ 3	都道府県知事は、毒物劇物製造者が劇物を土中に埋めて廃棄したことによって地下水を汚染させ、近隣住民に保健衛生上の危害を生じるおそれがあるときは、当該廃棄物の回収を命じることができる。
立入検査等	□ 4	都道府県知事は、保健衛生上必要があると認めるときは、毒物劇物輸入業者から必要な報告を徴することができる。
	□ 5	都道府県知事は、犯罪捜査上必要があると認めるときは、毒物劇物監視員に、毒物劇物製造業者の製造所に立ち入り、帳簿等の物件を検査させたり、関係者に質問させたりすることができる。
	□ 6	都道府県知事は、保健衛生上必要があると認めるときは、毒物劇物監視員に、特定毒物研究者の研究所に立ち入り、試験のため必要な最小限度の分量に限り、毒物を収去させることができる。
登録の取消等	□ 7	毒物劇物販売業者の有する設備が厚生労働省令で定める基準に適合しなくなったと認められる場合、当該販売業の店舗の所在地である保健所設置市の市長は、直ちに当該販売業者の登録を取り消さなければならない。
登録が失効した場合等の措置	□ 8	特定毒物使用者は、特定毒物使用者でなくなったとき、15日以内に、現に所有する特定毒物を廃棄しなければならない。
	□ 9	特定毒物研究者は、その許可が効力を失った日から起算して50日以内であれば、現に所有する特定毒物を他の特定毒物研究者に譲り渡すことができる。

解答 1. × 電気分解ではなく、加水分解とされている（施行令第40条第１号）。 2. × 液体ではなく、ガス体である（施行令第40条第2号）。 3. ○ 4. ○ 5. × 犯罪捜査上ではなく、保健衛生上必要があると認めるときである。立入検査等は、犯罪捜査のために行うことはできないとされている。 6. ○ 7. × この場合、直ちに登録を取り消すのではなく、まず設備の改善命令を発し、この命令に当該販売業者が従わない場合に登録を取り消す（法第19条第１項・第2項）。 8. × 廃棄するのではなく、15日以内に、都道府県知事に当該特定毒物の品名および数量を届け出る。 9. ○

第2章

基礎化学

この試験で出題されている化学のレベルは、中学・高校で学習してきたものとほとんど変わりません。学生時代に理科や化学が得意ではなかったという方も、本書でじっくりと化学の基礎を学習すれば､合格点に達することが可能です｡都道府県によっては､多少複雑な計算問題を出題しているところもありますが､どの都道府県にも共通していえることは、非常に基礎的な問題が多く出題されているということです。早期合格のためには、こうした基礎的な問題を取りこぼさないことが大切です。

Lesson 1

7日目

物質の基本

レッスンのポイント

このレッスンでは、物質の三態と**状態変化**、沸騰と沸点、**単体・化合物・混合物**の区別、**同素体**（黒鉛とダイヤモンドなど）、**物理変化**（状態変化や分離など）と**化学変化**（化合や分解）の違いなどを中心に学習します。化学の基礎となる事項ですので、語句の意味を確実に覚えましょう。

重要度 A

1 物質の三態

① 物体と物質

たとえば、試験管やビーカーなどのように、私たちの感覚でその存在を認識できるものを、**物体**といいます。これに対し、その物体を構成している実質のことを、**物質**といいます。試験管とビーカーは、物体としては異なりますが、どちらもガラスという同じ物質で構成されています。

② 物質の三態と状態変化

物質には、**固体・液体・気体**の３つの状態があります。これを**物質の三態**といいます。温度や圧力が変化すると、水（液体）は氷（固体）になったり水蒸気（気体）になったりしますが、このように三態の間で物質が変化することを**状態変化**といいます。状態変化には、温度と圧力が深く関係します。そこで、一般に**気温20℃**、**気圧１気圧**の場合を**常温常圧**と定め、この常温常圧における状態を指して、水は液体、二酸化炭素は気体であるなどといいます。

③ 物質を構成する微粒子

すべての物質は、**原子**と呼ばれる微粒子や、複数の原子によって構成される**分子**と呼ばれる微粒子の集合体です。固体・液体・気体は、これら微粒子の状態が異なります。

原子と分子については、レッスン２で学習します。

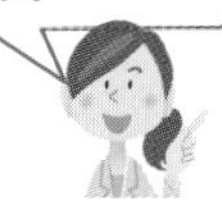

固体

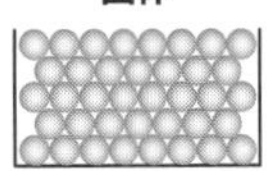

微粒子が強く結合し、運動していない状態

液体

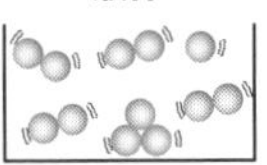

微粒子の結合が弱く、緩やかに運動している状態

気体

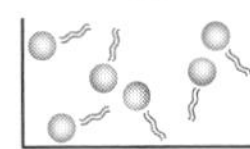

微粒子が自由に運動している状態

④ 状態変化と熱の出入り

物質を構成している微粒子は、その物質が**加熱**されると熱エネルギーによって活発に運動（**熱運動**）するようになります。固体から液体、液体から気体へと、物質を構成している微粒子の運動が活発になる方向へ状態変化する場合は、**熱エネルギーが必要**となるため、**周囲から熱を吸収**します（**吸熱**）。また、これと逆の方向に変化する場合は、**熱エネルギーが余る**ため、**周囲に熱を放出**します（**放熱**）。このことを状態変化のそれぞれについて確認しましょう

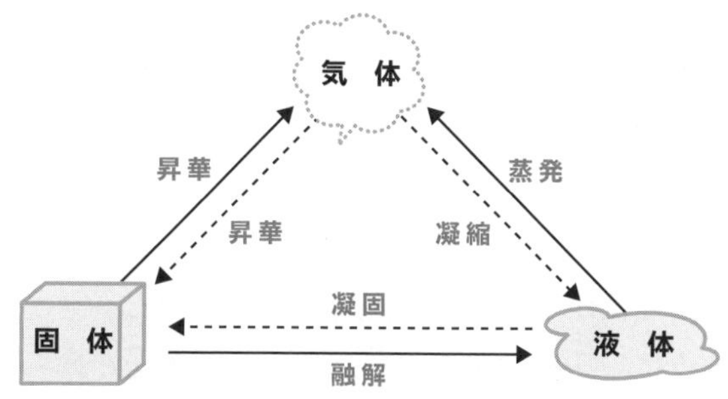

ア　融解と凝固（固体⇔液体）

固体が加熱されて液体に変化することを**融解**（ゆうかい）といい、このとき固体が**吸収する熱**を**融解熱**といいます。逆に、液体が冷却されて固体に変化することを**凝固**（ぎょうこ）といい、このとき液体が**放出する熱**を**凝固熱**といいます。

イ　蒸発と凝縮（液体⇔気体）

液体が加熱されて気体に変化することを**蒸発**（じょうはつ）（**気化**）といい、このとき液体が**吸収する熱**を**蒸発熱**といいます。逆に、気体が冷却されて液体に変化することを**凝縮**（ぎょうしゅく）（**液化**）といい、このとき気体が**放出する熱**を**凝縮熱**といいます。

ウ　昇華（固体⇔気体）

固体が直接気体に変化することや、逆に気体が直接固体に変化することをどちらも**昇華**（しょうか）といいます。このとき吸収または放出される熱を**昇華熱**といいます。

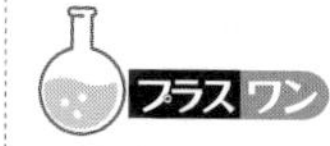

昇華の例

ドライアイスが直接二酸化炭素に変わる現象がある。また、ナフタリンや固体の防虫剤（パラジクロロベンゼン）、固体の沃素（ようそ）なども液体を経ずに昇華する。なお、気体から固体への変化を凝華（ぎょうか）ということもある。

重要度 A

② 沸騰と沸点

空気と接した液体の表面からは、普段から**蒸発**が起きています。ところが液体を加熱していくと、やがて**液体内部からも蒸発が起こり**、気泡が激しく発生します。この現象を**沸騰**（ふっとう）といい、このときの液体の温度を**沸点**（ふってん）といいます。

気化という現象は蒸発と沸騰に区別されるということです。

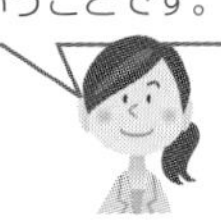

外圧
蒸気圧
液体を加熱していくと…
外圧
蒸気圧

液体の内部から蒸発が生じるためには、液体の**蒸気圧**が液体の表面にかかる**外圧以上の大きさ**になる必要があります。沸点は外圧の大小によって変化し、**外圧が高くなれば沸点は高くなり、外圧が低くなれば沸点は低くなります。**一般に、物質の沸点とは大気圧が**1気圧**のとき（**標準状態**）の沸点をいい、これを「**標準沸点**」といいます。

高い山の上で水が100℃以下で沸騰するのは、地上より外圧（気圧）が低いためです。

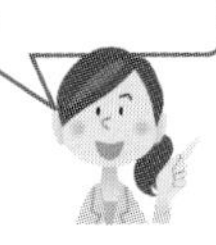

発生した蒸気が無制限に拡散できるならば、蒸発は液体がすべて気体になるまで続きますが、蒸気の占める空間に制限がある場合は、ある程度まで蒸発が進むとその空間が蒸気で飽和された状態となり、蒸発が止まります。このときの蒸気圧を**飽和蒸気圧**（ほうわ）といいます。飽和蒸気圧は物質の種類と温度によって決まり、温度の上昇に伴って値が大きくなります。蒸気の発生は、蒸気圧が飽和蒸気圧に達するまで続くので、液体を加熱していくと、液温の上昇とともに飽和蒸気圧が増大し、やがて液体の蒸気圧が外圧（大気圧）と等しくなって沸騰がはじまります。このことから、沸点とは、**蒸気圧（飽和蒸気圧）**と**外圧が等しくなるときの液温**であるといえます。純粋な物質は、一定圧力のもとでそれぞれ一定の標準沸点をもっています。

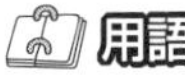

飽和
最大限度まで満たされた状態。

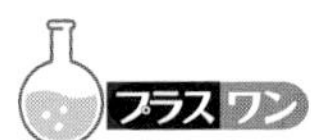

標準状態（大気圧＝1気圧）の場合は、蒸気圧が1気圧になるときの液温が標準沸点となる。

重要度 B

③ 熱量と温度

物質に熱が加えられるとその物質の温度は上がり、逆に熱が物質から出て行くとその物質の温度は下がります。

熱はエネルギーの1つとされており、このエネルギーの量を**熱量**といいます。単位には、**ジュール**〔J〕または**キロジュール**〔kJ〕を使います。1 kJ＝1000 Jです。

温度を表す場合は**セ氏**〔℃〕を用いるのが通常ですが、**絶対温度**で表す場合もあります。これは、**セ氏−273℃を0度とする**もので、**単位はケルビン**〔K〕です。

1℃温度上昇するごとに絶対温度も1Kずつ上昇します。したがって、セ氏0℃のときは273Kとなります。

用語

絶対温度
温度が低下していくと粒子運動が不活発となり、やがて停止してしまう。このときの温度が−273℃であり、絶対0度と呼ばれる。絶対温度とは、この絶対0度を基準とした温度である。

重要度 B

④ 沸点・融点と物質の状態

固体⇔液体、液体⇔気体と、状態が変化している間は、熱エネルギーが吸収（または放出）されているにもかかわらず、物質の温度は変わりません（グラフの水平な部分）。これは、**熱エネルギーが状態変化のためだけに使われて、温度の変化にまわらない**ためです。このような温度変化を伴わない熱のことを、**潜熱**（せんねつ）といいます。

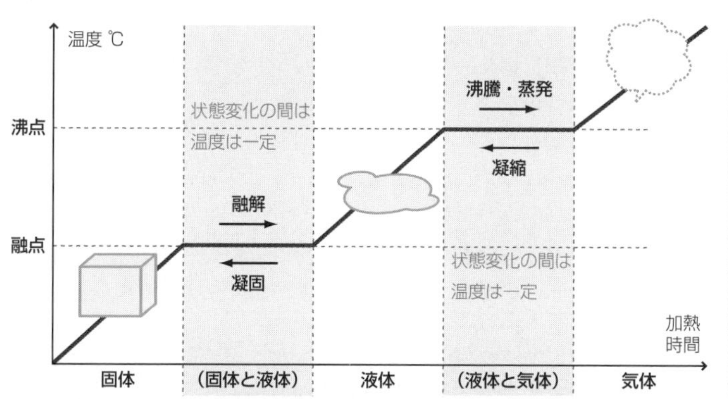

物質は、融点より低い温度では固体であり、融点から沸点の間は液体であり、沸点を超えると気体の状態になります。

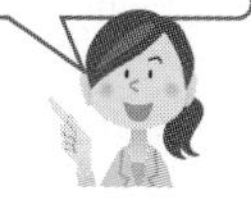

重要度 B

5 物質の種類

① 単体・化合物・混合物

物質は、**純物質**（純粋な物質）と**混合物**とに大別されます。混合物は、**2種類以上の純物質が混合してできたもの**です。一方、純物質は、単体と化合物に分けられます。

単体とは**1種類の元素からなる純物質**であり、**化合物**とは**2種類以上の元素からなる純物質**をいいます。

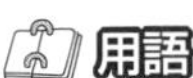

用語

元素
原子には多くの種類があり、それぞれに名付けられた名称を元素という。元素には炭素C、酸素O、水素Hというように決まった元素記号がある（▶P.88）。

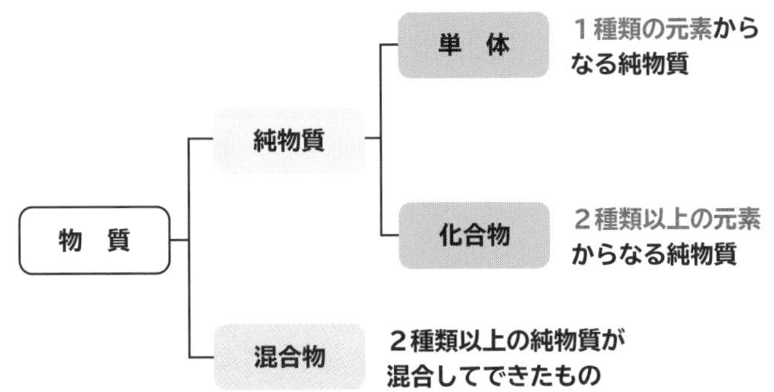

純物質にはそれぞれに決まった**沸点**、**融点**、**密度**があります。一方、**混合物**は、混合している物質の割合によって密度、融点、沸点が変わります。

■**単体・化合物・混合物の例**

単体	炭素(C)、酸素(O_2)、水素(H_2)、窒素(N_2)、塩素(Cl_2)、黄燐（おうりん）(P_4)、カリウム(K)、ナトリウム(Na)、水銀(Hg)、臭素(Br_2)、セレン(Se)、オゾン(O_3)
化合物	水(H_2O)、二酸化炭素(CO_2)、メタノール(CH_3OH)、食塩(NaCl)、過酸化水素(H_2O_2)、メタン（CH_4）、トルエン($C_6H_5CH_3$)、アンモニア(NH_3)、水酸化ナトリウム（NaOH）、硝酸（HNO_3）、硫酸（H_2SO_4）
混合物	空気、石油類（ガソリン、灯油、軽油、重油など）、食塩水、砂糖水、塩酸（塩化水素と水の混合物）

塩化ナトリウムのことを、一般には「食塩」と呼んでいます。

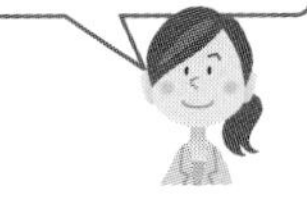

化学式▶P.90

単体と化合物は、O_2、H_2Oといった**化学式**で表現することができますが、混合物は1つの化学式で表現することができません。

② 同素体

ダイヤモンドと黒鉛(こくえん)は、どちらも炭素Cという元素でできた単体ですが、色や硬さなどの性質がまったく異なります。このように、**同じ元素からできた単体なのに、原子の結合状態が異なるために性質が異なっているもの**を、互いに同素体といいます。

■同素体の例

炭素の同素体	・ダイヤモンド ・黒鉛(グラファイト) ・フラーレン
酸素の同素体	・酸素 ・オゾン

硫黄の同素体	・斜方(しゃほう)硫黄 ・単斜(たんしゃ)硫黄 ・ゴム状硫黄
燐の同素体	・黄燐 ・赤(せき)燐

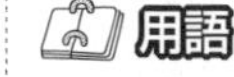

フラーレン
多数の炭素の原子でできた球状の分子。内部は空洞になっている。

重要度 A

6 物理変化

鉄製のバネを伸ばすと形は変化しますが、鉄であることに変わりありません。このように、物質の形状が変わるだけの変化のことを物理変化といいます。**物質の状態変化も物理変化の1つ**です。水が氷になったり水蒸気になったりしても水(H_2O)であることに変わりはなく、別の新しい物質になるわけではないからです。このほかにも次のような物理変化があります。

① 溶解

物質が液体中に溶けて、均一な液体(**溶液**)になることを溶解といいます。たとえば、食塩が水に溶けて食塩水になることなどが挙げられます。

溶液の性質についてはレッスン8で学習します。

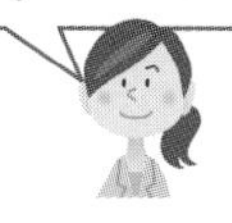

② 潮解

固体の物質が**空気中の水分を吸収**して、その水分に固体自身が溶け込んでしまう現象を潮解(ちょうかい)といいます。潮解すると、泥状となって形状が崩れてしまうため、潮解性のある物質は、空気に触れないよう、**密栓(みっせん)して貯蔵**する必要があります。

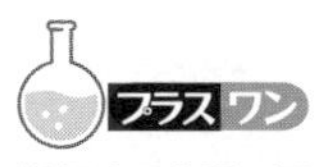

潮解する物質の例
・シアン化カリウム
・水酸化ナトリウム
・亜硝酸カリウム
・塩化亜鉛

用語

結晶
物質を構成する粒子が規則正しく配列している固体。

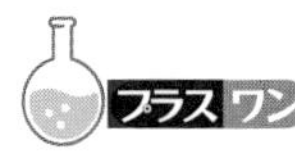

風解する物質の例
・蓚酸
・水酸化バリウム
・硫酸亜鉛
・硫酸第二銅

③ 風解

結晶水（結晶中に結合している水）を含んだ物質が、その**結晶水の一部または全部を失う**ことにより、結晶形が崩れて粉末状になってしまう現象を**風解**といいます。このため、**風解性**のある物質も、空気に触れないよう、**密栓して貯蔵**する必要があります。

④ 分離

２種類以上の純物質が混合してできた**混合物から純物質を取り出すこと**を**分離**といいます。さらに、分離した物質から不純物を取り除き、純度の高い純物質にしていく操作を**精製**といいます。分離・精製の方法を見ておきましょう。

■分離・精製の主な方法

ろ過	ろ紙を用いて、液体から固体の粒子を分離する
蒸留	溶液を加熱して蒸発させ、その蒸気を冷却して再び液化することによって、溶液の成分を分離する
分留	蒸留の一種。沸点の差を利用して、溶液から複数の成分を分離していく
抽出	特定の溶剤を用いて、液体または固体の混合物から目的の成分だけを分離する
再結晶	結晶性の固体を液体に溶かし、これを冷却や蒸発などによって再び結晶させることにより、結晶中の不純物を取り除く

用語

溶剤
物質を溶かすために用いられる液体状のもの。一般にお茶やコーヒーなどの抽出には、熱水を溶剤として用いている。

重要度 A

7 化学変化

化学変化についてはレッスン９以降で詳しく学習します。

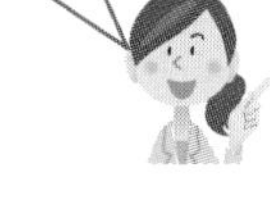

物理変化とは異なり、**性質の異なるまったく別の物質に変わる変化**（反応）を**化学変化**（化学反応）といいます。化学変化には、２種類以上の物質が結びついて別の新しい物質ができる**化合**のほか、１つの物質が２種類以上の物質に分かれる**分解**などがあります。

化合物は、化合によってできた純物質です。たとえば水は、水素と酸素とが結びついた化合物ですが、水素でも酸素でもないまったく別の物質です。

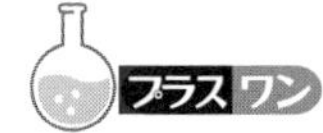

物理変化の例
・混合
・分離
化学変化の例
・化合
・分解

理解度把握○×テスト

KeyPoint	できたらチェック
物質の三態	□ 1　物質が固体・液体・気体の三態の間で変化することを、状態変化という。
	□ 2　固体が加熱されて液体に変化することを融解といい、このとき固体が放出する熱を融解熱という。
沸騰と沸点	□ 3　沸騰とは、液体の表面から激しく蒸発が起こり、気泡を発生させる現象をいう。
	□ 4　沸点とは、蒸気圧（飽和蒸気圧）が外圧と等しくなるときの液体の温度をいう。
熱量と温度	□ 5　温度がセ氏0℃のとき、絶対温度は−273Kである。
沸点・融点と物質の状態	□ 6　固体⇔液体、液体⇔気体と状態変化している間は、熱エネルギーが吸収（または放出）されているにもかかわらず、物質の温度は変わらない。
物質の種類	□ 7　物質は純物質と混合物とに大別され、純物質はさらに単体と化合物に分けられる。
	□ 8　水素、酸素、炭素、ナトリウムは単体であるが、水、二酸化炭素、食塩（塩化ナトリウム）、塩酸は化合物である。
	□ 9　互いに同素体であるものとして、ダイヤモンドと黒鉛、黄燐と赤燐のほか、一酸化炭素と二酸化炭素などが挙げられる。
物理変化	□ 10　固体の物質が空気中の水分を吸収して、その水分に固体自身が溶け込んでしまう現象を、潮解という。
	□ 11　抽出とは、溶液を加熱して蒸発させ、その蒸気を冷却して再び液化することによって、溶液の成分を分離することをいう。
化学変化	□ 12　化学変化（化学反応）とは、性質の異なるまったく別の物質に変わる変化（反応）をいい、代表例として、化合や分離が挙げられる。

解答　1.○　2.×　融解熱は、固体が周囲から吸収する熱である（固体から液体への変化は、物質を構成する微粒子の運動が活発になる方向への変化なので、熱エネルギーが必要となるため、吸熱する）。　3.×　液体の表面ではなく、液体内部から蒸発が起こり、気泡が激しく発生する現象を沸騰という。　4.○　5.×　温度がセ氏0℃のとき、絶対温度は+273Kである。　6.○　7.○　8.×　塩酸は、塩化水素と水との混合物である。9.×　同素体とは、同じ元素からできた単体であるにもかかわらず、原子の結合状態が異なるために性質が異なっているものをいう。一酸化炭素と二酸化炭素は、そもそも単体ではなく化合物である。　10.○　11.×　これは蒸留の説明である。抽出とは、特定の溶剤を用いて、液体または固体の混合物から目的の成分だけを分離することをいう。12.×　化学変化（化学反応）の代表例は、化合と分解である。分離は、物理変化である。

Lesson 2

8日目

原子と分子

レッスンのポイント

このレッスンでは、**原子核**（陽子、中性子）と**電子**、**原子番号**と**質量数**、**同位体**、化学式（分子式、組成式）、**原子量・分子量・式量**、アボガドロ数と**物質量**（mol）などについて学習します。試験では、同位体の意味とその種類、分子量や物質量に関する計算問題がよく出題されています。

重要度 A

1 元素と原子

元素は、すべての物質をつくる基本的な成分です。元素には水素、炭素、ナトリウムなど100種類ほどあり、どの元素もその正体は**原子**と呼ばれる小さな粒子です。

原子の中心には**原子核**があり、**正の電荷**（でんか）（＋の電気）**をもつ陽子**と**電荷をもたない中性子**で構成されています。

原子核の周囲には、**負の電荷**（－の電気）をもった**電子**が存在しています。

用語

電荷
陽子や電子といった電気を帯びた粒子がもつ電気の量。

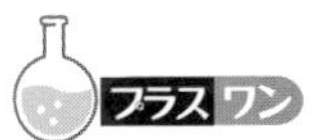

陽子が正の電荷なので、原子核も全体として正の電荷を帯びることになる。

■原子の構造

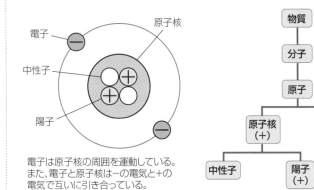

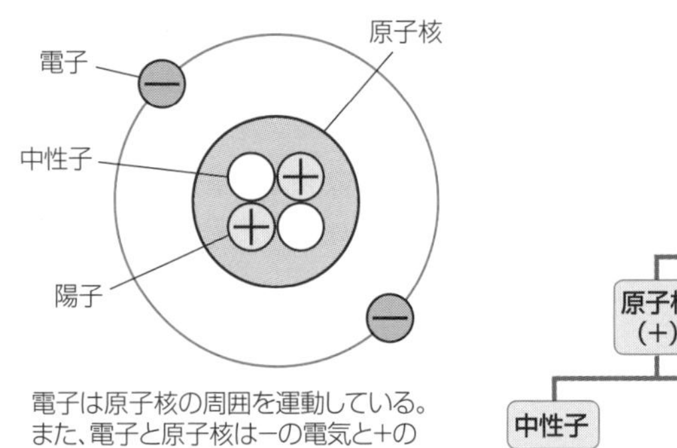

電子は原子核の周囲を運動している。また、電子と原子核は－の電気と＋の電気で互いに引き合っている。

物質
分子
原子
原子核（＋）　電子（－）
中性子　陽子（＋）

重要度 A

2 原子番号と質量数

① 元素記号

それぞれの元素には、その種類を表す**元素記号**があります。どの元素記号も、炭素はC、ヘリウムはHeというように、アルファベットの大文字１文字か、または大文字と小文字の２文字で表します。元素記号のことを**原子記号**と呼ぶ場合もあります。

② 原子番号

元素を原子番号の順に並べた表を、**周期表**（▶P.96）といいます。**原子番号**は、その原子の**陽子の数**を表しています。また、１個の原子中では**陽子の数＝電子の数**なので、原子番号は**電子の数**でもあります。

元素の周期表

周期＼族	1	2	3	4		13	14	15	16	17	18
1	1 水素 H										2 ヘリウム He
2	3 リチウム Li	4 ベリリウム Be				5 硼素 B	6 炭素 C	7 窒素 N	8 酸素 O	9 弗素 F	10 ネオン Ne
3	11 ナトリウム Na	12 マグネシウム Mg				13 アルミニウム Al	14 硅素 Si	15 燐 P	16 硫黄 S	17 塩素 Cl	18 アルゴン Ar
4	19 カリウム K	20 カルシウム Ca	21 スカンジウム Sc	22 チタン Ti		31 ガリウム Ga	32 ゲルマニウム Ge	33 砒素 As	34 セレン Se	35 臭素 Br	36 クリプトン Kr
5	37 ルビジウム Rb	38 ストロンチウム Sr	39 イットリウム Y	40 ジルコニウム Zr		49 インジウム In	50 スズ Sn	51 アンチモン Sb	52 テルル Te	53 沃素 I	54 キセノン Xe
6	55 セシウム Cs	56 バリウム Ba	57～71 ランタノイド	72 ハフニウム Hf		81 タリウム Tl	82 鉛 Pb	83 ビスマス Bi	84 ポロニウム Po	85 アスタチン At	86 ラドン Rn
7	87 フランシウム Fr	88 ラジウム Ra	89～103 アクチノイド								
	アルカリ金属	アルカリ土類金属								ハロゲン	希ガス

（凡例）1 水素 H ― 原子番号／元素名／元素記号　■非金属の典型元素　□金属の典型・遷移元素

③ 質量数

原子核の中に含まれている**陽子の数と中性子の数の合計**を、その原子の**質量数**といいます。たとえば、ヘリウムの原子核の場合は、陽子２個、中性子２個が含まれているので、ヘリウム原子の質量数は４です（単位なし）。

陽子と中性子の質量は、ほぼ同じぐらいです。しかし、電子は、陽子や中性子と比べるとかなり小さく、その質量は陽子の1840分の１程度です。このため、電子は質量数に含めません。

④ 元素記号の表示方法

元素記号の**左上**に示されている数字は、その原子の**質量数**です。また、**左下**に示されている数字があれば、それは**原子番号**です。

■ヘリウム原子の場合

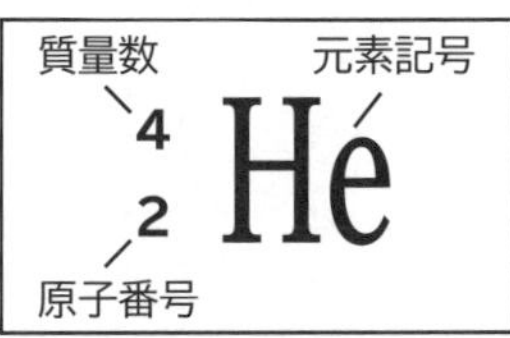

重要度 A

❸ 同位体

元素には、原子核の中に含まれている**陽子の数が同じ**であるにもかかわらず、**中性子の数が異なる**ために**質量数が異なる**というものが存在する場合があります。このようなものを互いに**同位体**といいます。たとえば、一般的な**水素**の原子核には陽子１個が含まれており、中性子は含まれていないので、質量数は１＋０＝１です（「^{1}H」と表す）。ところが、水素原子には陽子１個と中性子１個を含むものもあり、その質量数は１＋１＝２です（「^{2}H」と表す）。これを**重水素**（じゅうすいそ）と呼びます。さらに、陽子１個と中性子２個を含むものもあり、その質量数は１＋２＝３です（「^{3}H」と表す）。これを**三重水素**と呼びます。つまり、水素には^{1}H、^{2}H、^{3}Hという同位体が存在するわけです。このほかにも、**炭素**の同位体である^{12}C、^{13}C、^{14}C、**塩素**の同位体である^{35}Cl、^{37}Clなどがよく知られています。

同位体は、陽子の数が同じなので同じ原子番号をもち、周期表の同じ位置にあるため、化学的性質がよく似ています（同じ位置にあるので「同位体」という）。自然界では地球上どんな所でも各元素の同位体の存在比は一定です。

同位体のことを、アイソトープともいいます。同素体と間違えないようにしましょう。
同素体▶P.85

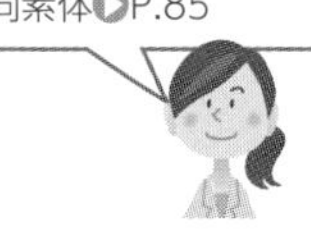

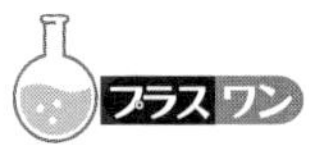

^{14}Cは、化石となった生物の生きていた年代を推測するために利用される。これを「放射性炭素年代測定」という。

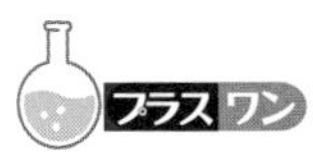

^{35}Clと^{37}Clの自然界における存在比は、３：１である。

重要度 B

❹ 化学式

水H_2O、エタノールC_2H_5OHのように、元素記号を組み合わせて物質の構造を表したものを**化学式**といいます。「式」といっても、数学で扱う数式のイメージとは異なります。化学式には、次のような種類があります。

① 分子式

分子式は、**分子を構成する原子の種類と数を表す化学式**です。原子の数は元素記号の右下に書きます（１は省略）。たとえば、水の分子式H_2Oは、水素原子２個と酸素原子１個が結合して水分子ができていることを表しています。

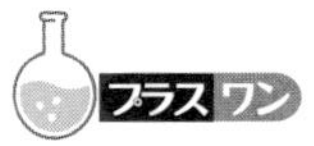

水素や酸素の分子式
水素や酸素は元素名だが、一般に気体として存在する物質の名称でもある。どちらも原子が２個結合してできた分子の集まりなので、それぞれ分子式でH_2、O_2と表す。

② 組成式

組成式（そせいしき）は、**物質を構成する原子やイオンの数を最も簡単な整数比で表した化学式**です。たとえば、食塩（塩化ナトリウム）の組成式NaClは、食塩の結晶の中にナトリウム原子Naと塩素原子Clが１：１の比で存在していることを表しています（塩化ナトリウムは、イオン結合でできた化合物であり、そもそも塩化ナトリウム分子というものは存在しないため、分子式ではなく、組成式で表す）。

③ その他の化学式

このほかにも電子式、構造式、示性式といった化学式があります。これらはあとのレッスンで学習します。

プラスワン

炭素や鉄の組成式
炭素や鉄は分子をもたず、ただ1種類の原子が多数配列してできた物質なので、それぞれ元素記号のC、Feを、数字をつけずそのまま組成式として使う。

イオン結合についてはレッスン５で学習します。

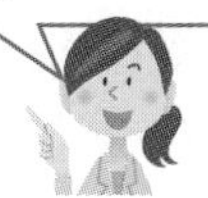

重要度 A

5 原子量・分子量・式量

① 原子量

原子の質量は非常に小さいため、〔g〕の単位で表すのはとても不便です。そこで、**炭素原子の質量を12と定め、これを基準としてそれぞれの原子の質量がいくらになるかを示した値を原子量**といいます（単位なし）。

たとえば、水素の原子量は１ですが、これは水素原子の質量が炭素原子の12分の１であることを意味します。

② 分子量

分子の質量の大小を示す値を分子量といいます。分子は複数の原子が結合したものなので、分子量は、その分子に含まれている原子の**原子量を合計**して求めます。

たとえば、水素Hの原子量＝１、炭素Cの原子量＝12、酸素Oの原子量＝16なので、

・水H_2Oの分子量＝（１×２）＋（16×１）＝18

・二酸化炭素CO_2の分子量＝（12×１）＋（16×２）＝44

となります（単位なし）。

③ 式量

鉄や塩化ナトリウムなどのような**分子をもたない物質**の

試験では、各原子の原子量の値は、問題文中に示されていることが通常です。

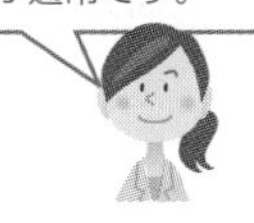

場合は、分子量の代わりに**式量**を用いて質量の大小を表します。式量の値は、これらの物質を表す**組成式**に含まれている原子の**原子量を合計**して求めます（単位なし）。

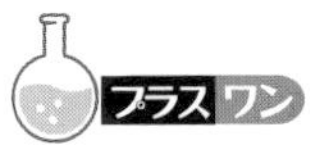

原子量・分子量・式量は、炭素原子^{12}Cの質量数12を基準とした比較上の質量（相対質量）なので単位をつけない。

重要度 A

6 物質量（モル）

① アボガドロ数と物質量

原子や分子の粒子はあまりにも膨大な数になるので、これらの粒子を１個ずつ取り扱っていては大変です。そこで鉛筆や卵などを12個まとめて「１ダース」というように、**原子や分子等の粒子**は**6.0×10^{23}個**をまとめて扱います。この6.0×10^{23}という数を、**アボガドロ数**といいます。

同一粒子6.0×10^{23}個のまとまりを**１モル**〔mol〕といい、**モルを単位として表した物質の量**を**物質量**といいます。

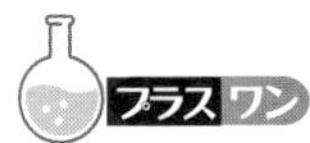

アボガドロ数の根拠
原子量や分子量は、原子量12の炭素原子を基準とするが、実際に炭素原子1個の質量を調べてみると、1.993×10^{-23}g である。そこで炭素原子12g が何個分に相当するかを計算してみると、
12÷(1.993×10^{-23})
≒6.0×10^{23}となる。

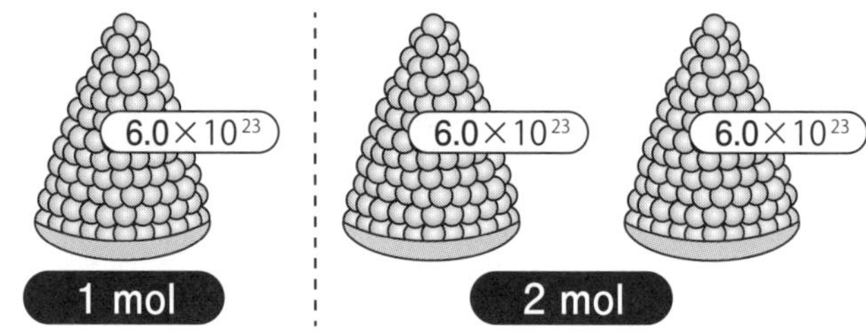

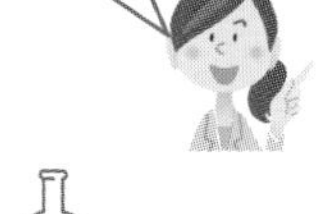

物質１molの質量はその**原子量・分子量・式量**に〔g〕**をつけたもの**と等しくなります。たとえば、水の分子量は18なので、水１molは18ｇです。逆にいうと、水18ｇ中には6.0×10^{23}個の水の分子が含まれているということです。原子量・分子量・式量に〔g〕をつけた質量の物質中には、すべて１mol（6.0×10^{23}個）の原子・分子が含まれています。

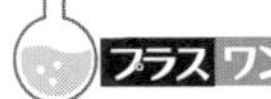

「6.0×10^{23}/mol」というように単位をつけて表した場合は、「アボガドロ定数」と呼ぶ。

② モル質量

１mol当たりの物質の質量を**モル質量**といいます。その値は、原子量・分子量・式量に〔g/mol〕という単位をつけて表します。たとえば、水のモル質量は18ｇ/molです。

理解度把握○×テスト

KeyPoint	できたらチェック	
元素と原子	□ 1	原子の中心には、負の電荷を帯びた原子核があり、その周囲には正の電荷をもった電子が存在している。
原子番号と質量数	□ 2	原子番号は、その原子の陽子の数を表すだけでなく、電子の数をも表している。
	□ 3	原子の質量数は、原子核中の陽子の数と、その周囲を回る電子の数の合計である。
同位体	□ 4	原子核中に含まれている陽子の数が同じなのに、中性子の数が異なるために質量数が異なるものを、互いに同位体という。
	□ 5	天然に存在している水素原子Hのほとんどは、原子核が陽子1個と中性子1個からなる^{2}Hである。
化学式	□ 6	水の化学式H_2Oは、水素原子2個と酸素原子1個が結合していることを表した組成式である。
原子量・分子量・式量	□ 7	原子量とは、炭素原子^{12}Cの質量を12と定め、これを基準としてそれぞれの原子の質量がいくらになるかを示した値をいう。
	□ 8	炭素Cの原子量=12、水素Hの原子量=1、酸素Oの原子量=16とすると、クレゾール（分子式C_7H_8O）の分子量は92である。
	□ 9	分子をもたない物質は、分子量ではなく、式量を用いて質量の大小を表すが、式量の値は、その物質を表す組成式に含まれている原子の原子量を合計して求める。
物質量（モル）	□10	二酸化炭素（分子式CO_2）の分子量は44なので、二酸化炭素1molは44gであり、二酸化炭素44g中には6.0×10^{23}個の二酸化炭素の分子が含まれている。
	□11	酸素Oの原子量=16とすると、18.0×10^{23}個の酸素分子（分子式O_2）の質量は、96gである。

解答　1.× 原子の中心には正の電荷を帯びた原子核があり、その周囲に負の電荷をもった電子が存在している。　2.○　3.× 質量数は、原子核中に含まれている陽子の数と中性子の数の合計である（電子の数は含めない）。　4.○　5.× 天然に存在している一般的な水素原子Hは、原子核が陽子1個と中性子0個からなる^{1}Hである。　6.× 水は分子でできているので、組成式ではない。H_2Oは分子式であり、水素原子2個と酸素原子1個が結合して水分子1個ができていることを表している。　7.○　8.× クレゾールの分子式C_7H_8Oより、それぞれの原子の原子量を合計すると、分子量=（12×7）+（1×8）+（16×1）=108となる。　9.○　10.○　11.○ 18.0×10^{23}=（6.0×10^{23}）×3なので、18.0×10^{23}個の酸素分子は3mol分に相当する。酸素の分子式O_2より、酸素の分子量=16×2=32。したがって、酸素分子1molが32gなので、3molならば32g×3=96gとなる。

Lesson 3

8日目

電子配置と周期表

レッスンのポイント

このレッスンでは、原子の構造と元素の周期表について学習します。原子の構造では、各**電子殻**に収容できる**電子**の最大数、**最外殻電子**と**価電子**、**希ガス**の性質が特に重要です。**周期表**については、**アルカリ金属**、**アルカリ土類金属**、**ハロゲン**に属する元素の名称を確実に覚えましょう。

重要度 A

1 電子殻と電子配置

① 電子殻

原子内には、その原子の原子番号と同じ数の**電子**が存在しており、**原子核**(かく)の周囲を**いくつかの層**をなして回転しています。この層をまとめて**電子殻**(かく)といい、原子核に近い順に、**K殻**、**L殻**、**M殻**、**N殻**…と名付けられています。これらの電子殻には、無制限に電子が入るわけではなく、電子殻ごとに収容できる電子の最大数（最大収容数）が、次のように決まっています。

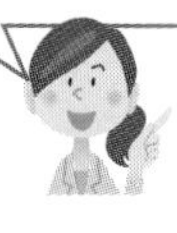

原子核と電子殻を混同しないようにしよう。

電子殻	K殻	L殻	M殻	N殻	n番目
最大収容数	2個	8個	18個	32個	$2n^2$個

■電子殻

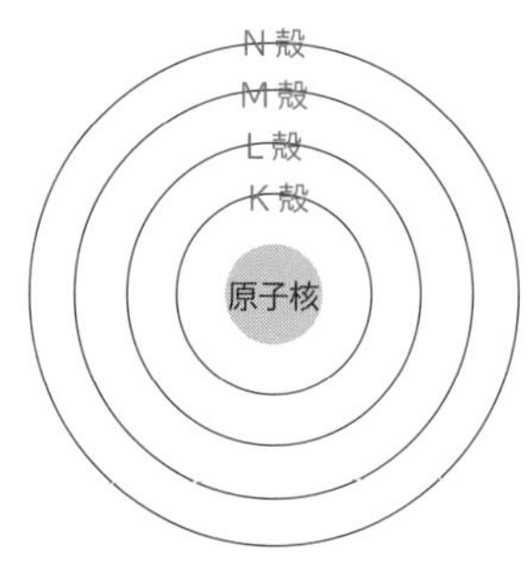

■電子配置
（マグネシウム原子$_{12}$Mgの場合）

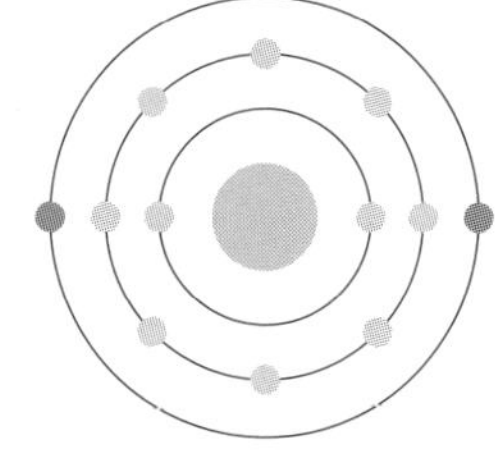

② 電子配置

電子は、原子核に最も近い**K殻から順に配置**されます。たとえば、原子番号12のマグネシウム原子$_{12}$Mgの場合、まずK殻が2個の電子で満たされ、次にL殻が8個の電子

プラスワン

電子は原子核に近いほどエネルギー的に安定した状態となるため、原子核に近い順に入っていく。

で満たされると、残る2個がM殻に収容されます。こうした**各電子殻への電子の配列**を**電子配置**といいます。

重要度 A

② 価電子と希ガス

① 価電子

最も外側の電子殻に配置された電子のことを**最外殻電子**(さいがいかくでんし)といいます。たとえば、マグネシウム原子${}_{12}Mg$の場合、M殻に配置された2個の電子が最外殻電子です。

最外殻電子は、内側の電子殻に配置された電子と比べて**エネルギー的に不安定**であり、他の原子と作用しやすいという特徴があります。このため、最外殻電子は**その原子の化学的性質を決める重要な役割を果たす**ので、**価電子**(かでんし)と呼んで、それ以外の電子と区別します。

② 希ガス

周期表(▶P.97)の右端の縦の列(**18族**)にある6つの元素(**ヘリウムHe**、**ネオンNe**、**アルゴンAr**、**クリプトンKr**、**キセノンXe**、**ラドンRn**)を**希ガス**(き)といいます。

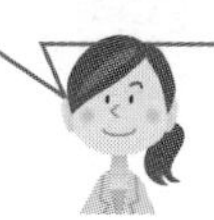
希ガスは、地球上にまれにしか存在しない希少な元素なので「希ガス」と呼ばれます。「貴ガス」と表記する場合もあります。

■希ガスの電子配置

元素	原子番号	K殻	L殻	M殻	N殻	O殻	P殻
He	2	2	—	—	—	—	—
Ne	10	2	8	—	—	—	—
Ar	18	2	8	8	—	—	—
Kr	36	2	8	18	8	—	—
Xe	54	2	8	18	18	8	—
Rn	86	2	8	18	32	18	8

希ガスの原子の最外殻電子は、Heが2個でそれ以外はすべて8個です。HeやNeのように最大収容数で満たされた電子殻を**閉殻**(へいかく)といい、Ar、Kr、Xe、Rnのような8個の最外殻電子を**オクテット**といいます。閉殻とオクテットは、他の原子の電子配置に比べて**特に安定している**ため、**希ガスの最外殻電子は化学反応に関与しません**。このため希ガスの最外殻電子は、価電子とはみなしません。

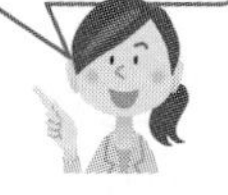
希ガスには価電子は存在しないということです。

第2章 基礎化学 8日目

◆元素の周期表

典型元素（1〜2族）　遷移元素（3〜9族）

族＼周期	1	2	3	4	5	6	7	8	9
1	1 H ● 水素								
2	3 Li リチウム	4 Be ベリリウム							
3	11 Na ナトリウム	12 Mg マグネシウム							
4	19 K カリウム	20 Ca カルシウム	21 Sc スカンジウム	22 Ti チタン	23 V バナジウム	24 Cr クロム	25 Mn マンガン	26 Fe 鉄	27 Co コバルト
5	37 Rb ルビジウム	38 Sr ストロンチウム	39 Y イットリウム	40 Zr ジルコニウム	41 Nb ニオブ	42 Mo モリブデン	43 Tc テクネチウム	44 Ru ルテニウム	45 Rh ロジウム
6	55 Cs セシウム	56 Ba バリウム	* 57〜71 ランタノイド	72 Hf ハフニウム	73 Ta タンタル	74 W タングステン	75 Re レニウム	76 Os オスミウム	77 Ir イリジウム
7	87 Fr フランシウム	88 Ra ラジウム	** 89〜103 アクチノイド	104 Rf ラザフォージウム	105 Db ドブニウム	106 Sg シーボーギウム	107 Bh ボーリウム	108 Hs ハッシウム	109 Mt マトネリウム
	アルカリ金属	アルカリ土類金属							

原子番号 ― 1 H ― 元素記号
● ― 単体が20℃・1気圧で ●＝気体　○＝液体　記号なし＝固体
水素 ― 元素名

■：非金属の典型元素　□：金属の典型元素　■：金属の遷移元素

*ランタノイド							
	57 La ランタン	58 Ce セリウム	59 Pr プラセオジム	60 Nd ネオジム	61 Pm プロメチウム	62 Sm サマリウム	63 Eu ユウロピウム
64 Gd ガドリニウム	65 Tb テルビウム	66 Dy ジスプロシウム	67 Ho ホルミウム	68 Er エルビウム	69 Tm ツリウム	70 Yb イッテルビウム	71 Lu ルテチウム

**アクチノイド							
	89 Ac アクチニウム	90 Th トリウム	91 Pa プロトアクチニウム	92 U ウラン	93 Np ネプツニウム	94 Pu プルトニウム	95 Am アメリシウム
96 Cm キュリウム	97 Bk バークリウム	98 Cf カリホルニウム	99 Es アインスタイニウム	100 Fm フェルミウム	101 Md メンデレビウム	102 No ノーベリウム	103 Lr ローレンシウム

典型元素

10	11	12	13	14	15	16	17	18	族/周期
							希ガス ハロゲン	2He ● ヘリウム	1
			5B 硼素	6C 炭素	7N ● 窒素	8O ● 酸素	9F ● 弗素	10Ne ● ネオン	2
			13Al アルミニウム	14Si 硅素	15P 燐	16S 硫黄	17Cl ● 塩素	18Ar ● アルゴン	3
28Ni ニッケル	29Cu 銅	30Zn 亜鉛	31Ga ガリウム	32Ge ゲルマニウム	33As 砒素	34Se セレン	35Br ○ 臭素	36Kr ● クリプトン	4
46Pd パラジウム	47Ag 銀	48Cd カドミウム	49In インジウム	50Sn スズ	51Sb アンチモン	52Te テルル	53I 沃素	54Xe ● キセノン	5
78Pt 白金	79Au 金	80Hg ○ 水銀	81Tl タリウム	82Pb 鉛	83Bi ビスマス	84Po ポロニウム	85At アスタチン	86Rn ● ラドン	6
110Ds ダームスタチウム	111Rg レントゲニウム	112Cn コペルニシウム	113Nh ニホニウム	114Fl フレロビウム	115Mc モスコビウム	116Lv リバモリウム	117Ts テネシン	118Og オガネソン	7

重要度 B

3 元素の周期表

原子番号の順に元素を並べると、化学的性質の似た元素が周期的に現れます。この規則性を**元素の周期律**（しゅうきりつ）といい、これをもとにして、化学的性質の似た元素が同じ縦の列に並ぶようにした表を**元素の周期表**といいます。周期表の**縦の列を族**（1族～18族）、**横の列を周期**（第1～第7周期）といいます。同じ族に属する元素は**同族元素**といいます。

同族元素は**価電子の数が等しい**ため、化学的性質が似ています。特に性質が似ているものには、「アルカリ金属」「希ガス」などといった名称がつけられています。

用語

ランタノイド
ランタンおよびこれと化学的性質がよく似た15種類の元素の総称。すべて3族の第6周期に属す。

アクチノイド
アクチニウムおよびこれと化学的性質がよく似た15種類の元素の総称。すべて3族の第7周期に属す。

重要度 A

4 元素の種類

① 典型元素と遷移元素

周期表の**1族・2族**および**12～18族**の元素をまとめて**典型元素**といいます。典型元素は、原子番号が1大きくなるごとに価電子の数が1個ずつ増加するため、化学的性質が規則的に変化します。典型元素の価電子の数は、希ガスを除いて、族番号の1の位と一致します。

これに対し、**3～11族**の元素をまとめて**遷移元素**（せんい）といいます。遷移元素では、原子番号の増加に伴う化学的性質の変化が小さく、元素の周期律がはっきり現れません。

典型元素は、元素の周期律を典型的に示す元素群といえます。

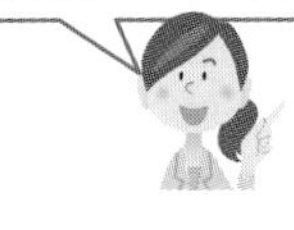

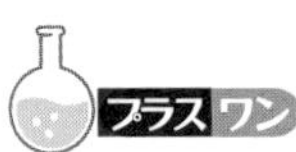

金属元素
単体が金属としての特性をもつ元素を、金属元素という。金属元素以外はすべて非金属元素である。
金属▶P.100～

② アルカリ金属

周期表の**1族**に属する元素のうち、**水素以外の6種類の元素**を**アルカリ金属**といいます。アルカリ金属の原子は、いずれも**価電子を1個もっている**ため、ナトリウムイオン（Na^{+}）、カリウムイオン（K^{+}）のような、＋1のイオン（**1価の陽イオン**）になりやすい性質があります。

③ アルカリ土類金属

周期表の**2族**に属する元素は、**価電子を2個もっている**ため、マグネシウムイオン（Mg^{2+}）、カルシウムイオン（Ca^{2+}）のような、＋2のイオン（**2価の陽イオン**）になりやすい性質があります。この**2族**に属する元素のうち、特に性質が似ている**カルシウム**Ca、**ストロンチウム**Sr、**バリウム**Ba、**ラジウム**Raの4種類を**アルカリ土類金属**（どるい）といいます。

イオンについてはレッスン5で詳しく学習します。

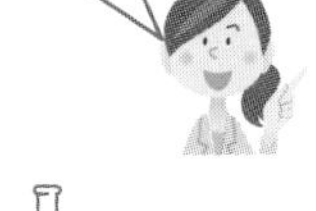

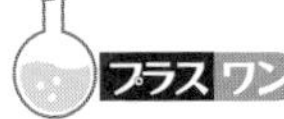

2族の元素のうち、ベリリウムとマグネシウムの2つは、アルカリ土類金属とは性質の異なる点が多くみられる。ただしこれら2つも含めて2族元素のすべてをアルカリ土類金属と呼ぶこともある。

④ ハロゲン

周期表の**17族**に属している、**弗素**（ふっそ）F、**塩素**Cl、**臭素**Br、**沃素**（ようそ）I、**アスタチン**Atの5種類の元素を**ハロゲン**といいます。ハロゲンはいずれも**価電子を7個もっている**ため、塩化物イオン（Cl^{-}）、臭化物イオン（Br^{-}）のような、－1のイオン（**1価の陰イオン**）になりやすい性質があります。

理解度把握○×テスト

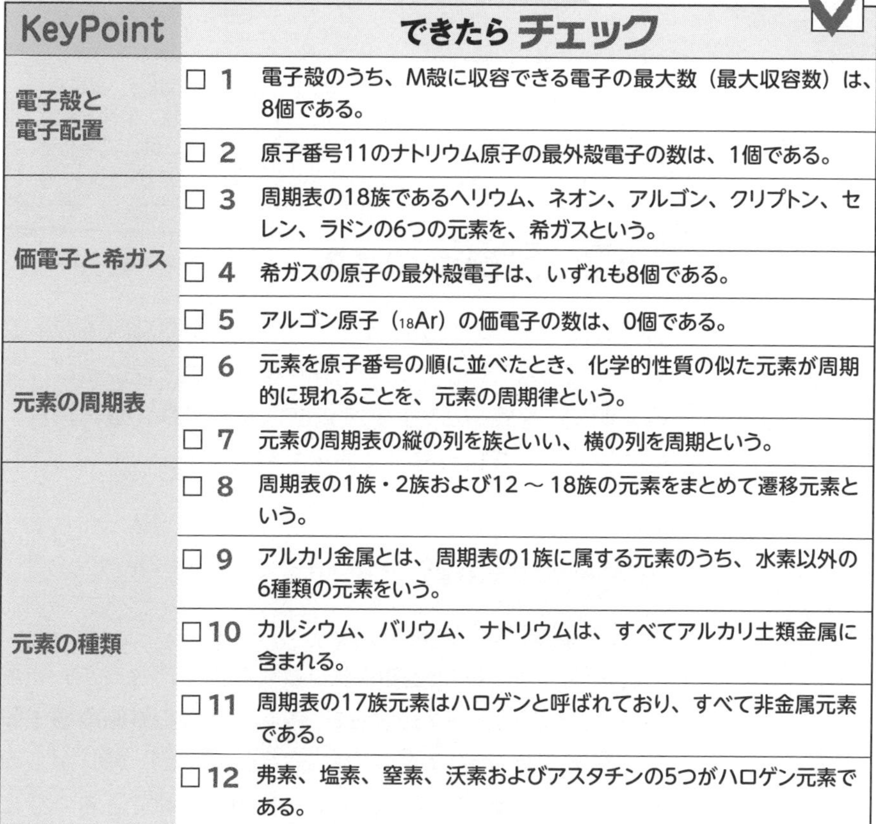

KeyPoint	できたらチェック
電子殻と電子配置	□ 1 電子殻のうち、M殻に収容できる電子の最大数（最大収容数）は、8個である。
	□ 2 原子番号11のナトリウム原子の最外殻電子の数は、1個である。
価電子と希ガス	□ 3 周期表の18族であるヘリウム、ネオン、アルゴン、クリプトン、セレン、ラドンの6つの元素を、希ガスという。
	□ 4 希ガスの原子の最外殻電子は、いずれも8個である。
	□ 5 アルゴン原子（$_{18}Ar$）の価電子の数は、0個である。
元素の周期表	□ 6 元素を原子番号の順に並べたとき、化学的性質の似た元素が周期的に現れることを、元素の周期律という。
	□ 7 元素の周期表の縦の列を族といい、横の列を周期という。
元素の種類	□ 8 周期表の1族・2族および12 ～ 18族の元素をまとめて遷移元素という。
	□ 9 アルカリ金属とは、周期表の1族に属する元素のうち、水素以外の6種類の元素をいう。
	□ 10 カルシウム、バリウム、ナトリウムは、すべてアルカリ土類金属に含まれる。
	□ 11 周期表の17族元素はハロゲンと呼ばれており、すべて非金属元素である。
	□ 12 弗素、塩素、窒素、沃素およびアスタチンの5つがハロゲン元素である。

解答　1. × 電子殻の最大収容数は、K殻が2個、L殻が8個、M殻は18個である。　2. ○ 原子番号11なので11個の電子が存在し、K殻に2個、L殻に8個、残りの1個がM殻に配置される。最外殻電子はM殻の1個である。　3. × 希ガス（18族）の元素は、ヘリウム、ネオン、アルゴン、クリプトン、キセノン、ラドンの6つである。セレンは16族。　4. × 希ガスの原子の最外殻電子は、Heが2個で、それ以外がすべて8個である。　5. ○ アルゴン原子の最外殻電子はM殻の8個であるが、アルゴンなどの希ガスの最外殻電子は化学反応に関与しないため、最外殻電子を価電子とみなさない。よって、価電子の数は0個である。　6. ○　7. ○　8. × 遷移元素ではなく、典型元素である。遷移元素は、第4周期以降に現れる3～11族の元素の総称である。　9. ○　10. × カルシウムCa、バリウムBaの2つはアルカリ土類金属であるが、ナトリウムNaはアルカリ金属である。　11. ○ ハロゲンや希ガスは、すべて非金属元素である。　12. × 弗素F、塩素Cl、臭素Br、沃素I、アスタチンAtの5つをハロゲンという。窒素は15族。

Lesson 4

金属と金属結合

9日目

レッスンのポイント

化学結合のうち、**金属結合**について学習しましょう。金属結合が**自由電子**による結合であることとその特性（**電気伝導性**と**熱伝導性**、**展性**と**延性**、**金属光沢**）が重要です。**金属結晶**の種類（体心立方格子、面心立方格子、六方最密構造）とその**原子数**、**配位数**についても理解しておきましょう。

重要度 B

1 化学結合の種類

物質は、原子、分子、イオンといった小さな粒子が多数集まってできています。このうち**原子**や**イオン**の結びつきのことを**化学結合**といいます。化学結合には、**金属結合**、**イオン結合**、**共有結合**の３種類があります。

イオン結合についてはレッスン５、共有結合についてはレッスン６で学習します。

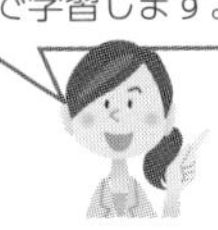

重要度 B

2 金属結合

① 金属結合と自由電子

金属結合は、**金属元素のみ**からなる化学結合です。無数の原子が規則正しく配列され、各原子の**最も外側の電子殻の一部分が重なり合う**ことから、**価電子**（▶P.95）がこの重なり合った電子殻を伝わって、自由に移動できるようになっています。このような価電子を**自由電子**といいます。金属結合は、**自由電子をすべての原子が共有し合う結合**といえます。

■金属結合のモデル図

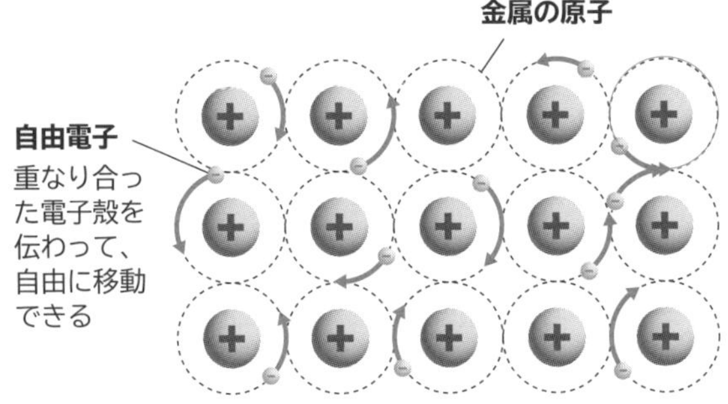
金属の原子
自由電子
重なり合った電子殻を伝わって、自由に移動できる

② 金属結合の強さ

1原子当たりの**自由電子の数が多い**ほど、また自由電子の数が同じ場合は金属原子の半径が小さいほど、**金属結合は強くなります**。金属結合が強くなるほど、金属の単体の**融点は高くなる**傾向があります。金属の単体は、水銀Hgのみを除いて、常温常圧（20℃、1気圧）では**固体**です。

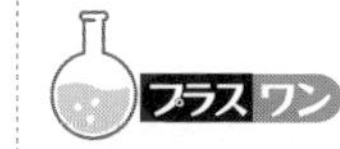

水銀は液体の金属
融点が－38.9℃なので、水銀は常温常圧では液体である。

重要度 A

3 自由電子と金属の特性

金属は、自由電子を仲立ちとした金属結合によってできていることから、次のような特性があります。

① 電気伝導性と熱伝導性

自由電子が金属内を自由に移動するときに、電気や熱のエネルギーを運ぶため、金属は**電気伝導性**（**電気を伝える性質**）や**熱伝導性**（**熱を伝える性質**）に優れています。

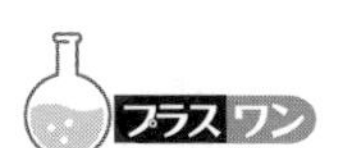

金属のように電気や熱の伝導性に優れている物質のことを、電気や熱の良導体という。

② 展性と延性

金属結合は、自由電子による結合であるため、結合力に方向性がなく、外部から力が加わると、その力がすべての方向に働いて原子の配列がずれます。このため、金属には**展性**（てんせい）（**たたくと薄く広がる性質**）と**延性**（えんせい）（**引っ張ると伸びる性質**）があります。

③ 金属光沢

光が金属内に入ることを自由電子が妨げるため、金属の表面で光の反射が起こりやすくなります。このため、光を受けると、金属の表面が輝きを発します。これを**金属光沢**といいます。

重要度 B

4 金属結晶

物質を構成する粒子が規則正しく配列している固体のことを**結晶**といいます。結晶には、**金属結晶**、**イオン結晶**、**共有結合の結晶**、**分子結晶**の4種類があります。

イオン結晶についてはレッスン5、共有結合の結晶と分子結晶については、レッスン6で学習します。

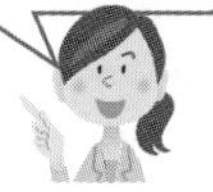

第2章 基礎化学 9日目

① 金属結晶の構造

結晶をつくる粒子の規則正しい立体的な配列構造のことを**結晶格子**といいます。金属結晶の場合、結晶格子には、**体心立方格子**（たいしんりっぽうこうし）、**面心立方格子**（めんしんりっぽうこうし）、**六方最密構造**（ろっぽうさいみつこうぞう）の３種類があります。ほとんどの金属原子は、このうちいずれかの構造をとっています。また、**結晶格子の最小単位**を**単位格子**といいます。結晶格子ごとの構造を見ておきましょう。

■金属結晶の３種類の結晶格子の構造

	体心立方格子	面心立方格子	六方最密構造
結晶格子の基本構造	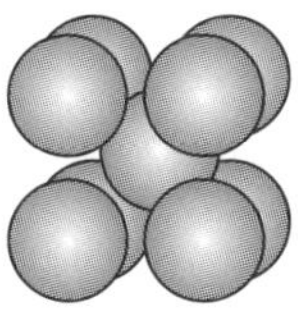	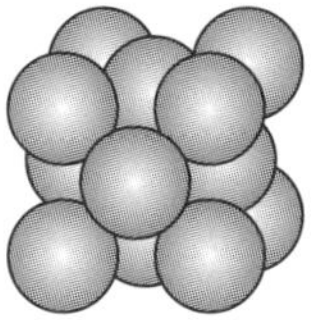	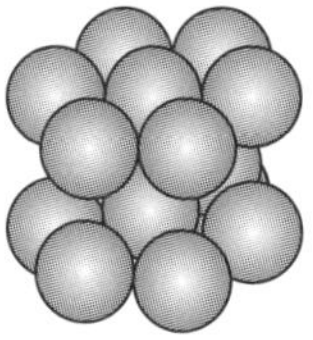
単位格子（六方最密構造は色のついた部分）	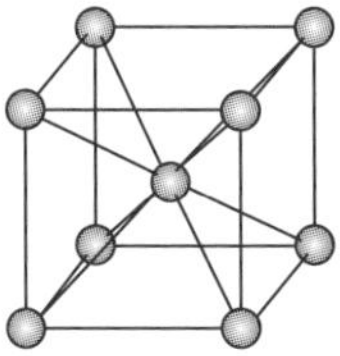	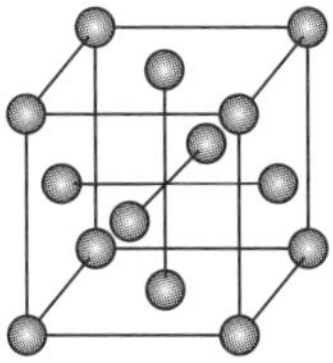	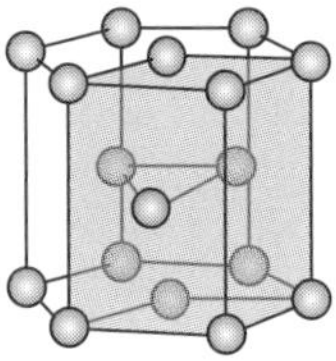
	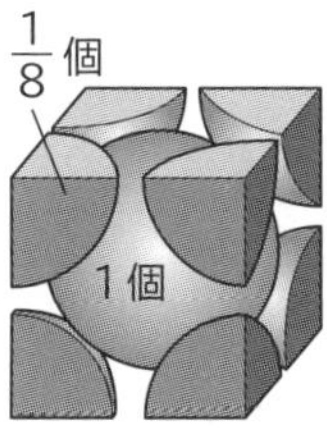 $\frac{1}{8}$個 1個	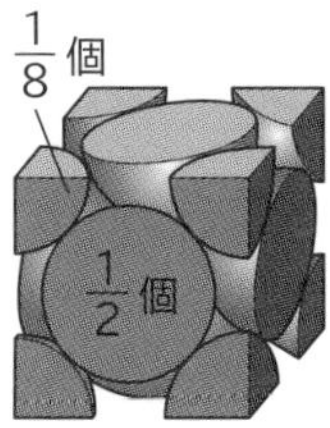 $\frac{1}{8}$個 $\frac{1}{2}$個	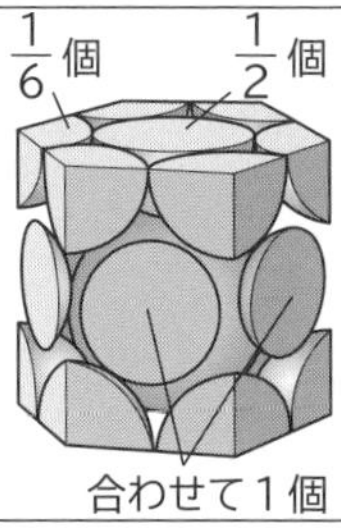 $\frac{1}{6}$個　$\frac{1}{2}$個 合わせて１個
原子数	2個	4個	2個
配位数	8	12	12
金属の具体例	Li、Na、K、Ba、Fe	Cu、Ag、Au、Al、Ca	Be、Mg、Zn

プラスワン

体心立方格子
立方体の８つの頂点および立方体の中心に原子がある。
面心立方格子
立方体の８つの頂点および６つの平面の中心に原子がある。
六方最密構造
正六角柱の底面である正六角形の各頂点および中心のほかに正六角柱の内部にも３つの原子がある。

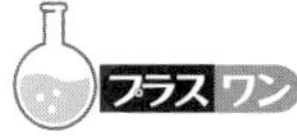

六方最密構造における単位格子
六方最密構造では、正六角柱の３分の１の部分（右図の色のついた部分のみ）が単位格子となる。

② 原子数

単位格子内に含まれている原子の個数を、**原子数**といいます。前ページの図を見ながら確認しましょう。

● 体心立方格子の場合

立方体の頂点に1／8個分の原子、立方体の中心に1個分の原子が含まれている。

∴原子数＝（1／8×8個）＋1個＝**2**個

● 面心立方格子の場合

立方体の頂点に1／8個分の原子、立方体の各面の中心に1／2個分の原子が含まれている。

∴原子数＝（1／8×8個）＋（1／2×6個）＝**4**個

● 六方最密構造の場合

正六角柱の各頂点に1／6個分の原子、底面の正六角形の中心に1／2個分の原子、正六角柱の中間層に「合わせて1個」の原子が3組含まれている。

∴（1／6×12個）＋（1／2×2個）＋3個＝6個

ただし、六方最密構造では、**正六角柱の3分の1の部分**が単位格子なので、原子数＝6個÷3＝**2**個

③ 配位数

配位数（はいいすう）とは、1個の原子と接しているほかの原子の個数をいいます。前ページの図を見ながら確認しましょう。

● 体心立方格子の場合

立方体の中心にある原子に着目すると、立方体の各頂点にある8個の原子と接している。　∴配位数＝**8**

● 面心立方格子の場合

単位格子を2つ連結し、中央の赤色の原子に着目すると、周囲の12個の原子と接している。　∴配位数＝**12**

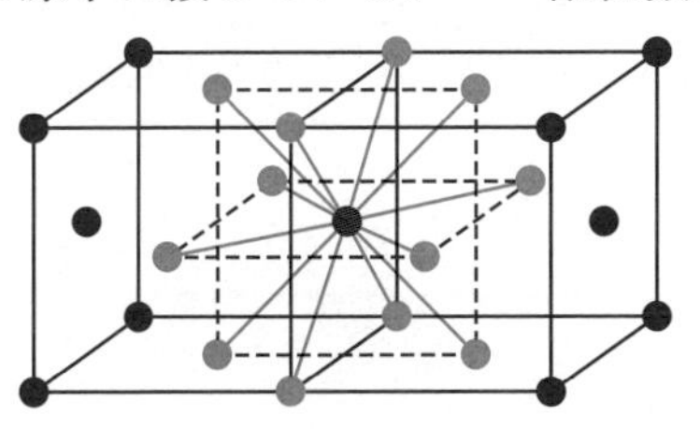

六方最密構造における配位数
単位格子を2つ連結して、中央の赤色の原子に着目すると、周囲の12個の原子と接している。
∴配位数＝12

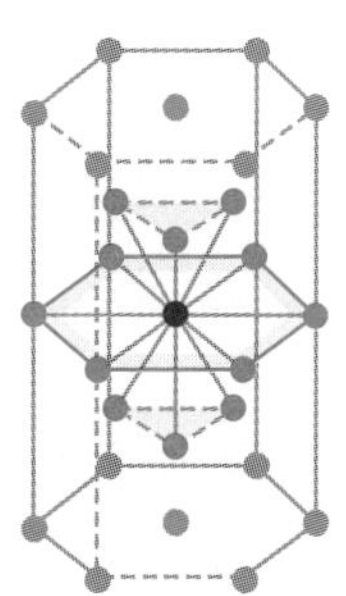

理解度把握○×テスト

KeyPoint		できたらチェック
化学結合の種類	□ 1	原子やイオンの結びつきのことを化学結合という。化学結合には、金属結合、イオン結合、共有結合の3種類がある。
金属結合	□ 2	金属結合とは、金属元素のみからなる化学結合であり、自由電子をすべての原子が共有し合う結合といえる。
	□ 3	金属の単体は、常温常圧（気温20℃、1気圧）では、すべて固体として存在する。
自由電子と金属の特性	□ 4	金属には、熱伝導性がよいという性質があるが、電気を伝える性質は、一部の金属のみが有する性質である。
	□ 5	金属には、引っ張ると簡単に伸びるという性質があるが、この性質を「展性」という。
	□ 6	金属には光を受けると表面が輝きを発するという性質（金属光沢）があるが、この性質は、金属結合が自由電子を仲立ちとするものであることとは関係がない。
金属結晶	□ 7	物質を構成する粒子が規則正しく配列している固体のことを結晶といい、金属結晶、イオン結晶、共有結合の結晶、分子結晶の4種類に分類できる。
	□ 8	体心立方格子の場合、単位格子内に含まれる原子の個数（原子数）は、4個である。
	□ 9	金Au、銀Ag、銅Cuの金属結晶は、いずれも面心立方格子の構造をしている。
	□ 10	1個の原子と接するほかの原子の個数（配位数）は、面心立方格子の場合、8である。

解答 1.○ 2.○ 3.× 水銀は融点が−38. 9℃なので、常温常圧では液体として存在する。それ以外の金属の単体は、すべて常温常圧で固体である。 4.× 金属はいずれも、熱伝導性と電気伝導性がよいという性質を有している。 5.× 引っ張ると伸びるという性質は「延性」である。これに対し「展性」とは、たたくと薄く広がる性質をいう。 6.× 金属光沢は、光が金属内に入ることを自由電子が妨げることによって、金属の表面で光の反射が起こりやすくなることから生じる。 7.○ 8.× 体心立方格子の場合は、立方体の頂点に1/ 8個分の原子と、立方体の中心に1個分の原子が含まれているため、原子数＝（1/ 8×8個）＋1個＝2個である。 9.○ 金Au、銀Ag、銅Cuのほか、アルミニウムAl、カルシウムCaなども面心立方格子の金属結晶である。 10.× 面心立方格子の場合、配位数は12である。なお、配位数が8であるのは、体心立方格子の場合である。

Lesson 5

イオンとイオン結合

9日目

レッスンのポイント

化学結合のうち、**イオン結合**について学習しましょう。**陽イオン**の形成と**イオン化エネルギー**、**陰イオン**の形成と**電子親和力**との関係、**イオン結晶**の性質、金属の**イオン化傾向**が特に重要です。イオン化傾向と結びつけて金属の化学的性質（**酸**、**水**、**空気**との反応）を理解しましょう。

重要度 A

1 イオンの形成

イオンには、**陽イオン**と**陰イオン**の2種類があります。

① 陽イオンの形成

原子内には、正の電荷をもつ**陽子**と負の電荷をもつ**電子**が同じ数だけ含まれているため、原子は**電気的に中性**ですが、原子から**電子が放出**されると、負の電荷が減少するため、原子は**正の電荷を帯びる**ようになります。このようにして、**正の電荷を帯びた原子**を**陽イオン**といいます。

たとえば、ナトリウム原子$_{11}$Naの場合、11個の電子が存在し、K殻に2個、L殻に8個、最外殻のM殻に1個が配置されています。この最外殻電子（▶P.95）1個が放出されると負の電荷が−11から−10になりますが、陽子の数は11個のまま変わらないので、正の電荷は+11です。このため、正の電荷のほうが1多い状態となるわけです。このような、**正の電荷が負の電荷よりも1だけ多いイオン**のことを、**1価の陽イオン**といいます。

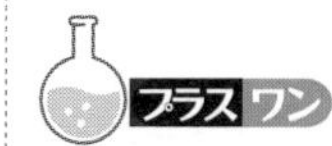

陽イオンの別称
正イオン、+イオンともいう。
陰イオンの別称
負イオン、−イオンともいう。

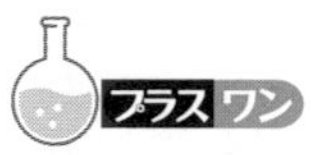

価数
1価、2価、3価といった数を「価数」という。

■1価の陽イオンの形成（例：ナトリウム$_{11}$Na）

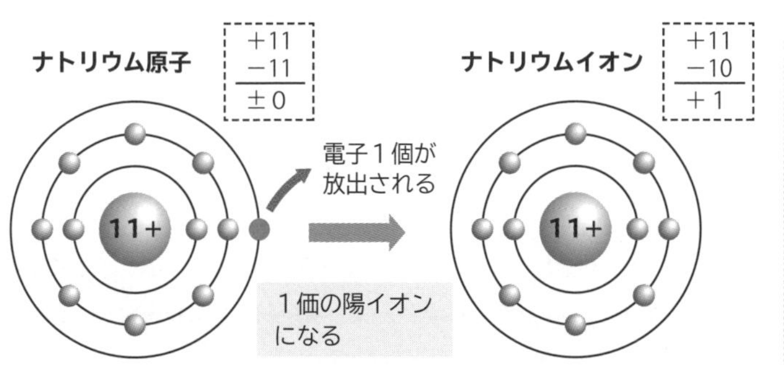

ナトリウムイオンは10個の電子が電子殻に配置されるので、原子番号10のネオン（$_{10}$Ne）と同じ電子配置になります。

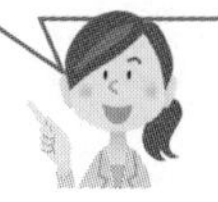

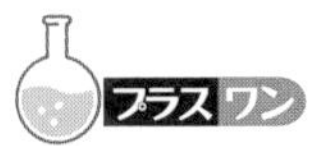

主な陽イオン
1価
水素イオン
カリウムイオン
ナトリウムイオン
2価
マグネシウムイオン
カルシウムイオン
鉄(Ⅱ)イオン
銅(Ⅱ)イオン
亜鉛イオン
3価
アルミニウムイオン
鉄(Ⅲ)イオン

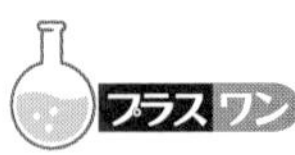

1価の陽イオンからさらにもう1個の電子を放出するために必要なエネルギーを第2イオン化エネルギーというが、単にイオン化エネルギーというときは、第1イオン化エネルギーのことを指す。

オクテット▶P.95

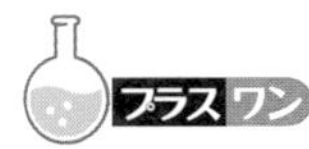

主な陰イオン
1価
塩化物イオンCl^-
水酸化物イオンOH^-
硝酸イオンNO_3^-
2価
酸化物イオンO^{2-}
硫化物イオンS^{2-}
炭酸イオンCO_3^{2-}
硫酸イオンSO_4^{2-}
3価
リン酸イオンPO_4^{3-}

陽イオンとなったナトリウム原子を、**ナトリウムイオン**と呼び、Na^+と表します。また、**マグネシウムイオン**などのように、正の電荷が負の電荷よりも２だけ多いイオンは**２価の陽イオン**といい、Mg^{2+}などと表します。

② イオン化エネルギー

原子が陽イオンになるときは、正の電荷を帯びた原子核から電子を引き離す必要があるため、エネルギーが必要となります。これを**イオン化エネルギー**といいます。特に、原子から**電子を１個放出して１価の陽イオンになるときに必要なエネルギー**を**第１イオン化エネルギー**といいます。

アルカリ金属の原子はイオン化エネルギーが**小さい**ので陽イオンになりやすく、**希ガス**はイオン化エネルギーが**大きい**ので陽イオンになりにくいという性質があります。

③ 陰イオンの形成

一方、原子が外部から**電子を得る**と、負の電荷が増加するため、原子は**負の電荷を帯びる**ようになります。このようにして、**負の電荷を帯びた原子**を**陰イオン**といいます。

たとえば塩素原子$_{17}Cl$の場合、17個の電子が存在し、K殻に２個、Ｌ殻に８個、最外殻のM殻に7個が配置されています。このM殻に外部から１個の電子を得ると、最外殻が**オクテット**となって安定します。電子を１個得ると負の電荷が－17から－18に増加しますが、陽子の数は17個のまま変わらず、正の電荷は＋17です。このため、負の電荷のほうが１多い状態となります。このような**負の電荷が正の電荷よりも１だけ多いイオン**のことを**１価の陰イオン**といいます。陰イオンとなった塩素原子は、**塩化物イオン**と呼び、Cl^-と表します。

④ 電子親和力

原子が電子を１個得て１価の陰イオンになるときには、エネルギーが放出されます。このエネルギーを**電子親和力**(しんわりょく)といいます。**ハロゲン**の原子は、電子親和力が**大きい**ので陰イオンになりやすいという性質があります。

重要度 B

② イオン結合

陽イオンと陰イオンは、**静電気的な引力**（**クーロン力**）によって引き合います。こうして**陽イオンと陰イオンとが結合すること**を、**イオン結合**といいます。

たとえば、加熱したナトリウムを塩素ガス中に入れると、激しく反応して**塩化ナトリウム**NaClを生成します。これはナトリウム原子が電子1個を放出して陽イオンNa^+となり、その1個の電子を塩素原子が最外殻に取り込んで陰イオンCl^-となり、互いにイオン結合したためです。

■イオン結合の例（ナトリウムイオンと塩化物イオン）

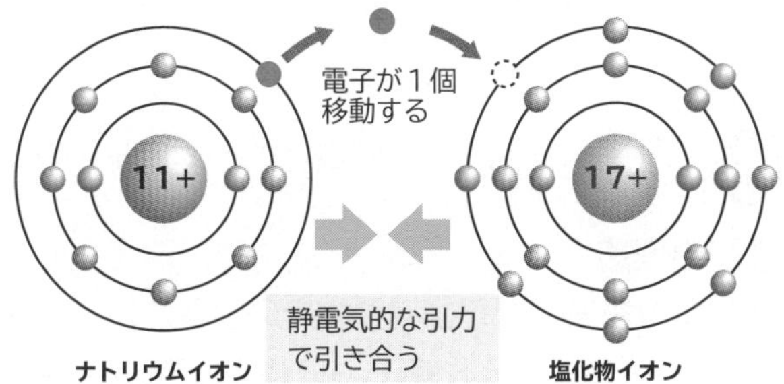

イオン結合でできた化合物は、化学式を組成式で表します。▶P.91

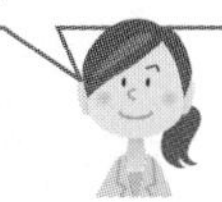

塩化物イオンは、電子殻に18個の電子が配置されるので、アルゴン（${}_{18}Ar$）と同じ電子配置です。

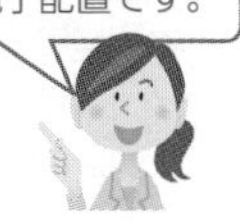

重要度 B

③ イオン結晶

① イオン結晶とその構造

塩化ナトリウムは、ナトリウムイオンと塩化物イオンが規則正しく交互に積み重なってできた結晶です。このような**イオン結合でできた結晶**を**イオン結晶**といいます。

② イオン結晶の性質

- イオン結合の結合力が高いため、**融点が高い**
- **水に溶けやすい**ものが多い（例外あり）
- 固体のままでは電気を通さないが、**液体や水に溶かした状態**では、イオンが自由に動けるようになるため、**電気をよく通す**（**電気伝導性**）
- 一般に硬いが、強くたたくと**一定の方向に割れる**

イオン結晶の構造
例：塩化ナトリウム

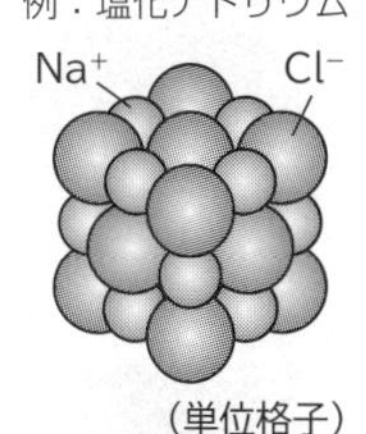

（単位格子）

重要度 A

4 金属のイオン化傾向

金属には**電子を放出して陽イオンになろうとする性質**があります。これを**イオン化傾向**といいます。イオン化傾向の大きさは金属によって異なり、これを大きい順に（水素Hを含めて）並べたものを**イオン化列**といいます。

イオン化傾向に関する問題は試験によく出題されています。イオン化列の順番は右のゴロ合わせを活用するなどして完全に暗記しましょう。

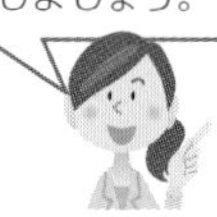

■**イオン化列**

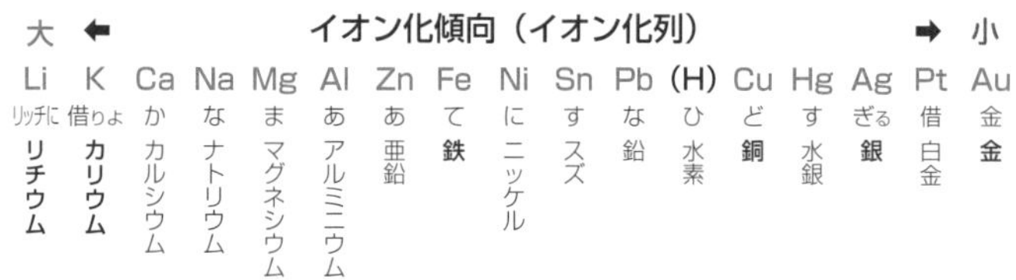

大 ← イオン化傾向（イオン化列） → 小

Li	K	Ca	Na	Mg	Al	Zn	Fe	Ni	Sn	Pb	(H)	Cu	Hg	Ag	Pt	Au
リッチに	借りよ	か	な	ま	あ	あ	て	に	す	な	ひ	ど	す	ぎる	借	金
リチウム	**カリウム**	カルシウム	ナトリウム	マグネシウム	アルミニウム	亜鉛	**鉄**	ニッケル	スズ	鉛	水素	**銅**	水銀	**銀**	白金	**金**

重要度 A

5 イオン化傾向と金属の化学的性質

① 酸との反応

水素Hよりもイオン化傾向の大きい金属は、希硫酸や塩酸といった液体の**酸と反応**し、気体の**水素H_2を発生**させながら溶けます。たとえば、鉄Feが塩酸HClと反応すると、塩化鉄$FeCl_2$と水素H_2が生成されます。この反応を化学反応式で表すと、次のようになります。

$Fe + 2HCl \rightarrow FeCl_2 + H_2 \uparrow$　　※「↑」は気体の発生を表す

銅Cuなど**水素Hよりイオン化傾向の小さい金属**の場合は、硝酸HNO_3や熱濃硫酸（加熱した濃硫酸H_2SO_4）には溶けますが、この場合に発生するのは水素H_2ではなく、**一酸化窒素**NO、**二酸化窒素**NO_2、**二酸化硫黄**SO_2などの気体です。たとえば、銅と熱濃硫酸とが反応した場合は、二酸化硫黄が発生し、硫酸銅$CuSO_4$と水を生じます。

$Cu + 2H_2SO_4 \rightarrow CuSO_4 + SO_2 \uparrow + 2H_2O$

なお、**白金Pt**と**金Au**は、化学的に極めて安定しているため、硝酸や熱濃硫酸であっても溶けません。ただし、**王水**（おうすい）にだけは溶けます。

用語

塩酸
塩化水素HClを水に溶かした水溶液。

希硫酸
濃硫酸H_2SO_4を水に溶かした水溶液。なお、濃硫酸の中に水を注ぐと熱を発して飛散する危険があるので、必ず水の中に濃硫酸を少量ずつ溶かすようにする。

濃硫酸
濃度の高い硫酸。

王水
濃塩酸と濃硝酸を3：1の体積比で混合した液体。

化学反応式についてはレッスン9で学習します。

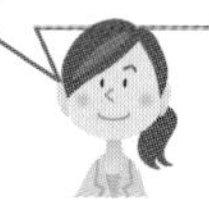

② 水との反応

イオン化傾向が大きい**リチウム**Li、**カリウム**K、**カルシウム**Ca、**ナトリウム**Naは、**常温の水**と反応し、水酸化物と気体の**水素H_2を発生**させます。たとえばナトリウムの場合、水酸化ナトリウムNaOHと水素H_2が生じます。

$$2Na + 2H_2O \rightarrow 2NaOH + H_2\uparrow$$

マグネシウムMg、**アルミニウム**Al、**亜鉛**Zn、**鉄**Feは常温の水とは反応しませんが、マグネシウムは**熱水**、それ以外のものは**高温の水蒸気**と反応して、水酸化物と気体の**水素H_2を発生**させます。たとえばマグネシウムの場合、水酸化マグネシウム$Mg(OH)_2$と水素H_2が生じます。

$$Mg + 2H_2O \rightarrow Mg(OH)_2 + H_2\uparrow$$

③ 空気との反応

空気は、窒素N_2や酸素O_2などの混合物（▶P.84）です。イオン化傾向が大きい**リチウム**Li、**カリウム**K、**カルシウム**Ca、**ナトリウム**Naは、**空気中の酸素**とすみやかに反応して、内部まで**酸化**されます。

④ 金属のさびと酸化被膜

金属のさびは、金属が空気中の酸素や水分と反応して、酸化されることによって生じます。ただし、イオン化列の**マグネシウムMgから銅Cuまで**の金属は、表面に化学的に安定な**酸化被膜**（ひまく）を生じるため、内部がさびにくい状態になります。このような状態を**不動態**（ふどうたい）といいます。

用語
水酸化物
陰イオンとして水酸化物イオンOH^-をもつ化合物のこと。

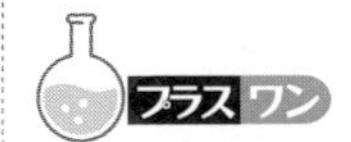
プラスワン
ニッケルNiよりもイオン化傾向が小さい金属は、高温でも水とは反応しない。

用語
酸化
酸素と化合することを酸化といい、酸化によりできた化合物を酸化物という。

第2章 基礎化学 9日目

◆金属のイオン化傾向と化学的性質

	大 ← イオン化傾向（イオン化列） → 小							
	Li K Ca Na	Mg	Al Zn Fe	Ni Sn Pb	H	Cu	Hg Ag	Pt Au
酸との反応	希硫酸・塩酸に溶け、水素を発生					硝酸・熱濃硫酸		王水
水との反応	常温の水	熱水	高温の水蒸気	（反応しない）				
空気との反応	内部まで酸化	表面に酸化被膜を生じる					（酸化されない）	

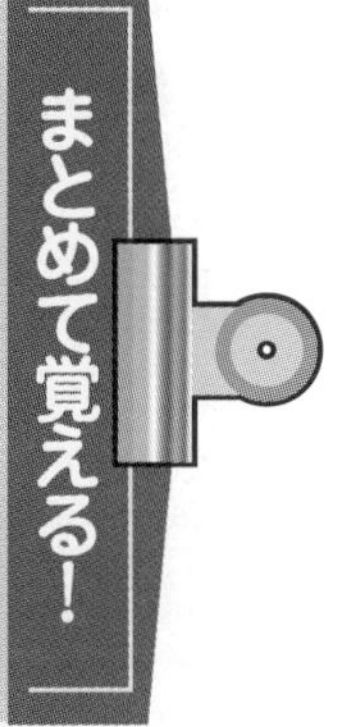

理解度把握○×テスト

KeyPoint	できたらチェック
イオンの形成	□ 1 1価の陽イオンとは、正の電荷が負の電荷よりも1だけ多いイオンをいう。
	□ 2 アルカリ金属の原子は、イオン化エネルギーが小さいので陽イオンになりにくい。
	□ 3 ハロゲン原子は、電子親和力が大きいので陰イオンになりやすい。
イオン結合	□ 4 陽イオンと陰イオンが静電気的な引力（クーロン力）によって引き合い、結合することをイオン結合という。
イオン結晶	□ 5 イオン結晶は、例外なく、水に溶けやすい。
	□ 6 イオン結晶は、固体のままでも、液体や水に溶かした状態であっても、電気をよく通す。
金属のイオン化傾向	□ 7 金属のイオン化傾向とは、金属の原子が電子を放出して陽イオンになろうとする性質をいい、イオン化傾向が大きい金属ほど陽イオンになりやすい。
	□ 8 カリウムK、カルシウムCa、リチウムLi、ナトリウムNaのうち、イオン化傾向が最も大きいのは、カリウムKである。
イオン化傾向と金属の化学的性質	□ 9 水素よりもイオン化傾向の大きい金属は、希硫酸や塩酸と反応し、気体の水素H_2を発生させながら溶ける。
	□ 10 白金Ptと金Auは、硝酸や熱濃硫酸にだけ溶ける。
	□ 11 亜鉛Znは、高温の水蒸気と反応して、気体の水素H_2を発生する。
	□ 12 イオン化列のマグネシウムMgから銅Cuまでの金属は、空気中の酸素とすみやかに反応し、内部まで酸化される。

解答 1. ○　2. × イオン化エネルギーが小さいということは、小さいエネルギーで電子を放出できるということだから、アルカリ金属の原子は陽イオンになりやすい。　3. ○ 電子親和力が大きいほど陰イオンになりやすい。　4. ○　5. × イオン結晶は水に溶けやすいものが多いが、塩化銀AgCl、硫酸バリウム$BaSO_4$、炭酸カルシウム$CaCO_3$のような水に溶けにくいものもある。　6. × イオン結晶は、液体や水に溶かした状態では電気を通すが、固体のままでは通さない。　7. ○　8. × イオン化傾向が最も大きいのは、リチウムLiである。　9. ○　10. × 白金Ptと金Auは、王水にだけ溶ける。硝酸や熱濃硫酸には溶けない。　11. ○ マグネシウムMg、アルミニウムAl、亜鉛Zn、鉄Feは常温の水とは反応しないが、マグネシウムMgは高温の水と、それ以外のものは高温の水蒸気と反応する。
12. × イオン化傾向が大きいリチウムLiからナトリウムNaまでの金属は、空気中の酸素とすみやかに反応して内部まで酸化される。これに対し、マグネシウムMgから銅Cuまでの金属は、表面に酸化被膜を生じるので、内部が酸化されにくい状態（不動態）となる。

Lesson 6

分子と共有結合

10日目

レッスンのポイント

化学結合のうち、**共有結合**について学習します。**電子式**や**構造式**からその分子の共有結合の種類（**単結合**・**二重結合**・**三重結合**）がわかります。また**電気陰性度**と**結合の極性**を理解すれば、その分子の立体構造から**無極性分子**・**極性分子**の区別ができます。**分子間力**と**分子結晶**も重要です。

重要度A

1 電子式

① 電子対と不対電子

最も外側の電子殻に配置された**最外殻電子**（価電子）のうち、**2個で対をなしているもの**を**電子対**(つい)、**対になっていないもの**を**不対電子**(ふつい)といいます。電子には、電子対になると**安定する**という性質があります。

② 電子式の表し方

元素記号の周りに、最外殻電子を「•」で記した化学式を**電子式**といいます。電子式は、電子対と不対電子を区別して、次のルールに従って書きます。酸素Oの電子式を例として、ルールを確認しましょう。

■電子式のルール

1 元素記号の上下左右に電子軌道を分ける
2 4個目までの電子は、1個ずつ上下左右の電子軌道に配分して記す
3 5個目からはいずれかの電子軌道に記す

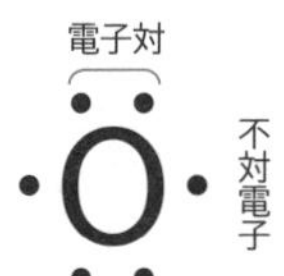
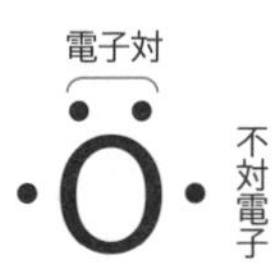

プラスワン

電子対は上下左右のどの電子軌道に記してもよい。このため酸素Oの電子式は下のように書くこともできる。

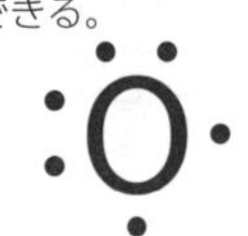

■第1～第3周期の原子の電子式

族	1	2	13	14	15	16	17	18
第1周期	H・							He:
第2周期	Li・	Be	B	C	N	O	F	Ne
第3周期	Na・	Mg	Al	Si	P	S	Cl	Ar

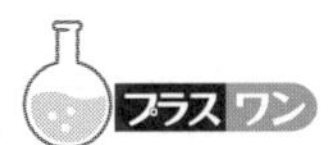

プラスワン

希ガスは、すべての最外殻電子が電子対になるため、非常に安定している。なお希ガスの最外殻電子は価電子とはみなさない。▶P.95

重要度 A

2 共有結合

① 共有結合と共有電子対

２つの原子が近づいて、互いの電子殻の一部分が重なり合うようになると、それぞれの電子は相手の原子核からも引力を受けるようになります。このとき原子は、**不対電子をそれぞれ１個ずつ出し合い**、それらが対をなして**電子対となったものを共有する**ようになります。このようにして**原子どうしが電子対を共有することによってできる結合**を**共有結合**といい、**共有されている電子対**を**共有電子対**といいます。

共有結合は、主に**非金属元素**の原子どうしの結びつきでみられる化学結合です。例として、水素原子Hが共有結合によって**水素分子H_2**になる場合を確認しましょう。

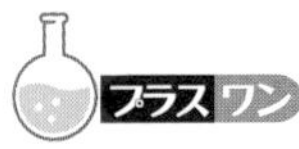

プラスワン

希ガスは不対電子がないので、共有結合をつくらない。

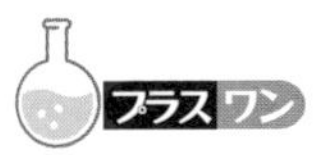

プラスワン

水素原子は共有結合によって、希ガスのヘリウムHeに似た安定した電子配置となる。

■Heの電子配置

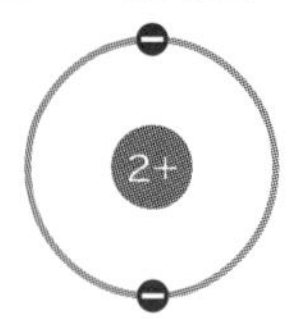

■水素分子H_2の形成

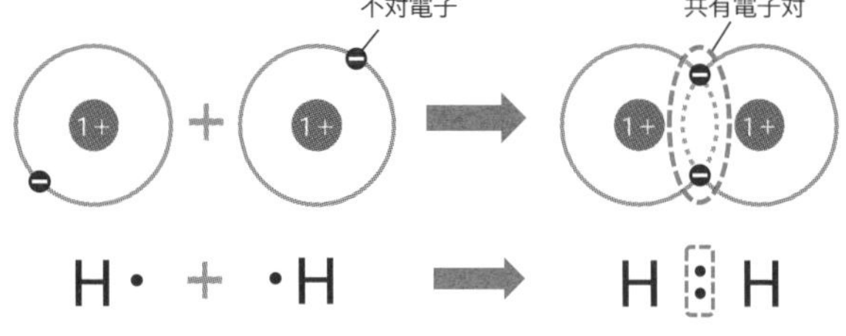

また、異なる元素の原子間で生じる共有結合について、**水分子H_2O**が形成される場合を例にして考えてみましょう。この場合、酸素原子Oの２個の不対電子が、水素原子Hの不対電子１個ずつとそれぞれ共有電子対になります。

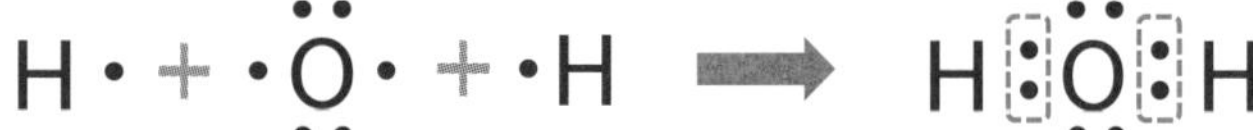

右は、水分子H_2Oを形成している共有結合の図です。共有電子対にならない電子対は、**非共有電子対**といいます。

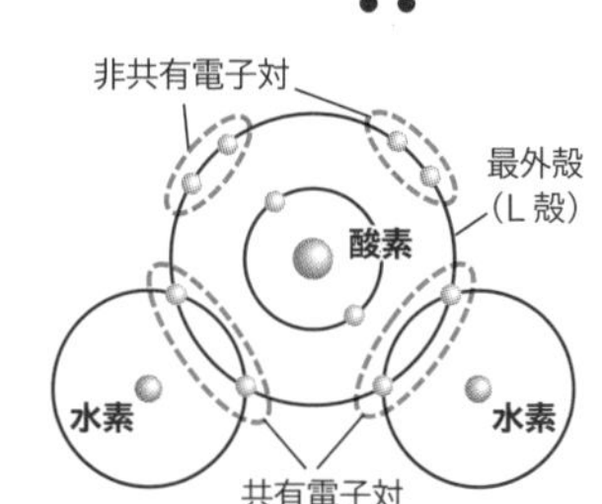

② 構造式による共有結合の表し方

構造式とは、**共有電子対1組を1本の線で表した化学式**のことです。この1本の線を**価標**（かひょう）といいます。構造式では**非共有電子対は省略**します。電子式と比べてみましょう。

■水分子H_2Oの電子式

```
   ••
H : O : H
   ••
```

■水分子H_2Oの構造式

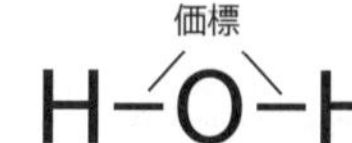

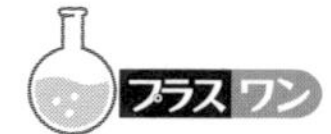

構造式は分子の形状を表すものではないので、たとえば水の分子の場合、以下のように構造式を書いてもよい。

```
O−H      O
|       / \
H      H   H
```

③ 原子価

原子から出ている価標の数を、その原子の**原子価**といいます。原子価は、その原子がもつ**不対電子の数**と等しくなります。不対電子が1個ならば原子価は1価、2個ならば2価、3個ならば3価・・・、と数えます。

■主な原子の原子価

1価	2価	3価	4価
H−　F−　Cl−	−O−　−S−	−N−（下に価標）　−P−（下に価標）	−C−（上下に価標）　−Si−（上下に価標）

P.111の電子式の表を見て不対電子の数を確認しましょう。

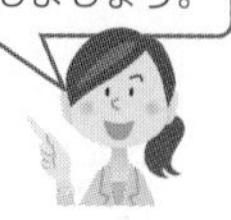

③ 共有結合の種類

1本の価標で原子が結合している場合を**単結合**といい、**2本**の場合を**二重結合**、**3本**ならば**三重結合**といいます。

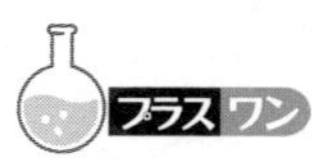

四重結合（価標4本で原子が結合する）は存在しない。このため炭素分子C_2というものはない。

■主な分子の電子式と構造式

	塩素Cl_2	弗化水素HF	アンモニアNH_3	メタンCH_4
電子式	:Cl:Cl:	H:F:	H:N:H（N の下に H）	H:C:H（C の上下に H）
構造式	Cl−Cl	H−F	H−N−H（N の下に −H）	H−C−H（C の上下に −H）

	酸素O_2	二酸化炭素CO_2	窒素N_2	シアン化水素HCN
電子式	:O::O:	:O::C::O:	:N⋮⋮N:	H:C⋮⋮N:
構造式	O=O	O=C=O	N≡N	H−C≡N

塩素Cl_2、**弗化水素**(ふっか)HF、**アンモニア**NH_3、**メタン**CH_4は、いずれも**単結合のみ**をもつ分子です。また、**酸素**O_2や**二酸化炭素**CO_2は**二重結合のみ**をもつ分子、**窒素**N_2は**三重結合のみ**をもつ分子です。なお、**シアン化水素**HCNは、単結合と三重結合をもつ分子です。

重要度 B

3 配位結合

共有結合であっても、双方の原子が不対電子を出し合うのではなく、**一方の原子だけが非共有電子対を他方の原子に与えて**、それを双方で共有するというタイプの化学結合もあります。これを**配位結合**といいます。

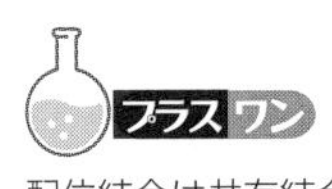

配位結合は共有結合の一種とみなされている。

たとえば、アンモニア分子NH_3に含まれている窒素原子Nが、自らの非共有電子対を水素イオンH^+に与え、これを共有することによって、**アンモニウムイオンNH_4^+**が形成されます。

水素イオンH^+は、水素原子Hが唯一の電子を放出してできたものだから、電子をもっていません。

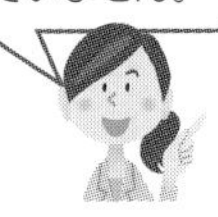

■**配位結合の例（アンモニウムイオンの形成）**

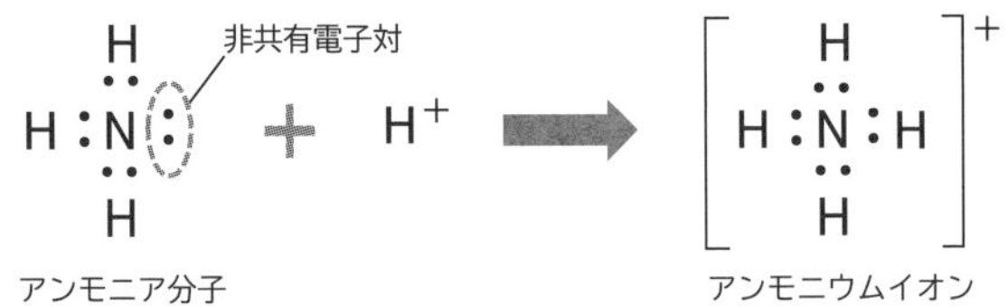

重要度 B

4 共有結合の結晶

周期表の14族である**炭素**C、**硅素**(けいそ)Siのような原子価の大きい原子は、C_2、Si_2といった分子にはならず、多数の原子が**共有結合**によって結びついた**結晶**を形成します。このような結晶を**共有結合の結晶**といいます。共有結合は結合力が非常に強いため、共有結合の結晶はとても**硬く**、また**融点が高い**という特徴があります。

炭素Cでできた共有結合の結晶の例として、ダイヤモンドと黒鉛（グラファイト）が挙げられます。

共有結合の結晶自体が巨大な分子であると考えられます。

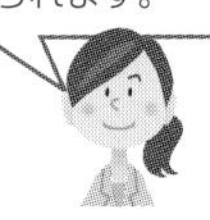

■共有結合の結晶の例

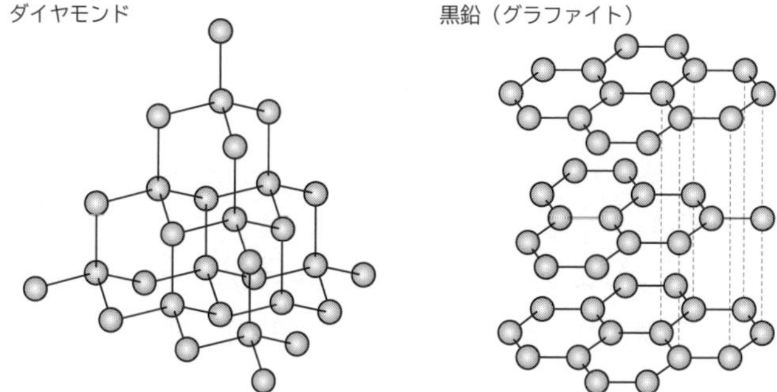

重要度 A

5 電気陰性度と極性

① 電気陰性度

電気陰性度とは、共有結合した原子の間で、それぞれの原子が**共有電子対を引き寄せる強さ**を数値で表したものです。典型元素は、周期表の左下にあるものほど電気陰性度が小さく、右上にあるものほど電気陰性度が大きいという傾向がみられます。

典型元素▶P.98

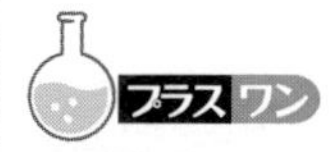

共有結合をつくらない希ガスについては電気陰性度を考える必要がない。

■主な元素の電気陰性度

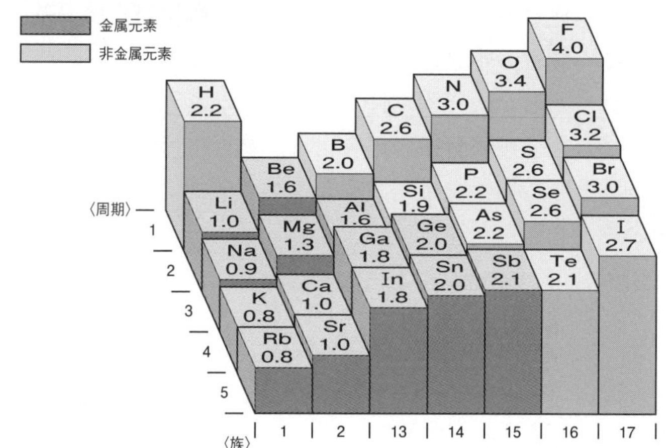

弗素F、酸素Oなどは、電気陰性度が大きいことを覚えておきましょう。

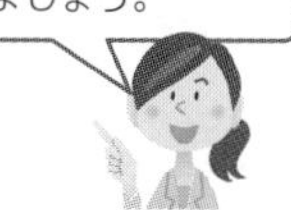

② 結合の極性

異なる元素の原子からなる共有結合の場合、**共有電子対**は、**電気陰性度の大きい原子**のほうに引き寄せられます。

たとえば、塩化水素HClの場合、水素Hよりも塩素Clのほうが電気陰性度が大きいため、共有電子対は塩素原子のほうに引き寄せられて、塩素原子はわずかに**負の電荷**、水素原子はわずかに**正の電荷**を帯びます。このように原子の間に**電荷の偏り**があることを、**結合に極性**（きょくせい）**がある**といいます。２つの原子の電気陰性度の差が大きいほど、結合の極性は大きくなります。ただし、電気陰性度の差が2.0を超えるような場合は、その結合はもはや共有結合ではなく**イオン結合**とみなしてよいとされています、

これに対し、水素H_2や塩素Cl_2といった**１種類の元素**の原子からなる共有結合の場合は、電気陰性度の差というものがないので、結合の極性はありません。

重要度A 6 極性分子と無極性分子

① ２原子分子の極性

1種類の元素でできているということは「単体」ですね。▶P.84

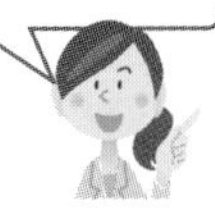

水素H_2や塩素Cl_2など、１種類の元素の２つの原子でできた**２原子分子**の場合は、結合に極性がなく、分子全体としても極性がありません。このような、**極性がない分子**のことを**無極性分子**といいます。

これに対し、塩化水素HClなど、異なる元素の２つの原子でできた**２原子分子**の場合には、結合に極性があり、分子全体として極性をもちます。このような、**極性をもつ分子**のことを**極性分子**といいます。

■２原子分子の無極性分子と極性分子の例

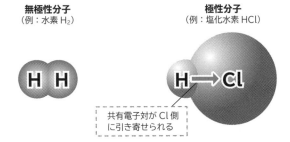

無極性分子
（例：水素 H_2）

H H

極性分子
（例：塩化水素 HCl）

H ⟶ Cl

共有電子対が Cl 側に引き寄せられる

図中の赤い矢印→は共有電子対を引き寄せる力を表します。

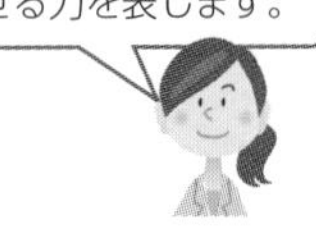

② 多原子分子の無極性分子

3つ以上の原子でできた**多原子分子**の場合は、各原子間の結合に極性があっても、分子全体で見たときにその**極性を打ち消し合う関係**になっているものは、**無極性分子**となります。

■多原子分子の無極性分子の例

直線形
（例：二酸化炭素 CO_2）

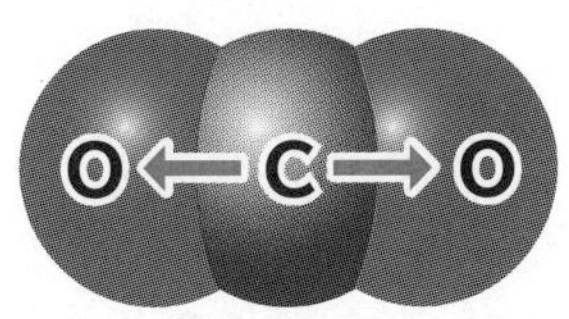

酸素Oのほうが電気陰性度が大きいので、O側に引き寄せようとするが、2つの矢印が正反対の方向を向いているため、極性を打ち消し合う

正四面体形
（例：メタン CH_4）

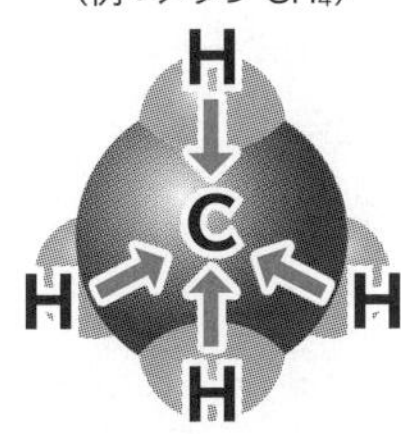

炭素Cのほうが電気陰性度が大きいので、C側に引き寄せようとするが、4つの矢印がつり合っているため、極性を打ち消し合う

③ 多原子分子の極性分子

多原子分子のうち、分子全体で見て極性を打ち消し合う関係になっていないものは、**極性分子**となります。

■多原子分子の極性分子の例

折れ線形
（例：水 H_2O）

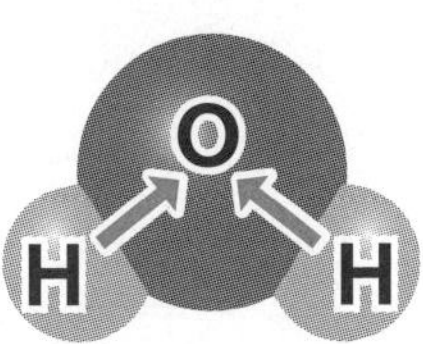

酸素Oのほうが電気陰性度が大きいので、O側に引き寄せられる。非対称的な形なので2つの矢印が互いを打ち消し合う方向に向いていない

三角錐形（錐：すい）
（例：アンモニア NH_3）

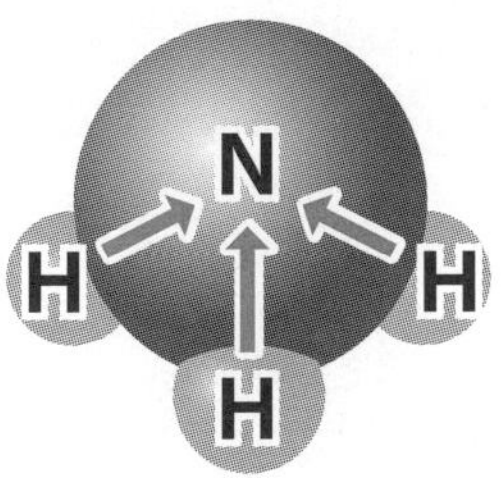

窒素Nのほうが電気陰性度が大きいので、N側に引き寄せられる。非対称的な形なので3つの矢印が互いを打ち消し合う方向に向いていない

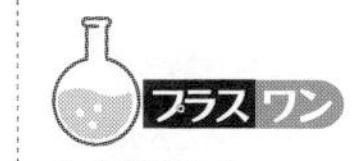

無極性分子
- 単体
- 対称的な形をしている多原子分子の化合物（直線形、正四面体形）

極性分子
- 2原子分子である化合物
- 非対称的な形をしている多原子分子の化合物（折れ線形、三角錐形）

重要度 A

7 分子間力と分子結晶

① 分子間力

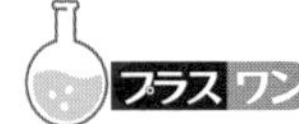

分子量が大きいほど分子間力は強くなるので、融点・沸点が高くなる。

共有結合で形成された分子どうしの間には、**弱い引力**が働いています。この引力を**分子間力**といいます。分子は、分子間力の作用によって互いに引き合います。分子間力には、ある特別な分子の間に作用する**水素結合**と、すべての分子に作用する**ファンデルワールス力**（りょく）があります。

ファンデルワールス力によって、極性・無極性に関係なく、すべての分子は互いに引き合います。

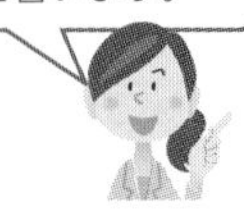

② 水素結合

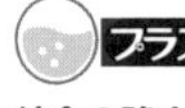

結合の強さ
水素結合は化学結合と比べると弱い結合であるが、ファンデルワールス力よりは強い。化学結合では共有結合が最も強い結合である。

電気陰性度の大きい原子（F、O、N）と水素原子Hが結合してできた**弗化水素**HF、**水**H_2O、**アンモニア**NH_3といった分子は、結合の極性が大きく、電気陰性度の大きい原子がより強い負の電荷、水素原子がより強い正の電荷を帯びます。このため、たとえば水分子の酸素原子Oと別の水分子の水素原子Hが引き寄せられるということが次々と起こり、あたかも水素原子Hを仲立ちとした分子の結合（**水素結合**）が形成されます。

■水素結合の例

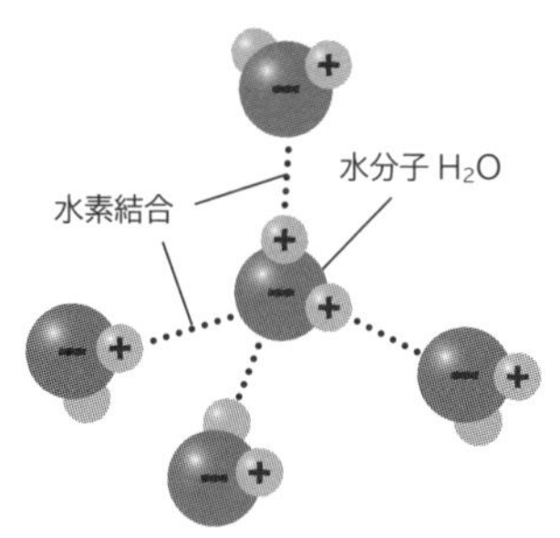

③ 分子結晶

共有結合した分子を冷やして凝固させると、分子結晶となって現れます。

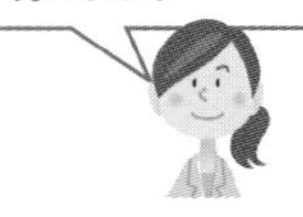

多数の分子が**分子間力によって集まってできた結晶**を、**分子結晶**といいます。分子間力が弱いことから、分子結晶は軟らかく、**融点が低い**という性質があります。

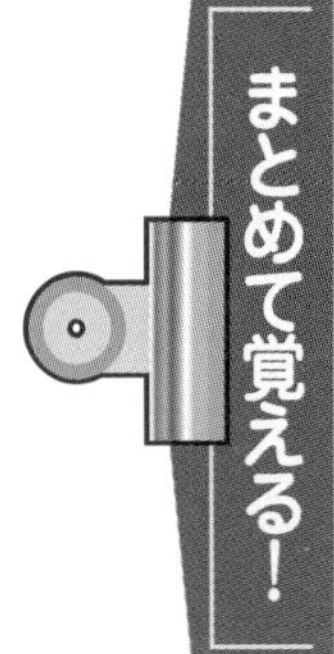

◆結晶のまとめ

	金属結晶	イオン結晶	共有結合の結晶	分子結晶
結合の種類	金属結合	イオン結合	共有結合	分子間力
構成粒子	原子と自由電子	陽イオンと陰イオン	原子	分子
結合の強さ	強い	強い	非常に強い	弱い
融点	高い〜低い	**高い**	**非常に高い**	**低い**

理解度把握○×テスト

KeyPoint	できたらチェック
電子式	□ 1 最外殻電子のうち2個で対をなしているものを電子対といい、対になっていないものを不対電子という。
共有結合	□ 2 原子どうしが電子対を共有することによってできる結合を共有結合といい、共有されている電子対を共有電子対という。
	□ 3 窒素分子N_2には、非共有電子対が3組存在する。
	□ 4 弗化水素HF、酸素O_2、二酸化炭素CO_2、シアン化水素HCNのうち、三重結合をもつのはシアン化水素である。
配位結合	□ 5 一方の原子だけが非共有電子対を他方の原子に与え、それを双方で共有する化学結合のことを、配位結合という。
共有結合の結晶	□ 6 ダイヤモンドなど、多数の原子が共有結合で結びついた共有結合の結晶は、融点が低いという特徴がある。
電気陰性度と極性	□ 7 共有結合した原子の間で、それぞれの原子が共有電子対を引き寄せる強さを数値で表したものを、電気陰性度という。
	□ 8 水素H、窒素N、ナトリウムNa、弗素Fのうち、最も電気陰性度が高いのは、弗素Fである。
極性分子と無極性分子	□ 9 水素H_2、塩化水素HCl、アンモニアNH_3のうち、無極性分子であるのは、塩化水素HClである。
	□ 10 二酸化炭素CO_2、水H_2O、メタンCH_4のうち、極性分子であるのは、水H_2Oである。
	□ 11 アンモニアNH_3、二酸化炭素CO_2、メタンCH_4のうち、立体構造が正四面体形であるのは、アンモニアNH_3である。
分子間力と分子結晶	□ 12 ドライアイス（固体の二酸化炭素）は、炭素原子Cと酸素原子Oが共有結合でつながり、できた分子CO_2が分子間力によって集まってできた分子結晶である。

解答 1. ○　2. ○　3. × 窒素分子N_2を電子式で表すと「:N⋮⋮N:」である。共有電子対は3組（三重結合）であるが、非共有電子対は2組である。　4. ○ 弗化水素HFは単結合のみ、酸素O_2と二酸化炭素CO_2は二重結合のみ、シアン化水素HCNは単結合と三重結合をもつ。　5. ○　6. × 共有結合は結合力が非常に強いため、共有結合の結晶はとても硬く、融点が高いという特徴がある。　7. ○　8. ○　9. × 水素H_2が無極性分子である。塩化水素HClとアンモニアNH_3はどちらも極性分子である。　10. ○　11. × アンモニアNH_3は三角錐形である。二酸化炭素CO_2は直線形（無極性分子）で、メタンCH_4が正四面体形（無極性分子）である。　12. ○ 気体の二酸化炭素CO_2を冷やして凝固させると、ドライアイス（分子結晶）になる。

Lesson 7

気体の性質

11日目

レッスンのポイント

気体についての法則（**ボイルの法則**、**シャルルの法則**、**ドルトンの分圧の法則**、**アボガドロの法則**）について学習します。試験では、これらの法則に関する計算問題を出題するところもあるので、例題を解いて確実に理解しましょう。このほか、**気体の状態方程式**と**理想気体**の意味も重要です。

重要度 A

1 気体についての法則

① ボイルの法則

温度一定のとき、一定物質量の気体の体積は、圧力に反比例する

これを**ボイルの法則**といいます。

気体の体積 V、圧力 P とすると、次の式で表されます。

$$PV = k \quad (k \text{は定数})$$

温度一定のまま体積を1/2倍、1/3倍 にしたときは、圧力は2倍、3倍になります。

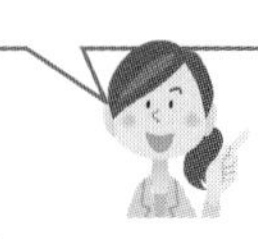

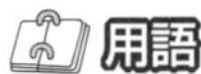

気圧
気体の圧力のこと。一般には大気による圧力（大気圧）のことを単に気圧と呼ぶ場合が多い。

反比例ということは、気体の体積または圧力のうち一方を２倍、３倍にすると、他方は１/２倍、１/３倍になるということです。たとえば、温度一定のまま、２気圧の気体１Lを２Lの容器に入れると、体積が２倍になったので、圧力は１/２倍となり、１気圧になります。

圧力 P_1 で体積 V_1 の気体が、圧力 P_2 で体積 V_2 になった場合には、次の関係式が成り立ちます（温度は一定）。

$$P_1 V_1 = P_2 V_2$$

② シャルルの法則

圧力一定のとき、一定物質量の気体の体積は、温度が１℃増減するごとに、0℃での体積の１/273倍ずつ増減する

これを**シャルルの法則**といいます。

気体の体積 V、０℃での体積 V_0、セ氏温度 t とすると、次の式で表されます。

$$V = V_0\left(1 + \frac{t}{273}\right) = V_0 \times \frac{273 + t}{273}$$

また、温度は**絶対温度T**で表すこともできます。

セ氏温度tが1℃上昇するごとに、絶対温度Tも1Kずつ上昇します。つまり、$T = 273 + t$の関係が成り立つので、これを上の式に代入すると、次の式になります。

$$V = V_0 \times \frac{T}{273} = \frac{V_0}{273} \times T$$

この式から、一定物質量の**気体の体積Vは、絶対温度Tに比例する**ことがわかります（圧力は一定）。比例するということは、絶対温度が2倍、3倍になると、気体の体積も2倍、3倍になるということです。たとえば、圧力一定のまま、体積300mLの気体の温度を、300Kから320Kに上昇させると、絶対温度が320/300倍になっているので、体積も320/300倍になり、300mL×320/300＝320mLとなります。

③ ボイル・シャルルの法則

ボイルの法則とシャルルの法則をまとめると、次のようになります。

一定物質量の気体の体積は、圧力に反比例し、絶対温度に比例する

これを**ボイル・シャルルの法則**といいます。

気体の体積V、圧力P、絶対温度Tとすると、次の式で表されます。

$$V = k\frac{T}{P} \quad （k\text{は定数}）\cdots(1)$$

また、圧力P_1、絶対温度T_1、体積V_1の気体が、圧力P_2、絶対温度T_2、体積V_2の気体になった場合には、次の関係式が成り立ちます。

$$\frac{P_1 \times V_1}{T_1} = \frac{P_2 \times V_2}{T_2}$$

絶対温度について
▶P.83

$T = 273 + t$
たとえばセ氏27℃のときの絶対温度は273＋27＝300Kである。

320/300を分数にして書くと、$\frac{320}{300}$となります。

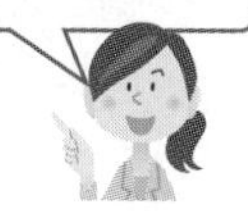

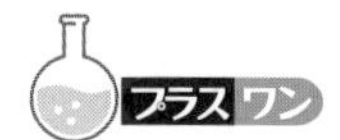

左の式(1)を変形すると、
$PV = kT$
または
$\frac{P \times V}{T} = k$
とも表せる。

④ ドルトンの分圧の法則

互いに反応しない２種類以上の気体を１つの容器に入れた場合、この**混合気体全体が示す圧力**を**全圧**、**それぞれの成分気体が示す圧力**を**分圧**といいます。この場合、全圧と分圧の関係について、次の法則が成り立ちます。

例題１は、ボイルの法則とドルトンの分圧の法則に関する応用問題です。

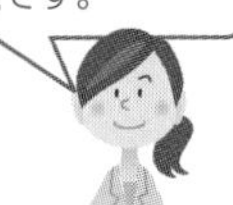

混合気体の全圧は、各成分気体の分圧の和に等しい

これを**ドルトンの分圧の法則**といいます。

混合気体の全圧 P、成分気体の分圧をそれぞれ P_1、P_2 とすると、$P = P_1 + P_2$ という式が成り立ちます。

解いてみよう　例題１

温度一定の状態で、200kPaの一酸化炭素1.0Lと100kPaの酸素3.0Lを、5.0Lの容器に混合して封入したとき、混合気体の全圧は何kPaになるか。

＊「kPa（キロパスカル）」は圧力の単位

考え方　温度一定のまま200kPaの一酸化炭素1.0Lを5.0Lの容器に封入すると、体積が５倍になるので、圧力は反比例して５分の１になります。
一酸化炭素の圧力＝200kPa×1/5＝40kPa…①
100kPaの酸素3.0Lを5.0Lの容器に封入すると、体積が5/3倍になるので、圧力は3/5倍。
酸素の圧力＝100kPa×3/5＝60kPa…②
したがって、①②より、混合気体の全圧＝40kPa＋60kPa＝100kPa

用語

Pa
圧力を表す単位で、パスカルと読む。

kPa
１Paの1000倍を表す単位で、キロパスカルと読む。

⑤ アボガドロの法則

すべての気体は、同温同圧のもとでは、同じ体積中に同じ数の分子を含む

これを**アボガドロの法則**といいます。

すべての**気体１mol**の体積は、**気体の種類に関係なく、0℃１気圧（標準状態）**の場合には**22.4L**を占めます。

mol（モル）▶P.92

１molとは、同一粒子**6.0×10^{23}個**の集団をひとまとめにしたものなので、標準状態のすべての気体22.4Lの中にはその気体の分子6.02×10^{23}個が含まれているわけです。

また**物質1molの質量**は、その物質の原子量・分子量・式量に〔g〕をつけたものと等しいことを、レッスン2ですでに学習しました（▶P.92）。

以上のことを踏まえて、次の例題を解いてみましょう。

解いてみよう 例題2

標準状態（0℃1気圧）で67.2Lの塩化水素HClは何gか。
ただし、原子量はH＝1、Cl＝35.5、標準状態における気体1molの体積を22.4Lとする。

考え方 まず、塩化水素HClは分子なので、分子量（＝原子量の合計）を求めると、1＋35.5＝36.5。つまり、塩化水素1molは36.5gです。
また、標準状態で体積67.2Lということは、標準状態における気体1molの体積22.4Lと比べると67.2÷22.4＝3倍であり、この塩化水素は3molであることもわかります。
以上より、この塩化水素HClの質量＝36.5g×3＝109.5g

⑥ 気体定数

標準状態（0℃1気圧）のすべての気体22.4Lの中には1mol分の気体分子が含まれていることから、これらの値を**ボイル・シャルルの法則**の式(1)（▶P.121）に代入してみます。V＝22.4、P＝1、T＝273（セ氏0℃）より、

$$22.4\,〔\mathrm{L/mol}〕 = k \times \frac{273\,〔\mathrm{K}〕}{1\,〔\mathrm{atm}〕} \quad (k\text{は定数})\cdots(1)$$

$$k = \frac{22.4}{273} \fallingdotseq 0.0821〔\mathrm{atm \cdot L/(K \cdot mol)}〕$$

また、1〔atm〕＝1013〔hPa〕です。

1hPa＝100Paなので、1013〔hPa〕＝101300〔Pa〕

したがって、

$$k = 0.0821〔\mathrm{atm \cdot L/(K \cdot mol)}〕\times 101300〔\mathrm{Pa/atm}〕$$
$$= 8316.73 \fallingdotseq 8.3\times 10^3〔\mathrm{Pa \cdot L/(K \cdot mol)}〕$$

この**定数k ≒ 8.3×10^3**〔Pa・L/(K・mol)〕は気体の種類に関係しない定数であり、**気体定数**といいます。

用語

atm
気圧を表す単位で、アトムと読む。
1気圧＝1〔atm〕

hPa
1Paの100倍を表す単位で、ヘクトパスカルと読む。

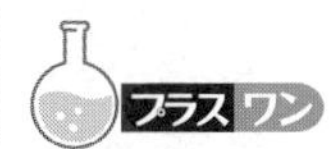

大気圧の大きさは、海面と同じ高さの場所で約1013hPaになる。この圧力のことを1気圧〔atm〕という。

重要度 A

2 状態方程式と理想気体

① 気体の状態方程式

気体定数を R として**ボイル・シャルルの法則**に用いた場合、1 molの気体の体積を V' とすると、P.121の式(1)より、$PV' = RT$ と表せます。

気体が n 〔mol〕の場合は、体積 V とすると、

$V' = V/n$ なので、$PV' = PV/n = RT$

したがって、$PV = nRT$ となります。

この式を、**気体の状態方程式**といいます。

気体の状態方程式より、圧力 P 〔atm〕、体積 V 〔L〕、物質量 n 〔mol〕、温度 T 〔K〕の4つの量のうち3つが定まれば、残り1つの量が求められることがわかります。

② 理想気体

気体の状態方程式が厳密にあてはまる気体を**理想気体**といいます。理想気体は、あらゆる温度・圧力において気体の状態方程式に従うものと仮定した気体であり、その気体の分子自身の体積を考慮せず、分子間力は生じないものと仮定しています。気体の状態方程式により、理想気体は、絶対温度 T が0に近づくと、気体のままで体積 V が0に近づくことになります。しかし、**実際の気体**（**実在気体**）では、**凝縮**や**凝固**が起きるため、体積は0になりません。

分子間力が大きい気体は、理想気体から大きくずれた性質をもちます。

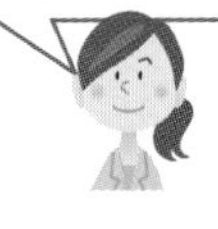

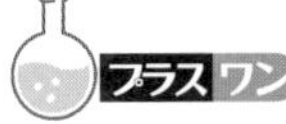

実在気体は、高温・低圧ほど、理想気体に近づく。

まとめて覚える！

◆気体についての法則のまとめ

ボイルの法則	温度一定のとき、一定物質量の気体の体積は、**圧力**に**反比例**する
シャルルの法則	圧力一定のとき、一定物質量の気体の体積は、温度が**1℃**増減するごとに、0℃での体積の**1/273倍**ずつ増減する
ボイル・シャルルの法則	一定物質量の気体の体積は、**圧力**に**反比例**し、**絶対温度**に**比例**する
ドルトンの分圧の法則	混合気体の**全圧**は、各成分気体の**分圧の和**に等しい
アボガドロの法則	すべての**気体**は、同温同圧のもとでは、同じ体積中に**同じ数**の分子を含む

理解度把握○×テスト

KeyPoint	できたらチェック
気体についての法則	□ 1 温度一定のとき、一定物質量の気体の体積は、圧力に比例する。
	□ 2 温度一定のまま、3気圧の気体250mLを125mLになるまで圧縮した場合、その気体の圧力は6気圧になる。
	□ 3 圧力一定のとき、一定物質量の気体の体積は、温度が1℃増減するごとに、0℃での体積の1/273倍ずつ増減する。
	□ 4 圧力一定のとき、気体の体積はセ氏温度に比例する。
	□ 5 一定物質量の気体の体積は、圧力に反比例し、絶対温度に比例する。
	□ 6 混合気体の全圧は、各成分気体の分圧の積に等しい。
	□ 7 すべての気体は、同温同圧のもとでは、同じ体積中に同じ数の分子を含む。
	□ 8 気体1molの体積は、気体の種類に関係なく、あらゆる温度・圧力において、22.4Lを占める。
	□ 9 標準状態において、1.12LのメタンCH_4は、0.8gである。ただし、原子量はH=1、C=12 とする。
状態方程式と理想気体	□10 理想気体は、あらゆる温度・圧力において気体の状態方程式に従うものと仮定した気体であり、その気体の分子自身の体積を考慮せず、分子間力は生じないものとされる。
	□11 実在気体は、低温・低圧の条件下では、理想気体に近いふるまいをする。

解答 1. × 温度一定のとき、一定物質量の気体の体積は、圧力に反比例する（ボイルの法則）。 2. ○ 気体の体積が250mLから125mLに圧縮されたため、体積は2分の1になっている。すると、圧力は反比例して2倍になるので、3気圧×2=6気圧となる。 3. ○ シャルルの法則。 4. × セ氏温度ではなく、絶対温度に比例する。 5. ○ ボイル·シャルルの法則。 6. × 分圧の積ではなく、分圧の和に等しい（ドルトンの分圧の法則）。 7. ○ アボガドロの法則。 8. × すべての気体１molの体積は、0℃１気圧（標準状態）において、22. 4Lを占める。あらゆる温度・圧力においてではない。 9. ○ 標準状態で体積1. 12Lということは、標準状態における気体１molの体積22. 4Lと比べると1. 12÷22. 4=0. 05倍なので、このメタンは0. 05molである。また、メタンの分子量は12+(1×4)=16なので、メタン１molは16g。したがって、このメタンの質量=16g×0. 05=0. 8g。 10. ○ 11. × 低温・低圧ではなく、高温・低圧の条件下において理想気体に近いふるまいをする。

Lesson 8

11日目

溶液の性質

レッスンのポイント

溶液とコロイドについて学習しましょう。試験では、**溶解度**や溶液の濃度（**質量パーセント濃度、モル濃度**）に関する計算問題がよく出題されます。蒸気圧降下・沸点上昇・凝固点降下のほか、**疎水コロイド**と**親水コロイド**の違い、コロイドの性質（**チンダル現象、ブラウン運動**など）も頻出です。

重要度 A

1 溶液と溶解度

液体に他の物質が溶けて均一な液体になることを**溶解**といいます。物質を溶かした液体を**溶媒**（ようばい）、溶媒に溶けている物質を**溶質**（ようしつ）といい、溶解によって得られる均一な液体のことを**溶液**（**溶媒が水**の場合は**水溶液**）といいます。

食塩水は、塩化ナトリウムを溶質、水を溶媒とする水溶液ですね。

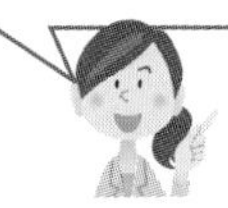

溶媒100 g に溶解する**溶質**の**最大量**〔g〕をその溶質のその温度における**溶解度**といいます。

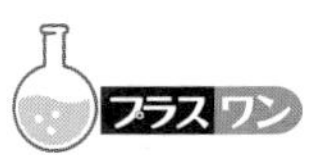

プラスワン
溶媒…液体のみ
溶質…固体、液体、気体

一般に、**固体**の溶解度は、温度が**高く**なるほど**大きく**なります。たとえば水に対する硝酸カリウムの60℃における溶解度は110なので、水100 gに硝酸カリウムは110 gまで溶けます（このとき**飽和水溶液**（ほうわ）全体の質量は210 g）。では、この飽和水溶液の温度を20℃まで下げるとどうなるでしょう。20℃での硝酸カリウムの溶解度は32です。このため、60℃のときすべて溶けていた110 gのうち32 gを超える78 g分は溶けきれず、**結晶となって析出**（せきしゅつ）します。この現象を**再結晶**といいます。これによって、温度変化による溶解度の差を利用して物質を精製することができます（▶P.86）。

■水に対する固体の溶解度

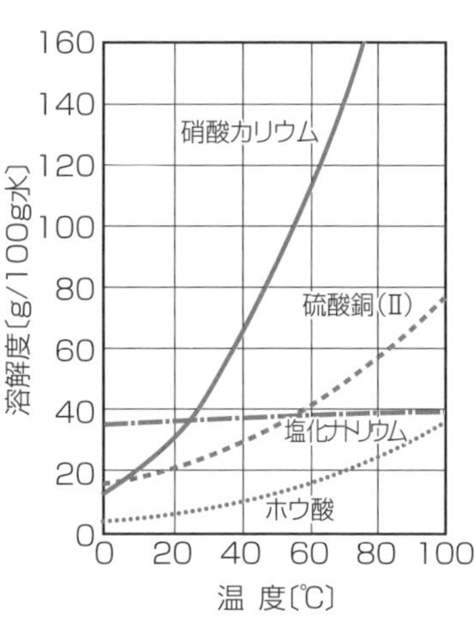

気体の溶解度については、このあと学習します。

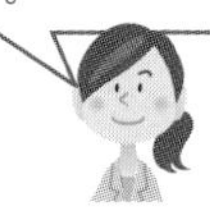

用語
飽和水溶液
ある温度での溶解度の最大量まで溶質が溶けている水溶液。これに対し、溶質が溶解度まで達していない場合は、不飽和水溶液という。

重要度 A

② 溶液の濃度

① 質量パーセント濃度（単位：%またはwt%）

溶液全体の質量に対して**溶質の質量**が何%を占めるかを表した濃度。**溶液の質量＝溶質の質量＋溶媒の質量**であることに注意しましょう。

$$\text{質量パーセント濃度} = \frac{\text{溶質の質量〔g〕}}{\text{溶液の質量〔g〕}} \times 100$$

解いてみよう 例題1

水100 gに塩化ナトリウムを溶かして、質量パーセント濃度20%の水溶液をつくりたい。このとき必要な塩化ナトリウムは何 gか。

考え方　必要な塩化ナトリウム（溶質）の質量をX gとします。溶媒の水の質量は100 gなので、溶液の質量〔g〕＝X＋100となります。
これらを質量パーセント濃度の公式に代入すると、

$$20 = \frac{X}{X+100} \times 100$$　これを解いて、X＝25g

②モル濃度（単位：mol/L）

溶液1L中に何molの溶質が溶けているかを表した濃度。

$$\text{モル濃度} = \frac{\text{溶質の物質量〔mol〕}}{\text{溶液の体積〔L〕}}$$

単位が〔mL〕のものは〔L〕に直す

解いてみよう 例題2

0.5mol/Lの希硫酸200mLに、2.0mol/Lの希硫酸300mLを加えたとすると、この混合水溶液の濃度は何mol/Lになるか。

考え方　希硫酸は、濃硫酸を溶質、水を溶媒とする水溶液です。公式より、
モル濃度〔mol/L〕×溶液の体積〔L〕＝溶質の物質量〔mol〕。
0.5mol/Lの希硫酸200mL中の溶質の物質量をX〔mol〕とすると、
200mL＝0.2Lより、0.5×0.2＝X　したがって、X＝0.1mol
2.0mol/Lの希硫酸300mL中の溶質の物質量をY〔mol〕とすると、
300mL＝0.3Lより、2.0×0.3＝Y　したがって、Y＝0.6mol
以上より、混合水溶液の濃度＝0.7mol/0.5L＝1.4 mol/L

重要度 B

3 気体の溶解度

① 気体の溶解度と温度

酸素O_2や窒素N_2などの気体の分子は、水などの液体の分子のすき間に入り込んで溶けるため、温度が上昇すると分子の熱運動が活発になり、溶質である気体の分子が液体の外に飛び出すようになります。このため、一般に**気体**の溶解度は、温度が**高く**なるほど**小さく**なります。

② ヘンリーの法則

酸素O_2や窒素N_2といった溶解度が比較的小さい気体の場合、**温度一定**のとき、**一定量の溶媒に溶ける気体の質量（または物質量）は、その気体の圧力に比例します**。これを**ヘンリーの法則**といいます。

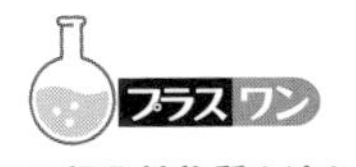

不揮発性物質を溶かした溶液

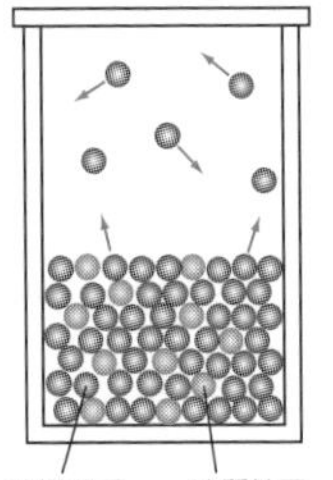

溶質の粒子があると液面に並ぶ溶媒分子の割合が小さくなる→蒸発する溶媒分子の数が減る→蒸気圧が低くなる

蒸気圧と沸点について▶P.82

重要度 B

4 蒸気圧降下・沸点上昇・凝固点降下

① 蒸気圧降下

塩化ナトリウムのような、ほとんど蒸発しない**不揮発性の物質を溶かした溶液**では、溶液全体の粒子に対する溶媒の分子数の割合が小さくなるため、同じ温度の純粋な液体（純溶媒）と比べて**蒸発しにくく**なります。このような、**溶液の蒸気圧は純溶媒の蒸気圧よりも低くなる**という現象を、**蒸気圧降下**といいます。たとえば、海水で濡れた服が真水で濡れた服よりも乾きにくいのは、このためです。

② 沸点上昇

液体の沸点は、蒸気圧が大気圧（1気圧）と等しくなるときの液温ですが、塩化ナトリウムなどの不揮発性物質を溶かした溶液の場合は、**蒸気圧降下**が起こるため、蒸気圧が大気圧と等しくなるまでに、より多くの熱エネルギーが必要となります。このために、**溶液の沸点が純溶媒の沸点より高くなってしまう**ことを**沸点上昇**といいます。また、純溶媒の沸点との差を**沸点上昇度**といいます。

③ 凝固点降下

溶液中の**溶媒**が凝固しはじめる温度を**溶液の凝固点**といい、不揮発性の物質を溶かした溶液では、**純溶媒の凝固点より低くなる**ことが知られています。これを**凝固点降下**といい、純溶媒の凝固点との差を**凝固点降下度**といいます。

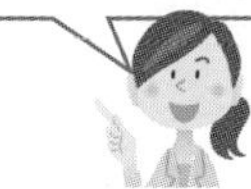

たとえば、海水は、－2℃近くにならないと凍りません。

重要度 A

5 コロイド

① コロイド粒子とコロイド溶液

一般に、**直径10^{-9}～10^{-7}m**程度の大きさの粒子のことを**コロイド粒子**といいます。コロイドとは、コロイド粒子が物質中に均一に分散している状態をいい、コロイド粒子が液体中に均一に混ざったものを**コロイド溶液**といいます。一方、これまでに学習した分子やイオンを溶質とする溶液は、**真の溶液**と呼んで区別します。

■コロイド粒子の大きさ　（単位：m）

10^{-10}　10^{-9}	10^{-8}　10^{-7}	10^{-6}　10^{-5}
分子やイオン	コロイド粒子	沈殿粒子
真の溶液	コロイド溶液	―

用語

沈殿
液体に溶けていない物質が下方に沈んでたまっている状態。またはその物質。

コロイドでは、分散している粒子を**分散質**、分散させている物質を**分散媒**といいます。

また、**流動性のあるコロイド**を**ゾル**といい、流動性のない**半固体状態のコロイド**を**ゲル**といいます。

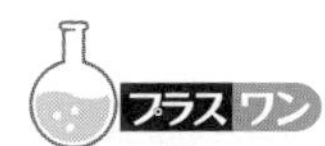

ゾルの例
・セッケン水
・牛乳
・デンプン水溶液
ゲルの例
・ゼリー
・こんにゃく
・豆腐

② 疎水コロイドと凝析

水が分散媒の場合に、水に溶けない、または水と混ざり合わない**疎水性**（そすいせい）**の物質**がコロイド粒子となって水中に分散しているものを**疎水コロイド**といいます。たとえば、硫黄や粘土、水酸化鉄(Ⅲ)などがコロイド粒子となって水中に分散したものがこれに該当します。

疎水コロイドは、**少量**の**電解質**を加えるとコロイド粒子が集まって**沈殿**します。この現象を**凝析**（ぎょうせき）といいます。

用語

電解質
水などに溶解すると電気を通す物質。

③ 親水コロイドと塩析

水が分散媒の場合に、水に溶けやすい、または水と混ざりやすい**親水性の物質**がコロイド粒子となって水中に分散しているものを**親水コロイド**といいます。たとえば、デンプン、タンパク質、セッケンなどがコロイド粒子となって水中に分散したものがこれに該当します。

親水コロイドは、**多量の電解質**を加えるとコロイド粒子が集まって**沈殿**します。この現象を**塩析**（えんせき）といいます。

④ 保護コロイド

疎水コロイドに親水コロイドを加えると、疎水コロイドの粒子の周りを親水コロイドが取り囲んで、**凝析を起こりにくく**します。このような働きをする**親水コロイド**のことを**保護コロイド**といいます。

⑤ コロイド溶液の性質

コロイド溶液は、分散質の粒子が大きいため、真の溶液とは異なる次のような性質があります。

■コロイド溶液の性質

チンダル現象	コロイド溶液に横から**強い光**を当てると、コロイド粒子が光を散乱して、**光の通路が輝いて見える**現象
ブラウン運動	**熱運動**している**溶媒分子**がコロイド粒子に**不規則に衝突**することによって起こるコロイド粒子の不規則な運動
透 析	**コロイド粒子が透過できない半透膜**（はんとうまく）を用いることで、小さな溶質粒子とコロイド溶液が分離される現象* ＊イオンなど不純物を含んだコロイド溶液をセロハン（半透膜）の袋に入れて流水中に浸しておくと、不純物だけが袋の外に出ていき、コロイド粒子は袋の中に残る
電気泳動	コロイド溶液に**直流電圧**をかけた場合に、**陽極**（＋の電極）または**陰極**（－の電極）に**コロイド粒子が移動**する現象* ＊正に帯電したコロイドは陰極に、負に帯電したコロイドは陽極に移動する

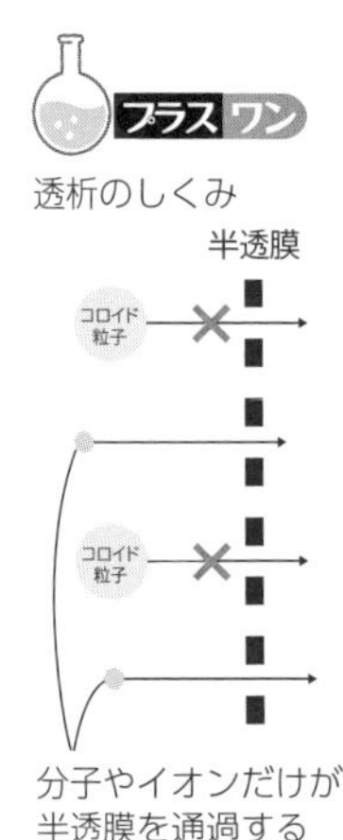

理解度把握○×テスト

KeyPoint	できたらチェック
溶液と溶解度	□ 1 液体に他の物質が溶けて均一な液体になることを溶解といい、物質を溶かした液体を溶媒、溶媒に溶けている物質を溶質という。
	□ 2 水に対する70℃におけるホウ酸の溶解度は20であるが、これは70℃のとき、飽和水溶液100g中にホウ酸は20gまで溶解できるという意味である。
溶液の濃度	□ 3 質量パーセント濃度15%の塩化ナトリウム水溶液を300gつくるために必要な塩化ナトリウムの質量は、45gである。
	□ 4 質量パーセント濃度72%の硫酸200gに、水を加えて30%の硫酸を作ったとすると、このとき加えた水の量は、336gである。
	□ 5 モル濃度は、溶媒1L中に何molの溶質が溶けているかを表す。
	□ 6 水酸化ナトリウムNaOH16.0gを水に溶かして0.1Lの水溶液にすると、モル濃度は4.0mol/Lとなる（原子量はH=1、O=16、Na=23）。
気体の溶解度	□ 7 一般に、気体の溶解度は、温度が高くなるほど小さくなる。
蒸気圧降下・沸点上昇・凝固点降下	□ 8 沸点上昇の例として、海水で濡れた服は真水で濡れた服よりも乾きにくいことが挙げられる。
	□ 9 海水は真水より低い温度で凝固し、沸点は真水の沸点より高い。
コロイド	□ 10 親水コロイドは、少量の電解質を加えるとコロイド粒子が集まって沈殿する。
	□ 11 ブラウン運動とは、コロイド粒子自身の熱運動のことである。

解答 1. ○　2. × 飽和水溶液100g中ではなく、溶媒の水100g中にホウ酸が20gまで溶解できるという意味である（このとき飽和水溶液全体の質量は120g）。　3. ○ 塩化ナトリウム水溶液300gに対して溶質の塩化ナトリウムの占める割合が15%なのだから、塩化ナトリウムの質量＝300×15%＝45g。　4. × 溶質である硫酸の質量＝200×72%＝144g。これに加えた水をXgとすると、溶液の質量は（200＋X）gとなる。したがって、$\frac{144}{200+X}\times 100=30\%$　これを解いて、X＝280gとなる。
5. × 溶媒ではなく、溶液1L中に何molの溶質が溶けているかを表した濃度である。
6. ○ 水酸化ナトリウムNaOHの式量＝23＋16＋1＝40。つまり1molが40gなので、16.0gは0.4mol。したがって、モル濃度＝$\frac{0.4}{0.1}$＝4.0molとなる。　7. ○　8. × これは沸点上昇ではなく、蒸気圧降下の例。　9. ○ 凝固点降下と沸点上昇。　10. × 少量の電解質を加えると沈殿するのは疎水コロイドである（この現象を「凝析」という）。これに対し、親水コロイドは多量の電解質を加えないと沈殿しない（この現象を「塩析」という）。　11. × ブラウン運動とは、溶媒分子が熱運動し、これがコロイド粒子に不規則に衝突することによって起こる現象である。コロイド粒子自身が熱運動しているわけではない。

Lesson 9

12日目

化学反応式

レッスンのポイント

化学反応式を見ると、反応の前後の各物質について、**分子の数**、**物質量**〔mol〕、**質量**〔g〕、**体積**〔L〕といった量的な関係がわかります。試験では、これらに関する計算問題がよく出題されます。また、ある化学変化を表す化学反応式として正しいものを選ばせる問題もたまに出題されます。

重要度 B

1 化学変化の規則性

たとえば、プロパンが燃焼すると二酸化炭素と水蒸気が発生したり、鉄に塩酸を加えると塩化鉄と水素が生成するというように、ある物質が**性質の異なるまったく別の物質に変わる変化**を**化学変化**（または**化学反応**）といいます。

化学変化には、次のような規則性があります。

① 質量保存の法則

化学変化後の物質の質量の総和は、変化前の物質の質量の総和と変わらない

これを**質量保存の法則**といいます。

化学変化が起こっても、**原子の組み合わせが変わる**だけであって、**原子の種類や数は変化しない**からです。

炭素12gと酸素32g(=16g×2)が化合 → 二酸化炭素44gが発生

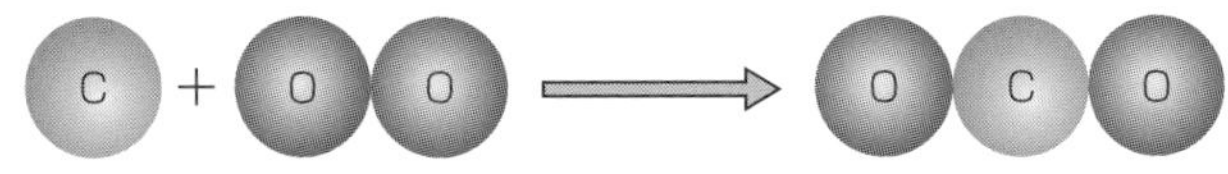

変化前の質量
12g+32g=44g

変化後の質量
44g

② 定比例の法則

1つの化合物を構成している成分元素の質量の比は常に一定である

これを**定比例の法則**といいます。

たとえば、水の場合は常に、水素：酸素＝１：８です。

用語

燃焼
熱と光を出しながら激しく酸化する現象を燃焼という。また酸化は、物質が酸素と結びつく化学変化（化合）である。
▶P.86

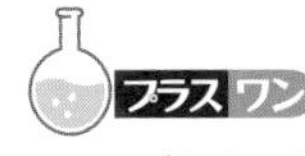

プラスワン

たとえば水素と酸素を3：8で反応させても、1：8を超える部分（水素の2）は反応せずに残る。

重要度 A

2 化学反応式

① 化学反応式のルール

化学式を使って化学変化を表した式を**化学反応式**といいます。化学反応式は、次のルールに従います。

- 反応する物質の化学式を式の**左辺**に書き、生成する物質の化学式を式の**右辺**に書く。両辺は**矢印**「→」で結ぶ
- 左辺と右辺では**原子の種類と数が同じ**でなければならない。このため、両辺の原子の数が合うように、化学式の前に**係数**をつける。係数は**最も簡単な整数比**になるようにし、係数が1のときは省略する
- 反応の前後で変化しない物質（**触媒**など）は化学反応式には書かない

② 未定係数法

両辺の**原子の数が合うように正しく係数をつける方法**として**未定係数法**があります。プロパンC_3H_8の燃焼により二酸化炭素CO_2と水蒸気H_2Oが生じる場合を例にとって説明しましょう。

まず、最初は係数がわからないので、a、b、c、dなどの文字を未知の係数としてつけます。

$$aC_3H_8 + bO_2 \rightarrow cCO_2 + dH_2O$$

次に、左辺と右辺で**各原子の数が等しくなるように**等式をつくり、それらを連立方程式として解きます。

炭素C ⇒ $a\times3=c\times1$　$\therefore 3a=c$ …①

水素H ⇒ $a\times8=d\times2$　$\therefore 8a=2d$　$\therefore 4a=d$ …②

酸素O ⇒ $b\times2=c\times2+d\times1$　$\therefore 2b=2c+d$ …③

①式と②式を、③式に代入すると、

$2b=2\times3a+4a=10a$　$\therefore 2b=10a$　$\therefore b=5a$ …④

①式、②式、④式より、

$a:b:c:d=a:5a:3a:4a=1:5:3:4$

つまり、a=1、b=5、c=3、d=4なので、

$C_3H_8 + 5O_2 \rightarrow 3CO_2 + 4H_2O$　となります。

用語

触媒
自分自身は化学変化せずに、他の物質の化学反応の速度を速めたり遅くしたりする物質。
▶P.168

用語

「∴」
「したがってこうなります」という意味を表す記号。一般に「ゆえに」と読む。

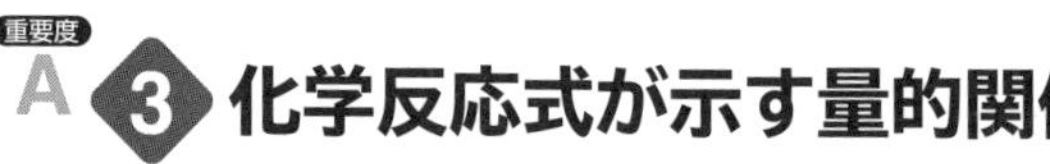

重要度 A

3 化学反応式が示す量的関係

化学反応式を見ると、反応の前後での**物質の量的関係**がわかります。メタンCH_4が完全燃焼して二酸化炭素と水を生成する反応を例にして考えてみましょう。

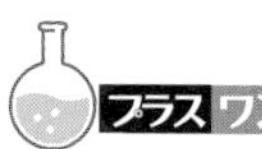

両辺の各原子の数が合っていることを、メタンの化学反応式で確認しよう。

	左辺	右辺
C	1	1
H	4	4
O	4	4

$$CH_4 + 2O_2 \rightarrow CO_2 + 2H_2O$$
$$1 : 2 : 1 : 2$$

●分子の数について

化学反応式の**係数**は、**分子の数の比**を表します。

⇒ **メタン1分子**と**酸素2分子**が反応して、**二酸化炭素1分子**と**水2分子**を生成することがわかる

●物質量〔mol〕について

分子の数をそれぞれ6.0×10^{23}倍すると、化学反応式の係数は**物質量〔mol〕の比**を表すともいえます。

⇒ **メタン分子1 mol**と**酸素分子2 mol**とが反応して、**二酸化炭素分子1 mol**と**水分子2 mol**を生成することがわかる

●質量〔g〕について

物質1 mol当たりの質量は、分子量に〔g〕をつけたものです（▶P.92）。

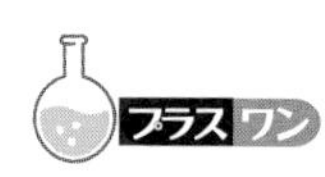

原子量はH＝1、C＝12、O＝16なので、
・CH_4＝16 g/mol
・O_2 ＝32 g/mol
・CO_2＝44 g/mol
・H_2O＝18 g/mol

⇒ **メタン16 g**と**酸素64 g**が反応すると、**二酸化炭素44 g**と**水36 g**を生成することがわかる

●体積〔L〕について（気体の場合）

気体1 mol当たりの体積は、標準状態ではすべて**22.4L**になります（▶P.122）。

⇒ 標準状態では、**メタン22.4L**と**酸素44.8L**とが反応すると、**二酸化炭素22.4L**と**水（水蒸気）44.8L**を生成することがわかる

解いてみよう 例題1

1 molのプロパンC_3H_8が完全燃焼したときに発生する二酸化炭素の質量は何gか。ただし、原子量を H=1、C=12、O=16 とする。

考え方 プロパンの完全燃焼を表す化学反応式は、次の通りです。

$C_3H_8 + 5O_2 \rightarrow 3CO_2 + 4H_2O$

これにより、プロパンと二酸化炭素の物質量の比が 1 mol：3 molであることがわかります。二酸化炭素CO_2の分子量＝12＋16×2＝44なので1 mol当たり44gです。∴ 1 molのプロパンが完全燃焼したとき二酸化炭素は 3 mol発生するので、44g× 3 ＝132g となります。

解いてみよう 例題2

2.24LのメタンCH_4が完全燃焼したときに発生する水（水蒸気）の質量は何gか。ただし、原子量を H=1、C=12、O=16 とする。

考え方 メタンの完全燃焼を表す化学反応式は、次の通りです。

$CH_4 + 2O_2 \rightarrow CO_2 + 2H_2O$

これにより、メタンと水（水蒸気）の物質量の比が 1 mol：2 molであることがわかります。気体 1 mol当たりの体積は、標準状態ではすべて22.4Lなので、2.24Lのメタンは0.1mol。0.1molのメタンが完全燃焼したとき、水（水蒸気）は0.2mol発生します。

水（水蒸気）H_2Oの分子量＝1×2＋16＝18。∴ 1 mol当たり18g。

したがって、0.2mol ならば18g×0.2＝3.6g となります。

解いてみよう 例題3

4 molの一酸化炭素COを完全燃焼させるために必要な酸素O_2は、標準状態で何Lか。ただし、原子量を H=1、C=12、O=16 とする。

考え方 一酸化炭素COが完全燃焼すると二酸化炭素CO_2を生成します。

この場合の化学反応式は、次の通りです。

$2CO + O_2 \rightarrow 2CO_2$

これにより、一酸化炭素と酸素の物質量の比が 2 mol：1 molであることがわかります。したがって、4 molの一酸化炭素を完全燃焼させるのに必要な酸素Xmolは、4：X＝2：1 より、X＝2 mol。

気体 1 mol当たりの体積は、標準状態ではすべて22.4Lなので、2 molの酸素は、22.4L× 2 ＝44.8Lとなります。

理解度把握○×テスト

KeyPoint	できたらチェック
化学変化の規則性	□ 1 水素5gと酸素24gが反応し、水27gが生成した場合、水素2gは未反応のまま残る。
	□ 2 亜鉛Znと塩化水素HClとの反応は、$Zn+2HCl \rightarrow ZnCl_2+H_2$と表される。これにつき、亜鉛3molと塩化水素2molを反応させた場合に、塩化水素がすべて反応したとすると、亜鉛もすべて反応する。
化学反応式	□ 3 エタノールC_2H_5OHが完全燃焼して二酸化炭素と水が生成することを化学反応式で表すと、$C_2H_5OH+2O_2 \rightarrow 2CO_2+3H_2O$となる。
化学反応式が示す量的関係	□ 4 8.0gのメタンCH_4を完全燃焼させたときに生成する水H_2Oの質量は18gである。ただし、原子量はH=1.0、C=12、O=16とする。
	□ 5 4molの一酸化炭素を完全燃焼させたとき、発生する二酸化炭素CO_2の質量は88gである。原子量はH=1.0、C=12、O=16とする。
	□ 6 標準状態で44.8LのプロパンC_3H_8を完全燃焼させると、二酸化炭素が134.4L生成する。原子量はH=1.0、C=12、O=16とする。

解答 1. ○ 定比例の法則より、水素と酸素の場合は質量比1：8=3g：24gで化合し、水27gが生成する。このとき水素は5gのうち3gだけが反応し、2gは未反応のまま残る。 2. × 化学反応式を見ると、亜鉛と塩化水素は1mol：2molの比で反応することがわかる。したがって、塩化水素2molがすべて反応すると、亜鉛は3molのうち1molだけが反応し、2molは未反応のまま残る。 3. × 未定係数法より、$aC_2H_5OH+bO_2 \rightarrow cCO_2+dH_2O$とおくと、炭素C：a×2=c×1 ∴2a=c…①。水素H：a×6=d×2 ∴3a=d…②。酸素O：a×1+b×2=c×2+d×1 ∴a+2b=2c+d…③。①②を③に代入し、a+2b=4a+3a ∴b=3a…④。①②④より、a：b：c：d=a：3a：2a：3a=1：3：2：3。よって、a=1、b=3、c=2、d=3なので、$C_2H_5OH+3O_2 \rightarrow 2CO_2+3H_2O$となる。 4. ○ メタンの完全燃焼を表す化学反応式$CH_4+2O_2 \rightarrow CO_2+2H_2O$より、メタンと水の物質量の比が1mol：2molであることがわかる。メタンCH_4の分子量=12+1×4=16なので、1mol当たり16gである。∴8. 0gならば0. 5molである。したがってこのとき生成する水Xmolは、0. 5：X=1：2より、X=1mol。水H_2Oの分子量=1×2+16=18gなので、1mol当たりの水18gが生成する。 5. × 一酸化炭素の完全燃焼を表す化学反応式$2CO+O_2 \rightarrow 2CO_2$より、一酸化炭素と二酸化炭素の物質量の比は2mol：2mol=1：1であることがわかる。したがって、一酸化炭素を4mol完全燃焼させると、発生する二酸化炭素も4molである。二酸化炭素CO_2の分子量=12+16×2=44なので、1mol当たり44g。∴44g×4=176gの二酸化炭素が発生する。 6. ○ プロパンの完全燃焼を表す化学反応式$C_3H_8+5O_2 \rightarrow 3CO_2+4H_2O$より、プロパンと二酸化炭素の物質量の比は1mol：3molであることがわかる。また、気体1mol当たりの体積は標準状態ではすべて22. 4Lなので、44. 8Lのプロパンは2mol。したがって、このとき生成する二酸化炭素γmolは、2：γ=1：3より、γ=6mol。∴22. 4L×6=134. 4Lの二酸化炭素が生成する。

Lesson 10 12日目

反応熱と熱化学方程式

レッスンのポイント

反応熱の種類（**燃焼熱**、**生成熱**、**分解熱**、**中和熱**、**溶解熱**）ごとの定義は確実に覚えましょう。**発熱反応**と**吸熱反応**の違い、**熱化学方程式**のルールも大切です。ただし、このレッスンの学習内容は頻出とはいえないため、特に**ヘスの法則**などは、初めて学習する際は省略してもかまいません。

重要度 B

1 反応熱の種類

化学変化や溶解には熱の発生または吸収を伴います。**熱を発生**する変化を**発熱反応**、**熱を吸収**する変化を**吸熱反応**といいます。**反応熱**とはこのときに出入りする熱量のことで、反応の中心となる物質**1 mol当たりの熱量**で表します(単位は**kJ/mol**)。反応熱には次の種類があります。

燃焼熱	物質**1 mol**が**完全燃焼**したときに**発生**する熱量
生成熱	化合物**1 mol**が、その**成分元素の単体から生成**するときに**発生**または**吸収**する熱量
分解熱	化合物**1 mol**が、その**成分元素に分解**するときに**発生**または**吸収**する熱量
中和熱	酸と塩基の**中和反応**によって**水1 mol**を生成するときに**発生**する熱量
溶解熱	物質**1 mol**が多量の**溶媒に溶ける**ときに**発生**または**吸収**する熱量

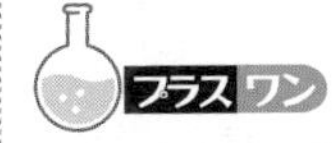

一般に、酸化などの化合は発熱反応であり、「酸化熱」などとも呼ばれる。

燃焼熱および中和熱は発熱のみですが、ほかの３つには発熱と吸熱の両方があります。

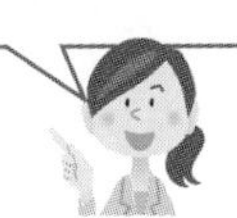

発熱反応の場合は、反応物は**熱を放出**することによってエネルギーの**小さな**物質に変化します。逆に、**吸熱反応**の場合は、反応物は**熱を吸収**することによってエネルギーの**大きな**物質に変化します。

■**発熱反応と吸熱反応**

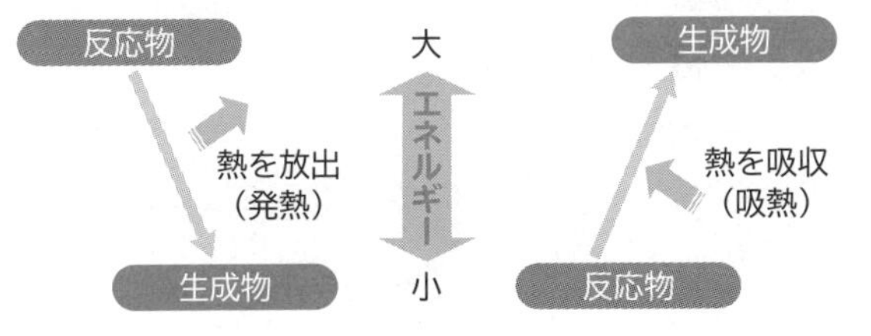

重要度 B

❷ 熱化学方程式

化学反応式の中に**反応熱**を書き加え、両辺を**等号**（=）で結んだ式を**熱化学方程式**といいます。両辺を等号で結ぶのは、両辺のエネルギーが等しいという意味です。

炭素Cの完全燃焼（酸化）を表す熱化学方程式は、次のようになります。

$$C + O_2 = CO_2 + 394\ kJ$$

この式は、1molの炭素Cが完全燃焼すると、394kJの**燃焼熱**が発生することを示しています（発熱反応）。

炭素は1mol当たり12gなので、炭素24g（=2mol）が完全燃焼する場合は、燃焼熱も2倍の788kJ発生することになります。

反応熱は1mol当たりの熱量として表されているため、物質が2mol、3mol…の場合には、反応熱も2倍、3倍…になると考えます。

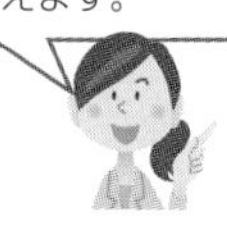

熱化学方程式は、次のルールに従います。

● 着目する物質の係数を1として反応式を書く

上の例では炭素Cに着目していますが、水素の完全燃焼の場合は**水素H_2**に着目するので、次のように書きます。

係数を1にする

$$H_2 + \frac{1}{2}O_2 = H_2O（液）+ 286\ kJ$$

なお、反応熱は物質の状態によって値が異なります。たとえば、水素の完全燃焼で**水蒸気**（**気体**）が発生する場合の燃焼熱は243kJです（上の式は、**液体**の水が発生する場合の燃焼熱）。このため、物質の状態を（固）（液）（気）として区別しなければならない場合があります。

● 反応熱は必ず右辺に書き、発熱反応は＋、吸熱反応は－の符号をつける。

たとえば、**一酸化窒素NO**が窒素N_2から生成する場合は吸熱反応なので、次のように書きます。

右の式は一酸化窒素NOに着目しているので、NOの係数を1にしています。

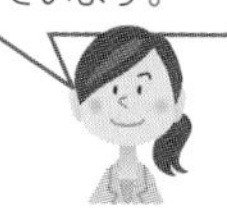

$$\frac{1}{2}N_2 + \frac{1}{2}O_2 = NO - 90.3\ kJ$$

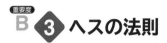

重要度 B

3 ヘスの法則

反応熱は、反応する物質と生成する物質とが同じであれば、**反応の途中の経路に関係なく一定**です。この法則を、**ヘスの法則**（**熱総量不変の法則**）といいます。

炭素Cの燃焼を例にとって考えてみましょう。

〈完全燃焼の場合〉

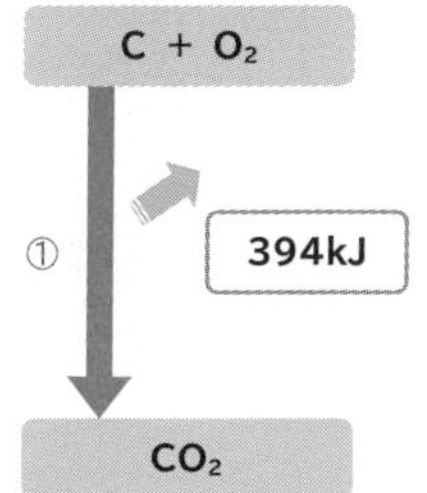

〈不完全燃焼の場合〉

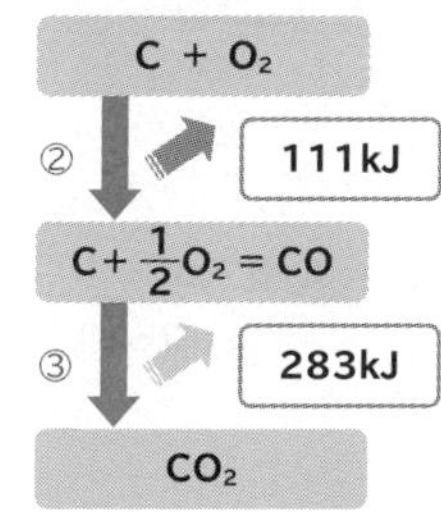

①炭素Cが**完全燃焼**して二酸化炭素CO_2になる。燃焼熱**394kJ**
②炭素Cが**不完全燃焼**して一酸化炭素COになる。生成熱**111kJ**
③一酸化炭素COが**完全燃焼**して二酸化炭素CO_2になる。燃焼熱**283kJ**

①の394kJは、②の111kJと③の283kJの和になっています。②+③=①が成り立つことを熱化学方程式で確かめてみましょう。

$$\text{②}\quad C + \frac{1}{2}O_2 = CO + 111\ \text{kJ}$$

$$+)\ \text{③}\quad CO + \frac{1}{2}O_2 = CO_2 + 283\ \text{kJ}$$

$$\text{④}\quad C + O_2 = CO_2 + 394\ \text{kJ}$$

以上より、1 molの炭素Cから1 molの二酸化炭素CO_2を生じるときに発生する反応熱（①）は、その反応がいくつかの段階に分かれて起きた場合でも、結局はそれぞれの反応熱の和（②+③）と等しくなることがわかります。

要するに、ある反応の反応熱（総熱量）は、その反応の途中経路とは関係なく一定なのです。この法則は熱化学の基本法則です。

反応熱につける単位は〔kJ/mol〕が正式ですが、1 mol当たりの熱量であることがわかる場合には、単に〔kJ〕としてもかまいません。

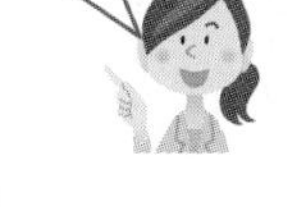

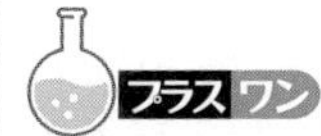

炭素Cが不完全燃焼して一酸化炭素COが生成する場合は、完全燃焼ではないので燃焼熱とはいえない。これは一酸化炭素が単体の炭素から生成するときに発生する生成熱である。

第2章 基礎化学 12日目

解いてみよう　例題 1

炭素C、水素H_2、エタンC_2H_6の燃焼熱を、それぞれ394kJ、286kJ、1561kJとするとき、エタンの生成熱は何kJであるか。

考え方　炭素Cと水素H_2からエタンC_2H_6が生成される化学反応式は次の通りです。

$$2C + 3H_2 \rightarrow C_2H_6$$

そして、エタンC_2H_6の生成熱をQ〔kJ〕とすると、これを表す熱化学方程式は次のようになります。

$$2C + 3H_2 = C_2H_6 + Q\ [\mathrm{kJ}] \quad \cdots①$$

そこで、炭素C、水素H_2、エタンC_2H_6の燃焼熱を表す熱化学方程式をそれぞれつくり、式①のQの値を求めていきます。

〈炭素Cの燃焼熱〉

$$C + O_2 = CO_2 + 394\ \mathrm{kJ} \quad \cdots②$$

〈水素H_2の燃焼熱〉

$$H_2 + \frac{1}{2}O_2 = H_2O + 286\ \mathrm{kJ} \quad \cdots③$$

〈エタンC_2H_6の燃焼熱〉

$$C_2H_6 + \frac{7}{2}O_2 = 2CO_2 + 3H_2O + 1561\ \mathrm{kJ} \quad \cdots④$$

まず、式②×２、式③×３を合計すると、

$$\begin{array}{lcccl} & 2C + 2O_2 & = & 2CO_2 & + 788\ \mathrm{kJ} \\ +) & 3H_2 + \frac{3}{2}O_2 & = & 3H_2O & + 858\ \mathrm{kJ} \\ \hline & 2C + 3H_2 + \frac{7}{2}O_2 & = & 2CO_2 + 3H_2O & + 1646\ \mathrm{kJ} \quad \cdots⑤ \end{array}$$

次に、式⑤から式④を引くと、

$$\begin{array}{lcccl} & 2C + 3H_2 + \frac{7}{2}O_2 & = & 2CO_2 + 3H_2O & + 1646\ \mathrm{kJ} \\ -) & C_2H_2 + \frac{7}{2}O_2 & = & 2CO_2 + 3H_2O & + 1561\ \mathrm{kJ} \\ \hline & 2C + 3H_2 - C_2H_6 & = & 85\ \mathrm{kJ} & \end{array}$$

これを変形して、$2C + 3H_2 = C_2H_6 + 85\ \mathrm{kJ}$

∴エタンC_2H_6の生成熱Q〔kJ〕=85 kJ となります。

理解度把握○×テスト

KeyPoint		できたらチェック
反応熱の種類	□ 1	燃焼熱とは、物質1gが完全燃焼したときに発生する熱量をいう。
	□ 2	生成熱とは、化合物1molがその成分元素の単体から生成するときに発生または吸収する熱量をいう。
	□ 3	分解熱とは、化合物1molがその成分元素に分解するときの反応熱であり、すべて発熱反応である。
	□ 4	中和熱とは、酸と塩基の中和反応によって水1molを生成するときに吸収する熱量をいう。
	□ 5	物質1molが多量の溶媒に溶けるときに、発生または吸収する熱量を溶解熱という。
	□ 6	発熱反応の場合、反応物は熱を放出することによって、エネルギーの小さな物質に変化する。
熱化学方程式	□ 7	化学反応式の右辺に反応熱を書き加え、両辺を等号（=）で結んだ式を、熱化学方程式という。
	□ 8	熱化学方程式では、着目する物質の係数を1とし、発熱反応の場合は−、吸熱反応の場合は+の符号を反応熱につける。
	□ 9	$C + O_2 = CO_2 + 394kJ$より、炭素120gが完全燃焼すると3940kJの燃焼熱が発生する（ただし、炭素Cの原子量は12とする）。
	□ 10	$H_2 + \frac{1}{2}O_2 = H_2O$（液）$+286kJ$より、発生した熱量が572kJであったとすると、完全燃焼した水素H_2は2gである（ただし、水素H_2の分子量は2とする）。
ヘスの法則	□ 11	ある反応の反応熱は、その反応がいくつかの段階に分かれて起きた場合でも、それぞれの反応熱の総和と等しくなる。

解答 1. × 物質1gではなく、物質1molが完全燃焼したときに発生する熱量を燃焼熱という。 2. ○ 生成熱には発熱と吸熱の両方がある。 3. × 分解熱にも発熱と吸熱の両方がある。すべて発熱反応というのは誤り。 4. × 中和熱は吸収する熱量ではなく、発生する熱量である。 5. ○ 6. ○ 7. ○ 8. × 発熱反応の場合は+、吸熱反応の場合は−の符号をつける。 9. ○ 炭素1mol当たり12gなので、炭素120gは10molに相当する。燃焼熱（1mol当たり）が394kJということは、10molでは3940kJの燃焼熱が発生する。 10. × 水素の燃焼熱（1mol当たり）が286kJなので、発生した熱量が572kJということは、2molの水素H_2が完全燃焼している。水素H_2は分子量2なので、1mol当たりが2g。したがって、2molの水素H_2は4gである。 11. ○ これをヘスの法則（熱総量不変の法則）という。

Lesson 11

13日目

酸と塩基

レッスンのポイント

このレッスンでは、**酸**・**塩基**の定義とそれぞれの性質、酸・塩基の**価数**、**電離度**、酸・塩基の**強弱**について学習します。酸・塩基の定義としては、**アレニウス**の定義と**ブレンステッド・ローリー**の定義の違いが重要です。また**強酸**・**弱酸**、**強塩基**・**弱塩基**に分類される主な物質を覚えましょう。

重要度 A

1 酸・塩基の代表的な定義

物質が水などの溶媒中で**陽イオンと陰イオンに分かれること**を**電離**といいます。たとえば塩酸や水酸化ナトリウムの水溶液の場合、それぞれ次のように電離します。

塩酸	HCl	→	H^+	+	Cl^-
水酸化ナトリウム	NaOH	→	Na^+	+	OH^-

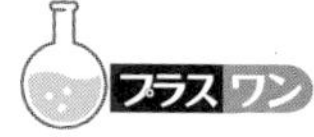

電離式
物質の電離の仕方を表す式を、電離式という。

塩酸のように、水溶液中で電離してH^+（**水素イオン**）を生じる物質を**酸**といいます。一方、水酸化ナトリウムのように、水溶液中で電離してOH^-（**水酸化物イオン**）を生じる物質を**塩基**といいます。これは酸と塩基の代表的な定義の仕方であり、**アレニウスの定義**といいます。

用語

アレニウス
スウェーデンの化学者。溶液中での電離現象を研究した。

アルカリ
水に溶けやすい塩基を、特にアルカリという。

重要度 A

2 酸・塩基を含む水溶液の性質

酸または塩基を含む水溶液にそれぞれ共通する性質を、**酸性**、**塩基性**（**アルカリ性**）といいます。

① 酸を含む水溶液に共通する性質

- **青色**のリトマス試験紙を**赤色**に変える
- 塩基と反応して、塩基の性質を弱める
- 酸味がある（すっぱい）
- 亜鉛や鉄などの**金属**を溶かし、**水素**H_2を発生する

② 塩基を含む水溶液に共通する性質

- **赤色**のリトマス試験紙を**青色**に変える
- 酸と反応して、酸の性質を弱める

●ぬるぬるした感触がある
●**フェノールフタレイン液**を無色から**赤色**に変える

リトマスやフェノールフタレインなどの指示薬については、レッスン13で学習します。

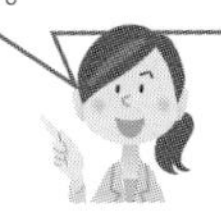

重要度B ③ 酸・塩基の価数

① 酸の価数

酸の価数とは、その酸が**電離して生じる水素イオンH^+の数**をいい、1個生じるものを1価の酸、2個生じるものを2価の酸…といいます。

1価の酸	塩酸 $HCl \rightarrow H^+ + Cl^-$ 硝酸 $HNO_3 \rightarrow H^+ + NO_3^-$ 酢酸 $CH_3COOH \rightarrow H^+ + CH_3COO^-$
2価の酸	硫酸 $H_2SO_4 \rightarrow 2H^+ + SO_4^{2-}$ 蓚酸(しゅうさん) $(COOH)_2 \rightarrow 2H^+ + (COO)_2^{2-}$
3価の酸	リン酸 $H_3PO_4 \rightarrow 3H^+ + PO_4^{3-}$

「⇄」
アンモニアは一部が電離したり、もとに戻ったりする。このような電離の仕方をする場合は、双方向を向いた矢印「⇄」で表す。

② 塩基の価数

塩基の価数とは、その塩基が**電離して生じる水酸化物イオンOH^-の数**をいい、1個生じるものを1価の塩基、2個生じるものを2価の塩基…といいます。

1価の塩基	水酸化ナトリウム $NaOH \rightarrow Na^+ + OH^-$ アンモニア $NH_3 + H_2O \rightleftarrows NH_4^+ + OH^-$
2価の塩基	水酸化カルシウム $Ca(OH)_2 \rightarrow Ca^{2+} + 2OH^-$ 水酸化バリウム $Ba(OH)_2 \rightarrow Ba^{2+} + 2OH^-$
3価の塩基	水酸化鉄(Ⅲ) $Fe(OH)_3 \rightarrow Fe^{3+} + 3OH^-$ 水酸化アルミニウム $Al(OH)_3 \rightarrow Al^{3+} + 3OH^-$

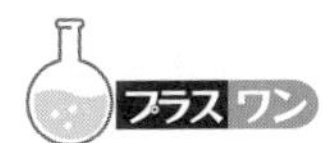

アンモニアは化学式にOHを含んでいないが、水と反応してOH^-を1個生じるので1価の塩基に含まれる。

重要度A ④ 電離度と酸・塩基の強弱

① 電離度

酸や塩基を水に溶かすと、その一部が電離します。このとき、電離した分子の割合を**電離度**といいます。酸または塩基のm〔mol〕を水に溶かし、そのうちx〔mol〕が電離したとすると、**電離度α**は次の式で表されます。

$$\text{電離度}\,\alpha = \frac{\text{電離した物質量}\,x\,\text{〔mol〕}}{\text{水に溶かした物質量}\,m\,\text{〔mol〕}} \quad (0<\alpha \leqq 1)$$

② 酸・塩基の強弱

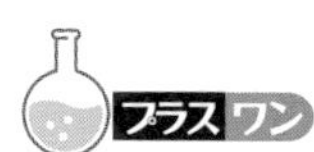

強酸または強塩基の電離度は、1に近い値になる。つまり、溶質の分子のほとんどが電離しているということである。

酸性、塩基性の強弱は**電離度**と関係しています。**電離度の大きい酸や塩基**を**強酸**、**強塩基**といい、**電離度の小さい酸や塩基**を**弱酸**、**弱塩基**といいます。下の表は主な水溶液の酸・塩基の強弱を分類したものです。酸・塩基の強弱は価数だけで決まるわけではないことを確認しましょう。

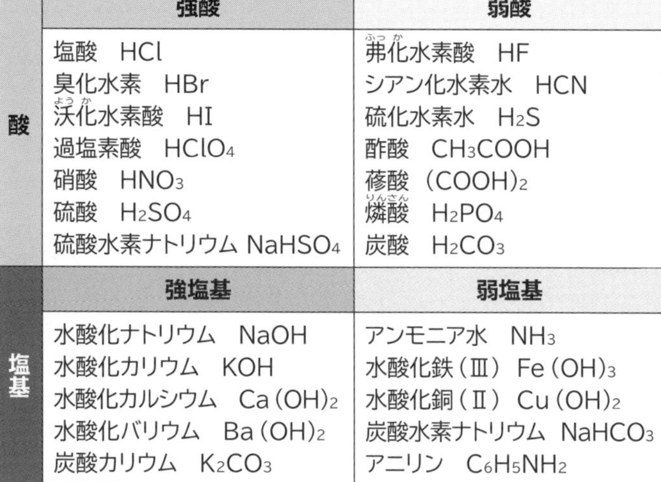

	強酸	弱酸
酸	塩酸　HCl 臭化水素　HBr 沃化（ようか）水素酸　HI 過塩素酸　$HClO_4$ 硝酸　HNO_3 硫酸　H_2SO_4 硫酸水素ナトリウム $NaHSO_4$	弗化（ふっか）水素酸　HF シアン化水素水　HCN 硫化水素水　H_2S 酢酸　CH_3COOH 蓚酸　$(COOH)_2$ 燐酸（りんさん）　H_3PO_4 炭酸　H_2CO_3
	強塩基	**弱塩基**
塩基	水酸化ナトリウム　NaOH 水酸化カリウム　KOH 水酸化カルシウム　$Ca(OH)_2$ 水酸化バリウム　$Ba(OH)_2$ 炭酸カリウム　K_2CO_3	アンモニア水　NH_3 水酸化鉄（Ⅲ）$Fe(OH)_3$ 水酸化銅（Ⅱ）$Cu(OH)_2$ 炭酸水素ナトリウム　$NaHCO_3$ アニリン　$C_6H_5NH_2$

たとえ価数が大きくても強酸・強塩基とは限らないし、価数が小さくても弱酸・弱塩基とは限らないということですね。

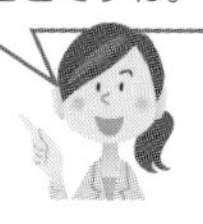

重要度A 5 ブレンステッド・ローリーの定義

アレニウスの定義では、物質が**水に溶けたとき**に、水素イオンH^+を生じるか、水酸化物イオンOH^-を生じるかによって酸と塩基を区別していました。ところが、この定義では、そもそも水に溶けない物質や、水以外を溶媒とする溶液の場合には酸と塩基の区別ができないという難点がありました。そこで、ブレンステッドやローリーによって、次のような新たな酸・塩基の定義が提唱されました。

これを**ブレンステッド・ローリーの定義**といいます。

- **酸……水素イオンH^+を与える分子やイオン**
- **塩基…水素イオンH^+を受け取る分子やイオン**

一言でいうと、**水素イオンH^+の授受**による定義といえます。具体的な例で確認しておきましょう。

① 塩化水素HClとアンモニアNH_3の反応

この反応により、**塩化アンモニウム**NH_4Clが生じます。

$$HCl + NH_3 \rightarrow NH_4Cl$$

この場合、赤い矢印の方向に水素イオンH^+が移動しています。したがって、塩化水素HClはH^+を与える側なので酸、アンモニアNH_3は水素イオンH^+を受け取る側なので塩基ということになります。

② 塩化水素HClと水H_2Oの反応

この反応により、**オキソニウムイオン**H_3O^+と**塩化物イオン**Cl^-が生じます。

$$HCl + H_2O \rightarrow H_3O^+ + Cl^-$$

この場合は、塩化水素HClがH^+を与える側なので酸、水H_2Oは水素イオンH^+を受け取る側なので塩基です。

③ アンモニアNH_3と水H_2Oの反応

この反応により、**アンモニウムイオン**NH_4^+と**水酸化物イオン**OH^-が生じます。

$$NH_3 + H_2O \rightleftarrows NH_4^+ + OH^-$$

この場合は、水H_2OがH^+を与える側なので酸であり、アンモニアNH_3が水素イオンH^+を受け取る側なので塩基です。

なお、②と③より、ブレンステッド・ローリーの定義では、水H_2Oは酸と塩基のいずれにもなり得るということがわかります。

用語

ブレンステッド
デンマークの物理化学者。

ローリー
イギリスの物理化学者。

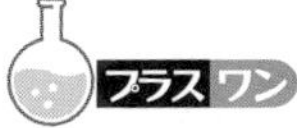

アンモニアは分子中にOHを含んでいないため、OH^-を生じる物質（アレニウスの定義による塩基）とは言いにくいが、ブレンステッド・ローリーの定義によれば塩基であることの説明がつきやすい。

理解度把握○×テスト

KeyPoint	できたらチェック
酸・塩基の代表的な定義	□ 1 アレニウスの定義では、水溶液中で電離して水酸化物イオンを生じる物質を塩基という。
酸・塩基を含む水溶液の性質	□ 2 酸を含んだ水溶液は、赤色のリトマス試験紙を青色に変える性質がある。
	□ 3 塩基を含んだ水溶液は、フェノールフタレイン液を無色から赤色に変える性質がある。
	□ 4 酸を含んだ水溶液には、ぬるぬるした感触がある。
酸・塩基の価数	□ 5 塩酸HCl、硝酸HNO_3および酢酸CH_3COOHは、いずれも1価の酸である。
	□ 6 水酸化ナトリウムNaOH、アンモニアNH_3および水酸化カルシウム$Ca(OH)_2$は、いずれも1価の塩基である。
電離度と酸・塩基の強弱	□ 7 塩酸HCl、硝酸HNO_3、硫酸H_2SO_4、炭酸H_2CO_3は、すべて強酸に分類される。
	□ 8 水酸化ナトリウムNaOH、水酸化カリウムKOHは強塩基、アンモニアNH_3、炭酸水素ナトリウム$NaHCO_3$は弱塩基に分類される。
	□ 9 弱酸とは1価の酸のことであり、強酸とは2価以上の酸のことをいう。
ブレンステッド・ローリーの定義	□ 10 ブレンステッド・ローリーの定義では、水素イオンH^+を受け取る分子やイオンのことを酸という。
	□ 11 ブレンステッド・ローリーの定義によれば、水H_2Oは酸にも塩基にもなり得る。

解答 1.○　2.× 酸を含んだ水溶液は、青色のリトマス試験紙を赤色に変える。　3.○　4.× ぬるぬるした感触があるのは、塩基を含んだ水溶液の性質（塩基性、アルカリ性）である。　5.○　6.× 水酸化ナトリウムとアンモニアは1価の塩基であるが、水酸化カルシウムは2価の塩基である。　7.× 塩酸、硝酸、硫酸は強酸であるが、炭酸は弱酸に分類される。　8.○　9.× 酸・塩基の強弱は酸・塩基の価数で決まるわけではない。たとえば塩酸や硝酸は強酸、酢酸は弱酸であるが、これらはいずれも1価の酸である。　10.× ブレンステッド・ローリーの定義では、水素イオンH^+を与える分子やイオンを酸、水素イオンH^+を受け取る分子やイオンを塩基としている。　11.○

Lesson 12

水素イオン指数（pH）

13日目

レッスンのポイント

酸性・塩基性の強弱について詳しく学習します。まず、**水素イオン濃度**と**水素イオン指数（pH）**の関係および**水のイオン積**について確実に理解しましょう。試験では、これらを含む計算問題がよく出題されています。また主な**pH 指示薬**について、それぞれの**変色域**と呈する**色**を覚えましょう。

重要度 A

1 水素イオン指数

① 水素イオン指数（pH）

水溶液中の水素イオン濃度をもとにして、酸性、塩基性の強弱を示した値を**水素イオン指数（pH）**（ピーエッチ）といいます。水溶液中にはH^+とOH^-の両方が必ず存在しますが、その量が等しいときを**中性**といい、**pH= 7**になります。H^+のほうが多いときはpH＜7となり、**0に近い値ほど酸性**が強くなります。逆に、OH^-のほうが多いときはpH＞7となり、**14に近い値ほど塩基性**が強くなります。

プラスワン
- 酸性の水溶液　pHが7より小さい
- 塩基性の水溶液　pHが7より大きい

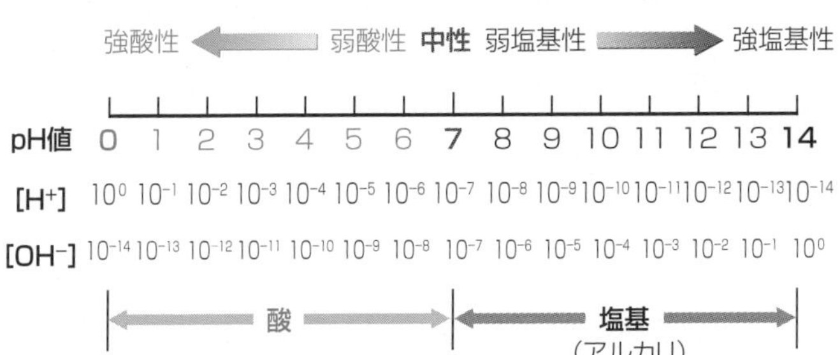

② 水素イオン濃度

上の図の**[H^+]**は**水素イオン濃度**（モル濃度）を表す記号です。たとえば、[H^+] =0.001mol/Lというのは、水溶液1L中に水素イオンH^+が0.001mol含まれているという意味です。0.001mol/L＝10^{-3}mol/Lであり、このときはpH＝3となります。つまり、**10の指数の符号を＋にしたもの**が水素イオン指数（pH）の値になります。

モル濃度
P.127

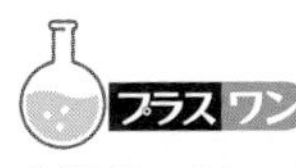

- [H^+] =0.1mol/L ＝10^{-1}mol/L ∴pH＝1
- [H^+] =0.01mol/L ＝10^{-2}mol/L ∴pH＝2

100分の1
=10^2分の1
=×10^{-2}

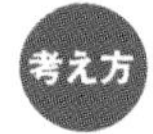
プラスワン

指数計算のルール
●$X^a \times X^b = X^{a+b}$
●$X^a \div X^b = X^{a-b}$
●$(X^a)^b = X^{a \times b}$

では、pH＝3の水溶液に水を加えて100倍に希釈すると、どうなるでしょう。この場合は、濃度が100分の１に薄まるわけですから、もとの濃度10^{-3}mol/Lに10^{-2}をかけて$10^{-3} \times 10^{-2} = 10^{-5}$mol/Lとなり、pH＝5になります。pH＝3がpH＝5になるということは、その水溶液の酸性が弱まったということです。このことから、酸性の水溶液に水を加えていくと、酸性が弱まって、pHの値が大きくなることがわかります。

解いてみよう　例題1

0.1mol/Lの塩酸HClを水で1000倍に薄めた場合、水素イオン指数（pH）の値はいくらになるか。ただし、塩酸の電離度は1とする。

考え方　塩酸HClの電離式は、次の通りです。

$HCl \rightarrow H^+ + Cl^-$

この式を見ると、HClとH^+の物質量の比が１：１であることがわかります。したがって、塩酸の電離度が１、つまり完全に電離している場合、塩酸HClが0.1mol/Lならば、電離した水素イオンH^+も0.1mol/L（＝10^{-1} mol/L）ということになります。
これを水で1000分の１倍（＝10^{-3}倍）に薄めるのだから、
水素イオン濃度＝$10^{-1} \times 10^{-3} = 10^{-4}$ mol/L
∴水素イオン指数（pH）の値は、pH＝４となります。

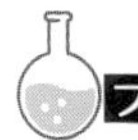
プラスワン

主な酸の電離度*
〈強酸〉
・塩酸…0.94
・硝酸…0.92
・硫酸…0.61
〈弱酸〉
・酢酸…0.013
・炭酸…0.0017
＊文献によって値が多少異なる

なお、例題１では電離度を１として考えましたが、たとえば水溶液の電離度が0.1ならば、電離した水素イオンの濃度はもとの水溶液の濃度の0.1倍（＝10^{-1}倍）になることに注意しましょう。

また、塩酸HClは１価の酸ですが、２価や３価の酸であれば、電離すると２個、３個の水素イオンが生じるため、水素イオン濃度はもとの水溶液の濃度の２倍、３倍になることにも注意しましょう。

③ 水のイオン積

酸性の水溶液にはH^+が多く存在しますが、OH^-も存在していないわけではありません。また、塩基性の水溶液にはOH^-が多く存在しますが、H^+が存在していないわけではありません。中性の水溶液には、同じ数のH^+とOH^-が存在しています。

水溶液は、酸性、塩基性、中性のいずれであっても、温度一定ならば、その水溶液中の**水素イオン濃度［H^+］と水酸化物イオン濃度［OH^-］の積は一定の値Kwをとります**。このKwを**水のイオン積**といい、温度**25℃**の水溶液の場合、Kwの値は**1.0×10^{-14}**と決まっています。

水溶液の温度25℃のとき
水のイオン積Kw ＝［H^+］×［OH^-］＝1.0×10^{-14}

［H^+］または［OH^-］のどちらか一方の値がわかれば、水のイオン積の式により、もう一方の値が求められます。

解いてみよう 例題2

0.001mol/Lの水酸化カリウム水溶液の水素イオン指数（pH）の値はいくらになるか。ただし、水酸化カリウム水溶液の温度は25℃、電離度は1とする。

考え方 水酸化カリウムKOHの電離式は、次の通りです。

KOH → K^+ ＋OH^-

この式を見ると、KOHとOH^-の物質量の比が1：1であることがわかります。したがって、水酸化カリウムの電離度が1の場合、水酸化カリウムKOHが0.001mol/Lならば、水酸化物イオン濃度［OH^-］も0.001mol/L（＝10^{-3}mol/L）ということになります。

水溶液の温度が25℃なので、水のイオン積の式より、

［H^+］×［OH^-］＝［H^+］×10^{-3}＝10^{-14}

∴［H^+］＝$10^{-14} \div 10^{-3} = 10^{-14-(-3)} = 10^{-14+3} = 10^{-11}$

∴水素イオン指数（pH）の値は、pH＝11となります。

重要度A

2 中和とpH指示薬

① 中和（中和反応）

酸と**塩基**が反応して、**塩**（えん）と**水**が生じることを**中和**（または**中和反応**）といいます。塩酸と水酸化ナトリウムの反応

の場合は、塩として塩化ナトリウムNaClが生じます。

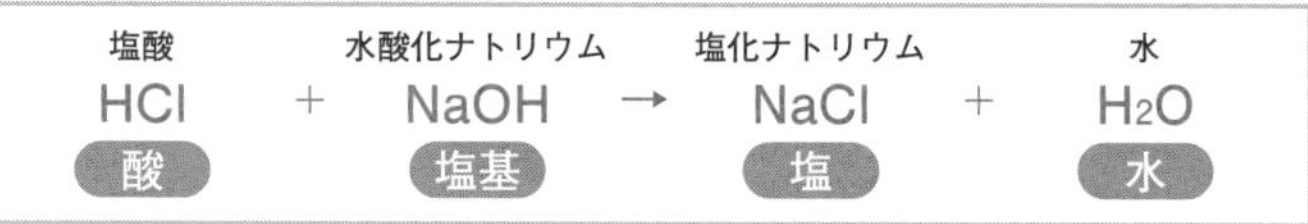

酸の水溶液は酸性を示しますが、これに少しずつ塩基の水溶液を加えていくと、だんだん酸性が弱められ、やがて**酸から生じるH^+と塩基から生じるOH^-の物質量が等しくなったとき、中和が完了**します。

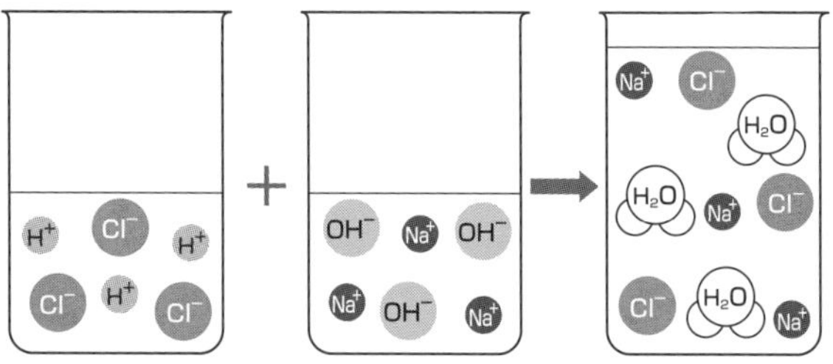

H^+とOH^-の物質量がちょうど等しい場合、その水溶液は**中性**を示しますが、H^+のほうがOH^-よりも多い場合には**酸性**、OH^-のほうがH^+よりも多い場合は**塩基性**を示します。

② pH指示薬

水溶液の酸性、中性、塩基性を確かめるときに用いられるのが**pH指示薬**です。水溶液の**pHによって色調が変化**します。色調が変化するpHの範囲を**変色域**といいます。

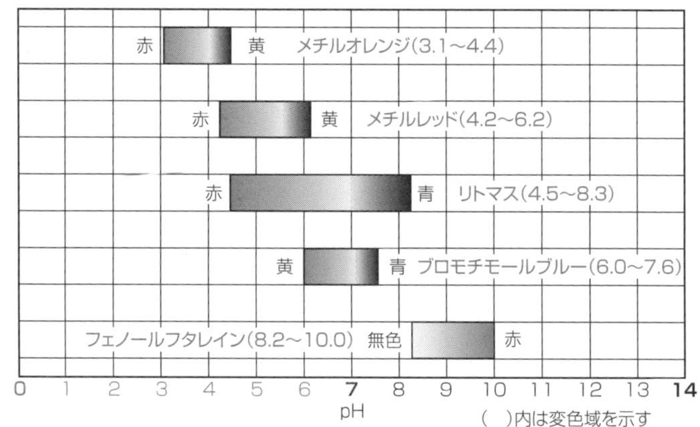

用語

塩
酸と塩基の中和反応のときに水とともに生じる物質の総称であり、中和によって常に「食塩NaCl」が生じるという意味ではない。

中和反応の量的関係については、次のレッスン13で詳しく学習します。

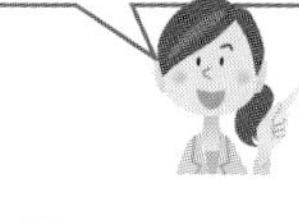

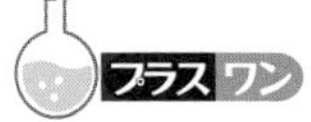

プラスワン

変色域の外側の範囲では、図中に示した色を呈する。たとえばメチルオレンジはpH3.1以下は赤色、pH4.4以上は黄色を呈する。

変色域の値は、文献によって多少異なります。

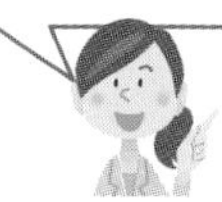

理解度把握○×テスト

KeyPoint	できたらチェック
水素イオン指数	□ 1　酸性の水溶液は、水素イオン指数（pH）が7より大きい。
	□ 2　水素イオン濃度が10^{-9}mol/Lである水溶液は、塩基性である。
	□ 3　水酸化ナトリウムの水溶液に水を加えていくと、この水溶液のpHの値は大きくなる。
	□ 4　pH=2の塩酸（電離度は1）を水で1000倍に希釈したとすると、この水溶液のpHの値は、pH=5となる。
	□ 5　0.01mol/Lの塩酸HClと0.01mol/Lの硫酸H_2SO_4を比べると、0.01mol/Lの硫酸H_2SO_4のほうがpHの値が小さい。
	□ 6　中性を示す水溶液中には、水素イオンH^+は存在しない。
	□ 7　酸性を示す水溶液中には、水酸化物イオンOH^-は存在しない。
	□ 8　水溶液の温度が25℃で、pH=7を示しているとき、その水溶液中の水素イオンH^+と水酸化物イオンOH^-の濃度は一致する。
中和とpH指示薬	□ 9　フェノールフタレインは、酸性では呈色せず、pH=10以上の塩基性では赤色を呈する。
	□ 10　メチルオレンジは、pH=3では黄色、pH=10では赤色を呈する。

解答　1.× 酸性の水溶液は水素イオン指数（pH）が7より小さい。　2.○ 水素イオン濃度が10^{-9}mol/Lということは、pH=9である。この水溶液はpHが7より大きいので、塩基性である。　3.× 水酸化ナトリウムNaOHは強塩基であるが、水を加えていくと塩基性が弱まるので、pHの値は小さくなる。　4.○ pH=2ということは水素イオン濃度10^{-2}mol/Lである。これを水で1000倍に希釈する（10^{-3}倍に薄める）のだから、$10^{-2}\times10^{-3}=10^{-5}$mol/L。したがってpH=5となる。　5.○ 硫酸のほうが電離度は小さいが、塩酸が1価の酸であるのに対して硫酸は2価の酸なので、水溶液の濃度が同じとき、電離する水素イオンの数は硫酸のほうが多い（=酸性が強い）。このため硫酸のほうがpHの値が小さくなる。　6.× 中性の水溶液には、同じ数のH^+とOH^-が存在している。　7.× 酸性の水溶液にはH^+が多く存在しているが、OH^-も存在していないわけではない。　8.○ pH=7ということは、$[H^+]=10^{-7}$mol/L。温度25℃のとき、水のイオン積$K_W=[H^+]\times[OH^-]=1.0\times10^{-14}$なので、$[OH^-]=10^{-14}\div10^{-7}=10^{-7}$mol/L。したがって、$H^+$と$OH^-$の濃度は一致する。　9.○ フェノールフタレインは変色域が8.2～10.0なので、酸性（pH 7未満）では呈色せず（無色）、pH=10以上では赤色を呈する。　10.× メチルオレンジは変色域が3.1～4.4であり、pH=3.1以下では赤色、pH=4.4以上では黄色を呈する。

Lesson 13

中和反応

14日目

レッスンのポイント

中和反応の量的関係について詳しく学習します。試験では、**中和の公式**を用いて酸・塩基の**濃度**や**体積**を求める計算問題が多く出題されています。また、**中和滴定**の操作に用いる**器具**の名称や、**pH 指示薬**の選択についての出題もみられます。**滴定曲線**の見方を確実に理解しておきましょう。

重要度 A

1 中和反応の量的関係

酸と**塩基**が反応して、**塩**と**水**が生じることを**中和反応**といい、**酸**から生じる**水素イオン**H^+と**塩基**から生じる**水酸化物イオン**OH^-の物質量が等しくなったときに、中和が完了することをレッスン12で学習しました。

たとえば、1価の酸である塩酸HClと、1価の塩基である水酸化ナトリウムNaOHが反応する場合、それぞれ水溶液中で次のように電離しています。

$$HCl \rightarrow H^+ + Cl^-$$

$$NaOH \rightarrow Na^+ + OH^-$$

これにより、次のように水と塩が生じます。

$H^+ + OH^- \rightarrow H_2O$（**水**が生じる）

$Na^+ + Cl^- \rightarrow NaCl$（**塩**が生じる）

このとき重要なのが、酸・塩基の**価数**です。塩酸と水酸化ナトリウムはどちらも1価なので、たとえば塩酸1molに対し、水酸化ナトリウムも1molでH^+とOH^-の物質量は等しくなります。ところが、硫酸と水酸化ナトリウムの組合せではどうでしょうか。硫酸は2価の酸なので、同じ1molどうしでは、硫酸から生じるH^+の物質量のほうが水酸化ナトリウムから生じるOH^-の2倍になってしまいます。このため、硫酸が1molならば水酸化ナトリウムのほうは2molでなければならないことがわかります。

逆に水酸化ナトリウムが1molならば、硫酸は0.5molでよいわけです。

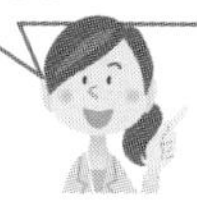

つまり、酸と塩基が過不足なく中和するためには、次の関係が成り立つ必要があります。

酸の価数 × 酸の物質量 ＝ 塩基の価数 × 塩基の物質量

これにより、モル濃度M〔mol/L〕のn価の酸の水溶液V〔L〕と、モル濃度M'〔mol/L〕のn'価の塩基の水溶液V'〔L〕が過不足なく中和するときは、次の公式が成り立つことがわかります。これを**中和の公式**といいます。

中和の公式　$n \times M \times V = n' \times M' \times V'$

解いてみよう 例題 1

1.8mol/Lのアンモニア水200mLを中和するのに必要な 0.9mol/Lの硫酸の量は何mLか。

考え方　アンモニアNH_3は1価の塩基です（アンモニア水はアンモニアの水溶液です）。これに対し、硫酸H_2SO_4は2価の酸です。必要な硫酸の量をx〔mL〕として、中和の公式に数値を代入します。

〈硫酸〉$n = 2$、$M = 0.9$、$V = x \times 10^{-3}$

（xに10^{-3}をかけるのは、〔mL〕を〔L〕に直すため）

〈アンモニア〉$n' = 1$、$M' = 1.8$、$V' = 200 \times 10^{-3}$

（200に10^{-3}をかけるのは、〔mL〕を〔L〕に直すため）

中和の公式より、

$$2 \times 0.9 \times x \times 10^{-3} = 1 \times 1.8 \times 200 \times 10^{-3}$$

$$\therefore x\text{〔mL〕} = \frac{1 \times 1.8 \times 200 \times 10^{-3}}{2 \times 0.9 \times 10^{-3}} = 200$$

したがって、必要な硫酸の量は200mLとなります。

なお、中和反応の量的関係を考えるとき、**電離度**は考慮する必要がありません。なぜなら、中和反応においては、反応が進むにつれてH^+とOH^-の数が減少すると、それを補うように新たなH^+とOH^-が生成されていき、最終的に電離度1（＝すべて電離）と同様の結果になるからです。

両辺に10^{-3}をかけても結局は約分されるのだから、最初から〔mL〕の値のまま代入してもよいことがわかりますね。

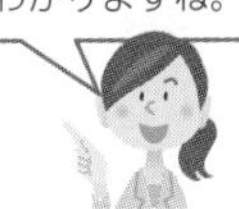

重要度 B

2 塩の水溶液の性質

塩酸と水酸化ナトリウムの中和反応によって生じる塩は

塩化ナトリウムであり、その水溶液は**中性**を示しますが、すべての塩が中性を示すとは限らず、**酸性**や**塩基性**を示すものもあります。これは、**塩の一部が水と反応**して、もとの**酸や塩基を生じる**からです。このことを**塩の加水分解**といいます。塩の水溶液の性質は、一般的に、その塩を生じさせた酸と塩基の強弱の組合せによって決まります。

① 強酸＋弱塩基の場合

生じた塩の水溶液は、**酸性**を示します。

例 塩酸 HCl（強酸） ＋ アンモニア NH_3（弱塩基） → 塩化アンモニウム NH_4Cl **酸性**を示す

この反応からは水H_2Oを生じない

② 弱酸＋強塩基の場合

生じた塩の水溶液は、**塩基性**を示します。

例 酢酸 CH_3COOH（弱酸） ＋ 水酸化ナトリウム $NaOH$（強塩基） → 酢酸ナトリウム CH_3COONa **塩基性**を示す ＋ 水 H_2O

③ 強酸＋強塩基の場合

生じた塩の水溶液は、**中性**を示します。

例 塩酸 HCl（強酸） ＋ 水酸化ナトリウム $NaOH$（強塩基） → 塩化ナトリウム $NaCl$ **中性**を示す ＋ 水 H_2O

④ 弱酸＋弱塩基の場合

この組合せで生じた塩の性質は一般的にはいえません。

プラスワン

酢酸ナトリウムは、水溶液中で次のように電離している。
$CH_3COONa \rightarrow Na^+ + CH_3COO^-$
また水もわずかながら電離している。
$H_2O \rightleftarrows H^+ + OH^-$
このときCH_3COO^-はH^+と結合して酢酸を生じる。すると、水溶液中はOH^-の濃度がわずかながら上回ることになるので塩基性を示す。

重要度A

3 中和滴定

濃度のわからない酸や塩基の濃度を調べるには、**濃度のわかっている酸や塩基**の水溶液（**標準溶液**という）で中和し、中和が完了したところ（**中和点**）まで加えた標準溶液の**体積**を確認し、その値を**中和の公式**に代入して計算で求めるという方法をとります。この一連の操作を**中和滴定**（てきてい）といいます。

中和滴定は、一般に次の手順にしたがって行います。

① 濃度のわからない酸・塩基の体積を量り取る

濃度のわからない酸・塩基の水溶液を、**ホールピペット**

用語

ホールピペット
一定の体積の液体を正確に量り取るためのガラス製の管。

で一定の体積だけ量り取り、**コニカルビーカー**に入れて、その中に適切な**pH指示薬**を加えます（図1）。

② 標準溶液を滴下する

ビュレットに標準溶液を入れ、①のコニカルビーカーに入った濃度のわからない酸・塩基に滴下します（図2）。

③ 滴下した標準溶液の体積を確認する

中和点までに滴下した**標準溶液**の体積を、ビュレットの目盛りで確認します。これを**中和の公式**に代入し、濃度のわからない酸・塩基の濃度を計算で求めます。

中和点に達したかどうかは、pH指示薬の色調の変化によって判断します。

■中和滴定の操作

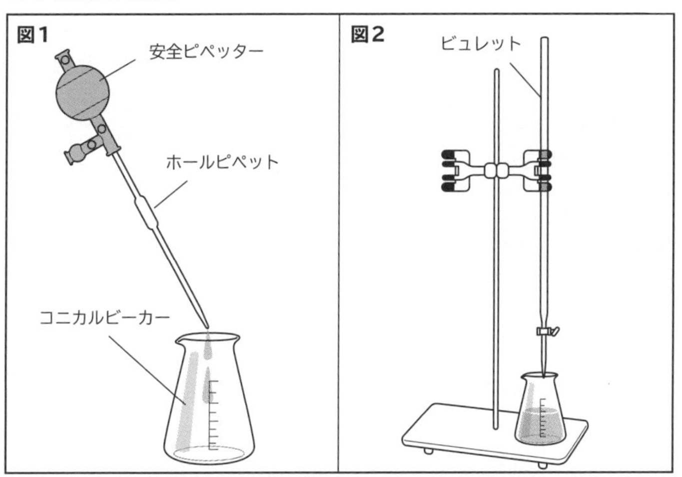

用語

コニカルビーカー
液体を振り混ぜやすいように、口が細くなったビーカー。

ビュレット
滴下した液体の体積を量る器具。目盛りが刻まれている。

安全ピペッター
液体をガラス管の中に吸い上げる器具。

重要度 A

4 滴定曲線とpH指示薬

① 滴定曲線とpHの値の変化

縦軸に**水素イオン指数（pH）**の値をとり、**横軸**に滴下した酸・塩基の水溶液の体積の値をとって、**中和滴定**による**pHの値の変化を表したグラフ**のことを**滴定曲線**（または**中和滴定曲線**）といいます（次ページの図A～D)。

中和点に近い範囲では、滴下量に対するpHの値の変化が急激に増大するので、この増大する範囲を**pHジャンプ**といいます。

② pH指示薬の適切な選択

pH指示薬の変色域について ▶P.150

pH指示薬は、その**変色域**が滴定曲線の**pHジャンプの範囲内**に含まれるものを選択するようにします。

●**強酸＋弱塩基**の中和（図A）

生成する塩が加水分解して**中和点が酸性の側にずれる**ため、変色域がpH**4.2 ～ 6.2**の**メチルレッド**が適切です。

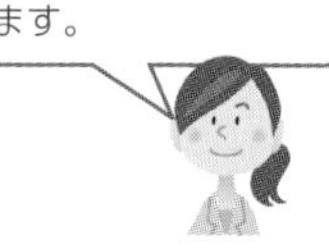
メチルレッドの代わりにメチルオレンジを用いることもできます。

●**弱酸＋強塩基**の中和（図B）

生成する塩が加水分解して**中和点が塩基性の側にずれる**ため、変色域がpH**8.2 ～ 10.0**の**フェノールフタレイン**が適切です。

●**強酸＋強塩基**の中和（図C）

変色域がpH**3 ～ 11**の範囲内であればよいので、**メチルレッド**、**フェノールフタレイン**のいずれでも適切です。

●**弱酸＋弱塩基**の中和（図D）

中和点付近のpHの値の変化が小さいため、pH指示薬による判定は困難です。

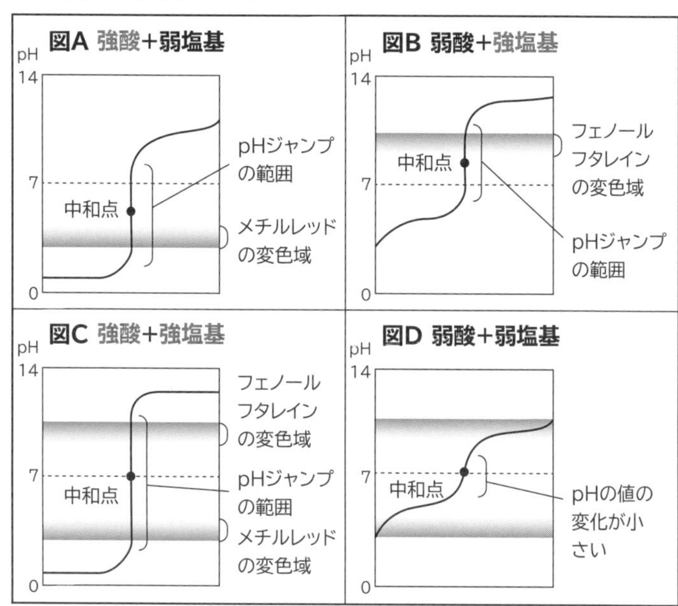

理解度把握○×テスト

KeyPoint		できたらチェック
中和反応の量的関係	□ 1	1価の塩基である水酸化ナトリウム1molをちょうど中和するのに必要な酸の物質量は、1価の塩酸ならば1mol、2価の硫酸ならば2 mol である。
	□ 2	濃度不明の希硫酸10mLを過不足なく中和するために、0.4mol/Lの水酸化ナトリウム水溶液を12mL使用したとすると、この希硫酸の濃度は0.24mol/Lであるといえる。
	□ 3	0.1mol/Lの硫酸水溶液10mLを中和するために必要な0.05mol/Lの水酸化ナトリウム水溶液は、20mLである。
塩の水溶液の性質	□ 4	強酸と弱塩基による中和反応によって生じた塩の水溶液は、一般的に塩基性を示す。
中和滴定	□ 5	濃度不明の酸や塩基の濃度を調べるときは、標準溶液でこれを中和し、中和点まで加えた標準溶液の体積を確認し、これを中和の公式に代入して計算する。
滴定曲線とpH指示薬	□ 6	中和滴定において、滴下した酸または塩基の水溶液の体積を横軸にとり、pHの値の変化を縦軸に表したグラフを、滴定曲線という。
	□ 7	中和点での水溶液は、常にpH=7（中性）である。
	□ 8	強酸と強塩基の中和滴定において、pH指示薬としてフェノールフタレインを用いることは適切といえる。
	□ 9	弱酸と強塩基の中和滴定において、pH指示薬としてメチルオレンジを用いることは適切といえる。

解答　1. × 2価の硫酸H_2SO_4から生じるH^+の物質量は、1価の水酸化ナトリウムNaOHから生じるOH^-の2倍になるので、水酸化ナトリウムが1molならば硫酸は0. 5molでよい。　2. ○ 希硫酸の濃度をX〔mol/L〕とすると、中和の公式より、$2\times X\times 10\times 10^{-3}=1\times 0.4\times 12\times 10^{-3}$。これを解いて、$X$=0. 24mol/Lとなる。　3. × 水酸化ナトリウムの体積をY〔mL〕とすると、中和の公式より、$2\times 0.1\times 10\times 10^{-3}=1\times 0.05\times Y\times 10^{-3}$。これを解いて、$Y$=40mLとなる。　4. × 強酸+弱塩基の場合は、一般的に酸性を示す。　5. ○ この一連の操作を中和滴定という。　6. ○　7. × 中和反応で生じた塩の一部が水と反応し、もとの酸や塩基を生じる場合があるため（塩の加水分解）、中和点での水溶液は常に中性を示すとは限らず、酸性や塩基性を示すものもある。　8. ○ 強酸+強塩基の場合は、pH指示薬の変色域がpH 3～11の範囲内にあればよいので、フェノールフタレイン（変色域pH8. 2～10. 0）を用いることは適切である。　9. × 弱酸+強塩基の場合は、生じる塩が加水分解して中和点が塩基性（pH>7）の側にずれるため、メチルオレンジ（変色域pH3. 1～4. 4）を用いるのは不適切である（フェノールフタレインならば適切である）。

Lesson 14

酸化と還元

14日目

レッスンのポイント

このレッスンでは、**酸化**と**還元**の定義（酸素、水素、電子のやり取り）、**酸化数**、**酸化剤**と**還元剤**について学習します。試験では、酸化数を求める計算問題がよく出題されています。また、酸化と還元の定義を確実に理解することが、酸化剤・還元剤の働きについての理解につながります。

重要度 A

1 酸化と還元の定義

① 酸素のやり取りによる定義

たとえば、マグネシウムを燃やすと空気中の酸素と結びついて酸化マグネシウムになります。このように、物質が**酸素と化合して酸化物になる変化**を**酸化**といいます。

マグネシウム		酸素		酸化マグネシウム
$2Mg$	+	O_2	→	$2MgO$

一方、**酸化物が酸素を失う変化**を**還元**といいます。たとえば、酸化銅は炭素によって還元され、銅になります。

酸化銅は酸素を失って銅になっているので還元されており、炭素は酸素と化合して二酸化炭素になっているので酸化されています。

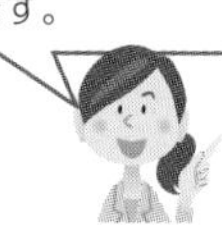

酸化銅		炭素		銅		二酸化炭素
$2CuO$	+	C	→	$2Cu$	+	CO_2

このとき炭素に注目すると、酸素と化合して二酸化炭素になっています。これは酸化反応です。このことから、**還元**と同時に**酸化**も起きていることがわかります。

② 水素のやり取りによる定義

①のほかに、物質が**水素を失う**変化を**酸化**といい、物質が**水素と化合**する変化を**還元**という場合があります。たとえば、硫化水素と塩素の化合について考えてみましょう。

硫化水素H_2Sは、水素を失って硫黄Sに変化しているので酸化されています。一方、塩素Cl_2は、水素と化合して塩化水素HClに変化しているので還元されています。

硫化水素		塩素		塩化水素		硫黄
H_2S	+	Cl_2	→	$2HCl$	+	S

③ 電子のやり取りによる定義

さらに、物質（原子）が**電子を失う**変化を**酸化**といい、物質（原子）が**電子を受け取る**変化を**還元**という場合もあります。①のマグネシウムの例でいうと、Mg原子が電子を失って、これを酸素O_2が受け取っています。

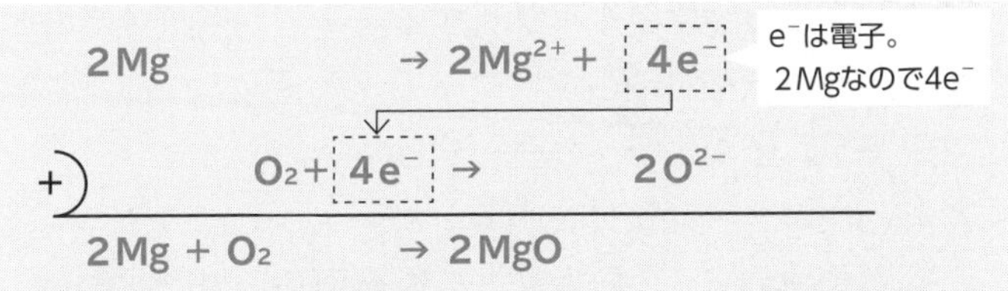

Mg原子は電子２個を失うことでMg^{2+}となります。２Mg^{2+}ならば、２e^-×２＝４e^-となります。

マグネシウムは電子を失ったので酸化され、酸素はその電子を受け取って還元されているわけです。このように、ある物質が電子を失えば、必ずその電子を受け取る物質があるため、**酸化と還元は常に同時に起こる**ことがわかります。それぞれが単独で起こることはありません。このため、酸化と還元の反応をまとめて**酸化還元反応**といいます。

用語

e^-
電子を表す記号で、electron（電子）の頭文字に由来する。電子１個は、－１の電荷をもつ。

◆酸化と還元の定義のまとめ

	酸化	還元
酸素	酸素と結びつく	酸素を失う
水素	水素を失う	水素と結びつく
電子	電子を失う	電子を受け取る

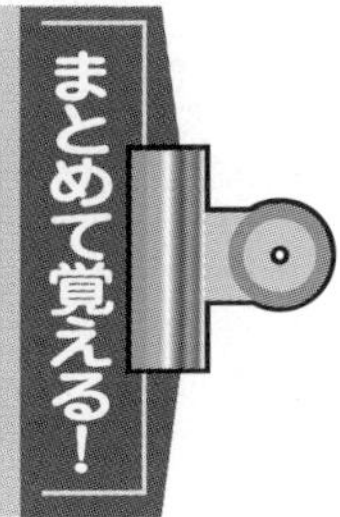

重要度 A

2 酸化数

① 酸化数とは

化合物中の**原子**が、単体のときと比べてどれぐらい酸化または還元された状態になっているかを数値で表したものを**酸化数**といいます。酸化数が**増加**していれば**酸化**、**減少**していれば**還元**ということになります。酸化数を調べることによって、その物質が酸化されたのかそれとも還元されたのかを簡単に判別することができます。

② 酸化数の調べ方

酸化数は次のルールに従って決められます。

●**単体中**の**原子の酸化数は 0** とする。

例　水素H_2を構成する水素原子Hの酸化数は0

●**化合物中**では原則として、**水素原子H**の酸化数を**＋1**、**酸素原子O**の酸化数を**－2**とする。

例　次亜塩素酸HClOを構成する水素原子Hの酸化数は＋1、酸素原子Oの酸化数は－2

なお、次の2つは例外である。

・**過酸化水素**H_2O_2を構成する**酸素原子O**の酸化数は、**－1**とする（水素原子は原則通り＋1）。

・水素化ナトリウムNaHなどの**金属の水素化物**を構成する**水素原子H**の酸化数は、**－1**とする。

●**化合物中の各原子の酸化数の合計は 0** とする。

例　二酸化窒素NO_2を構成する酸素原子Oの酸化数は原則通り－2である。O_2なので－2×2＝－4。これとの合計が0になることから、窒素原子Nの酸化数は＋4となる

アルカリ金属
アルカリ土類金属
▶P.98

●化合物中の**アルカリ金属**（**Li**、**Na**、**K**など）は**＋1**とし、**アルカリ土類金属**（**Ca**など）や**Mg**は**＋2**とする。

●**単原子イオン**では、**イオンの価数**を酸化数とする。

例　Ag^{+}…＋1、Fe^{2+}…＋2、Cl^{-}…－1

●**多原子イオン**では、**各原子の酸化数の合計が**イオンの価数**となるように、各原子の酸化数を決める。

例　NH_4^{+} … N＋（＋1×4）＝＋1　∴N＝－3
SO_4^{2-}… S ＋（－2×4）＝－2　∴S＝＋6

③ 酸化数の増減と酸化・還元

たとえば、マグネシウムと酸素の反応で考えてみると、化合物である酸化マグネシウムMgOに含まれる各原子の酸化数は、Oが－2、Mgが＋2です。また、反応する前の単体のMgとO_2の各原子の酸化数は0なので、これらから次のことがわかります。

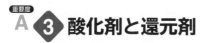

$$2\underline{Mg} + \underline{O_2} \rightarrow 2\underline{Mg}\ \underline{O}$$

酸化数　(0)　(0)　(+2)(−2)

マグネシウム：酸化数0→＋2と**増加**しているので**酸化**

酸素：酸化数0→－2と**減少**しているので**還元**

このように酸化数の増減を調べることにより、その物質が酸化されたか、それとも還元されたかがわかります。

重要度 A

3 酸化剤と還元剤

① 酸化剤の働き

酸化剤とは、**他の物質を酸化させる**働きをする物質をいいます。たとえば、先の例の酸素O_2はマグネシウムMgを酸化させているので**酸化剤**です。このとき、酸化剤自身は**還元**されていることに注意しましょう（酸化剤は自分が酸化されるのではありません）。

② 還元剤の働き

還元剤とは、**他の物質を還元させる**働きをする物質をいいます。先の例のマグネシウムMgは、酸素O_2を還元させているので**還元剤**です。このとき、還元剤自身は**酸化**されていることに注意しましょう（還元剤は自分が還元されるのではありません）。

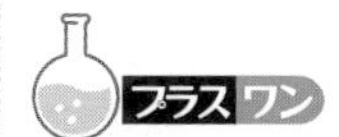

酸化剤になりやすい物質の例
- 酸素
- 塩素
- 塩素酸カリウム
- 過マンガン酸カリウム

還元剤になりやすい物質の例
- 炭素
- 一酸化炭素
- カリウム
- ナトリウム

◆酸化剤と還元剤の定義のまとめ

酸化剤	還元剤
（相手を酸化させる）	（相手を還元させる）
相手に酸素を与える	相手から酸素を奪う
相手から水素を奪う	相手に水素を与える
相手から電子を奪う	相手に電子を与える
（自分は還元される）	（自分は酸化される）
相手に酸素を奪われる	相手から酸素を受け取る
相手から水素を受け取る	相手に水素を奪われる
相手から電子を受け取る	相手に電子を奪われる

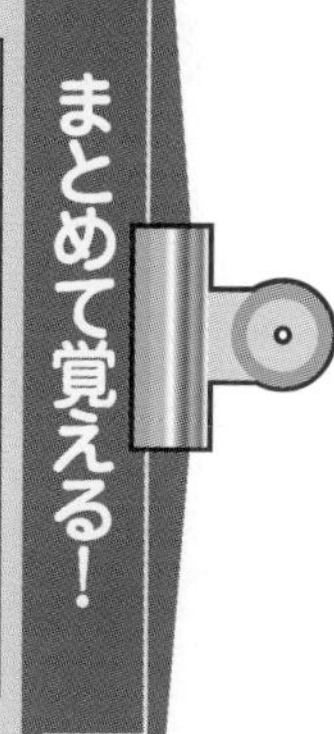

③ 酸化剤と還元剤の反応

例1 過マンガン酸カリウムと蓚酸

過マンガン酸カリウム$KMnO_4$（**酸化剤**）は硫酸酸性溶液中でカリウムイオンK^+と**過マンガン酸イオン**MnO_4^-に電離しています。MnO_4^-の色は濃い**赤紫色**（せきししょく）ですが、これに**蓚酸**（しゅうさん）$H_2C_2O_4$（**還元剤**）の水溶液を加えていき、酸化剤の受け取る電子の数と還元剤が放出する電子の数が等しくなると、赤紫色が消えます（過不足のない反応となる）。

酸化剤と還元剤それぞれの**半反応式**（はん）は、次の通りです。

$$MnO_4^- + 8H^+ + 5e^- \rightarrow Mn^{2+} + 4H_2O \quad \cdots①$$

$$H_2C_2O_4 \rightarrow 2CO_2 + 2H^+ + 2e^- \quad \cdots②$$

式①②より、MnO_4^-（$=KMnO_4$）が2 molと、$H_2C_2O_4$が5 molで過不足なく反応する（電子の数が等しくなる）ことがわかります。全体の化学反応式は次の通りです。

$$2KMnO_4 + 3H_2SO_4 + 5H_2C_2O_4 \rightarrow 2MnSO_4 + 8H_2O + 10CO_2 + K_2SO_4$$

（この反応からは二酸化炭素CO_2が発生する）

例2 過マンガン酸カリウムと過酸化水素

過酸化水素H_2O_2は、通常は**酸化剤**として働きますが、過マンガン酸カリウムのような**強い酸化剤**と反応するときには、**還元剤**として働きます。この場合、過酸化水素水（過酸化水素の水溶液）を過マンガン酸カリウムに加えていき、過不足なく反応するとMnO_4^-の赤紫色が消えます。

還元剤である過酸化水素の**半反応式**は、次の通りです。

$$H_2O_2 \rightarrow O_2 + 2H^+ + 2e^- \quad \cdots③$$

式③と例1の式①より、MnO_4^-（$=KMnO_4$）が2 molとH_2O_2が5 molで過不足なく反応する（電子の数が等しくなる）ことがわかります。

全体の化学反応式は次の通りです。

$$2KMnO_4 + 3H_2SO_4 + 5H_2O_2 \rightarrow 2MnSO_4 + 8H_2O + 5O_2 + K_2SO_4$$

（この反応からは酸素O_2が発生する）

用語

硫酸酸性溶液
硫酸を使って酸性にした水溶液。

半反応式
酸化還元反応における酸化剤と還元剤のそれぞれの働きを、電子e^-によって表した式。

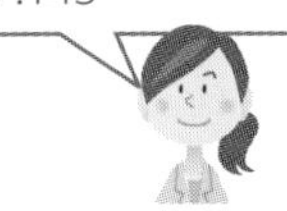

蓚酸の化学式は、$(COOH)_2$と書くこともできます。▶P.143

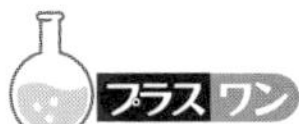

蓚酸や過酸化水素水に過マンガン酸カリウムを滴下していく場合には、MnO_4^-の赤紫色は滴下するとすぐ消える。そして過不足なく反応したとき以降、色が消えなくなる。

理解度把握○×テスト

KeyPoint	できたらチェック
酸化と還元の定義	□ 1 酸化銅と炭素が反応して銅と二酸化炭素になる化学反応において、酸化銅は還元されている。
	□ 2 問1の化学反応において、炭素は酸化されている。
	□ 3 物質が水素を受け取る変化を酸化、水素を失う変化を還元という。
	□ 4 物質が電子を失う変化を酸化、電子を受け取る変化を還元という。
	□ 5 1つの化学反応において、酸化と還元は常に同時に起こる。
酸化数	□ 6 水H_2O、酸素O_2の酸素原子Oの酸化数は、どちらも−2である。
	□ 7 次亜塩素酸HClOのCl原子の酸化数は、+1である。
	□ 8 水素化ナトリウムNaHのH原子の酸化数は、+1である。
	□ 9 重クロム酸カリウム$K_2Cr_2O_7$のCr原子の酸化数は、+6である。
	□ 10 過マンガン酸イオンMnO_4^-のMn原子の酸化数は、+7である。
酸化剤と還元剤	□ 11 酸化剤とは、他の物質を酸化させ、自分自身は還元される物質のことをいう。
	□ 12 還元剤は、他の物質から電子を奪う性質をもっている。
	□ 13 過マンガン酸カリウムの硫酸酸性溶液と蓚酸水溶液の酸化還元反応において、蓚酸は酸化剤として働く。
	□ 14 硫酸酸性の過マンガン酸カリウム水溶液と過酸化水素水を反応させたときに発生する気体は、酸素である。
	□ 15 過酸化水素は、酸化剤であり、還元剤として働くことはない。

解答 1. ○ 酸化銅は酸素を失って銅になっているので還元されている。 2. ○ 炭素は酸素と化合して二酸化炭素になっているので酸化されている。 3. × 物質が水素を失う変化を酸化、水素を受け取る変化を還元という。 4. ○ 5. ○ 6. × 化合物である水H_2Oを構成する酸素原子Oの酸化数は−2。単体である酸素O_2を構成する酸素原子Oの酸化数は0である。 7. ○ Hが+1、Oが−2なので、Clが+1で合計0となる。 8. × NaHなど金属の水素化物を構成する水素原子Hの酸化数は、例外的に−1とされる。 9. ○ カリウム原子Kは+1なので、$K_2=+1\times2=+2$。酸素原子Oは−2なので、$O_7=-2\times7=-14$。合計が0になるため、$Cr_2=+12$。∴クロム原子Crの酸化数は+6である。 10. ○ 酸素原子Oは−2なので、$O_4=-2\times4=-8$。合計がイオンの価数である−1になるため、マンガン原子Mnの酸化数は+7である。 11. ○ 12. × 他の物質から電子を奪うのは酸化剤である。還元剤は他の物質に電子を与えて還元させる。 13. × 蓚酸は電子を与える側なので、還元剤である。 14. ○ 15. × 過酸化水素H_2O_2は通常は酸化剤として働くが、より強い酸化剤と反応するときは還元剤として働く。

Lesson 15 電池、電気分解、反応の速さ

15日目

レッスンのポイント

電池（ボルタ電池、鉛蓄電池など）、**電気分解**、**反応の速さ**、**化学平衡**について学習しましょう。電池、電気分解については、金属の**イオン化傾向**や**酸化・還元**に関する理解が不可欠です。試験では、電気分解により正極と負極に生じる物質を問う問題がよく出題されています。

重要度A

1 電池

① 電池とは

酸化還元反応を利用して電気エネルギーを取り出す装置を**電池**といいます。一般に、**イオン化傾向の異なる2種類の金属を電解液に浸す**と電池ができ、これらの金属が**電極**となります。このうち、外部へ**電子が流れ出す**ほうの電極を**負極**、外部から**電子が流れ込む**ほうの電極を**正極**といいます。この**電子の流れ**が**電流**です（ただし、電流の向きは、電子の流れの向きとは**逆方向**とされています）。

また、両電極間に生じた**電位差**を**起電力**といいます。

用語

電解液
電気伝導性を有する溶液。希硫酸など。

イオン化傾向の大きい金属のほうが電子を放出し、その電子が外部へ流れ出すので負極になります。イオン化傾向について ▶P.108

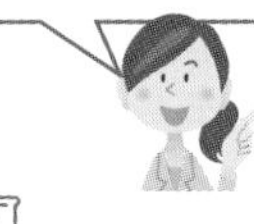

② ボルタ電池

亜鉛板と**銅板**を導線でつなぎ、**希硫酸**の入ったビーカーに入れます。すると、銅よりも**イオン化傾向の大きい**亜鉛のほうが陽イオンとなって溶け出し、**電子**を放出します。

$$Zn \rightarrow Zn^{2+} + 2e^-$$

電子は導線を通って銅板へと移動し、希硫酸から電離していたH^+と結合します。このため銅板の表面から気体の**水素**H_2が発生します。

$$2H^+ + 2e^- \rightarrow 2H \rightarrow H_2 \uparrow$$

これを**ボルタ電池**といいます。ボルタ電池では、電子の流れ出す亜鉛板が負極、電子の流れ込む銅板が正極となります。また、電子を失う側の亜鉛Znは**酸化**され、電子を

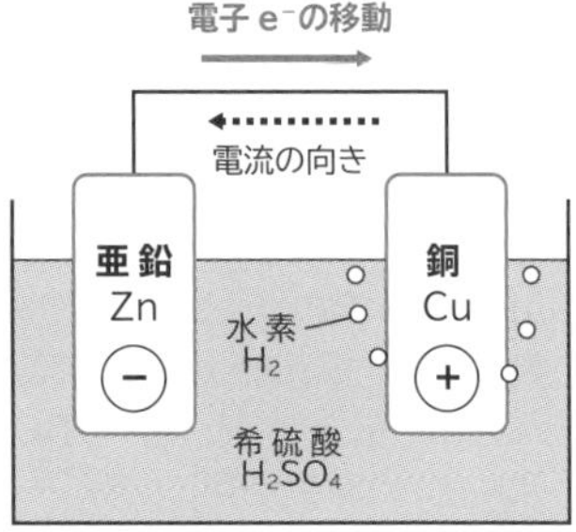

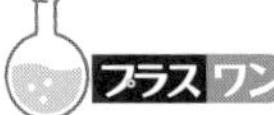

プラスワン

電極に用いる2つの金属のイオン化傾向の差が大きいほど、電池の起電力は大きくなる。

電子の流れの向きは⊖→⊕です。これに対し、電流の流れの向きは⊕→⊖と決められています。

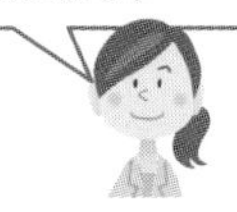

受け取る側の銅Cuの側では**還元**が起きています。つまり**酸化還元反応**が生じているわけです。

③ 鉛蓄電池

鉛(なまり)蓄電池は、希硫酸H_2SO_4を電解液とし、鉛Pb（負極）と二酸化鉛PbO_2（正極）を浸して電極とした電池です。

放電するとき、電解液と両極で次の反応が起こります。

●**電解液：$2H_2SO_4 \rightarrow 4H^+ + 2SO_4^{2-}$**

●**負極：$Pb + SO_4^{2-} \rightarrow PbSO_4 + 2e^-$**（電子を放出）

●**正極：$PbO_2 + SO_4^{2-} + 4H^+ + 2e^- \rightarrow PbSO_4 + 2H_2O$**

鉛Pbは電子が流れ出す側なので**負極**、二酸化鉛PbO_2は電子が流れ込む側なので**正極**です。また、鉛Pbは**酸化**、二酸化鉛PbO_2は**還元**されています。この酸化還元反応が進むにつれて、両極から硫酸鉛$PbSO_4$が析出(せきしゅつ)します。

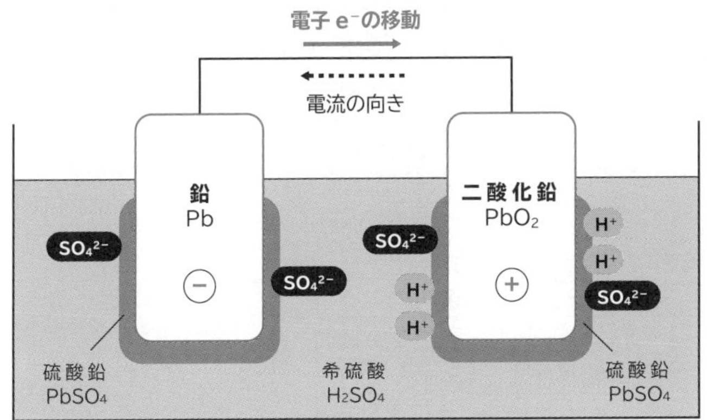

上の3つの式をまとめると次の化学反応式になります。

$Pb + PbO_2 + 2H_2SO_4 \rightarrow 2PbSO_4 + 2H_2O$

また、鉛蓄電池はこの式の逆（右辺から左辺）の反応によって**充電**することができます。充電のときは、溶液中のH_2SO_4が増加します（放電のときは減少）。

④ 一次電池と二次電池

ボルタ電池やアルカリ乾電池のように、**使い切りの電池**のことを**一次電池**といい、鉛蓄電池のように**繰り返し充電して使える電池**のことを**二次電池**といいます。

一次電池の例
ボルタ電池
ダニエル電池
酸化銀電池
アルカリ乾電池
マンガン乾電池
二次電池の例
鉛蓄電池
リチウムイオン電池
ニッケル・水素電池

重要度 A

2 電気分解

① 電気分解の仕組み

電解質の水溶液中に２つの電極を入れ、外部の電源から**直流の電流**を流すと、電源の⊕**側**につながる電極が**陽極**になり、電源の⊖**側**につながる電極が**陰極**になります。すると、水溶液中の**陰イオン**が**陽極**に向かって移動し、自分がもっている**電子e⁻を陽極に放出**します（陰イオンが**電子を失う**ことから、陽極では**酸化反応**が起きています）。陽極に集まった電子e⁻は、導線を通って陰極へと流れていきます。**陰極**には水溶液中の**陽イオン**が移動してきて、陰極に流れてきた電子e⁻を受け取ります（陽イオンが**電子を受け取る**ことから、陰極では**還元反応**が起きています）。このようにして、電解質の水溶液中の物質が別の物質となって各電極に生じます。**電気エネルギー**によって物質が分解されることから、これを**電気分解**（**電解**）といいます。

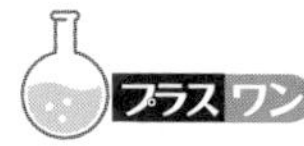

電解質と非電解質
電解質は水溶液中で電離して陽イオンと陰イオンを生じるため、水溶液に電流が流れる。これに対して、非電解質は水に溶かしても電離しないので、電流が流れず、電気分解ができない。

主な非電解質
・純水
・アルコール
・ベンゼン
・ブドウ糖
・尿素

電気分解の電極には化学的に安定している白金電極や炭素棒が使用されます。

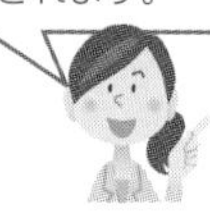

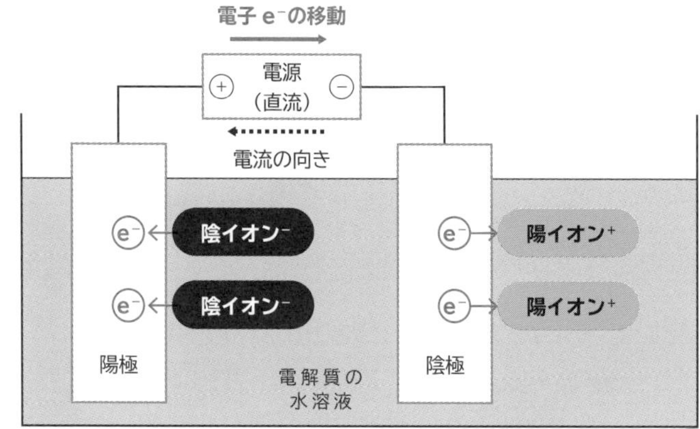

② 電気分解によって各電極に生じる物質

たとえば、**塩化銅**$CuCl_2$の水溶液を電気分解した場合、**陽極**には気体の**塩素**Cl_2が発生し、**陰極**には**銅**Cuが析出します。これらは水溶液の溶質である塩化銅を構成していた元素からできた物質です。一方、**塩化ナトリウム**NaClの水溶液を電気分解した場合は、**陽極**には気体の**塩素**Cl_2が

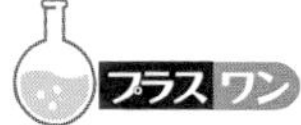

塩化銅
化学式$CuCl_2$で表される塩化銅は、正式には塩化第二銅といい、「塩化銅（Ⅱ）」とも表す。これに対して、化学式CuClで表される塩化銅は塩化第一銅といい、「塩化銅（Ⅰ）」とも表す。

発生しますが、**陰極**にはナトリウムNaではなく、気体の**水素**H_2が発生します。これは、陰極で電子を受け取るのは、溶媒の水（$2H_2O+2e^- \rightarrow H_2+2OH^-$）であって、水素よりも**イオン化傾向**の大きいナトリウムは電子を受け取らないからです。また、**希硫酸**H_2SO_4の電気分解では陽極から気体の**酸素**O_2、陰極から気体の**水素**H_2が発生します。このように、電気分解によって各電極に生じる物質は、必ずしも水溶液の溶質（電解質）を構成していた元素からなる物質とは限らず、溶媒（ようばい）の水から生じる水素や酸素である場合もあることに注意しましょう。

■主な溶質と各電極に生じる物質

溶質	陽極	陰極
$CuCl_2$	Cl_2	Cu
NaCl	Cl_2	H_2
H_2SO_4	O_2	H_2
Na_2SO_4	O_2	H_2
$AgNO_3$	O_2	Ag
$CuSO_4$	O_2	Cu
NaOH	O_2	H_2

〔陽極〕
- Cl^-がある ⇒Cl_2 発生
- $SO_4{}^{2-}$、$NO_3{}^-$がある ⇒O_2発生

〔陰極〕
- イオン化傾向の小さいCu、Agなどの金属は析出する。
- イオン化傾向の大きい金属は析出せず、H_2が発生する。

③ 各電極に生じる物質の量と電気量との関係

電気分解により**各電極に生じる物質の量**〔mol〕は、その電気分解を行った時間内に流れた**電気量に比例**します。電気量の単位は**クーロン**〔C〕であり、**1 A**（アンペア）の**電流**を**1秒間**に流したときの電気量が**1 C**です。また、**電子 1 mol**がもつ電気量は**9.65×10^4C/mol**です（この値を**ファラデー定数**といいます）。

たとえば、硫酸銅(Ⅱ) $CuSO_4$の水溶液を、5Aの電流で965秒間、電気分解したとすると、電気量＝5A×965秒＝4825Cなので、電極でやり取りした**電子**の物質量〔mol〕は、4825C÷（9.65×10^4）C/mol＝0.05mol。陰極では$Cu^{2+}+2e^- \rightarrow Cu$より、電子$e^-$：銅Cu ＝２：１

このため、陰極に析出する銅は0.025molになります。

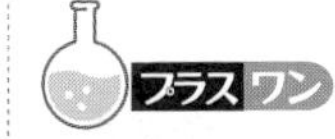

電解精錬
不純物を含む粗銅を陽極、純銅を陰極とし、硫酸酸性の硫酸銅水溶液中で低電圧をかけると、陰極に純粋な銅が析出してくる。このような、電気分解を利用して金属の純度を高める操作を「電解精錬」という。

電気量(C)は、電流(A)×時間(秒)で求める。

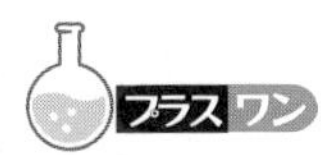

硫酸銅
- 硫酸銅(Ⅰ) ⇒化学式Cu_2SO_4
- 硫酸銅(Ⅱ) ⇒化学式$CuSO_4$

陰イオンが陽極で放出した電子の物質量と、陽イオンが陰極で受け取った電子の物質量は同じです。

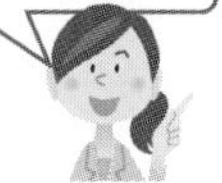

第2章 基礎化学 15日目

重要度 A

3 化学反応の速さ

① 粒子の衝突と反応速度

化学反応が起こるためには、**反応する粒子が互いに衝突**することが必要です。この衝突の頻度が高くなるほど反応は速くなります。反応の速さを**反応速度**といいます。反応速度はそれぞれの反応によって異なり、また同一の反応であっても、その反応に関与する物質の状態、**濃度**、**圧力**、**温度**、**触媒**（しょくばい）**の有無**などによって異なります。

② 活性化エネルギー

一般に、反応物から生成物へと化学変化するためには、ある一定以上の高いエネルギー状態（**活性化状態**）を超える必要があります。**活性化状態になるために必要な最小限のエネルギー**を**活性化エネルギー**といいます。

化学反応式の左辺から右辺へ進行する反応を**正反応**といい、右辺から左辺へと進行する反応を**逆反応**といいます。化学反応が進行するのは、衝突する粒子の運動エネルギーの和が、正反応の活性化エネルギーよりも大きい場合です。

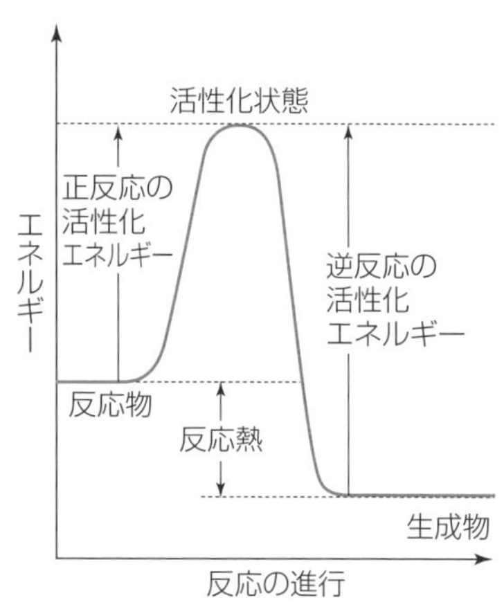

反応熱は、反応物と生成物のエネルギーの差によって決まります。触媒を用いても反応熱の値は変えられません。

③ 反応速度への影響

濃度・圧力	濃度や圧力が**高い**ほど、粒子の衝突頻度が高くなるので反応速度が速まる
温度	温度が**高い**ほど粒子の熱運動が激しくなるため、衝突頻度が高くなって反応速度が速まる
触媒	触媒（**正触媒**）の働きにより**活性化エネルギーの小さい経路で反応が進む**ため、反応速度が速まる

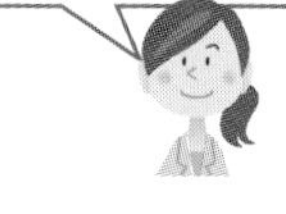

正触媒
活性化エネルギーを下げる働きをすることによって反応速度を速くする。これに対し、反応速度を遅くするものは負触媒という。

重要度 B

4 化学平衡

① 可逆反応と化学平衡

化学反応には、**正反応と逆反応とが同時に進行する**ものがあります。これを**可逆反応**といい、化学反応式の左辺と右辺の間を ⇄ とします。可逆反応では、正反応と逆反応の速さの差が見かけ上の反応速度となり、**正反応と逆反応の速さが等しい場合**は反応がどちらの方向にも進行していないように見えます。この状態を**化学平衡**（へいこう）といいます。

② 化学平衡の移動

可逆反応が化学平衡の状態（**平衡状態**）にある場合に、反応の条件（濃度、圧力、温度）を変えると、その**変化を打ち消す方向に平衡が移動**します。これを**平衡移動の原理**（**ル・シャトリエの原理**）といいます。

反応の条件ごとに、化学平衡がどのように移動するかをみておきましょう。

●**濃度**

ある成分の**濃度を増やす**と、その成分の濃度を**減少**させる方向（濃度を減らした場合は増加させる方向）に平衡が移動します。たとえば、窒素N_2と水素H_2を化合する可逆反応（$N_2 + 3H_2 \rightleftarrows 2NH_3$）において$N_2$の濃度を増やすと、これを打ち消すように右方向の反応（正反応）が進行します。

●**圧力（気体の場合のみ）**

圧力を高くすると、気体の分子数を**減少**させる方向（圧力を低くした場合は増加させる方向）に平衡が移動します。

●**温度**

温度を上げると、**吸熱反応**の方向（温度を下げた場合は発熱反応の方向）に平衡が移動します。

なお、**触媒**は、反応速度を速くしたり遅くしたりしますが、**化学平衡の移動には影響を与えません**。

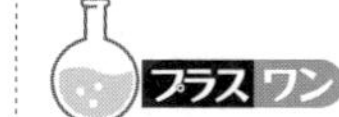

化学反応が一方向にのみ進行し、逆反応が起こらないものは不可逆反応という。

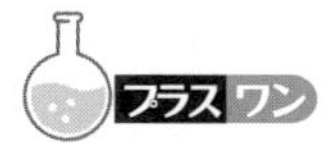

中和反応が進むにつれてH^+とOH^-の数が減少すると、それを補うように新たなH^+とOH^-が生成されていくのは、減少した濃度を増加させる方向に平衡が移動するためである。▶P.153

理解度把握○×テスト

KeyPoint	できたらチェック
電池	□ 1 一般にイオン化傾向の異なる2種類の金属を電解液に浸すと電池ができ、外部へ電子が流れ出す電極を負極、外部から電子が流れ込む電極を正極という。
	□ 2 ボルタ電池は、希硫酸に浸した亜鉛板を正極とし、銅板を負極とした電池である。
	□ 3 鉛蓄電池の場合、負極の鉛Pbは酸化され、正極の二酸化鉛PbO_2は還元される。
	□ 4 鉛蓄電池、酸化銀電池、リチウムイオン電池、ニッケル・水素電池は、いずれも充電ができる電池である。
電気分解	□ 5 電気分解においては、外部の直流電源の⊕側につながる電極が陽極になり、⊖側につながる電極が陰極になる。
	□ 6 電気分解の場合、陽極では還元反応、陰極では酸化反応が起こる。
	□ 7 塩化銅$CuCl_2$水溶液の電気分解では、陽極に気体の塩素Cl_2が発生し、陰極には銅Cuが析出する。
	□ 8 塩化ナトリウムNaClの電気分解では、陽極に気体の塩素Cl_2が発生し、陰極にはナトリウムNaが析出する。
化学反応の速さ	□ 9 反応物を活性化状態にするために必要な最小限のエネルギーのことを活性化エネルギーという。
化学平衡	□ 10 平衡状態とは、可逆反応において正反応と逆反応の反応速度が等しくなり、見かけ上、反応が進行していない状態をいう。
	□ 11 可逆反応が平衡状態にある場合、ある成分の濃度を増やすと、その成分の濃度が増加する方向に平衡が移動する。

解答 1. ○ イオン化傾向の大きい金属のほうが電子を放出するため負極となる。 2. × 亜鉛Znのほうが銅Cuよりもイオン化傾向が大きいので、亜鉛板が負極、銅板が正極となる。 3. ○ 負極の鉛Pbは電子を放出しているので酸化されており、正極の二酸化鉛PbO_2は電子を受け取っているので還元されている。 4. × 酸化銀電池は、充電ができない一次電池である。鉛蓄電池、リチウムイオン電池、ニッケル・水素電池は二次電池（充電ができる電池）である。 5. ○ 6. × 陽極では陰イオンが電子を放出するので酸化反応、陰極では陽イオンが電子を受け取るので還元反応が起こる。 7. ○ イオン化傾向の小さい銅Cuなどの金属は析出する。 8. × 陽極には塩素Cl_2が発生するが、陰極にはイオン化傾向の大きいナトリウムNaなどの金属は析出せず、水素H_2が発生する。 9. ○ 10. ○ 平衡状態とは、可逆反応が化学平衡の状態、つまり正反応と逆反応の反応速度が等しくなり、反応が進行していないように見える状態をいう。 11. × ある成分の濃度を増やした場合は、その成分の濃度を減少させる方向に平衡が移動する。

Lesson 16

非金属元素と金属元素

15日目

レッスンのポイント

このレッスンでは、**非金属元素のハロゲン**、**窒素 N** とその化合物、**酸化物**（酸素 O の化合物）について、また**金属元素**については**炎色反応**のほか、**金属イオンの分離・検出**について学習します。炎色反応で各物質が示す炎の色は、試験でよく出題されるので確実に覚えましょう。

重要度 A

1 ハロゲン

① ハロゲンに共通する性質

周期表の**17族**に属している**弗素**（ふっそ）F、**塩素**Cl、**臭素**Br、**沃素**（ようそ）I、**アスタチン**Atの5種類の元素を**ハロゲン**といいます。ハロゲンはいずれも**価電子を7個もっている**ため、電子を1個得ることで**1価の陰イオン**になりやすい性質があります。他の物質から電子を奪うので**酸化力が強く**、原子番号の小さいハロゲンほど酸化力が強くなります。

周期表 ▶P.96～97
1価の陰イオン ▶P.106
電子のやり取りによる酸化の定義 ▶P.159
共有結合 ▶P.112
2原子分子 ▶P.116

② 主なハロゲン単体の性質

ハロゲンの原子はいずれも共有結合により2原子分子をつくります。主なハロゲン単体の性質は、次の通りです。

●弗素F_2

弗素F_2は、**毒性**が非常に強い**淡黄**（たんこう）**色の気体**であり、水と激しく反応して酸素O_2を発生します。

$2F_2 + 2H_2O \rightarrow 4HF$（弗化水素）$+ O_2\uparrow$

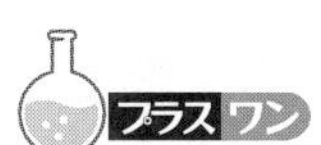

ハロゲンは他の元素と化合しやすいので天然には単体として存在しない。

●塩素Cl_2

塩素Cl_2は、**淡緑**（たんりょく）**色の気体**であり、**有毒**で**刺激臭**があります。水に溶けて、次亜塩素酸HClOを生じます。

$Cl_2 + H_2O \rightleftarrows HCl + HClO$

塩素Cl_2は他の物質と化合しやすく、ほとんどの元素（酸素、窒素等を除く）と化合して**塩化物**をつくります。特に水素H_2との化合力が強く、塩素と水素の混合気体に光を当てると、爆発的に反応して塩化水素HClを発生します。

塩素の溶けた水溶液は塩素水と呼ばれ、強い酸化作用があります。

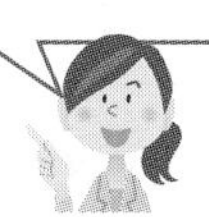

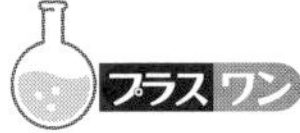

常温において液体である非金属元素は、臭素のみである。

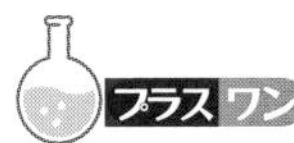

沃素の昇華性
固体の沃素を加熱すると紫色の蒸気になり、冷却すると再び固体に戻る。
昇華▶P.81

弗化銀は水に溶けるので沈殿を生じません。写真用フィルムには塩化銀や臭化銀が使われています。

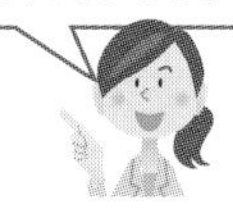

用語
遊離
化合物中での結合が切れて、原子または原子団が分離すること。

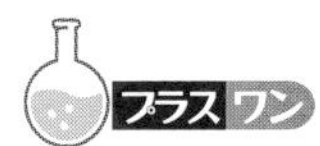

空気の主な組成
（体積の割合%）
・窒素78%
・酸素21%
・アルゴン0.9%
・二酸化炭素0.03%
・ネオン0.0018%

●臭素Br_2

臭素Br_2は、濃い**赤褐色**（せきかつ）の**液体**です。容易に**蒸発**して、強い**刺激臭**をもつ赤褐色の**有毒**な蒸気を出します。水には溶けにくいですが、溶けると赤褐色の臭素水となります。

●沃素I_2

沃素I_2は金属光沢のある**黒紫色**（こくし）（または**黒灰色**）**の固体**であり、**昇華性**があります。水にはほとんど溶けませんが、沃化カリウム水溶液には溶け、褐色の水溶液（**ヨウ素液**）となります。**デンプン**に含まれるアミロースがヨウ素液と反応して**青紫色**を示す現象を、**ヨウ素デンプン反応**といいます。

③ ハロゲン化銀

銀イオンAg^+とハロゲン化物イオン（ハロゲンの陰イオン）とが結びついた化合物を**ハロゲン化銀**といいます。弗化銀AgF以外は、水に溶けにくく、**沈殿**を生じます。

■ハロゲン化銀

弗化銀AgF	$Ag^+ + F^- \rightarrow AgF$	水に溶ける
塩化銀AgCl	$Ag^+ + Cl^- \rightarrow AgCl$	**白色沈殿**
臭化銀AgBr	$Ag^+ + Br^- \rightarrow AgBr$	**淡黄色沈殿**
沃化銀AgI	$Ag^+ + I^- \rightarrow AgI$	**黄色沈殿**

ハロゲン化銀の**沈殿**は**光**が当たると容易に分解し、銀の微粒子が遊離（ゆうり）して黒くなります。この性質を**感光性**といい、フィルム式の写真に応用されています。

重要度A 2 窒素とその化合物

① 単体の窒素N_2

窒素N_2は、**無色・無臭の気体**であり、空気の**約78%**の体積を占めています。

② 主な窒素化合物

●アンモニアNH_3

アンモニアNH_3は、鼻をつく**刺激臭**のある**無色の気体**です。アンモニアの水溶液（アンモニア水）は、**弱塩基性**を示します。

●一酸化窒素NO

一酸化窒素NOは、水に溶けにくい**無色・無臭の気体**です。燃料等の燃焼によって生成する**窒素酸化物**（**NO_x**）は大部分が一酸化窒素NOですが、空気中で簡単に酸化されて二酸化窒素NO_2となります。

●二酸化窒素NO_2

二酸化窒素NO_2は、**刺激臭**のある**赤褐色の気体**であり、**水に溶けやすい**性質があります。二酸化窒素と水との反応によって、硝酸HNO_3が生成します。

●硝酸HNO_3

硝酸HNO_3は、**揮発性**のある**無色の液体**であり、水溶液は**強酸性**を示します。光や熱で分解しやすいため、褐色のびんに入れて冷暗所に保存します。

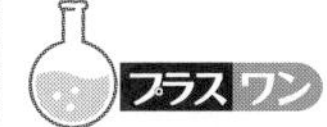

アンモニアの工業的製法(ハーバー・ボッシュ法)
高温高圧下で窒素N_2と水素H_2を直接反応させてアンモニアを生成する。

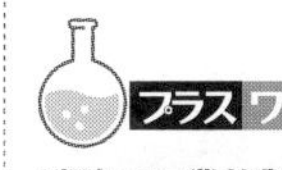

硝酸の工業的製法（オストワルト法）
アンモニアを酸化して一酸化窒素を発生させ、これが酸化してできた二酸化窒素を温水に吸水させて硝酸を生成する。

第2章 基礎化学 15日目

重要度B ③ 酸化物

酸素Oが他の元素と化合した化合物を**酸化物**といいます。**酸性酸化物**（一般に**非金属元素**の酸化物が該当する）、**塩基性酸化物**（アルカリ金属、アルカリ土類金属その他の**金属元素**の酸化物が該当する）、**両性酸化物**（**両性元素**の酸化物が該当する）に分類できます。

■酸性酸化物・塩基性酸化物・両性酸化物

	性質	該当例
酸性酸化物	・**水**に溶けると**酸性**を示す ・塩基と反応して塩を生じる	SO_2　CO_2 SO_3　P_4O_{10}
塩基性酸化物	・**水**に溶けると**塩基性**を示す ・酸と反応して塩を生じる	Na_2O　CaO BaO　MgO
両性酸化物	・酸に対して塩基として働く ・塩基に対して酸として働く ・中和反応で塩を生じる	Al_2O_3　ZnO SnO　PbO

用語

両性元素
酸とも塩基とも反応する金属元素。一般に次の4つをいう。
・アルミニウムAl
・亜鉛Zn
・スズSn
・鉛Pb

重要度 A

4 炎色反応

物質を燃焼させたとき、その物質を構成する**元素**に特有の炎の色がみられる場合があります。この現象を**炎色反応**といいます。代表的な例をまとめておきましょう。

■炎色反応の代表例

ストロンチウム Sr	リチウム Li	カルシウム Ca	ナトリウム Na
深赤色	**赤色**	**橙赤色**	**黄色**
バリウム Ba	**銅 Cu**	**砒素 As**	**カリウム K**
黄緑色	**青緑色**	**淡青色**	**赤紫色**

重要度 A

5 金属イオンの分離・検出

水溶液中に含まれる**金属イオン**の多くは、特定の試薬を加えると、**特有の色**をした**沈殿**を生成します。この現象を利用することによって、水溶液中から特定の**金属イオンを分離・検出**することができます。このような、試料となる物質中にどのような種類の元素やイオンなどが含まれているかを判定する操作を**定性分析**といいます。試薬ごとに、分離・検出される主な金属イオンをまとめてみましょう。

① 希塩酸HClを加える

希塩酸を加えると、**銀イオンAg^+**、**鉛イオンPb^{2+}**は、どちらも**白色沈殿**を生じます。

$Ag^+ + Cl^- \rightarrow AgCl$（塩化銀の白色沈殿）
$Pb^{2+} + 2Cl^- \rightarrow PbCl_2$（塩化鉛(Ⅱ)の白色沈殿）

② 希硫酸H_2SO_4を加える

希硫酸を加えると、**バリウムイオンBa^{2+}**、**カルシウムイオンCa^{2+}**、**鉛イオンPb^{2+}**は、**白色沈殿**を生じます。

$Ba^{2+} + SO_4^{2-} \rightarrow BaSO_4$（硫酸バリウムの白色沈殿）
$Ca^{2+} + SO_4^{2-} \rightarrow CaSO_4$（硫酸カルシウムの白色沈殿）
$Pb^{2+} + SO_4^{2-} \rightarrow PbSO_4$（硫酸鉛(Ⅱ)の白色沈殿）

炎色反応はゴロ合わせで覚えてもいいですね。
リ　アカー　無　き
Li　赤　Na　黄
K　村　動　力
K　紫　Cu　緑
馬　力
Ba　緑・黄
借りん　と
Ca　橙
するも　親戚
Sr　深赤
ひどく　冷淡
As　淡青

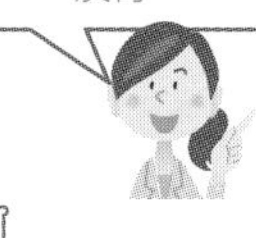

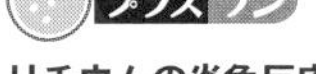

リチウムの炎色反応

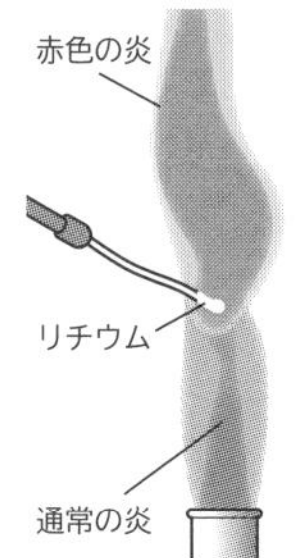

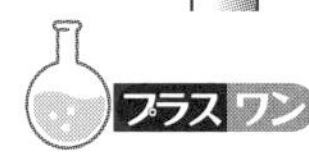

定性分析と定量分析
化学分析のうち、何が含まれているのかを明らかにすることを「定性分析」といい、どれぐらいの量が含まれているのかを明らかにすることを「定量分析」という。

用語

希塩酸
濃度の低い塩酸。

③ 水酸化ナトリウムNaOHの水溶液を加える

水酸化ナトリウム水溶液を加えると、**亜鉛イオン**Zn^{2+}、**アルミニウムイオン**Al^{3+}は、**白色沈殿**を生じ、また過剰に加えると、どちらも溶けて**無色**になります。

$Zn^{2+}+2OH^- \rightarrow Zn(OH)_2$（水酸化亜鉛の白色沈殿）
$Al^{3+}+3OH^- \rightarrow Al(OH)_3$（水酸化アルミニウムの白色沈殿）

④ アンモニアNH₃の水溶液を加える

アンモニア水を加えると**銀イオン**Ag^+、**銅イオン**Cu^{2+}、**亜鉛イオン**Zn^{2+}はそれぞれ次のような色の**沈殿**を生じます。また過剰に加えると、溶けて無色（銅イオンに過剰に加えた場合は深青色（しんせい））になります。

$2Ag^++2OH^- \rightarrow Ag_2O$（酸化銀の褐色沈殿）$+H_2O$
$Cu^{2+}+2OH^- \rightarrow Cu(OH)_2$（水酸化銅の青白色沈殿）
$Zn^{2+}+2OH^- \rightarrow Zn(OH)_2$（水酸化亜鉛の白色沈殿）

アンモニア水を**鉄(Ⅲ)イオン**Fe^{3+}に加えた場合には、**赤褐色沈殿**を生じます（過剰に加えても溶けません）。

$Fe^{3+}+3OH^- \rightarrow Fe(OH)_3$（水酸化鉄(Ⅲ)の赤褐色沈殿）

⑤ 硫化水素H₂Sを通じる

●中性・アルカリ性でのみ沈殿

鉄(Ⅱ)イオンFe^{2+}、**亜鉛イオン**Zn^{2+}に硫化水素を通じると、**中性・アルカリ性**でのみ、それぞれ次のような色の**沈殿**を生じます。

$Fe^{2+}+S^{2-} \rightarrow FeS$（硫化鉄の黒色沈殿）
$Zn^{2+}+S^{2-} \rightarrow ZnS$（硫化亜鉛の白色沈殿）

●酸性・中性・アルカリ性のいずれでも沈殿

銀イオンAg^+、**銅イオン**Cu^{2+}、**鉛イオン**Pb^{2+}、**カドミウムイオン**Cd^{2+}に硫化水素を通じると、それぞれ次のような色の**沈殿**を生じます。

$Ag^++S^{2-} \rightarrow Ag_2S$（硫化銀の黒色沈殿）
$Cu^{2+}+S^{2-} \rightarrow CuS$（硫化銅の黒色沈殿）
$Pb^{2+}+S^{2-} \rightarrow PbS$（硫化鉛の黒色沈殿）
$Cd^{2+}+S^{2-} \rightarrow CdS$（硫化カドミウムの黄色沈殿）

アンモニアNH₃の電離▶P.143

Ag^+とOH^-の反応の場合には、酸化物である酸化銀が沈殿します。なお、Ag^+にNaOH水溶液を加えても同様の結果となります。

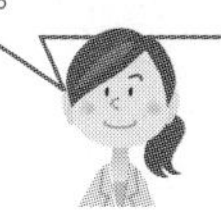

用語

硫化水素H₂S
腐卵臭をもつ無色の気体。硫黄と水素の化合物。

⑥ 炭酸アンモニウム$(NH_4)_2CO_3$の水溶液を加える

炭酸アンモニウム水溶液を加えると、バリウムイオンBa^{2+}、**カルシウムイオン**Ca^{2+}は、**白色沈殿**を生じます。

$Ba^{2+} + CO_3^{2-} \rightarrow BaCO_3$（炭酸バリウムの白色沈殿）
$Ca^{2+} + CO_3^{2-} \rightarrow CaCO_3$（炭酸カルシウムの白色沈殿）

解いてみよう　例題 1

K^+、Ag^+、Cd^{2+}の３種の金属イオンを含む混合溶液を下図の順に処理した場合、（　a　）、（　b　）に当てはまる物質の化学式と（　c　）に当てはまる色を答えなさい。

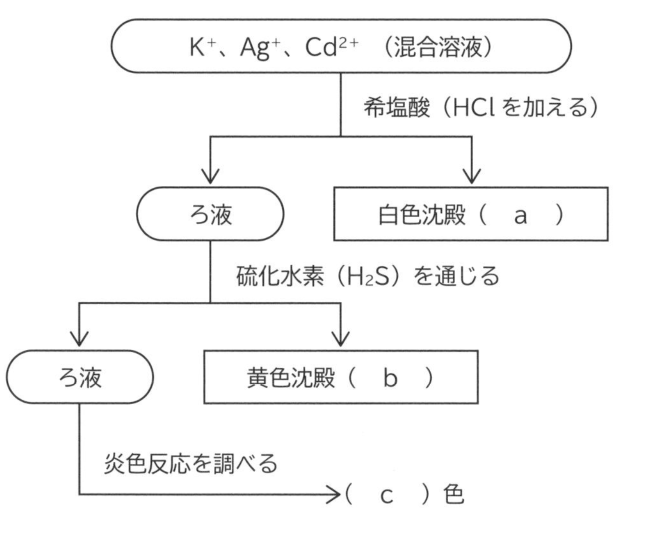

考え方　K^+、Ag^+、Cd^{2+}の３種の金属イオンを含む混合溶液に希塩酸HClを加えると、塩化銀AgClの白色沈殿が生じます。

$Ag^+ + Cl^- \rightarrow AgCl$

次に、ろ液（K^+、Cd^{2+}を含む混合溶液）に硫化水素H_2Sを通じると、硫化カドミウムCdSの黄色沈殿が生じます。

$Cd^{2+} + S^{2-} \rightarrow CdS$

最後に、残ったろ液（K^+を含む溶液）について炎色反応を調べると、赤紫色の炎が確認できます。

以上より、a（AgCl）、b（CdS）、c（赤紫）となります。

理解度把握○×テスト

KeyPoint	できたらチェック
ハロゲン	□ 1 弗素F_2は、毒性が非常に強い淡黄色の気体であり、水と激しく反応して酸素O_2を発生する。
	□ 2 臭素Br_2は、淡緑色の気体であり、水素との混合気体に光を当てると爆発的に反応する。
	□ 3 沃素I_2は、金属光沢のある黒紫色の固体であり、これを沃化カリウム水溶液に溶かしてデンプンに加えると、青紫色を示す。
窒素とその化合物	□ 4 一酸化窒素NOは、水に溶けやすい赤褐色の気体である。
	□ 5 二酸化窒素NO_2は、一酸化窒素NOが空気中で速やかに酸化されて生成する。
酸化物	□ 6 非金属元素の酸化物のうち、SO_3など、水に溶けて酸性を示したり、塩基と反応して塩を生じるものを、酸性酸化物という。
	□ 7 CO_2、P_4O_{10}、Na_2O、MgO、ZnOの5つの化合物のうち、両性酸化物に分類されるのはCO_2である。
炎色反応	□ 8 炎色反応として、ストロンチウムは深赤色、リチウムは赤色、カルシウムは橙赤色を示す。
	□ 9 ナトリウム、バリウム、銅、カリウムのうち、炎色反応で青緑色を示すのは、バリウムである。
金属イオンの分離・検出	□ 10 銅イオンCu^{2+}にアンモニア水を加えると青白色沈殿を生じ、また硫化水素を通じると黒色沈殿を生じる。
	□ 11 銀イオンAg^{+}と鉄(Ⅲ)イオンFe^{3+}を含んだ混合溶液に希塩酸を加えると、赤褐色沈殿を生じる。
	□ 12 亜鉛イオンZn^{2+}に水酸化ナトリウム水溶液を加えた場合、またはアンモニア水を加えた場合、どちらも白色沈殿を生じる。

解答　1.○　2.× これは塩素Cl_2についての説明である。臭素Br_2は濃い赤褐色の液体である。　3.○ デンプンに含まれるアミロースがヨウ素液（沃素I_2を沃化カリウム水溶液に溶かしたもの）と反応して青紫色を示す現象をヨウ素デンプン反応という。　4.× これは二酸化窒素NO_2についての説明である。一酸化窒素NOは水に溶けにくい無色・無臭の気体である。　5.○　6.○　7.× この5つのうち両性酸化物に分類されるのはZnOである。CO_2とP_4O_{10}は酸性酸化物、Na_2O、MgOは塩基性酸化物に分類される。　8.○　9.× 炎色反応で青緑色を示すのは銅である。ナトリウムは黄色、バリウムは黄緑色、カリウムは赤紫色を示す。　10.○ 銅イオンCu^{2+}にアンモニア水を加えると水酸化銅$Cu(OH)_2$の青白色沈殿を生じ、硫化水素を通じると硫化銅CuSの黒色沈殿を生じる。　11.× この場合は塩化銀AgClの白色沈殿を生じる。なお、鉄(Ⅲ)イオンFe^{3+}にアンモニア水を加えると赤褐色沈殿を生じる。　12.○ どちらの場合も水酸化亜鉛$Zn(OH)_2$の白色沈殿を生じる。

Lesson 17

有機化合物（1）— 分類

16日目

レッスンのポイント

このレッスンでは、**有機化合物**の分類、**鎖式炭化水素**の種類（アルカン、アルケン、アルキン）、**官能基**、**異性体**（構造異性体と立体異性体）などについて学習します。官能基の種類（**メチル基**、**ヒドロキシ基**、**ニトロ基**など）は試験では頻出なので、官能基の式と名称を確実に覚えましょう。

重要度 A

1 有機化合物とその分類

分子内に**炭素Cを含んでいる化合物**を**有機化合物**といい（ただし、一酸化炭素CO、二酸化炭素CO_2などを除く）、このうち、**炭素C**と**水素H**のみからなるものを**炭化水素**といいます。有機化合物以外の化合物は**無機化合物**といいます。有機化合物は、**炭素原子の結合の仕方**（**炭素骨格**）によって次のように分類されます。

一酸化炭素や二酸化炭素は、無機化合物に分類されます。

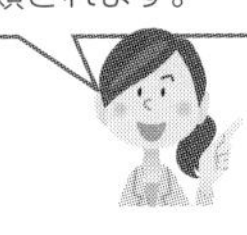

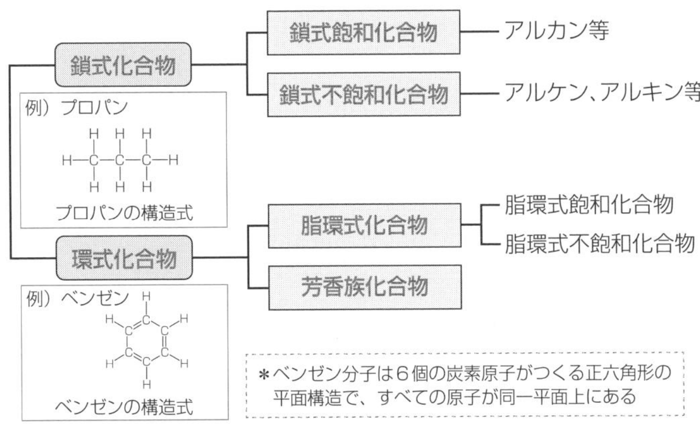

有機化合物は、分子が**鎖**(くさり)**のような結びつき方**をしている**鎖式**(さしき)**化合物**と、分子の**環状**(かんじょう)**構造**をもつ**環式**(かんしき)**化合物**に大別されます。また、結合がすべて**単結合**（価標１本）のものを**飽和化合物**といい、**二重結合**（価標２本）や**三重結合**（価標３本）を含むものを**不飽和化合物**といいます。環式化合物は**脂**(し)**環式化合物**と、ベンゼンC_6H_6など**ベンゼン環**という環状構造をもつ**芳香**(ほうこう)**族化合物**とに分けられます。

単結合、価標 ▶P.113

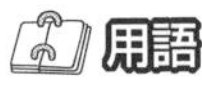
用語

脂環式化合物
ベンゼン環を含まない環式化合物。

重要度 A

② 鎖式炭化水素

炭化水素のうち鎖式化合物であるものを**鎖式炭化水素**といい、**アルカン**、**アルケン**、**アルキン**に分類されます。

分子式 ▶P.90
構造式 ▶P.113

① アルカン

エタンC_2H_6など、**単結合のみからなる鎖式炭化水素**を**アルカン**といいます。単結合のみなので飽和化合物です。アルカンは、分子式がC_nH_{2n+2}という一般式で表されます。エタンのほかに、メタンCH_4、プロパンC_3H_8など、天然ガスや石油の成分となり、燃料として重要なものが多く含まれています。

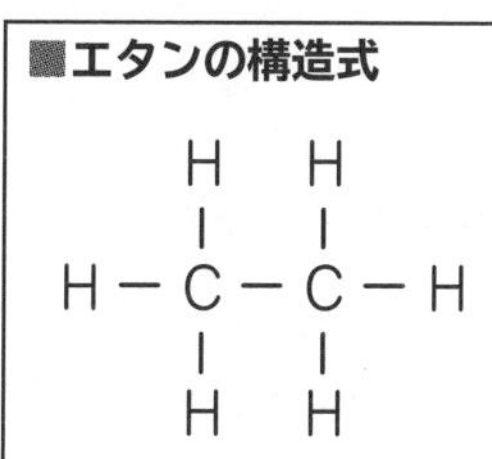

■エタンの構造式

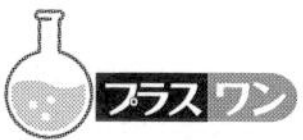

主なアルカン
- メタン CH_4
- エタン C_2H_6
- プロパン C_3H_8
- ブタン C_4H_{10}
- ペンタン C_5H_{12}
- ヘキサン C_6H_{14}
- ヘプタン C_7H_{16}
- オクタン C_8H_{18}

② アルケン

エチレンC_2H_4など、**二重結合を１つだけ含んだ鎖式炭化水素**を**アルケン**といいます。アルケンは分子式がC_nH_{2n}という一般式で表されます。

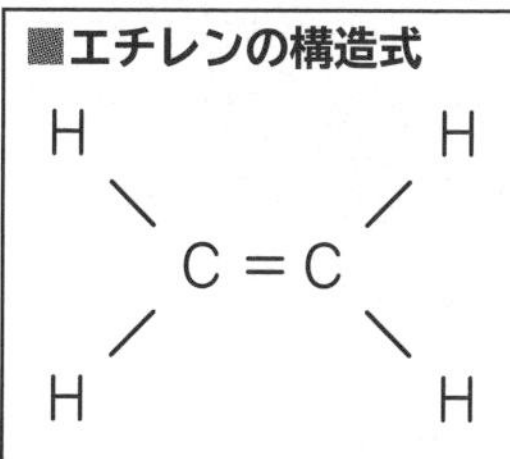

■エチレンの構造式

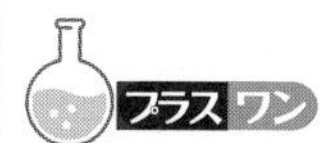

主なアルケン
- エチレン C_2H_4
- プロペン C_3H_6
- 1-ブテン C_4H_8
- 2-ブテン C_4H_8

③ アルキン

アセチレンC_2H_2など、**三重結合を１つだけ含んだ鎖式炭化水素**を**アルキン**といいます。アルケンとアルキンは、二重結合や三重結合を含むので、いずれも不飽和化合物です。アルキンは分子式がC_nH_{2n-2}という一般式で表されます。三重結合は、単結合や二重結合よりも弱い結合です。

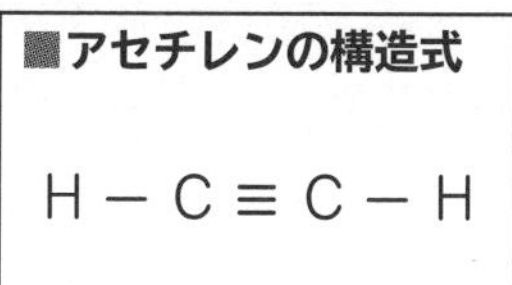

■アセチレンの構造式

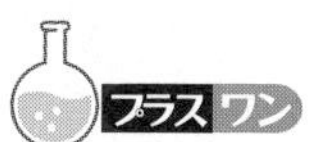

主なアルキン
- アセチレン C_2H_2
- プロピン C_3H_4
- 1-ブチン C_4H_6
- 2-ブチン C_4H_6

重要度 B

③ 付加反応

二重結合や**三重結合**の１つの結合が切れて、そこに他の原子または原子団が結合することを**付加反応**といいます。

用語

原子団
１つの単位となって存在している原子の一団。

例として、**アセチレン**の付加反応をみておきましょう。

●塩化水素HClの付加（塩化水銀(Ⅱ)を触媒とする）

アセチレン　塩化水素　塩化ビニル

$$H-C\equiv C-H + HCl \rightarrow \begin{array}{l}H-\underset{\displaystyle H}{\underset{|}{C}}=\underset{\displaystyle Cl}{\underset{|}{C}}-H\end{array}$$

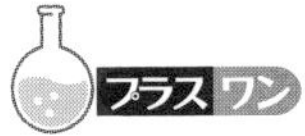

簡略構造式
価標の一部を省略した構造式。
- 塩化ビニル $CH_2=CHCl$
- アクリロニトリル $CH_2=CHCN$

●シアン化水素HCNの付加（塩化銅(Ⅰ)を触媒とする）

アセチレン　シアン化水素　アクリロニトリル

$$H-C\equiv C-H + HCN \rightarrow \begin{array}{l}H-\underset{\displaystyle H}{\underset{|}{C}}=\underset{\displaystyle CN}{\underset{|}{C}}-H\end{array}$$

●水H_2Oの付加（硫化水銀(Ⅱ)を触媒とする）

アセチレン　水　ビニルアルコール　アセトアルデヒド

$$H-C\equiv C-H + H_2O \rightarrow \left[H-\underset{\displaystyle H}{\underset{|}{C}}=\underset{\displaystyle OH}{\underset{|}{C}}-H\right] \rightarrow H-\overset{\displaystyle H}{\overset{|}{\underset{\displaystyle H}{\underset{|}{C}}}}-\underset{\displaystyle O}{\underset{\|}{C}}-H$$

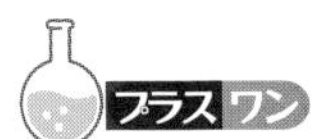

水を付加した場合、ビニルアルコールは不安定なので、直ちにアセトアルデヒドCH_3-CHOに変化する。

また、二重結合や三重結合を含む化合物が、付加反応を繰り返して互いに結合し、分子量の大きい化合物になることを**付加重合**といいます。**アセチレン**は、鉄を触媒とした付加重合によって**ベンゼン**となります。

$3CH\equiv CH \rightarrow C_6H_6$（ベンゼン）

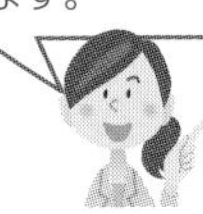
エチレンは付加重合によりポリエチレンとなります。

重要度A ４ ベンゼン環

ベンゼンC_6H_6は、６個の炭素原子Cがつくる**正六角形の平面構造**をしており、単結合と二重結合が１つおきにあるため、単結合と二重結合の中間的な結合とされます。この正六角形の炭素骨格を**ベンゼン環**（かん）といい、ベンゼン環をもつ炭化水素を**芳香族炭化水素**（**アレーン**）といいます。

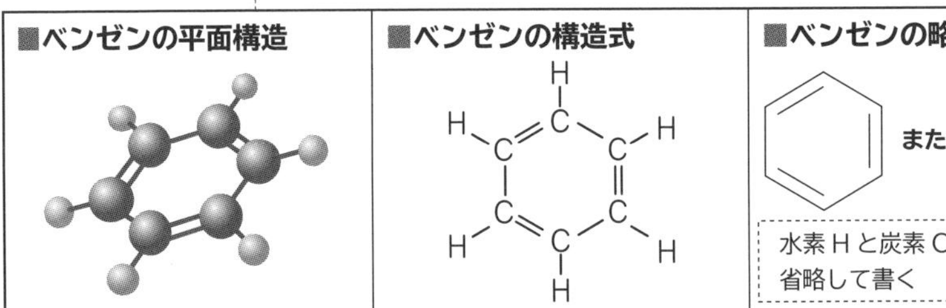

■ベンゼンの略記法

水素Hと炭素Cの原子記号を省略して書く

重要度 A

5 官能基による分類

官能基（かんのうき）とは、それぞれの**有機化合物の特性を表す原子団**のことです。分子中に含まれる官能基の種類がわかれば、その有機化合物の性質を予想することができます。

官能基の名称（別称）〔分類名〕	官能基の式	性質	有機化合物の例
メチル基	$-CH_3$	疎水性	メタノール ジメチルエーテル
エチル基	$-C_2H_5$	疎水性	エタノール ジエチルエーテル
ヒドロキシ基（ヒドロキシル基）〔アルコール〕	$-OH$	親水性 中性	メタノール エタノール 2 - プロパノール グリセリン
アルデヒド基〔アルデヒド〕	$-CHO$	親水性 還元性	アセトアルデヒド ホルムアルデヒド
ケトン基〔ケトン〕	$>CO$	親水性 中性	アセトン メチルエチルケトン
カルボキシ基（カルボキシル基）〔カルボン酸〕	$-COOH$	親水性 弱酸性	脂肪酸 マレイン酸 蓚酸（しゅうさん） 芳香族カルボン酸
ニトロ基〔ニトロ化合物〕	$-NO_2$	疎水性 中性	ニトロベンゼン トリニトロトルエン ピクリン酸
アミノ基〔アミン〕	$-NH_2$	親水性 弱塩基性	アニリン グリシン
スルホ基〔スルホン酸〕	$-SO_3H$	親水性 強酸性	ベンゼンスルホン酸
フェニル基	$-C_6H_5$	疎水性	フェノール

＊疎水性（そすい）…水に溶けにくい性質、親水性…水に溶けやすい性質

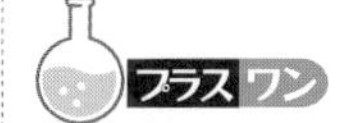

炭化水素基
炭化水素からH原子1個または2個以上除いた原子団。
アルキル基
炭化水素基の一種。アルカンからH原子1個除いた原子団。メチル基、エチル基などが含まれる。
フェノール類
ベンゼン環にヒドロキシ基－OHが結合した化合物。弱酸性を示す。

用語

脂肪酸
カルボキシ基を1個もつ鎖式化合物。
〈飽和脂肪酸〉
・酢酸
・ステアリン酸
〈不飽和脂肪酸〉
・オレイン酸
・リノール酸
芳香族カルボン酸
ベンゼン環にカルボキシ基が結合している化合物。
・安息香酸
・フタル酸
・サリチル酸

重要度 B

6 示性式

分子中に含まれている**官能基を区別して書いた化学式**のことを**示性式**といいます。たとえば、エタノールの分子式はC_2H_6Oですが、これに含まれる－OH（ヒドロキシ基）を区別して示性式で表すと、C_2H_5OHとなります。また、酢酸の分子式は$C_2H_4O_2$ですが、これに含まれる－COOH（カルボキシ基）を区別して示性式で表すと、CH_3COOHとなります。

■分子式・示性式・構造式（例：エタノール）

分子式	示性式	構造式	簡略構造式
C_2H_6O	C_2H_5OH	H　H ｜　｜ H－C－C－O－H ｜　｜ H　H	CH_3-CH_2-OH

重要度 A

7 異性体

同一の分子式をもつ化合物なのに、**分子内の構造が異なるために性質が異なる**ものを、互いに**異性体**といいます。異性体は、**構造異性体**と**立体異性体**に大きく分類することができます。

① 構造異性体

炭素骨格の違い、または**官能基**の種類や位置の違いなどによって、分子の構造式が異なる異性体を**構造異性体**といいます。

●炭素骨格が異なる

例 *n*-ブタンとイソブタン ⇒ 分子式はC_4H_{10}

〈*n*-ブタン〉	〈イソブタン〉
H　H　H　H ｜　｜　｜　｜ H－C－C－C－C－H ｜　｜　｜　｜ H　H　H　H	H　　　H　　　H ｜　　　｜　　　｜ H－C――C――C－H ｜　　　｜　　　｜ H　H－C－H　H ｜ H

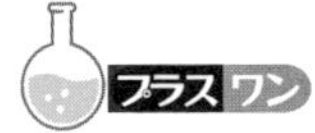

有機化合物は異性体が多く存在する。
例）主なアルカンの構造異性体の数
- ●C_4H_{10} … 2個
- ●C_5H_{12} … 3個
- ●C_6H_{14} … 5個
- ●C_7H_{16} … 9個
- ●C_8H_{18} … 18個
- ●C_9H_{20} … 35個
- ●$C_{10}H_{22}$ …75個

用語

***n*-ブタン**
ノルマルブタン。または単に「ブタン」ともいう。アルカンの1つ。

イソブタン
2-メチルプロパンの別名。

●官能基の種類が異なる

例 エタノールとジメチルエーテル ⇒ 分子式はC_2H_6O

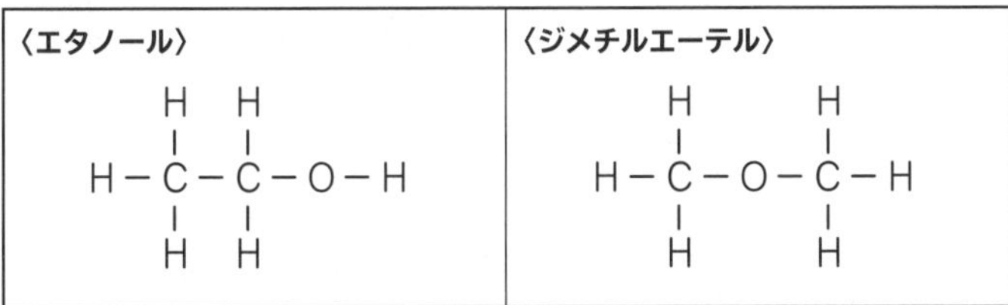

●官能基の位置が異なる

例 オルト *o*/メタ *m*/パラ *p* キシレン ⇒ 分子式はC_8H_{10}

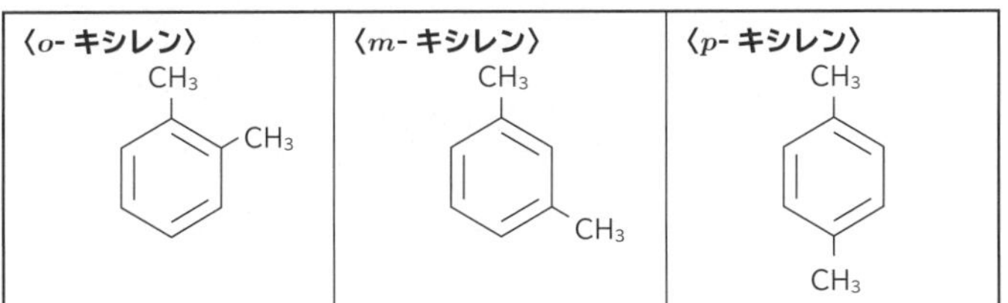

②立体異性体

立体異性体とは、分子の立体構造が異なることによって生じる異性体をいいます。**幾何**(きか)**異性体**と**光学異性体**に分類できます。

●幾何異性体

幾何異性体には、水素原子Hが**同じ側**にある**シス型**と、**反対側**にある**トランス型**が存在します。

■幾何異性体（例：２－ブテン $CH_3-CH=CH-CH_3$）

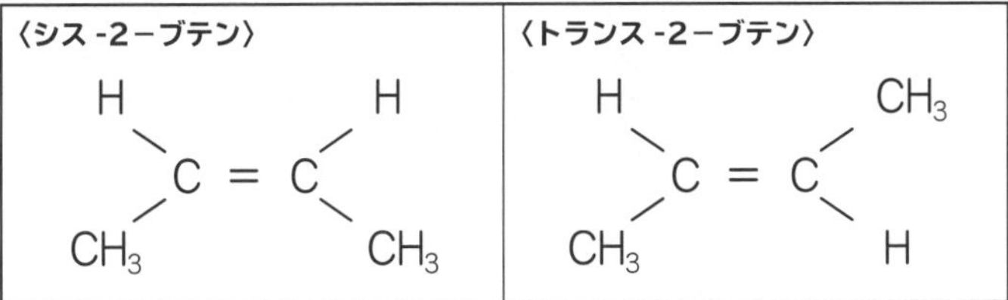

●光学異性体

光学異性体は、**互いに鏡に映った構造**をした立体異性体であり、鏡像(きょうぞう)異性体ともいいます。**不斉**(ふせい)**炭素原子**（４つの価標にそれぞれ異なる原子や原子団が結合した炭素原子）をもった化合物に生じます。

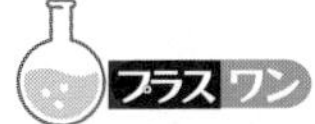

エタノールの官能基
・エチル基
　$-C_2H_5$
・ヒドロキシ基
　$-OH$

ジメチルエーテルの官能基
・メチル基
　$-CH_3$

用語

キシレン
ベンゼン環にメチル基（$-CH_3$）の枝が２つ結合した化合物であり、その位置の違いによって３種類の構造異性体ができる。示性式で表すと$C_6H_4(CH_3)_2$

ブテンC_4H_8のうち、１－ブテンには幾何異性体は存在しません。

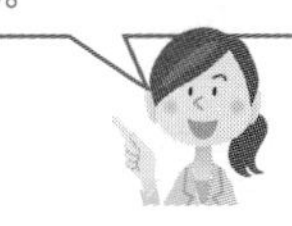

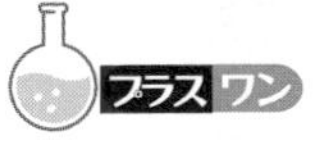

乳酸の光学異性体

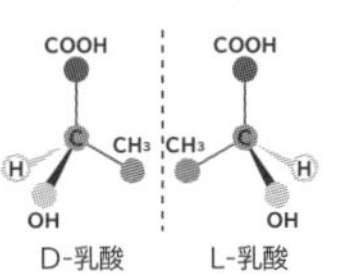

どちらの炭素Cも
不斉炭素原子

理解度把握○×テスト

KeyPoint	できたらチェック
有機化合物とその分類	□ 1　有機化合物は、鎖式化合物と環式化合物に大別され、結合がすべて単結合（価標1本）のものを不飽和化合物という。
鎖式炭化水素	□ 2　メタン、エタン、プロパンは、すべて単結合のみからなる炭化水素である。
	□ 3　アルカンとは、三重結合を1つ含む炭化水素をいい、C_nH_{2n-2}という一般式で表される。
	□ 4　ブタン、ヘキサン、エチレン、アセチレンのうち、二重結合をもつのは、エチレンである。
付加反応	□ 5　硫化水銀(Ⅱ)を触媒として、アセチレンに水H_2Oを付加させると、付加反応により、ビニルアルコールCH_2=CHOHが生成される。
ベンゼン環	□ 6　ベンゼン環をもつ炭化水素のことを、芳香族炭化水素という。
官能基による分類	□ 7　官能基のうち、$-CH_3$はメチル基、−OHはヒドロキシ基（またはヒドロキシル基）という。
	□ 8　−CHO、＞CO、−COOHの3つの官能基のうち、カルボキシ基を表しているのは、−CHOである。
	□ 9　$-SO_3H$、$-NO_2$、$-NH_2$の3つの官能基のうち、ニトロ基を表しているのは、$-NO_2$である。
示性式	□ 10　分子中に含まれる官能基を区別して書いた化学式を示性式といい、エタノールを示性式で表すと、CH_3COOHとなる。
異性体	□ 11　同一の分子式をもつ化合物なのに、炭素骨格の違い、または官能基の種類や位置の違いなどにより、構造式が異なるものを構造異性体という。
	□ 12　異性体のうち立体異性体は、幾何異性体と光学異性体に分類され、幾何異性体には、水素原子Hが同じ側にあるトランス型と、反対側にあるシス型が存在する。

解答　1. × 結合がすべて単結合（価標1本）のものは飽和化合物、二重結合や三重結合を含むものは不飽和化合物という。　2. ○ いずれも単結合のみからなる鎖式炭化水素（アルカン）である。　3. × これはアルキンの説明である。アルカンの一般式はC_nH_{2n+2}である。　4. ○　5. × この場合の生成物はアセトアルデヒドCH_3−CHOである（ビニルアルコールは不安定で、直ちにアセトアルデヒドに変化する）。　6. ○　7. ○　8. × −CHOはアルデヒド基、＞COはケトン基、−COOHがカルボキシ基。　9. ○ $-SO_3H$はスルホ基、$-NO_2$がニトロ基、$-NH_2$はアミノ基である。　10. × CH_3COOHは酢酸の示性式である。エタノールはC_2H_5OHと表す。　11. ○　12. × 幾何異性体には、水素原子Hが同じ側にあるシス型と、反対側にあるトランス型が存在する。

Lesson 18

有機化合物（2）—酸素を含む有機化合物

17日目

レッスンのポイント

このレッスンでは、酸素を含む有機化合物である**アルコール**とエーテル、**アルデヒド**とケトン、カルボン酸と**エステル**、油脂と**セッケン**（石鹸）について学習します。**第1級アルコール**と**第2級アルコール**が**酸化**されるとそれぞれどのような物質が生成されるのかを理解しましょう。

重要度 A

1 アルコール

① アルコールの定義

炭化水素の水素原子Hを**ヒドロキシ基**（－OH）で置換した化合物を総称して**アルコール**といいます。アルキル基などの**炭化水素基**を記号**R**で表すと、アルコールの一般式は**R-OH**となります。

炭化水素	アルコール
メタン　CH_4 →	メタノール　CH_3OH
エタン　C_2H_6 →	エタノール　C_2H_5OH

② アルコールの分類

●1価・2価・3価

ヒドロキシ基の数が1個ならば**1価アルコール**、2個ならば**2価アルコール**、3個ならば**3価アルコール**といいます。メタノールやエタノールは1価アルコールです。

2価アルコールの例	3価アルコールの例
エチレングリコール	グリセリン
H–C(H)(OH)–C(H)(OH)–H	H–C(H)(OH)–C(H)(OH)–C(H)(OH)–H

●第1級・第2級・第3級

ヒドロキシ基のついた炭素原子Cに結合する**炭化水素基の数**が1個のものは**第1級アルコール**、2個ならば**第2級アルコール**、3個ならば**第3級アルコール**といいます。

用語

置換
有機化合物の分子中に含まれる原子または原子団を他の原子または原子団で置き換える反応。

炭化水素基
▶P.181

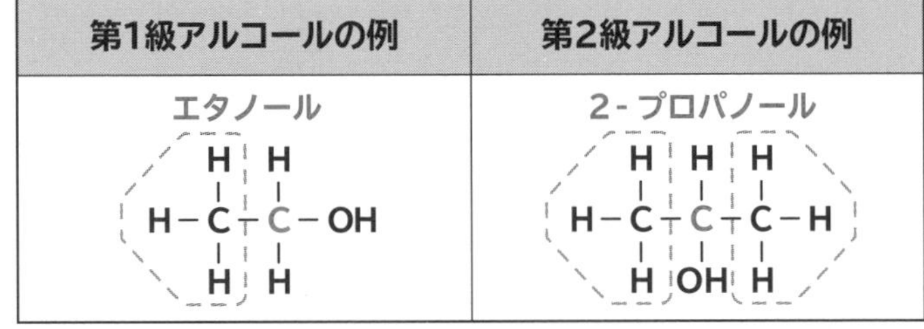

第1級アルコールの例
第2級アルコールの例
エタノール
2-プロパノール

エタノールは、ヒドロキシ基（−OH）のついた炭素原子Cに炭化水素基（$-CH_3$）が1個結合しているので、第1級アルコールです。一方、**2-プロパノール**は、2個結合しているので、第2級アルコールです。

酸化させた場合、**第1級アルコール**は**アルデヒド**を経て**カルボン酸**になり、**第2級アルコール**は**ケトン**になります。**第3級アルコール**は**酸化されにくい**性質があります。

■第1級アルコールの酸化その他（例：エタノール）

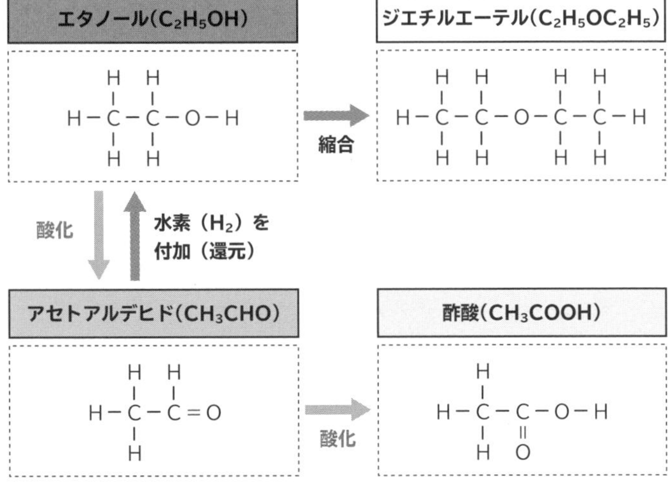

●低級・高級

炭素数が多いもの（一般に6個以上）を**高級アルコール**といい、少ないものを**低級アルコール**といいます。

エタノールやメタノールといった低級アルコールは水に溶けますが、高級アルコールは水に溶けにくい性質があります。水に溶けた場合、水溶液は**中性**を示します。

用語

縮合
2個以上の同種または異種の化合物が、水H_2Oなどの分子の分離を伴って新たな共有結合を形成する反応。

第1級アルコールのエタノールが酸化してアセトアルデヒドとなり、さらに酸化すると、カルボン酸の1つである酢酸となります。

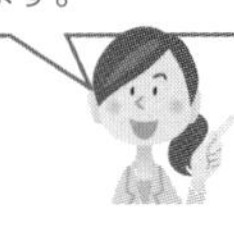

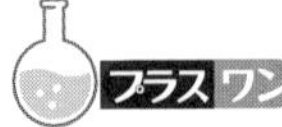

ヒドロキシ基−OHは親水性であるが、炭素数が多くなると炭化水素としての性質が強くなり、水に溶けにくくなる。

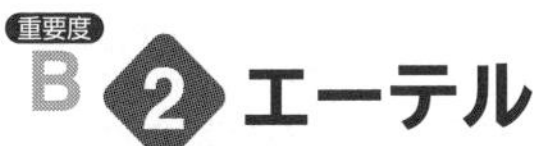

重要度B ② エーテル

エーテルとは、**アルコール**のヒドロキシ基（−OH）の水素原子Hを**アルキル基**で置換した化合物の総称です。

エーテルは、**R-O-R′**という一般式で表されます。

■主なエーテル

ジメチルエーテル	エチルメチルエーテル	ジエチルエーテル
CH_3-O-CH_3	C_2H_5-O-CH_3	C_2H_5-O-C_2H_5

エーテルはアルコールの異性体ですが、アルコールとは異なる性質を有します。たとえば、**ジエチルエーテル**は、刺激臭のある水に溶けにくい液体で、揮発性があって非常に**引火しやすく**、**麻酔作用**を有します。単に「エーテル」という場合、ジエチルエーテルを指すのが一般的です。

アルキル基
▶P.181

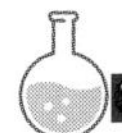
プラスワン

エタノールとジメチルエーテルは互いに構造異性体である。
▶P.183

重要度A ③ アルデヒド

アルデヒドとは、分子内に**アルデヒド基**（−CHO）をもつ化合物の総称です。主なものとして**ホルムアルデヒド**と**アセトアルデヒド**があります。

① ホルムアルデヒド（H-CHO）

ホルムアルデヒドは、強い刺激臭のある毒性の強い気体です。水によく溶け、約35％の水溶液を**ホルマリン**といいます。強い還元性があり、**フェーリング反応**と**銀鏡**（ぎんきょう）**反応**を示します。

●フェーリング反応

ホルマリンを**フェーリング液**に加えて熱すると、**赤色の酸化銅（Ⅰ）の沈殿**が生じます。これを**フェーリング反応**といいます。

●銀鏡反応

ホルマリンをアンモニア性**硝酸銀液**に加えて温めると、試験管の内壁に**銀が析出**し、銀色の鏡のようになります。これを**銀鏡反応**といいます。

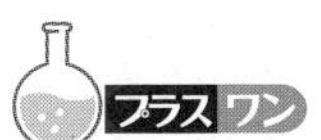
プラスワン

メタノールを触媒の働きによって空気中の酸素で酸化させるとホルムアルデヒドが得られる。

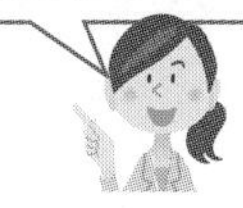
ホルマリンは、殺菌消毒剤や、生物標本の保存液として用いられます。

用語

銀鏡反応
アンモニア性硝酸銀液により、アルデヒド基をもつ化合物が酸化されてカルボン酸となり、還元された銀が析出する化学反応。

また、ホルマリンを長く放置すると、**ホルムアルデヒドの重合体**（**パラホルムアルデヒド**）の白い沈殿を生じます。

なお、簡単な構造をした分子化合物が結合して分子量の大きな別の化合物になる反応を**重合**（じゅうごう）といい、これによって生じた高分子化合物を**ポリマー**（**重合体**）といいます。

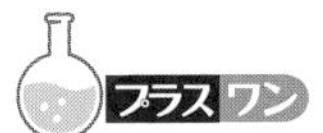

重合する前の分子量の小さい化合物は、モノマー（単量体）という。付加重合も重合の一種であり、たとえばエチレンはモノマー、ポリエチレンはポリマーということになる。
付加重合 ▶P.180

② アセトアルデヒド（CH_3-CHO）

アセトアルデヒドは刺激臭のある揮発性の液体であり、水によく溶けます。ホルムアルデヒドと同様、還元性があり、**フェーリング反応**と**銀鏡反応**を示します（この２つの反応は、**アルデヒド基の検出方法**として用いられます）。

アセトアルデヒドは、**エタノール**に二クロム酸カリウムの硫酸酸性溶液を加えて加熱し、**酸化**させることによって得られます（▶P.186）。

また、アセトアルデヒドは、沃素（ようそ）I_2、水酸化ナトリウムNaOHと反応して、**ヨードホルム**CHI_3の**黄色沈殿**を生じます。この反応を**ヨードホルム反応**といいます。

重要度 B

4 ケトン

ケトンとは、一般式が**R-CO-R′**で表される化合物の総称です。＞COに、アルキル基などの炭化水素基が２つ結合した官能基を**ケトン基**といいます（▶P.181）。

また、＞COに水素原子Hが結合すると**アルデヒド基**（－CHO）になります。このため、＞CO自体はケトン基ではなく、**カルボニル基**と呼び、**アルデヒド**と**ケトン**を総称して**カルボニル化合物**という場合があります。

■**カルボニル基（アルデヒド基とケトン基）**

アルデヒド基	ケトン基
R＼C＝O／H（H-C＝O部分：アルデヒド基）	R＼C＝O／R′

主なケトンとして、アセトンCH_3-CO-CH_3、メチルエチルケトンCH_3-CO-C_2H_5などが挙げられます。このうち、**アセトン**は、**2-プロパノール**を**酸化**させることによって得られる揮発性の液体であり、水によく溶け、アセトアルデヒドと同様、沃素I_2と水酸化ナトリウムNaOHに反応して**ヨードホルム反応**を示します。

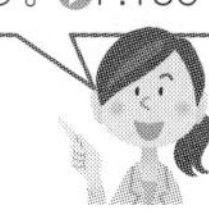
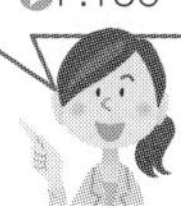
ケトンは、第２級アルコールを酸化させることによって得られます。▶P.186

重要度 A

5 カルボン酸とエステル

① カルボン酸の分類

分子内に**カルボキシ基**（**－COOH**）をもつ化合物を総称して**カルボン酸**といいます。分子中の**カルボキシ基の数**が１個ならば**１価カルボン酸**、２個ならば**２価カルボン酸**…といいます。特に**鎖式の１価カルボン酸を脂肪酸**といい、このうち、カルボキシ基以外の部分に単結合しか含まないものを**飽和脂肪酸**、不飽和結合（二重結合、三重結合）を含むものを**不飽和脂肪酸**といいます。また、炭素数の多い脂肪酸を**高級脂肪酸**、炭素数の少ない脂肪酸を**低級脂肪酸**といいます。

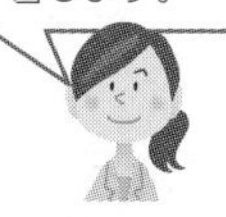
芳香族カルボン酸についてはレッスン19で学習します。

脂肪酸
▶P.181

■主な脂肪酸（鎖式の１価カルボン酸）

飽和脂肪酸	**蟻酸**（ぎさん）	H-COOH	―
	酢酸	CH_3-COOH	C２：0
	パルミチン酸	$C_{15}H_{31}$-COOH	C16：0
	ステアリン酸	$C_{17}H_{35}$-COOH	C18：0
不飽和脂肪酸	**オレイン酸**	$C_{17}H_{33}$-COOH	C18：1
	リノール酸	$C_{17}H_{31}$-COOH	C18：2
	リノレン酸	$C_{17}H_{29}$-COOH	C18：3

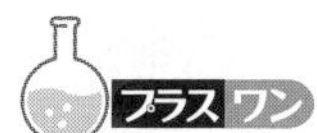
プラスワン

Cx：y
分子全体の炭素数がｘ個、炭素－炭素間（カルボキシ基以外の部分）の二重結合がｙ個であることを表している。

■２価カルボン酸の例

蓚酸	マレイン酸（シス型）・フマル酸（トランス型）
COOH-COOH	HOOC-CH＝CH-COOH

シス型・トランス型
▶P.183

② エステル

カルボン酸と**アルコール**から**水分子H_2O**の分離を伴う

縮合
▶P.186

縮合（脱水縮合）によって生成する化合物を**エステル**といい、**R-COO-R′**という一般式で表されます。

また、エステルが生成する反応を**エステル化**といい、－COO－の部分を**エステル結合**といいます。

■エステル化（例：酢酸とエタノールから酢酸エチルを生成）

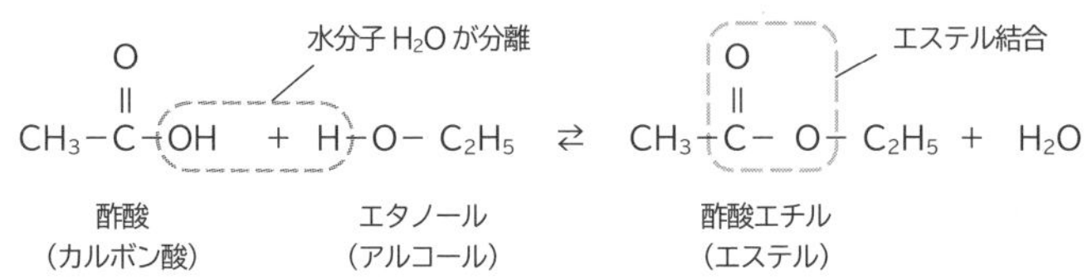

エステルは、**水に溶けにくく**、有機溶媒には溶けやすいという性質があります。また、分子量の小さいエステルは揮発性の液体で、果実のような芳香があります。

③ けん化（鹸化）

加水分解
水分子H_2Oが付加する形で起こる分解反応。

エステルを、水酸化ナトリウム水溶液などの**アルカリによって加水分解**すると、カルボン酸塩とアルコールになります。この反応を**けん化**（鹸化）といいます。

④ 油脂とセッケン（石鹸）

グリセリンは、３価アルコールですね。
▶P.185

エステル結合をもつ身近な物質として**油脂**があります。油脂は、**グリセリン**と種々の**高級脂肪酸**のエステルです。油脂に水酸化ナトリウム水溶液を加えて熱すると、**けん化**されて、**脂肪酸ナトリウム**と**グリセリン**になります。この脂肪酸ナトリウムのことを**セッケン**といいます。

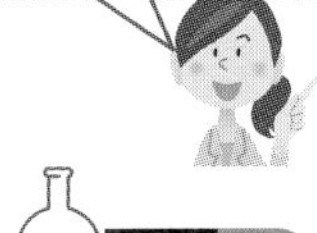

疎水基
炭化水素基の部分。水になじみにくい。
親水基
カルボン酸イオンの部分。水になじみやすい。

セッケンの分子は、**疎水基**の部分と**親水基**の部分で構成されており、水に溶けると、疎水基の部分を内側に向け、親水基の部分を外側に向けた**コロイド粒子**（**ミセル**）をつくります。汚れ（油分など）に出会うと、油分はミセルに取り囲まれて、水中に分散します。セッケンの**洗浄作用**はこの原理によるものです。

ただし、カルシウムイオンCa^{2+}やマグネシウムイオンMg^{2+}を含んだ水（**硬水**（こうすい））でセッケンを使うと、難溶性の塩を生じて泡立ちが悪くなり、洗浄力を失います。

理解度把握○×テスト

KeyPoint	できたらチェック
アルコール	□ 1 メタノール、グリセリン、2-プロパノール、エチレングリコールのうち、3価アルコールはエチレングリコールである。
	□ 2 エタノールは、第2級アルコールである。
	□ 3 第1級アルコールを酸化するとアルデヒドを経てカルボン酸になる。
	□ 4 第3級アルコールは酸化されにくい。
エーテル	□ 5 アルコールのヒドロキシ基（−OH）の水素原子Hをアルキル基で置換した化合物を総称して、エーテルという。
アルデヒド	□ 6 アルデヒド基の検出方法として、フェーリング反応や銀鏡反応が用いられる。
	□ 7 エタノールを硫酸酸性の二クロム酸カリウム水溶液を用いて穏やかに酸化させると、ホルムアルデヒドが得られる。
	□ 8 アセトアルデヒドは、沃素I_2、水酸化ナトリウムNaOHと反応して、ヨードホルムCHI_3の黄色沈殿を生じる。
ケトン	□ 9 ケトンは、第2級アルコールを酸化させることによって得られる。
カルボン酸とエステル	□ 10 鎖式の1価カルボン酸のことを脂肪酸という。
	□ 11 エステルは、カルボン酸とアルコールが脱水縮合することによって生成する。
	□ 12 油脂は、グリセリンと種々の低級脂肪酸のエステルである。
	□ 13 油脂に硫酸を加えて加熱すると、油脂がけん化されて、セッケンとグリセリンの混合物が得られる。

解答 1. × メタノールと2-プロパノールは1価、エチレングリコールは2価で、グリセリンが3価アルコールである。 2. × エタノールは−OHのついた炭素原子Cに結合する炭化水素基の数が１個なので第1級アルコールである。 3. ○ 4. ○ 5. ○ 6. ○ 7. × この方法で得られるのはアセトアルデヒドである。ホルムアルデヒドは、触媒を用いてメタノールを空気中の酸素で酸化させると得られる。 8. ○ これをヨードホルム反応という。 9. ○ 10. ○ 11. ○ 脱水縮合とは、水分子H_2Oの分離を伴う縮合反応のことである。 12. × 油脂はグリセリンと種々の高級脂肪酸（炭素数の多い脂肪酸）のエステルである。 13. × 硫酸ではなく、水酸化ナトリウム水溶液を加えて熱すると、油脂はけん化されて、セッケン（脂肪酸ナトリウム）とグリセリンになる。

Lesson 19 17日目

有機化合物（3）—アミノ酸、芳香族化合物

レッスンのポイント

このレッスンでは**アミノ酸**と**タンパク質**、**芳香族化合物**について学習します。アミノ酸とタンパク質のそれぞれの検出方法に注意しましょう。また**芳香族炭化水素**、**フェノール類**、**芳香族カルボン酸**、**窒素N**を含むものにそれぞれ分類される化合物の名称と構造式を確実に覚えましょう。

重要度 B

1 アミノ酸とタンパク質

① アミノ酸

分子内に**アミノ基**（$-NH_2$）と**カルボキシ基**（$-COOH$）をもつ有機化合物を**アミノ酸**と総称します。このうち重要なのは、アミノ基とカルボキシ基が同じ炭素原子Cに結合している**α-アミノ酸**で、タンパク質の構成要素となります。

■α-アミノ酸の構造式

```
      H
      |
R  -  C  -  COOH
      |
     NH2
```

α-アミノ酸は約**20種類**ありますが、中心の炭素原子Cに結合する$-H$、$-NH_2$、$-COOH$は共通です。このため**側鎖**（そくさ）（**$-R$**）の違いによってアミノ酸の種類が決まります。

側鎖にも**$-COOH$**が含まれているものは**酸性アミノ酸**、側鎖にも**$-NH_2$**が含まれているものは**塩基性アミノ酸**、側鎖に$-COOH$と$-NH_2$のどちらも含まれていないものは**中性アミノ酸**に分類されます。

アミノ酸の検出には**ニンヒドリン反応**を用います。これは、アミノ酸の水溶液にニンヒドリン水溶液を加えて温めた場合に、**青紫～赤紫色**を呈する反応です。

② タンパク質

タンパク質は、**アミノ酸**が**鎖状に重合**してできた高分子化合物です。構成するアミノ酸の種類や数、結合の順序によって、多数の異なるタンパク質が存在します。

タンパク質は、**熱**、**重金属イオン**（Cu^{2+}、Pb^{2+}など）、**強酸**、**強塩基**、**有機溶媒**の作用によって**凝固**したり、**沈殿**

プラスワン

アミノ酸には$-NH_2$と$-COOH$の位置によってα、β、γの分類がある。βでは1つ離れた炭素原子に$-NH_2$と$-COOH$がそれぞれ結合しており、γではさらに1つ離れた炭素原子に$-NH_2$と$-COOH$がそれぞれ結合している。

主なアミノ酸
- **酸性アミノ酸**
  - アスパラギン酸
  - グルタミン酸
- **塩基性アミノ酸**
  - リシン
- **中性アミノ酸**
  - グリシン
  - アラニン
  - フェニルアラニン
  - チロシン
  - システイン

重合 ▶P.188

用語

有機溶媒
化学反応の溶媒として用いる有機化合物の総称。ほかの有機化合物を溶解するためにも用いられる。

したりします。これを**タンパク質の変性**といいます。一度変性したタンパク質を元に戻すことは困難です。熱などによってタンパク質の高次構造が壊れてしまうからです。

タンパク質の検出には、**ビウレット反応**や**キサントプロテイン反応**を用います。

●ビウレット反応

タンパク質の水溶液に**水酸化ナトリウム**水溶液を加えて塩基性にしてから、**少量の硫酸銅（Ⅱ）**水溶液を加えた場合に**赤紫色**を呈する反応。

●キサントプロテイン反応

タンパク質の水溶液に**濃硝酸**を加えて加熱した場合に、**黄色沈殿**を生じる反応。

例えば、透明で液状の卵の白身が加熱すると白く固まるのは熱によるタンパク質の変性の一例です。

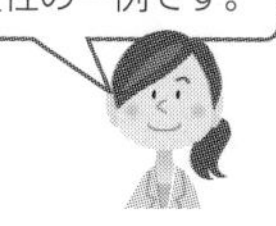

重要度A

② 芳香族化合物

① 芳香族炭化水素

ベンゼン環をもつ炭化水素を**芳香族炭化水素**（**アレーン**）といいます。**ベンゼン**C_6H_6のほかに、**トルエン**$C_6H_5CH_3$、**キシレン**$C_6H_4(CH_3)_2$といったメチル基（$-CH_3$）のついたものや、**ビニル基**のついた**スチレン**$C_6H_5CHCH_2$、また複数のベンゼン環が互いに結合している**ナフタレン**$C_{10}H_8$、**アントラセン**$C_{14}H_{10}$といった**縮合環化合物**も含まれます。

ベンゼン環 ▶P.180

キシレンには、3つの構造異性体がありますね。▶P.183

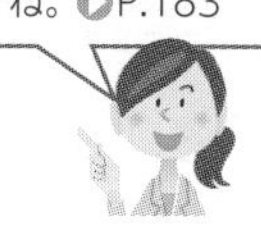

■主な芳香族炭化水素の構造式

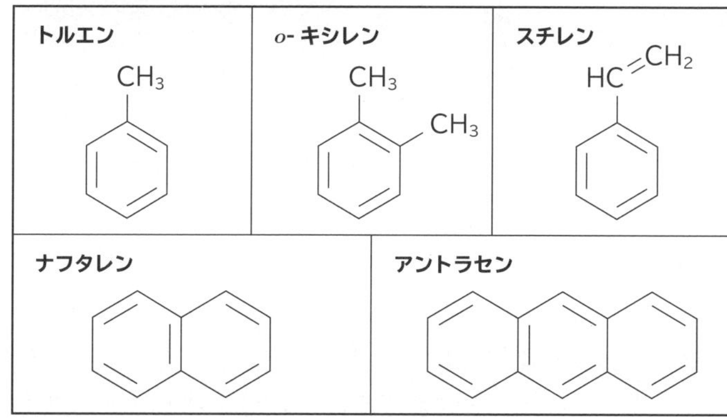

用語

ビニル基
エチレンC_2H_4から水素Hを1つ取り除いた$CH_2=CH-$という構造式で表される官能基。

縮合環化合物
2個以上の環が複数の原子を共有することによって結合した化合物。

② 芳香族炭化水素の置換反応

芳香族炭化水素は、基本骨格であるベンゼン環が非常に安定しているため、**付加反応よりも置換反応のほうが起こりやすい**という性質があります。主な置換反応として次のものがあります。

●塩素化

ベンゼンに、鉄粉を触媒として加えて**塩素**を作用させると、**クロロベンゼン**C_6H_5Clが生成する。

$$C_6H_6 + Cl_2 \rightarrow C_6H_5\text{-}Cl + HCl$$

ベンゼン　塩素　クロロベンゼン

●ニトロ化

ベンゼンに、**濃硝酸**と濃硫酸の混合物*を加えて約60℃で反応させると、**ニトロベンゼン**$C_6H_5NO_2$が生成する。

$$C_6H_6 + HNO_3 \rightarrow C_6H_5\text{-}NO_2 + H_2O$$

ベンゼン　濃硝酸　ニトロベンゼン

＊濃硝酸と濃硫酸の混合物は「混酸」とも呼ぶが、濃硫酸はこの反応では触媒として働くため化学反応式に示さない。

●スルホン化

ベンゼンに、濃硫酸（または発煙硫酸）を反応させると、**ベンゼンスルホン酸**$C_6H_5SO_3H$が生成する。

$$C_6H_6 + H_2SO_4 \rightarrow C_6H_5\text{-}SO_3H + H_2O$$

ベンゼン　濃硫酸　ベンゼンスルホン酸

③ フェノール類

ベンゼン環の水素原子Hを**ヒドロキシ基**（**−OH**）で置換した形の化合物を総称して**フェノール類**といいます。

フェノールC_6H_5OH、**クレゾール**$C_6H_4(OH)CH_3$、**ナフトール**$C_{10}H_7OH$などがあります。

フェノール類は、水に溶けるとヒドロキシ基がわずかに電離してH^+イオンを放すので、**弱酸性**を示します。また

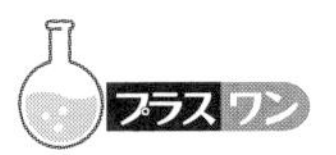

芳香族炭化水素の付加反応

①水素の付加

ベンゼンに高温加圧のもとで水素を添加すると、シクロヘキサンC_6H_{12}が生成する。

②塩素の付加

ベンゼンに無酸素の条件で光（紫外線）を当てながら塩素を作用させると、ヘキサクロロシクロヘキサン$C_6H_6Cl_6$が生成する。

①②ともベンゼン環を含まない脂環式化合物（▶P.178）となる。

用語

発煙硫酸

97～98％の濃硫酸に三酸化硫黄SO_3を吸収させたもの。

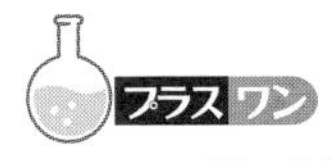

フェノール類の水溶液に塩化鉄（Ⅲ）の水溶液を加えると、青～紫色を呈する。

フェノール類が**水酸化ナトリウム**NaOH水溶液と反応すると、**ナトリウムフェノキシド**という**塩**を生成します。

$$C_6H_5\text{-}OH + NaOH \rightarrow C_6H_5\text{-}ONa + H_2O$$

フェノール　　　　ナトリウムフェノキシド

④ 芳香族カルボン酸

ベンゼン環の水素原子Hを**カルボキシ基**（**−COOH**）で置換した形の化合物を総称して**芳香族カルボン酸**といい、**安息香酸**C_6H_5COOH、**フタル酸**$C_6H_4(COOH)_2$などがあります。水溶液は**弱酸性**です。

サリチル酸$C_6H_4(OH)$ COOHは、カルボキシ基とヒドロキシ基を両方もっています。

■主な芳香族カルボン酸の構造式

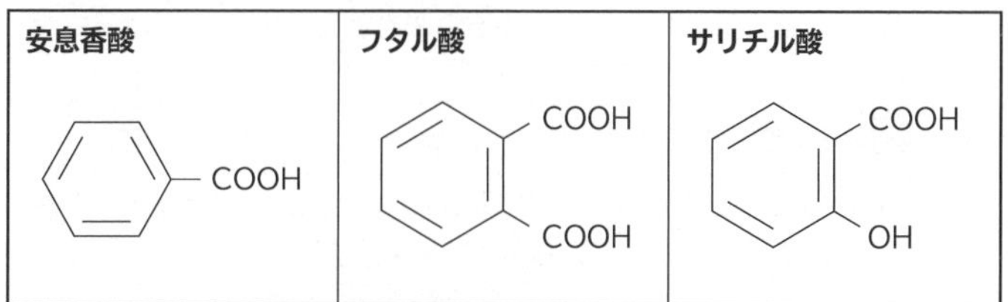

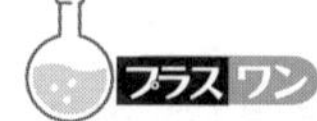

金属Naとの反応
フェノール類と金属ナトリウムを反応させると、ナトリウムフェノキシドとともに、気体の水素H_2を発生する。

サリチル酸はカルボン酸とフェノール類の両方の性質をもっています。

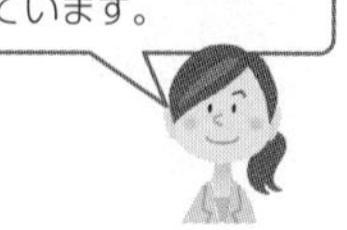

⑤ 窒素Nを含む芳香族化合物

ニトロ基（**−NO₂**）をもつ**ニトロベンゼン**$C_6H_5NO_2$、**トリニトロトルエン**$C_6H_2(CH_3)(NO_2)_3$および**ピクリン酸**$C_6H_2(OH)(NO_2)_3$、**アミノ基**（**−NH₂**）をもった**アニリン**$C_6H_5NH_2$が重要です。なおアンモニアNH_3の水素原子Hを炭化水素基で置換した化合物を**アミン**といい、**弱塩基性**を示します。**アニリン**は**芳香族アミン**の代表です。

■窒素Nを含む主な芳香族化合物の構造式

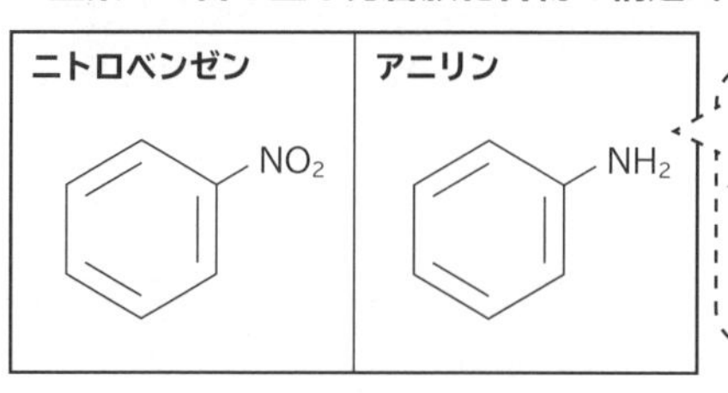

アミノ基（−NH_2）は、アンモニアNH_3よりも弱い塩基性を示す。

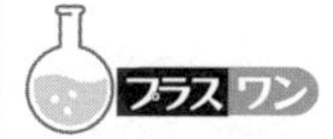

トリニトロトルエン

CH_3、O_2N、NO_2、NO_2

ピクリン酸

OH、O_2N、NO_2、NO_2

理解度把握○×テスト

KeyPoint	できたらチェック
アミノ酸とタンパク質	□ 1 アミノ酸は、分子内にアミノ基とカルボキシ基をもつ有機化合物である。
	□ 2 ビウレット反応、キサントプロテイン反応、ニンヒドリン反応のうち、アミノ酸の検出に用いるのは、ビウレット反応である。
	□ 3 グルタミン酸、リシン、アラニンのうち、中性アミノ酸に分類されるのは、リシンである。
	□ 4 タンパク質は、アミノ酸が鎖状に重合した高分子化合物である。
芳香族化合物	□ 5 ベンゼン、トルエン、キシレン、スチレン、ナフタレンは、いずれも芳香族炭化水素（アレーン）である。
	□ 6 芳香族炭化水素は、置換反応より付加反応のほうが起こりやすい。
	□ 7 ベンゼンに鉄粉を触媒として加えて塩素を作用させると、クロロベンゼンが生成する。
	□ 8 ベンゼンに、濃硝酸と濃硫酸の混合物を加えて約60℃で反応させると、ニトロトルエンが生成する。
	□ 9 フェノール類の水溶液は、中性を示す。
	□10 フェノール、クレゾール、ナフトールの水溶液に、塩化鉄(Ⅲ) の水溶液を加えた場合、いずれも青～紫色を呈する。
	□11 サリチル酸は、分子中にカルボキシ基とヒドロキシ基を両方もっている。
	□12 アニリンは、芳香族アミンの代表であり、性質は弱酸性である。

解答 1.○ 2.× ビウレット反応とキサントプロテイン反応は、タンパク質の検出に用いられる。アミノ酸の検出に用いるのはニンヒドリン反応である。 3.× グルタミン酸は酸性アミノ酸、リシンは塩基性アミノ酸であり、アラニンが中性アミノ酸に分類される。 4.○ 5.○ 6.× 芳香族炭化水素は、基本骨格のベンゼン環が非常に安定しているため、付加反応より置換反応のほうが起こりやすい。 7.○ 8.× ニトロトルエンではなく、ニトロベンゼンが生成する。 9.× フェノール類が水に溶けるとヒドロキシ基−OHがわずかに電離してH^+イオンを放すので、弱酸性を示す。 10.○ フェノール、クレゾール、ナフトールはすべてフェノール類なので、塩化鉄（Ⅲ）の水溶液を加えると青～紫色を呈する。 11.○ このためサリチル酸はカルボン酸とフェノール類の両方の性質をもっている（塩化鉄（Ⅲ）の水溶液を加えた場合は赤紫色を呈する）。 12.× アニリンは芳香族アミンの代表であり、分子中にアミノ基（$-NH_2$）をもっている。ただし、アミノ基はアンモニアNH_3よりも弱い塩基性を示すので、性質が弱酸性というのは誤り。

第3章

実地（性状・貯蔵・取扱い方法等）

試験では「毒物・劇物の性質及び貯蔵その他の取扱い方法」と「実地」を分けて出題している都道府県もありますが、本書ではこれらをまとめて第３章としています。レッスン１～５では、毒物･劇物ごとにその性状、用途、毒性を中心に解説するほか、鑑別方法や貯蔵方法、廃棄方法、飛散・漏洩時の措置等も、その内容がよく出題されている物質については簡単に触れていますが、鑑別方法などは、レッスン６以降の各レッスンでそれぞれ詳しく解説しています。
Lesson 1 ～ 5 の表の「別」はその物質の別名、「除」は除外される物質、「性状」はその物質の性状、「用途」はその物質の主な用途、「毒性」はその物質の毒性、「他」はその他の特徴を表しています。

農業用品目・特定品目 一覧

◆「農業用品目（▶P.33）」一覧（第３章掲載の40品目）

毒物			
アバメクチン	P.201	ダイファシノン	P.210
エチルチオメトン	〃	ニコチン	〃
エチルパラニトロフェニルチオノベンゼンホスホネイト(ＥＰＮ)	P.202	パラコート	P.211
		モノフルオール酢酸ナトリウム	P.215
シアン化カリウム	P.205	硫酸ニコチン	〃
シアン化水素	P.206	**燐化アルミニウムとその分解促進剤とを含有する製剤**	P.216
シアン化ナトリウム	〃		
ジチアノン	〃		

＊赤字は「特定毒物」

劇物			
アンモニア	P.221	ダイアジノン	P.241
アンモニア水	〃	トリクロルヒドロキシエチルジメチルホスホネイト(ＤＥＰ)	〃
イソキサチオン	〃		
塩化亜鉛	P.222	フェンチオン（ＭＰＰ）	P.246
塩化第一銅	P.223	フェンバレレート	〃
塩基性炭酸銅	P.224	ブロムメチル	P.247
塩素酸カリウム	P.225	メトミル	P.250
カルバリル	P.227	沃化メチル	P.251
カルボスルファン	〃	硫酸	P.252
クロルピクリン	P.230	硫酸亜鉛	P.253
クロルピリホス	〃	硫酸第二銅・五水和物	〃
シアン酸ナトリウム	P.234	硫酸タリウム	〃
ジクロルボス（DDVP）	P.235	燐化亜鉛	P.254
ジクワット	〃	ロテノン	〃
ジメトエート	P.236		

◆「特定品目（▶P.34）」一覧（第３章掲載の25品目）

劇物のみ			
アンモニア	P.221	重クロム酸アンモニウム	P.237
アンモニア水	〃	重クロム酸カリウム	〃
一酸化鉛	P.222	蓚酸	〃
塩化水素	P.223	硝酸	P.238
塩酸	P.224	水酸化カリウム	P.239
塩素	〃	水酸化ナトリウム	P.240
過酸化水素	P.225	トルエン	P.242
キシレン	P.228	ホルマリン	P.248
クロム酸ナトリウム	P.229	ホルムアルデヒド	〃
クロロホルム	P.231	メタノール	P.249
硅弗化ナトリウム	P.232	メチルエチルケトン	P.250
酢酸エチル	P.234	硫酸	P.252
四塩化炭素	P.235		

本文に掲載している物質で農業用品目は農、特定品目は特で示しています。

Lesson 1 主な毒物（特定毒物を含む）の性状等（1）あ～さ行

18日目

レッスンのポイント

このレッスンでは、試験によく出題されている**毒物**（**特定毒物**を含む）のうち、名称が**あ行～さ行**で始まるものの性状、用途、毒性などについて学習します。特に**アジ化ナトリウム**、**黄燐**、**シアン化カリウム**、**セレン**、**ジボラン**などがよく出題されています。

製剤
▶P.16

アジ化ナトリウム NaN_3	
別	ナトリウムアジド
除	含有量が**0.1%以下**の製剤は毒物から除外される。
性状	**無色無臭の結晶**。**水によく溶ける**。 アルコールには溶けにくく、エーテルには溶けない。
用途	・**試薬**、**医療検体の防腐剤** ・**エアバッグのガス発生剤**（毒性が高いため現在では使用全廃）
毒性	麻酔、催眠、血圧低下、腎臓障害などを引き起こす。皮膚に触れると炎症を起こす。
他	**酸**と反応し、有毒で極めて爆発性の高い**アジ化水素酸**を生じる。また水溶液が**重金属**と作用すると、極めて爆発性の高い物質を生じる。

用語

医薬中間体
医薬品の合成過程で生産される物質。

亜硝酸イソプロピル（あしょうさん） $(CH_3)_2CHNO_2$	
性状	**淡黄色の油性液体**。液体、蒸気ともに引火性がある。 **水に溶けず**、エタノールやエーテルには溶ける。
用途	・ジェット燃料 ・医薬中間体、合成色素
毒性	臓器の障害（心血管系、血液系、神経系）
他	分子中に窒素Nを含有しており、燃焼ガスに窒素酸化物系の有毒ガスが含まれるため、消火の際には煙を吸入しないようにする。

亜セレン酸ナトリウム Na_2SeO_3	
除	含有量が**0.00011%以下**の製剤は毒物から除外される。
性状	**白色の結晶性粉末**。**水に溶けやすい**（水溶液は硫酸銅液により緑青色の結晶性の沈殿を生じる）。
用途	・試薬 ・**ガラスの脱色剤**
毒性	吸入すると発熱、頭痛、気管支炎を起こす。皮膚に浸透して痛みを与え、黄色に変色させる。また、眼の角膜に障害を与える。
他	廃棄の際は水に溶かし、希硫酸を加えて酸性にし、硫化ナトリウム水溶液を加えて沈殿させ、セメントで固化して埋立処分する。

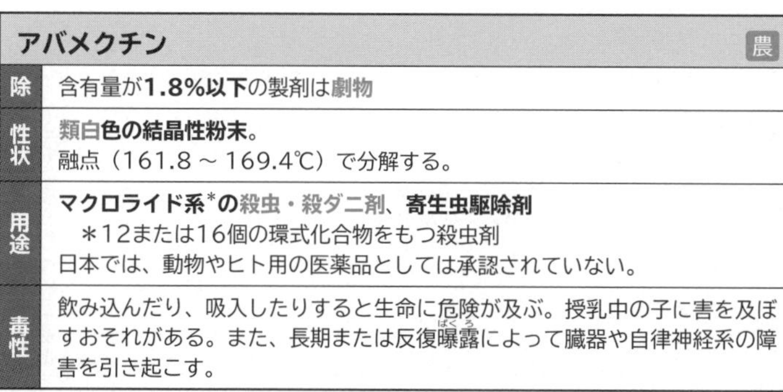

アバメクチン	農
除	含有量が**1.8%以下**の製剤は**劇物**
性状	**類白色の結晶性粉末。** 融点（161.8～169.4℃）で分解する。
用途	**マクロライド系*の殺虫・殺ダニ剤**、**寄生虫駆除剤** ＊12または16個の環式化合物をもつ殺虫剤 日本では、動物やヒト用の医薬品としては承認されていない。
毒性	飲み込んだり、吸入したりすると生命に危険が及ぶ。授乳中の子に害を及ぼすおそれがある。また、長期または反復曝露によって臓器や自律神経系の障害を引き起こす。

用語

類白色
農薬製剤に特有の色の表し方で、「おおむね白に似た色」という意味。

曝露
化学物質にさらされること。または吸入や経口摂取、皮膚への接触などにより、化学物質が体内に入ること。

アリルアルコール C_3H_6O（示性式：$CH_2=CHCH_2OH$）	
性状	**刺激臭のある無色の液体。** **水によく溶ける**。エタノールにも溶ける。**引火性**がある。
用途	・樹脂の原料 ・医薬品、香料の原料 ・難燃化剤の原料
毒性	吸入すると、鼻、のど、気管支等の粘膜を激しく刺激し、炎症や呼吸困難を引き起こす。皮膚に触れると炎症を起こす。眼に入ると粘膜を刺激し、失明することもある。
他	消火の際は、適切な自給式の呼吸器用保護具のほか、眼や皮膚を保護する防護服（耐熱性）を着用する。

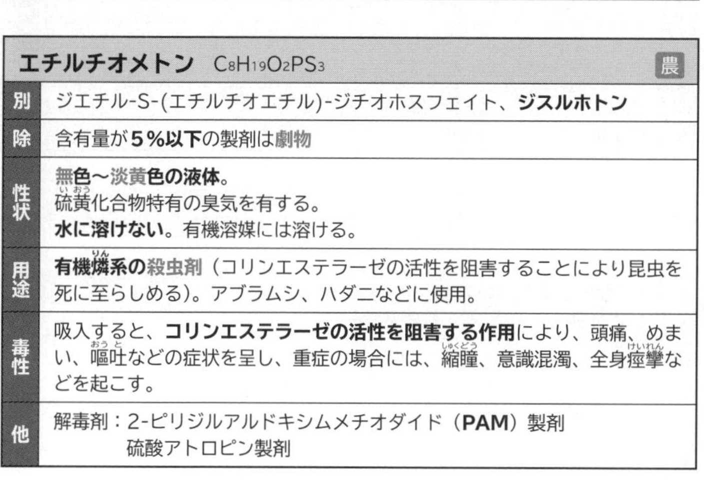

エチルチオメトン $C_8H_{19}O_2PS_3$	農
別	ジエチル-S-(エチルチオエチル)-ジチオホスフェイト、**ジスルホトン**
除	含有量が**5%以下**の製剤は**劇物**
性状	**無色～淡黄色の液体。** 硫黄化合物特有の臭気を有する。 **水に溶けない**。有機溶媒には溶ける。
用途	**有機燐系の殺虫剤**（コリンエステラーゼの活性を阻害することにより昆虫を死に至らしめる）。アブラムシ、ハダニなどに使用。
毒性	吸入すると、**コリンエステラーゼの活性を阻害する作用**により、頭痛、めまい、嘔吐などの症状を呈し、重症の場合には、縮瞳、意識混濁、全身痙攣などを起こす。
他	解毒剤：2-ピリジルアルドキシムメチオダイド（**PAM**）製剤 硫酸アトロピン製剤

用語

コリンエステラーゼ
神経伝達物質のアセチルコリンなどを分解する酵素。この酵素の活性を阻害すると、副交感神経が活発となり、心身が休息の状態になる。

縮瞳
瞳孔が過度に縮小すること。

エチルパラニトロフェニルチオノベンゼンホスホネイト（EPN）

$C_{14}H_{14}NO_4PS$ 農

除	含有量が**1.5%以下**の製剤は**劇物**
性状	**純品**は、**白色の結晶**。 水に溶けにくい。有機溶媒には溶ける。 **農業用**は、**暗褐色で特有の不快臭を有する液体**。
用途	**有機燐系の殺虫剤**（コリンエステラーゼの活性を阻害することにより昆虫を死に至らしめる）
毒性	吸入すると、**コリンエステラーゼの活性を阻害する作用**により、頭痛、めまい、嘔吐などの症状を呈し、重症の場合には、縮瞳、意識混濁、全身痙攣などを起こす。
他	中毒症状が現れた場合は、至急、医師による2-ピリジルアルドキシムメチオダイド（**PAM**）製剤または硫酸アトロピン製剤を用いた適切な解毒手当てを受ける。

ＥＰＮの毒性や応急処置は、エチルチオメトン（P.201）とほぼ同様です。

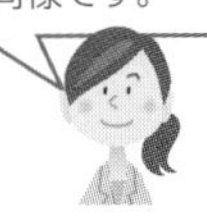

塩化第二水銀 $HgCl_2$

別	昇汞（しょうこう）、塩化水銀(Ⅱ)
性状	**白色の重い針状の結晶**。加熱すると昇華する。 水に溶け、水溶液は酸性を示す。エーテル、アルコール、熱湯にも溶ける。 **石灰水**を加えると、**赤色の酸化水銀が沈殿**する。
用途	・塩化ビニルの合成触媒 ・医薬品（殺菌剤、防腐剤など） ・写真の増感剤（感度を増加させる働きをする）
毒性	吸入すると、鼻、のど、気管支等の粘膜を激しく刺激し、口腔や咽頭（いんとう）に炎症を起こし、水銀中毒を起こすこともある。
他	廃棄するときは、**還元焙焼（ばいしょう）法**により金属水銀として回収するか、または**沈殿隔離（かくり）法**により埋立処分する。

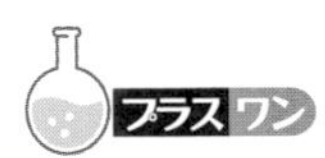

塩化第一水銀Hg_2Cl_2を含有する製剤は、劇物に分類される。

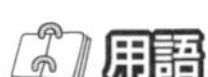

石灰水
水酸化カルシウムの飽和水溶液。

塩化ホスホリル $POCl_3$

別	オキシ塩化リン
性状	**刺激臭のある無色の液体**。不燃性。 **加水分解**して、**塩化水素**と**燐酸**を生成する。
用途	・可塑（かそ）剤（リン酸トリクレジルなど）の製造 ・医薬（サルファ剤、ビタミンB_1など）の製造 ・燐系農薬の製造
毒性	吸入すると、鼻、のど、気管支等の粘膜を激しく刺激し、炎症を起こす。はなはだしい場合は肺水腫（はいすいしゅ）を起こし、呼吸困難となる。
他	火災等で強熱されると、分解して塩化水素や燐酸化物などの煙霧を発生する。

黄燐（おうりん） PまたはP_4	
性状	**白色または淡黄色のロウ様の結晶性固体。ニンニク臭**を有する。 **水にはほとんど溶けない**。クロロホルムやベンゼンに溶ける。 空気中で**自然発火**する（暗所では、**青白色の燐光**を発する）。
用途	・赤燐や燐化合物の原料 ・殺鼠（そ）剤の原料
毒性	ヒトの致死量は0.02～0.05ｇ。皮膚に触れると激しい**やけど**を起こす。 黄燐が燃えたときに生じる煙霧も、鼻、のど、肺を激しく刺激する。
他	空気に触れると発火しやすいので、**水中に沈めて**瓶に入れ、さらに**砂を入れた缶中に固定**して、**冷暗所に貯蔵**する。運搬するときは、容器に**水を満たして貯蔵**し、**水で覆い密封して運ぶ**。

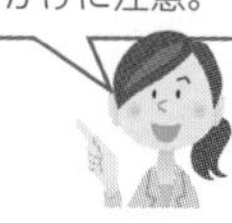

黄燐の鑑別
暗室内で酒石酸または硫酸酸性で水蒸気蒸留を行う。その際に冷却器または流出管の内部に青白色の光が認められる。

黄燐は、貯蔵方法や運搬についての出題が頻出です。石油中に保管するというひっかけに注意。

クラーレ	
性状	**もろい黒色～黒褐色の塊状（かいじょう）または粒状の固体。** **水に溶ける。** **猛毒性アルカロイド**であるクラリン$\mathbf{C_{19}H_{26}N_2O}$を約15％含有する。
用途	・薬理学の実験 ・土着民が**毒矢**に使用していた
毒性	まずは四肢の運動麻痺を起こし、ついで胸腹部や頭部におよび、呼吸麻痺を起こして死に至る。
他	容器は密閉して、冷所で換気のよい場所に施錠して保管する。

用語

アルカロイド
窒素を含む塩基性の植物成分の総称で、もとは「アルカリに似た化合物」という意味。

クロロメチルベンゼン C_7H_7Cl（示性式：$C_6H_5CH_2Cl$）	
別	塩化ベンジル
性状	**刺激臭のある無色の液体。** **水に溶けない。** 水分の存在下で多くの**金属を腐食する。**
用途	・染料の合成原料 ・合成樹脂の合成原料 ・香料の合成原料
毒性	粘膜に対する刺激性が極めて強く、蒸気は気道を刺激し、多量の摂取により肺水腫、四肢麻痺、意識喪失などを生じ、死亡することもある。
他	換気のよい涼しい場所で、容器を密閉して、施錠して保管する。環境への放出を避け、漏出したときは、ふた付きの非金属の容器にできる限り集める。

五弗化砒素 AsF_5

性状	**刺激臭のある無色の気体。** **湿気**と反応し、**白煙**を生じる。 熱すると爆発するおそれがある。
用途	黒鉛（グラファイト）の電気伝導度の向上
毒性	眼に入ると強く刺激する。 発がんのおそれがある。
他	廃棄するときは、**沈殿隔離法**によって処理する。

三塩化硼素 BCl_3

別	塩化硼素、トリクロロボラン
性状	**刺激臭のある無色の気体（または無色の発煙性液体）。** 水によって加水分解し、**塩化水素のガス**および硼酸を生成する。加熱した場合も分解する。不燃性。腐食性が強い。
用途	・**特殊材料ガス** ・各種の触媒
毒性	吸入すると、鼻、のど、気管支等の粘膜を激しく刺激し、炎症を起こす。はなはだしい場合は肺水腫を起こす。直接液に触れると皮膚を激しく刺激し、炎症を起こす。眼の粘膜も激しく刺激し、炎症を起こす。
他	廃棄するときは**アルカリ法**によって処理する。

三酸化二砒素 As_2O_3

別	三酸化砒素、亜砒酸、酸化砒素(Ⅲ)
性状	**無色の粉末。** **水にわずかに溶ける。** 強熱されると**溶血作用**をもつ煙霧（酸化砒素(Ⅲ)）を生じる。
用途	・殺虫剤、殺鼠剤、除草剤、皮革の防腐剤 ・医薬用、工業用の原料、陶磁器の釉薬
毒性	吸入すると、鼻、のど、気管支等の粘膜を刺激し、頭痛、悪心、チアノーゼなどを起こす。はなはだしい場合は血色素尿を排泄し、肺水腫、呼吸困難を起こす。皮膚に触れると、湿疹、水疱、潰瘍などを起こす。眼に入ると粘膜を刺激して結膜炎を起こす。
他	**解毒剤**：**ジメルカプロール（BAL）** （この解毒剤は砒素、砒素化合物、水銀の解毒剤として用いられている）。

用語

溶血作用
赤血球を破壊してしまう働き。

チアノーゼ
血液中の酸素濃度の低下により、皮膚や粘膜が青紫色を帯びること。

三硫化二砒素 As_2S_3	
別	硫化第二砒素、三硫化砒素、硫化砒素(Ⅲ)
性状	**黄色～オレンジ色の結晶。** **水に溶けない。** 不燃性。加熱すると分解して毒性のガスを発生する。
用途	・医薬用の原料 ・色素
毒性	吸入すると、鼻、のど、気管支等の粘膜を刺激し、頭痛、悪心、チアノーゼなどを起こす。はなはだしい場合は血色素尿を排泄し、肺水腫、呼吸困難を起こす。眼に入ると粘膜を刺激して結膜炎を起こす。

四アルキル鉛 四メチル鉛 $C_4H_{12}Pb$ （示性式：$Pb(CH_3)_4$） 四エチル鉛 $C_8H_{20}Pb$ （示性式：$Pb(C_2H_5)_4$） 特定毒物	
別	「四アルキル鉛」は、アルキル基が４個結合した鉛化合物の総称
性状	四メチル鉛：純品は**ハッカ実臭のある無色の揮発性液体。** 四エチル鉛：純品は**甘い臭いがする無色の揮発性液体。** どちらも可燃性であり、熱によって分解する。
用途	**ガソリンのアンチノック剤**（モーターのノッキングを防ぐためのガソリン添加剤）
毒性	経口、経皮、吸入毒性ともに強い。神経系を侵し、重い神経障害を起こす。ヒトの致死量は約 1cc とみられる。
他	施行令により四アルキル鉛を含有する製剤は、**赤色**、**青色**、**黄色**または**緑色**に着色することとされている。

アルキル基
▶P.181

シアン化カリウム KCN 農	
別	**青酸カリ**、青化カリ
性状	**白色の塊片または粉末。**十分に乾燥したものは無臭。不燃性。 **水に溶けやすく**、水溶液は**強塩基性**。 水溶液を煮沸すると、**蟻酸カリウム**と**アンモニア**を生じる。
用途	・**冶金**、**鍍金**、写真の着色 ・分析中の障害金属イオン除去
毒性	空気中の**湿気**、**二酸化炭素**、または**酸**、**アルカリ性炭酸塩**と接触すると有毒な**シアン化水素HCN**を生じ、**青酸臭**を放つ。吸入すると**シアン中毒**（頭痛、意識不明、呼吸麻痺など）を起こす。
他	少量ならばガラス瓶、多量ならばブリキ缶や鉄ドラム缶に入れて密封し、酸類と離して風通しのよい乾燥した冷所に貯蔵する。

用語

冶金
鉱石から金属を取り出し、これを精製したり、合金を製造したりすること。

鍍金
メッキをすること。

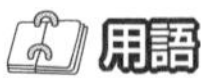

混和
2つの物質がお互い任意の濃度で溶解する（あらゆる比率で混じり合う）こと。

シアン化水素　HCN

農

別	**青酸ガス**
性状	**アーモンド臭のある無色の気体**（または液体）。沸点25.7℃ **水、アルコールと混和する。** 点火すると**青紫色の炎**を上げて燃焼する。
用途	・殺虫剤、殺鼠剤 ・シアン化合物の製造 ・化学分析用試薬
毒性	**極めて猛毒**であり、希薄な蒸気でも吸入すると**呼吸中枢**を刺激し麻痺させる。ヒトの致死量は60mg。ミトコンドリアの呼吸酵素に結合して**細胞呼吸を阻害**する。酸素の感受性の高い臓器から障害を受け、中枢神経系と循環器系症状が早期から出現する。
他	廃棄するときは、**酸化法**、**アルカリ法**、**活性汚泥法**（かっせいおでいほう）などによって処理する。

シアン化ナトリウムに用いる解毒剤は、シアン化カリウムやシアン化水素などのシアン化合物に一般に用いられます。

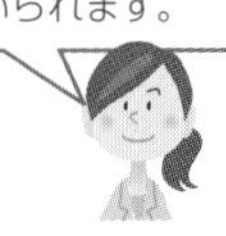

シアン化カリウム
▶P.205

シアン化ナトリウム　NaCN

農

別	**青酸ソーダ**、シアンソーダ
性状	**白色の粉末、粒状またはタブレット状の固体。** **水によく溶け**、水溶液は**強塩基性**で、酸と激しく反応する。
用途	・**冶金、鍍金** ・顔料（紺青）の原料
毒性	空気中の湿気、二酸化炭素、または酸、**アルカリ性炭酸塩**と接触すると有毒な**シアン化水素HCN**を生じ、**青酸臭**を放つ。ミトコンドリアのシトクローム酸化酵素の鉄イオンと結合して細胞の酸素代謝を直接阻害する。吸入すると、**シアン中毒**（頭痛、めまい、意識不明、呼吸麻痺など）を起こす。
他	解毒剤：**亜硝酸ナトリウム**、**チオ硫酸ナトリウム**の製剤

ジチアノン　$C_{14}H_4N_2O_2S_2$

農

別	2,3-ジシアノ-1,4-ジチアアントラキノン 構造式：（O, S, CN, CN, S, O）
除	含有量が**50%以下**の製剤は毒物から除外される。
性状	**暗褐色の結晶性粉末**。無臭。 水、ヘキサンにはほとんど溶けず、メタノールなどに溶ける。
用途	農薬（殺菌剤）
毒性	飲み込むと有害。アレルギー性皮膚反応を起こすおそれ。 重篤な眼の損傷。吸入すると生命に危険。

四弗化硫黄（しふっかいおう） SF_4	
別	弗化硫黄
性状	**特有の臭気をもつ無色の気体。** 水と激しく反応する。ベンゼンに溶ける。
用途	特殊材料ガス
毒性	吸入すると、鼻、のど、気管支等の粘膜を激しく刺激し、炎症を起こす。はなはだしい場合は肺水腫、呼吸困難を起こす。皮膚に触れると、内部まで浸透し腐食する。眼に入ると、はなはだしい場合は失明することがある。
他	ボンベ等から漏洩したときは多量の**水酸化カルシウム**（消石灰）水溶液中に容器ごと投入してガスを吸収させ、その処理液を多量の水で希釈して流す。

ジボラン B_2H_6 （示性式：BH_3BH_3）	
別	ボロエタン
性状	**ビタミン臭のある無色の気体。**可燃性。 水により速やかに加水分解し、硼酸（ほうさん）と水素を発生する。
用途	・特殊材料ガス ・オレフィンの重合のための触媒
毒性	吸入すると、鼻、のど、気管支等の粘膜を刺激し炎症を起こす。はなはだしい場合は肺水腫を起こし、呼吸困難となる。
他	廃棄するときは、**燃焼法**または**酸化法**によって処理する。

用語

オレフィン
脂肪族不飽和炭化水素で、C=C結合をもつ化合物の総称。一般的にはアルカン（▶P.179）の同義語。

水銀 Hg	
別	液体銀
性状	**銀白色の重い液体。**無臭。硝酸に溶け、塩酸には溶けない。 油脂と研磨すると、**エマルション**を作る。 ナトリウム、カリウム、金、銀などと**アマルガム**を作る（なお、鉄、ニッケル、コバルトとはアマルガムを作らない）。
用途	・寒暖計、体温計、気圧計、計量器（電気機器用） ・乾電池、蛍光灯 ・歯科用アマルガム
毒性	多量に水銀蒸気を吸入すると、呼吸器、粘膜を刺激し、はなはだしい場合は肺炎を起こす。眼に入ると、粘膜を刺激する。
他	漏洩した水銀は、空容器に**できるだけ回収**し、さらに土砂等を混ぜて空容器に全量を回収し、そのあとを**多量の水**で洗い流す。 解毒剤：**ジメルカプロール（BAL）**

用語

エマルション
普通は混じらない水と油を混ぜ合わせて乳化させたもの。

アマルガム
水銀と他の金属との合金の総称。

水素化砒素　AsH_3

別	**砒化水素、アルシン**
性状	**ニンニク臭のある無色の気体。** 引火性（点火すれば白色煙を放って燃える）。
用途	**半導体**の製造工程で用いられる**ドーピングガス**
毒性	吸入すると、鼻、のど、気管支等の粘膜を刺激し、頭痛、悪心、チアノーゼなどを起こす。血色素尿を排泄し、肺水腫、呼吸困難を起こす。皮膚に触れると、湿疹、水疱、潰瘍などを起こす。眼に入ると、粘膜を刺激して結膜炎を起こす。
他	ボンベなどから漏洩したときは、多量の**水酸化ナトリウム**水溶液と酸化剤の混合液に容器ごと投入してガスを吸収させ、その処理液を処理設備に持ち込んで処理を行う。

用語

ドーピングガス
半導体のシリコンに開けられた穴に特定の物質を滲み込ませるとき（ドーピング工程）に用いられる気体。

セレン　Se

別	金属セレン、結晶セレン
性状	金属セレン：**灰色の金属光沢を有するペレットまたは黒色の粉末** 結晶セレン：**赤色透明の結晶** **水に溶けない**が、硫酸、二硫化炭素には溶ける。
用途	・光度の測定、乾式複写機の感光体 ・熱線吸収板ガラスの着色剤、ガラスの脱色、釉薬（ゆうやく）
毒性	急性中毒症状は、胃腸障害、神経過敏症、くしゃみ、肺炎など。慢性中毒症状は、著しい蒼白（そうはく）、息のニンニク臭、指、歯、毛髪等を赤くするなど。 火災等で強熱されると、燃焼して**有害な煙霧**（**二酸化セレン**）を発生する。
他	廃棄するときは、**固化隔離法**または**回収法**によって処理する。

用語

ペレット
米粒のような小さな粒状の固まり。
熱線吸収板ガラス
熱線の吸収を高めるためにガラスの原料に金属成分を加えて着色したもの。
釉薬
陶磁器やホーローの表面を覆う上薬。

二酸化セレンSeO_2も、セレン化合物の1つであり、毒物に該当します。

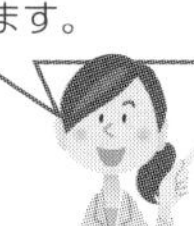

セレン化水素　H_2Se

別	水素化セレニウム
性状	**ニンニク臭のある無色の気体**。空気より重い。 **水に溶けにくい**。引火性。
用途	・**半導体**の製造工程で用いられる**ドーピングガス** ・太陽光発電向けガス
毒性	吸入すると、鼻、のど、気管支等の粘膜を刺激し、頭痛、発熱があり、肺水腫、呼吸困難を起こす。皮膚に触れると浸透し、黄色に変色し、潰瘍を起こす。眼に入ると、角膜等に障害を与える。
他	セレンと同様、火災等で燃焼すると**有害な煙霧**（**二酸化セレン**）を発生する。

理解度把握○×テスト

KeyPoint	できたらチェック
アジ化ナトリウム	□ 1 アジ化ナトリウムの用途として、医療検体の防腐剤、エアバッグのガス発生剤などが挙げられる。
亜セレン酸ナトリウム	□ 2 亜セレン酸ナトリウムの用途として、ジェット燃料、医薬中間体などが挙げられる。
アバメクチン	□ 3 アバメクチンは、マクロライド系の殺虫剤で、1.8%以下を含有する製剤は、劇物に指定されている。
黄燐	□ 4 黄燐は自然発火性なので、容器に水を満たして貯蔵し、水で覆って密封して運搬する。
四アルキル鉛	□ 5 四アルキル鉛は、四メチル鉛、四エチル鉛など、アルキル基が4個結合した鉛化合物の総称であり、特定毒物に指定されている。
シアン化カリウム	□ 6 シアン化カリウムは、アーモンド臭のある無色の気体で、点火すると青紫色の炎を上げて燃える。
シアン化ナトリウム	□ 7 シアン化ナトリウムには、亜硝酸ナトリウムとチオ硫酸ナトリウムの製剤を解毒剤として用いる。
ジボラン	□ 8 ジボランは、ビタミン臭のある無色の気体で、水により加水分解し、硼酸と水素を発生する。
水銀	□ 9 水銀は、ナトリウム、カリウム、金、銀、鉄、ニッケルなど多くの金属とアマルガムを作る。
水素化砒素	□ 10 水素化砒素は、ニンニク臭のある無色の気体であり、アルシンとも呼ばれる。
セレン	□ 11 セレンは、ニンニク臭のある無色の気体であり、火災等で燃焼すると有害な煙霧（二酸化セレン）を生じる。

解答 1.○ ただし、エアバッグのガス発生剤については、毒性が高いため現在では使用が全廃されている。 2.× これは亜硝酸イソプロピルの用途である。亜セレン酸ナトリウムは、試薬、ガラスの脱色剤などに用いられる。3.○ アバメクチンの濃度が1. 8%以下の製剤は、毒物からは除外されるが、劇物に指定されている。 4.○ 5.○ アルキル基はメチル基（$-CH_3$）、エチル基（$-C_2H_5$）などの総称である。 6.× これはシアン化水素の性状である。シアン化カリウムは、白色の塊片または粉末（十分に乾燥したものは無臭）で、不燃性である。 7.○ 8.○ 9.× 水銀は、ナトリウム、カリウム、金、銀などとアマルガム（水銀と他の金属との合金）を作るが、鉄、ニッケル、コバルトとはアマルガムを作らない。 10.○ 11.× これはセレン化水素の性状である。セレン（金属セレン）は灰色の金属光沢を有するペレットまたは黒色の粉末である。なお、燃焼すると有害な煙霧（二酸化セレン）を生じるという点は、セレン化水素と共通する性質であり、正しい。

Lesson 2 19日目

主な毒物（特定毒物を含む）の性状等（2）た～ら行

レッスンのポイント

このレッスンでは、最近の試験に出題されている**毒物**（**特定毒物**を含む）のうち、名称が**た行～ら行**で始まるものの性状、用途、毒性などについて学習します。特に**ヒドラジン**、**ホスゲン**、**メチルメルカプタン**、**モノフルオール酢酸ナトリウム**などがよく出題されています。

ダイファシノン $C_{23}H_{16}O$	 農
別	2-ジフェニルアセチル-1,3-インダンジオン
除	含有量が**0.005%以下**の製剤は**劇物**
性状	**黄色～白色の結晶性粉末**。可燃性。 **水にはほとんど溶けない**。 アセトン、酢酸に溶け、ベンゼンにわずかに溶ける。
用途	農業用の**殺鼠剤**
毒性	体内で**ビタミンK**の働きを抑えることにより、**血液凝固を阻害**し、**出血**を引き起こす。吸入すると喀血（かっけつ）、血尿、皮下出血が起こる。症状は遅れて現れることがある。
他	ヒトや家畜が過って摂取し、出血等の中毒症状が現れた場合は、解毒剤（**ビタミンK₁**）を経口投与または静脈注射することにより回復する。

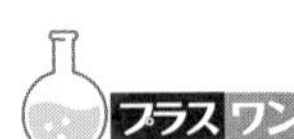

ビタミンKの働き
血液凝固因子の産生を調節すること。
ビタミンK_1
緑黄色野菜や海藻類などに含まれているビタミンKであり、血液を凝固させる。

チメロサール $C_9H_9HgNaO_2S$	
別	エチル水銀チオサリチル酸ナトリウム
性状	**白色～淡黄色の結晶状粉末**。 水に溶けやすく、エタノールにも溶ける。 **光により分解**する。
用途	・医薬品（**ワクチンに添加される保存剤**） ・**殺菌消毒剤**
毒性	吸入すると、鼻、のど、気管支の粘膜に炎症を起こし、**水銀中毒**を起こすことがある。
他	容器は**遮光**（しゃこう）しているものを用い、換気のよい涼しい場所に密閉して保管する。

ニコチン $C_{10}H_{14}N_2$	 農
性状	純品は**無色無臭の油状液体**。タバコの葉に含まれる**アルカロイド**。 空気や光によって**褐色**になり、不快な**タバコ臭**を発する。刺激性の味がある。 **水と混和**する。アルコール類、クロロホルム、エーテルに溶ける。
用途	農業用殺虫剤、防虫剤、薬品原料
毒性	吸入すると、よだれ、吐き気、悪心、嘔吐（おうと）がみられ、瞳孔縮小、精神錯乱、人事不省、呼吸困難、痙攣が起こる。**神経毒**をもつ。
他	ニコチンの鑑別方法として、ニコチンのエーテル溶液にヨードのエーテル溶液を加えると、**褐色**の液状沈殿を生じ、これを放置すると**赤色針状結晶**となることなどが挙げられる。

アルカロイド ▶P.203
混和 ▶P.206

ニコチンの鑑別方法は試験で頻出です。▶P.261

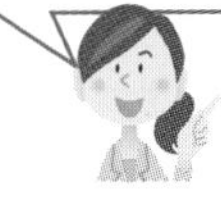

ニッケルカルボニル　C_4NiO_4（示性式：$Ni(CO)_4$）	
別	ニッケルテトラカルボニル
性状	**揮発性の無色の液体。** **水に溶けにくい。**ベンゼン、クロロホルムなどには溶ける。 急速に熱すると分解し、爆発する。
用途	・**化学反応の触媒** ・アセチレンの重合
毒性	吸入すると、鼻、のど、気管支等の粘膜を刺激し、頭痛、悪心、チアノーゼ、精神神経症状などを起こす。はなはだしい場合は、呼吸困難、意識不明になる。
他	廃棄するときは、**酸化沈殿法**または**燃焼法**によって処理する。

重合
P.188

2-メルカプトエタノール　C_2H_6OS（示性式：$HSCH_2CH_2OH$）	
別	チオグリコール
除	含有量が**10%以下**の製剤は**劇物**
性状	**特徴的臭気（腐卵臭）のある無色の液体。**可燃性。 **水に溶ける。**エタノール、エーテル、ベンゼンにも溶ける。
用途	・化学繊維・樹脂添加剤 ・医薬品 ・農薬原料
毒性	飲み込むと有毒。皮膚に接触すると生命に危険。長期または反復曝露によって肝臓の障害のおそれ。眼にも強い刺激。

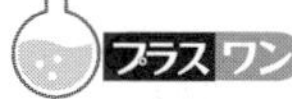

容量20L以下の容器に収められたものであって2-メルカプトエタノール0.1％以下を含有するものは、劇物からも除外される。

パラコート　農	
別	1,1'-ジメチル-4,4'-ジピリジニウムヒドロキシド ※パラコートの塩類やパラコートの塩類を含有する製剤も毒物 **$C_{12}H_{14}Cl_2N_2$（パラコートジクロリド）** 別名：1,1'-ジメチル-4,4'-ジピリジニウムジクロリド 構造式：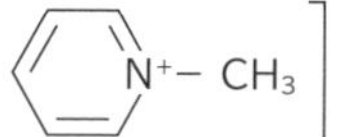
性状	**無色～白色の結晶。**不揮発性。 **水によく溶ける。**アルカリ性下では不安定。 金属を腐食する。
用途	**除草剤**
毒性	誤って嚥下（えんげ）すると、消化器障害、ショックのほか、数日後に肝臓や腎臓、肺等に機能障害を起こす。皮膚からも吸収される。

パラコートジクロリドを「パラコート」と呼んでいる場合もあります。

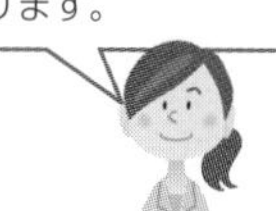

パラチオン $C_{10}H_{14}NO_5PS$	特定毒物
別	ジエチルパラニトロフェニルチオホスフェイト
性状	純品は**無色～淡黄色の液体**。 **農業用は特有の臭気をもつ褐色の液体**。 水に溶けにくく、ほとんどの有機溶媒に溶ける。アルカリで分解する。
用途	遅効性の有機燐系殺虫剤* ＊現在は**販売禁止農薬**とされている。
毒性	吸入しても皮膚に触れても生命に危険。**毒性が極めて強く**、多量の散布液の吸入や皮膚への接触、長く霧を浴びても危険。
他	解毒剤：2-ピリジルアルドキシムメチオダイド（**PAM**）製剤 硫酸アトロピン製剤

用語

遅効性
投与してから数時間～数日以上経過後に作用する性質。

砒酸（ひさん） AsH_3O_4	
性状	**無色～淡緑色の粘稠（ねんちゅう）液体**。 **砒酸1/2水和物（AsH_3O_4・$1/2H_2O$）**は、**無色の板状（ばんじょう）結晶**で潮解性。 **水によく溶け**、アルコールにも溶ける。
用途	・殺虫剤、殺鼠剤 ・有機色素工業、砒素製剤の原料
毒性	飲み込むと生命に危険。眼に強い刺激。消化器系、循環器系、神経系、血液系、呼吸器、皮膚、腎臓、肝臓に障害が起こる。
他	不燃性であり、それ自身は燃えないが、加熱されると分解して、腐食性、毒性（強い溶血作用）の**煙霧を発生**するおそれがある。

用語

粘稠液体
粘りけがある液体。
水和物
水H_2Oが他の化合物とさらに結合して生じた形式の化合物の総称。

砒素 As	
別	金属砒素、灰色砒素 ※砒素にはこのほかに、黄色砒素、黒色砒素などの同素体がある。
性状	**金属光沢のある灰色の結晶**。もろく粉砕できる。 **水にはほとんど溶けない**。 400℃に加熱すると、三酸化二砒素を生じる。
用途	・半導体材料 ・散弾の製造（鉛との合金）
毒性	吸入すると、鼻、のど、気管支等の粘膜を刺激し、頭痛、悪心、チアノーゼなどを起こす。はなはだしい場合は血色素尿を排泄し、肺水腫、呼吸困難を起こす。皮膚に触れると、湿疹、水疱、潰瘍などを起こす。眼に入ると粘膜を刺激して結膜炎を起こす。
他	飛散したものは空容器に回収し、硫酸鉄(Ⅲ)（硫酸第二鉄）等の水溶液を散布し、消石灰、ソーダ灰等の水溶液を用いて処理した後、多量の水を用いて洗い流す。

同素体 ▶P.85

三酸化二砒素 ▶P.204

用語

消石灰
水酸化カルシウムの俗称。
ソーダ灰
炭酸ナトリウムの俗称。

ヒドラジン N_2H_4 （示性式：NH_2NH_2）	
別	ジアミン、無水ヒドラジン
性状	**アンモニア臭のある無色の油状液体**。 **水に溶ける**。水溶液は**アルカリ性**。アルコールにも溶ける。 **還元性**が強い。空気中で**発煙**する。
用途	・**ロケット燃料** ・ヒドラジン化合物の製造
毒性	吸入すると、鼻、のど、気管支等の粘膜を刺激し、頭痛、悪心、チアノーゼなどを起こす。はなはだしい場合は肺水腫、呼吸困難を起こす。皮膚からも吸収され、吸入した場合と同様の中毒症状を起こす。眼に入ると粘膜を刺激し、失明することがある。
他	漏洩した液は、土砂等でその流れを止め、安全な場所に導き、密閉可能なステンレス製の空容器にできるだけ回収し、そのあとを多量の水を用いて洗い流す。この場合、濃厚な廃液が河川等に排出されないよう注意する。

弗化水素（ふっかすいそ） HF	
別	**弗化水素酸**（**弗化水素の水溶液**）も毒物
性状	弗化水素：**強い刺激臭のある無色の気体**。水に溶けやすい。不燃性。 弗化水素酸：**強い刺激臭のある発煙性の無色の液体**。 大部分の**金属**、**ガラス**、**コンクリート**等を腐食する。 金属との接触により引火性の**水素ガス**を生成する。
用途	・ガラスの加工（ガラスの目盛、曇ガラスの製造など） ・半導体のエッチング、金属の酸洗剤
毒性	吸入すると、鼻、のど、気管支等の粘膜を刺激し、肺水腫、呼吸困難、呼吸停止を起こす。眼に入ると失明することがある。
他	銅、鉄、コンクリートまたは木製のタンクにゴム、鉛、ポリ塩化ビニルまたはポリエチレンのライニングを施したものに貯蔵する。

フルオロスルホン酸 FSO_3H	
別	フルオロ硫酸
性状	**特異臭のある無色の液体**。 **水や蒸気と反応**し、**硫酸**や**弗化水素**を生じる。 水分が存在すると、ガラスを侵す。
用途	有機合成化学反応に用いる試薬
毒性	眼、皮膚および気道を腐食する。吸入すると、肺水腫を引き起こすことがある。

プラスワン

弗化水素酸そのものは爆発性でも引火性でもないが、各種の金属と反応して気体の水素が発生し、これが空気と混合して引火爆発することがある。

用語

エッチング
半導体上の不要部分を加工する技術。

ライニング
ある物体の内側面を他の材料で厚く覆うこと。

スルホン酸 ▶P.181

ホスゲン $COCl_2$

別	**カルボニルクロライド**、塩化カルボニル
性状	**特有の青草臭のある無色の気体**（または圧縮液化気体）。 **水により徐々に分解**されて、**二酸化炭素**と**塩化水素**を生成する。 蒸気は空気より重い。**窒息性**で極めて有毒。ベンゼン、トルエン、酢酸に溶ける。
用途	・**染料の原料** ・**イソシアネート類**の原料 ・毒ガス
毒性	吸入すると、鼻、のど、気管支等の粘膜を刺激し、はなはだしい場合は肺水腫、呼吸困難を起こし、死に至ることがある。
他	漏洩した液は、土砂などで流れを止め、安全な場所に導き、重炭酸ナトリウム、または炭酸ナトリウムと水酸化カルシウムからなる混合物の水溶液で注意深く中和する。

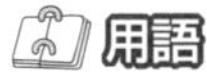

用語

イソシアネート類
−N=C=O という構造をもつ化合物の総称で、ポリウレタンの材料になる。

ホスゲンは気体ですが、運搬時は圧縮して液化気体となっています。

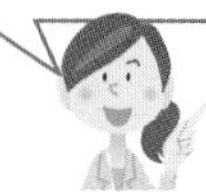

メチルメルカプタン CH_3SH

別	メタンチオール
性状	**腐ったキャベツ様の悪臭を有する無色の気体。** **水に溶ける。可燃性**で、強熱されると有毒なガスを生じる。
用途	・殺虫剤 ・香料、**付臭剤** ・触媒活性調整剤、反応促進剤
毒性	吸入すると、鼻、のど、気管支等の粘膜を刺激し、はなはだしい場合は肺水腫、呼吸麻痺、メトヘモグロビン血症などを起こす。
他	廃棄するときは、**酸化法**または**燃焼法**によって処理する。

用語

付臭剤
無臭のガスの漏洩を感知できるように、あえて臭いを付けるための薬剤。

メトヘモグロビン
酸素を運搬する能力がないヘモグロビンのこと。これが血中に増加して酸素欠乏状態になることをメトヘモグロビン血症という。

施行令による規制 ▶P.28

モノフルオール酢酸アミド C_2H_4FNO（示性式：$CH_2F\text{-}CONH_2$）特定毒物

別	フルオロアセトアミド
性状	純品は**無味無臭の白色の結晶**（施行令第22条により**青色**に着色）。 水に溶ける。アルコールに溶けるが、エーテルには溶けない。
用途	浸透性殺虫剤* ＊現在、農薬としての市販品はない
毒性	吸入した場合、咳、息苦しさ、吐き気、咽頭痛、嘔吐、唾液分泌過多、しびれ感と刺激がある。症状は遅れて現れることがある。
他	以前は「農業用品目」として施行規則別表第一に定められていたが、現在では農薬として市販されなくなったため、「農業用品目」から削除されている。

モノフルオール酢酸ナトリウム $C_2H_2FO_2Na$ （示性式：$CH_2FCOONa$） 特定毒物 農	
別	フルオロ酢酸ナトリウム
性状	純品は**重い白色の粉末**（施行令第12条により**深紅色**に着色）。 **吸湿性**がある。 **冷水に容易に溶ける**が、**有機溶媒には溶けない**。 辛い味と酢酸の臭いを有する。緑色の炎をあげて燃える。
用途	殺鼠剤（**野ねずみの駆除**）
毒性	細胞の糖代謝に関する酵素を阻害し、激しい嘔吐が繰り返され、胃の疼痛を訴え、しだいに意識が混濁し、てんかん性痙攣や脈拍の遅緩が起こり、チアノーゼ、血圧下降をきたす。皮膚からの吸収はされない。

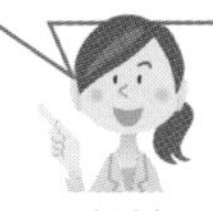
なお、モノフルオール酢酸CH_2FCOOHも特定毒物です。

施行令による規制 ▶P.27

硫化燐（りゅうかりん）	
別	硫化燐には、**三硫化燐**と**五硫化燐**の２種類がある。 **三硫化燐P_4S_3** 別名：三硫化四燐 **五硫化燐P_2S_5**（または**P_4S_{10}**） 別名：五硫化二燐
除	硫化燐を含有する製剤は劇物
性状	三硫化燐：**黄色〜淡黄色の斜方晶系結晶**。潮解性 五硫化燐：**特異臭のある淡黄色の固体**
用途	三硫化燐：マッチの原料 五硫化燐：**選鉱剤**、潤滑油の添加剤
毒性	三硫化燐は熱湯、五硫化燐は水と反応して、有毒な**硫化水素ガス**を発生する。
他	三硫化燐は、少量ならば**共栓**（ともせん）**ガラス瓶**、多量ならば**ブリキ缶**を使用し、木箱に入れて貯蔵する。

硫酸ニコチン $C_{20}H_{30}N_4O_4S$ （示性式：$(C_{10}H_{14}N_2)_2 \cdot H_2SO_4$） 農	
別	ニコチン硫酸塩
性状	**無色の針状結晶**。 刺激性の味がある。 **水に溶ける**。アルコール、エーテルにも溶ける。
用途	・病害虫に対する**接触剤**（接触性殺虫剤） ・医薬の原料
毒性	猛烈な神経毒。飲み込んだり、皮膚に接触したりすると生命に危険が及ぶ。眼にも強い刺激。中枢神経系の障害のおそれがある。
他	解毒剤：硫酸アトロピン

用語

選鉱剤
有用な鉱物と不要な鉱物を選別し、分離するための薬剤。

共栓ガラス瓶
ふた（栓）と本体がどちらも同じガラスでできており、その接触部分にすり合わせ処理を施すことによって気密性を高めている。

接触剤
害虫の体に接触したときに効力を発揮する殺虫剤。

燐化アルミニウムとその分解促進剤とを含有する製剤　$AlP + NH_2COONH_4$

特定毒物　農

別	燐化アルミニウム燻蒸剤
性状	**燐化アルミニウム**と**カルバミン酸アンモニウム**（NH_2COONH_4）の分解促進剤を主成分とする**淡黄褐色の錠剤**。 燐化アルミニウムは空気中の湿気に触れると徐々に分解し、有毒な**燐化水素**（**ホスフィン**）のガスを発生する。
用途	倉庫内、コンテナ内、船倉内における**ねずみ**、**昆虫等の駆除**
毒性	吸入すると、頭痛、吐き気、嘔吐、悪心、めまいなどの症状を起こし、はなはだしい場合は肺水腫、呼吸困難、昏睡を起こす。皮膚に触れると炎症を起こす。眼に入ると粘膜を刺激する。
他	燃焼したり、酸と接触した場合も燐化水素（ホスフィン）のガスを発生する。

燐化水素　PH_3

別	**ホスフィン**
性状	**腐った魚の臭いのある無色の気体。** **水にわずかに溶ける。** **引火性**が高い。 空気に触れると自然発火することがある。
用途	・ドーピングガス ・殺虫剤
毒性	吸入すると、吐き気、顔面蒼白、急激な悪寒、胃痛、頭痛などの症状が起こり、はなはだしい場合には呼吸困難、昏睡を起こす。粘膜刺激性はない。急性中毒を起こし、致死することが多い。
他	廃棄するときは、**燃焼法**または**酸化法**によって処理する。

ドーピングガス
▶P.208

六弗化セレン（ろくふっか）　SeF_6

別	弗化セレン(Ⅵ)、ヘキサフルオロセレン
性状	**無色の圧縮液化気体**。沸点－34.5℃。 水にほとんど溶けない。有機溶剤にもほとんど溶けない。 空気中で発煙する。不燃性。
用途	電気絶縁体、半導体材料
毒性	吸入すると、鼻、のど、気管支等の粘膜を刺激し炎症を起こす。はなはだしい場合は肺水腫を起こす。
他	火災等で強熱されると、セレンの酸化物の煙霧と弗化水素ガスが発生する。

理解度把握○×テスト

KeyPoint		できたらチェック
チメロサール	□ 1	チメロサールは、吸入すると粘膜に炎症を起こし、水銀中毒を発症することがある。ワクチンに添加される保存剤などに用いられる。
ニコチン	□ 2	ニコチンは、タバコの葉に含まれるアルカロイドで、純品は褐色の油状液体であり、不快なタバコ臭を発する。
ニッケルカルボニル	□ 3	ニッケルカルボニルは、揮発性の無色の液体で、水に溶けにくく、化学反応の触媒などに用いられる。
2-メルカプトエタノール	□ 4	2-メルカプトエタノールは、特徴的な臭気をもつ無色の液体で、10%以下を含有する製剤は毒物・劇物から除外される。
パラコート	□ 5	パラコートは、純品は無色または淡黄色の液体であり、特定毒物に指定されている。
ヒドラジン	□ 6	ヒドラジンは、アンモニア臭のある無色の油状液体であり、還元性が強く、ロケット燃料などの用途に用いられる。
弗化水素酸	□ 7	弗化水素酸は、大部分の金属、ガラス、コンクリート等を腐食し、金属との接触により引火性の水素ガスを生成する。
ホスゲン	□ 8	ホスゲンの化学式は$COCl_2$であり、特有の青草臭のある無色の気体で、水により徐々に分解されて二酸化窒素を生じる。
メチルメルカプタン	□ 9	メチルメルカプタンは、腐った魚の臭いのある無色の気体であり、ドーピングガスなどの用途に用いられる。
モノフルオール酢酸ナトリウム	□ 10	モノフルオール酢酸ナトリウムの用途は殺鼠剤であり、その純品は白色の粉末で、冷水に容易に溶けるが、有機溶媒には溶けない。
燐化水素	□ 11	燐化水素は、ホスフィンとも呼ばれ、吸入すると急性中毒を起こして致死することが多い。引火性が高く、空気に触れると自然発火することもある。

解答　1.○ チメロサールは、水銀化合物の1つである。主な用途として、医薬品（ワクチンに添加される保存剤）、殺菌消毒剤などが挙げられる。　2.× ニコチンの純品は無色無臭の油状液体である。空気や光によって褐色になり、不快なタバコ臭を発する。　3.○　4.× 特徴的臭気（腐卵臭）のある無色の液体である点は正しいが、2-メルカプトエタノールの濃度が10%以下の製剤は、毒物から除外されるが、劇物に指定されている。　5.× これはパラチオンの説明である。パラコートは、無色〜白色の結晶であり、農業用品目に指定されているが、特定毒物ではない。　6.○　7.○　8.× ホスゲン$COCl_2$が水H_2Oにより分解されたときに生じるのは、二酸化炭素CO_2と塩化水素HClである。　9.× これは燐化水素（ホスフィン）の性状と用途である。メチルメルカプタンは、腐ったキャベツ様の悪臭を有する無色の気体であり、付臭剤などの用途に用いられる。　10.○ モノフルオール酢酸ナトリウムの主な用途は、殺鼠剤（野ねずみの駆除）である。　11.○

Lesson 3

主な劇物の性状等（1）

あ～か行

20日目

レッスンのポイント

このレッスンでは、試験によく出題されている**劇物**のうち、名称が**あ行**～**か行**で始まるものの性状、用途、毒性などを学習します。**アクロレイン**、**アニリン**、**塩素**、**一酸化鉛**、**クロルピクリン**、**クロロホルム**などが特によく出題されています。

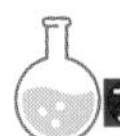

プラスワン

亜塩素酸ナトリウムは、法第３条の４により、爆発性のある劇物に指定されている。▶P.30

亜塩素酸ナトリウム $NaClO_2$	
別	亜塩素酸ソーダ、亜塩曹
除	含有量が**25%以下**の製剤および**爆発薬**は除く。
性状	わずかに**吸湿性のある白色の結晶または薄片**。 加熱、衝撃、摩擦によって**爆発**。可燃物との混合で発火、爆発。
用途	・繊維、木材、食品などの**漂白剤** ・半導体の表面処理剤
毒性	吸入すると、鼻、のど、気管支等の粘膜を刺激し、悪心、嘔吐、チアノーゼなどを起こす。はなはだしい場合は肺水腫等を起こす。
他	廃棄するときは、**還元法**によって処理する。

重合 ▶P.188

アクリルアミド C_3H_5NO（示性式：$CH_2=CH-CONH_2$）	
別	アクリル酸アミド
性状	**白色～無色の結晶**。 **高温**や**直射日光**にさらされると、**重合**、**分解**を起こす。
用途	・土木工事用の**土質安定剤** ・重合体は、水処理剤、紙力増強剤、接着剤の原料
毒性	吸入することは少ないが、万一吸入すると、口がもつれ、発音が不明瞭となり、手足がしびれて歩行困難を起こすことがある。
他	高温や紫外線下では容易に重合するので、**冷暗所**に貯蔵する。

用語

不織布
繊維を重ねたものを接着剤で固めるなどして形成した布。

フロッキー
布やプラスチック等の表面に、短い繊維を垂直に接着させる加工技術。

アクリル酸 $C_3H_4O_2$（示性式：$CH_2=CHCOOH$）	
別	2-プロペン酸
除	含有量が**10%以下**の製剤は除く。
性状	**酢酸に似た刺激臭のある無色の液体**。冬期は凝固する（12℃）。 高温では重合しやすい。
用途	・不織布（ふしょくふ）やフロッキー加工用のバインダー（接着剤） ・繊維の改質剤
毒性	吸入すると、鼻、のど、気管支等の粘膜を刺激し、頭痛、嘔気などを起こす。はなはだしい場合は、肺水腫等を起こすことがある。
他	廃棄するときは、**燃焼法**または**活性汚泥法**によって処理する。

アクリルニトリル　C_3H_3N（示性式：$CH_2=CH-CN$）	
別	ビニルシアニド、シアノエチレン、2-プロペンニトリル
性状	**微刺激臭のある無色の液体**。**蒸発**しやすい。 **水に溶ける**。大多数の有機溶媒と混和する。 **空気**や**光**にさらされると、容易に**重合**する。 **強酸と激しく反応**する。火災、爆発の危険性が強い。
用途	・化学合成の原料、繊維の改質、樹脂加工 ・土壌改良剤
毒性	吸入すると、衰弱感、頭痛、腹痛などがみられ、多量に吸入した場合、意識不明、呼吸停止から死に至ることがある。皮膚に触れると、発赤、水ぶくれを生じる。
他	廃棄するときは、**燃焼法**、**アルカリ法**、**活性汚泥法**によって処理する。

アクロレイン　C_3H_4O（示性式：$CH_2=CHCHO$）	
別	アクリルアルデヒド、2-プロペナール
性状	**刺激臭のある無色～帯黄（たいおう）色の液体**。 **引火性**が高いので、火気厳禁。空気との混合ガスは**爆発性**。
用途	・各種薬品の合成原料 ・**アミノ酸**（メチオニン、葉酸、リジン）の製造原料 ・水の**殺菌剤** ・**冷凍機用の探知剤**
毒性	眼と呼吸器系を激しく刺激し、**結膜炎**や**気管支カタル**（気管支の粘膜の炎症）を起こさせる。**催涙性**があり、かつては化学戦用の**催涙ガス**としても使用されていた。
他	多量に漏洩した場合は、土砂などでその流れを止め、安全な場所に穴を掘るなどして貯め、**亜硫酸水素ナトリウム**（約10%）を加える。これを撹拌して反応させた後、多量の水で十分に希釈してから洗い流す。この際、蒸発した本成分が大気中に拡散しないよう霧状の水をかけて吸収させる。

用語

帯黄色
黄色を帯びた色。
冷凍機用の探知剤
冷凍機に使用している冷媒の漏れを探知するための薬剤。

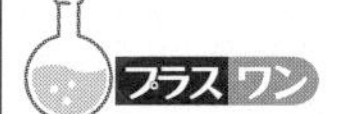

保護具の１つとして「有機ガス用防毒マスク」が定められている。P.63

亜硝酸カリウム　KNO_2	
性状	**白色～微黄色の顆粒または棒状の固体**。 **潮解性**がある。 **水によく溶ける**（水溶液はアルカリ性）。
用途	・ジアゾ化合物の製造 ・医薬原料、試薬
毒性	吸入すると、咳、咽頭痛、頭痛、チアノーゼ、吐き気、めまい、錯乱、痙攣、意識喪失などが起こる。皮膚に触れると発赤する。眼に入ると、痛み、充血が起こる。

潮解
P.85

用語

ジアゾ化合物
ジアゾ基（$-N_2$）を含む化合物。

亜硝酸ナトリウム $NaNO_2$	
別	亜硝酸ソーダ
性状	**白色～微黄色の結晶性粉末、粒状または棒状の固体。** **水によく溶ける。潮解性**がある。 アルコールにはわずかに溶ける。空気中で徐々に酸化する。 酸類を接触させると有害な酸化窒素の気体を生じる。
用途	・ジアゾ化合物の製造、染色工場の顕色剤 ・**シアン化合物の解毒剤**
毒性	吸入すると、鼻、のどを刺激する。皮膚を刺激する。眼に入ると、粘膜を激しく刺激する。
他	廃棄するときは、**分解法**によって処理する。

アセトニトリル C_2H_3N（示性式：CH_3CN）	
別	シアノメタン、エタンニトリル、メチルシアニド
除	含有量が**40%以下**の製剤は除く。
性状	**エーテル様の臭気を有する無色の液体。引火性**が高い。 **水に溶ける。**エタノール、メタノールにも溶ける。 加水分解すると、**酢酸**と**アンモニア**を生成する。
用途	・有機合成出発原料 ・合成繊維の溶剤
毒性	吸入すると、咽頭痛、脱力感、胸部圧迫感、嘔吐、痙攣、意識喪失などが起こる。皮膚からも吸収されやすい。眼に入ると、強い痛み、充血が起こる。
他	燃えやすく、火災時には刺激性、腐食性、毒性のガスを発生するおそれがある。

用語

出発原料
何段階もの合成反応を経て化合物を作るとき、その出発点となる原料のこと。

アニリン C_6H_7N（示性式：$C_6H_5NH_2$）	
別	アミノベンゼン、ベンゼンアミン、フェニルアミン
性状	純品は**特有の臭気がある無色透明の油状液体**。 **空気**に触れると**赤褐色**を呈する。 **水には溶けにくく**、アルコール、エーテル、ベンゼンに溶ける。 水溶液に**さらし粉**を加えると**紫色**になる（アニリンの鑑別方法）。
用途	・ポリウレタン樹脂の出発原料 ・染料、医薬品などの原料
毒性	吸入すると、顔面、口唇、指先等に**チアノーゼ**が現れ、脈拍と血圧がやがて下降し、嘔吐、下痢、腎臓炎、痙攣、意識喪失などの症状が現れ、死亡することもある。皮膚から吸収した場合も、吸入の場合と同様の中毒症状を起こす。
他	血液毒と神経毒を有するため、血液に作用してメトヘモグロビンを作り、その結果、**チアノーゼ**を起こさせる。

アニリンは、窒素Nを含む芳香族化合物ですね。▶P.193

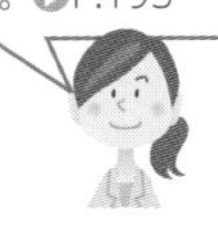

チアノーゼ ▶P.204

メトヘモグロビン ▶P.214

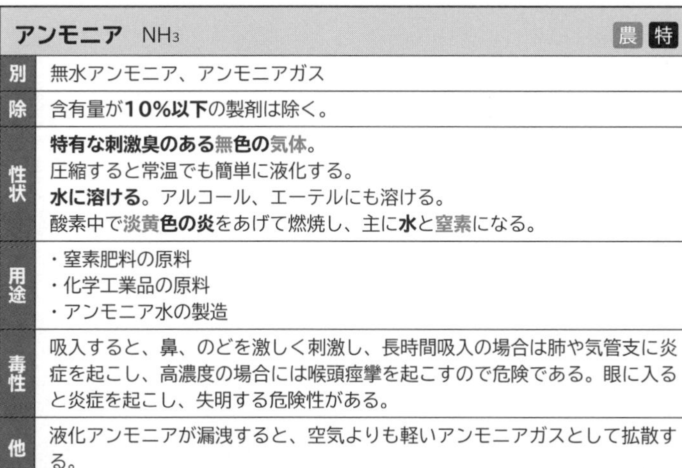

アンモニア NH_3	農 特
別	無水アンモニア、アンモニアガス
除	含有量が**10%以下**の製剤は除く。
性状	**特有な刺激臭のある無色の気体。** 圧縮すると常温でも簡単に液化する。 **水に溶ける。**アルコール、エーテルにも溶ける。 酸素中で淡黄**色の炎**をあげて燃焼し、主に**水**と窒素になる。
用途	・窒素肥料の原料 ・化学工業品の原料 ・アンモニア水の製造
毒性	吸入すると、鼻、のどを激しく刺激し、長時間吸入の場合は肺や気管支に炎症を起こし、高濃度の場合には喉頭痙攣を起こすので危険である。眼に入ると炎症を起こし、失明する危険性がある。
他	液化アンモニアが漏洩すると、空気よりも軽いアンモニアガスとして拡散する。

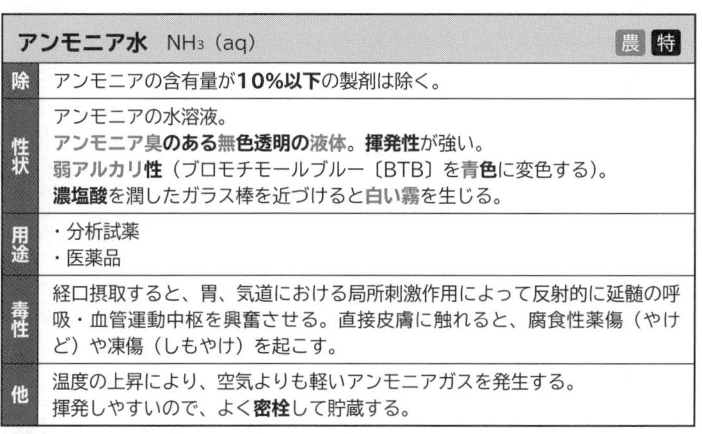

アンモニア水 NH_3 (aq)	農 特
除	アンモニアの含有量が**10%以下**の製剤は除く。
性状	アンモニアの水溶液。 **アンモニア臭のある無色透明の液体。揮発性**が強い。 **弱アルカリ性**（ブロモチモールブルー〔BTB〕を**青色**に変色する）。 **濃塩酸**を潤したガラス棒を近づけると**白い霧**を生じる。
用途	・分析試薬 ・医薬品
毒性	経口摂取すると、胃、気道における局所刺激作用によって反射的に延髄の呼吸・血管運動中枢を興奮させる。直接皮膚に触れると、腐食性薬傷（やけど）や凍傷（しもやけ）を起こす。
他	温度の上昇により、空気よりも軽いアンモニアガスを発生する。 揮発しやすいので、よく**密栓**して貯蔵する。

ブロモチモールブルー（BTB）
▶P.150

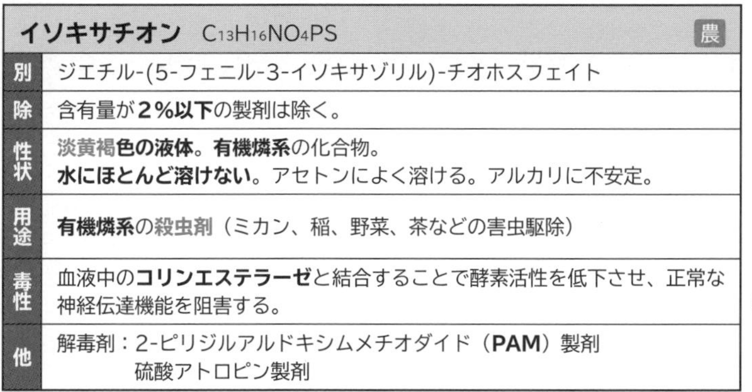

イソキサチオン $C_{13}H_{16}NO_4PS$	農
別	ジエチル-(5-フェニル-3-イソキサゾリル)-チオホスフェイト
除	含有量が**2%以下**の製剤は除く。
性状	**淡黄褐色の液体。有機燐系**の化合物。 **水にほとんど溶けない。**アセトンによく溶ける。アルカリに不安定。
用途	**有機燐系の殺虫剤**（ミカン、稲、野菜、茶などの害虫駆除）
毒性	血液中の**コリンエステラーゼ**と結合することで酵素活性を低下させ、正常な神経伝達機能を阻害する。
他	解毒剤：2-ピリジルアルドキシムメチオダイド（**PAM**）製剤 硫酸アトロピン製剤

コリンエステラーゼ
▶P.201

一酸化鉛は、鑑別方法や廃棄についての出題が頻出です。

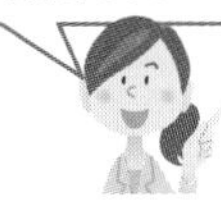

用語

加硫
生ゴムに硫黄などを加えて、弾性や強度といったゴムの性状を改善する工程。

一酸化鉛 PbO	特
別	**酸化鉛(Ⅱ)、リサージ**
性状	**無臭の重い粉末。赤色～黄色の種々のものがある。** **水にほとんど溶けない**。酸、アルカリにはよく溶ける。 **希硝酸**に溶かすと、無色の液となり、これに**硫化水素**を通すと、**黒色の沈殿**を生じる（一酸化鉛の鑑別方法）。
用途	・**顔料**、絵具 ・ガラスの原料 ・合成ゴムの加硫促進剤
毒性	吸入すると、**鉛中毒**（血液系、神経系、腎臓の障害）を起こすことがある。 眼に入ると、異物感を与え、粘膜を刺激する。
他	廃棄するときは、**固化隔離法**または**焙焼法**によって処理する。

用語

燻蒸消毒
殺菌または殺虫効果のあるガスを発生させ、対象物の表面や内部にある菌、害虫を死滅させるという消毒方法。

エチレンオキシドは廃棄方法・漏洩時の措置についての出題が頻出です。

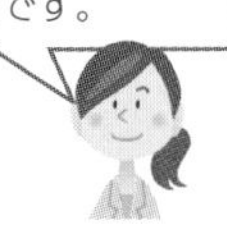

エチレンオキシド C_2H_4O	
別	酸化エチレン
性状	**エーテル様の臭気を有する無色の気体**（または圧縮液化気体）。 **水に溶ける**。エタノール、エーテルにも溶ける。 **可燃性**（圧縮液化気体の場合は**引火性**）。蒸気は空気より重い。
用途	・アルキルエーテルなどの**有機合成原料** ・殺菌剤、**燻蒸消毒**(くんじょう)
毒性	吸入すると、鼻、のど、気管支等の粘膜を激しく刺激し、炎症のほか、倦怠感、頭痛などを起こす。はなはだしい場合は肺水腫や呼吸困難を起こす。眼の粘膜を刺激し、失明することもある。
他	廃棄するときは**活性汚泥法**によって処理する。 ボンベ等から漏洩した場合は、**多量の水**に容器ごと投入してガスを吸収させて処理し、その処理液を多量の水で希釈して流す。

塩化亜鉛 $ZnCl_2$	農
性状	**さまざまな形状の白色の固体**。**潮解性**がある。 **水に溶ける**。アルコールにも溶ける。 水に溶かして**硝酸銀**を加えると**白色の沈殿**（**塩化銀**）を生じる（塩化亜鉛の鑑別方法）。
用途	・**乾電池**の材料 ・活性炭の製造 ・医用薬品（脱臭剤、脱水剤など）
毒性	吸入すると、鼻、のど、気管支等の粘膜が侵される。皮膚に触れると、皮膚炎、潰瘍を起こす。眼に入ると炎症を起こす。
他	廃棄するときは、**沈殿法**または**焙焼法**によって処理する。

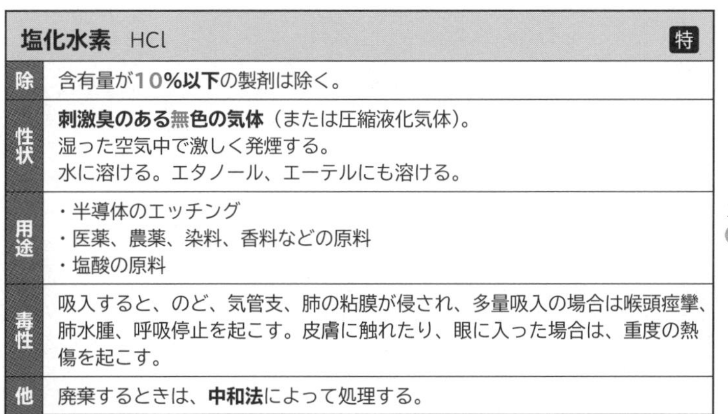

塩化水素 HCl	特
除	含有量が**10%以下**の製剤は除く。
性状	**刺激臭のある無色の気体**（または圧縮液化気体）。 湿った空気中で激しく発煙する。 水に溶ける。エタノール、エーテルにも溶ける。
用途	・半導体のエッチング ・医薬、農薬、染料、香料などの原料 ・塩酸の原料
毒性	吸入すると、のど、気管支、肺の粘膜が侵され、多量吸入の場合は喉頭痙攣、肺水腫、呼吸停止を起こす。皮膚に触れたり、眼に入った場合は、重度の熱傷を起こす。
他	廃棄するときは、**中和法**によって処理する。

エッチング ▶P.213

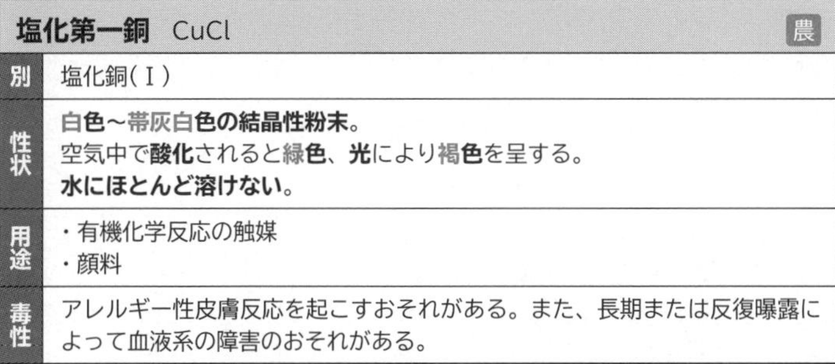

塩化第一銅 $CuCl$	農
別	塩化銅（Ⅰ）
性状	**白色～帯灰白色の結晶性粉末。** 空気中で**酸化**されると**緑色**、**光**により**褐色**を呈する。 **水にほとんど溶けない。**
用途	・有機化学反応の触媒 ・顔料
毒性	アレルギー性皮膚反応を起こすおそれがある。また、長期または反復曝露によって血液系の障害のおそれがある。

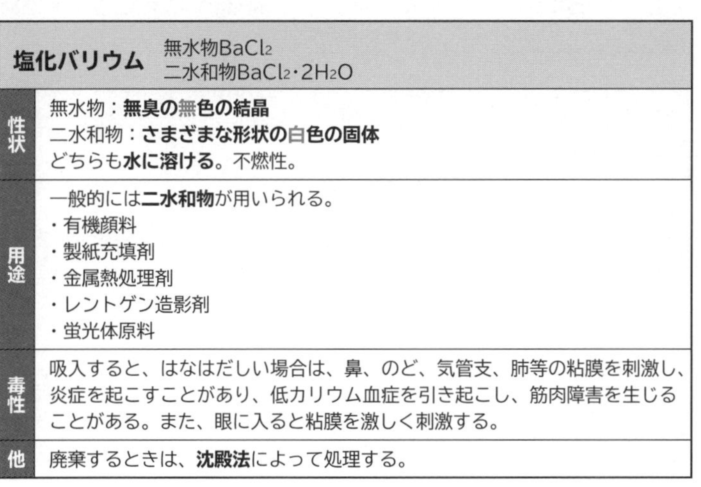

塩化バリウム 無水物$BaCl_2$ 二水和物$BaCl_2 \cdot 2H_2O$	
性状	無水物：**無臭の無色の結晶** 二水和物：**さまざまな形状の白色の固体** どちらも**水に溶ける**。不燃性。
用途	一般的には**二水和物**が用いられる。 ・有機顔料 ・製紙充填剤 ・金属熱処理剤 ・レントゲン造影剤 ・蛍光体原料
毒性	吸入すると、はなはだしい場合は、鼻、のど、気管支、肺等の粘膜を刺激し、炎症を起こすことがあり、低カリウム血症を引き起こし、筋肉障害を生じることがある。また、眼に入ると粘膜を激しく刺激する。
他	廃棄するときは、**沈殿法**によって処理する。

水和物 ▶P.212

塩基性炭酸銅とは、炭酸銅の塩基性塩の総称です。このうちよく知られているものが、炭酸二水酸化二銅(Ⅱ)です。

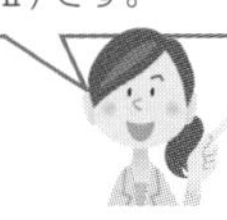

塩基性炭酸銅	炭酸二水酸化二銅(Ⅱ)：$Cu_2(OH)_2CO_3$ または$CuCO_3$・$Cu(OH)_2$ 炭酸二水酸化二銅(Ⅱ) 水和物：$CuCO_3$・$Cu(OH)_2$・H_2O 農
性状	**暗緑色の結晶性粉末**（水和物は**淡緑色**）。 （一般に「**緑青**(ろくしょう)」と呼ばれ、独特の**緑色**をしている） **水にほとんど溶けない**。エタノールにもほとんど溶けない。
用途	・ルーフィング用塗料の原料 ・セラミックの原料
毒性	飲み込むと有害。皮膚に触れたり、眼に入った場合は刺激する。
他	廃棄するときは、**固化隔離法**によって処理する。

用語

ルーフィング
建物の屋根に設置する防水シート。

塩酸　HCl (aq)　塩化水素の水溶液	特
除	塩化水素の含有量が**10%以下**の製剤は除く。
性状	**無色透明の液体。** 25%以上のものは湿った空気中で**発煙**し、**刺激臭**がある。 **硝酸銀**を加えると**白色の沈殿**（**塩化銀**）を生じる（塩酸の鑑別方法）。 多くの**金属**を溶かし、**水素**ガスを発生する。
用途	・実験用試薬、医薬品、色素類の製造 ・鋼(こう)の酸洗浄（鋼から酸化鉄の被膜を除去する）
毒性	皮膚に触れると、薬傷（やけど）や凍傷（しもやけ）を起こす。眼に入ると、粘膜が刺激され、失明することがある。
他	少量の漏洩の場合、水で徐々に希釈した後、**水酸化カルシウム**、**炭酸ナトリウム**等で**中和**し、多量の水で洗い流す。

酸を含んだ水溶液の性質
▶P.142

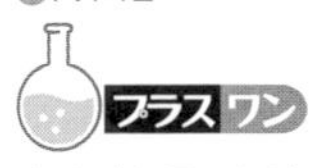

塩酸が多量に漏洩した場合は、土砂等で流れを止め、これに吸着させるか、または安全な場所に導いて遠くから注水し、徐々に希釈した後に少量の漏洩の場合と同様の処置を行う。

塩素　Cl_2	特
性状	**窒息性臭気をもつ黄緑色の気体。** **冷却**すると、**黄色液体**を経て**黄白色固体**となる。 **水にわずかに溶ける。** 極めて反応性が強く、**水素**や炭化水素（特に**アセチレン**）と爆発的に反応する。
用途	・紙やパルプなどの**漂白** ・**さらし粉**の原料 ・上下水道の消毒殺菌
毒性	吸入すると、鼻、気管支等の粘膜が激しく刺激され、多量吸入の場合は喀血、呼吸困難、チアノーゼなどを起こす。塩素のガスは皮膚を激しく侵し、液体に触れると凍傷（しもやけ）を起こす。
他	廃棄するときは、**アルカリ法**または**還元法**によって処理する。

用語

さらし粉
次亜塩素酸ナトリウムを有効成分とする白色の粉末。漂白剤や殺菌剤として用いられる。

塩素酸カリウム　$KClO_3$	農
除	**爆発薬**を除く。
性状	**単斜晶系板状の無色の結晶。** **水に溶ける**（水溶液は**中性**）。アルコールには溶けにくい。 燃えやすい物質と混合して摩擦すると、激しく**爆発**する。 多量の酒石酸（しゅせきさん）を加えると、**白色の沈殿**（酒石酸水素カリウム）を生じる（塩素酸カリウムの鑑別方法）。
用途	・マッチ、花火、爆薬の製造 ・抜染剤（色抜き用の薬剤）、漂白剤
毒性	吸入すると、鼻、のどの粘膜を刺激し、悪心、嘔吐、呼吸困難、チアノーゼなどを起こす。皮膚や目の粘膜を刺激する。
他	飛散したものは速やかに掃き集めて空容器にできるだけ回収し、そのあとは多量の水を用いて洗い流す。

用語

酒石酸
ブドウなど酸味ある果実やワインに多く含まれている有機酸化合物。

過酸化水素　H_2O_2	特
別	**過酸化水素水**
除	含有量が**6%以下**の製剤は除く。
性状	**無色透明の油状液体。** **水に溶けやすい**（水溶液は**弱酸性**）。 **オキシドール**は、過酸化水素の水溶液（濃度約３%）。 常温でも徐々に**酸素**と**水**に**分解**する。不純物の混入や加熱などにより激しく分解する。強い**酸化力**とともに**還元力**も有する。
用途	・紙、パルプ、天然繊維（獣毛、羽毛など）の**漂白剤** ・医薬品（**酸化剤、殺菌消毒剤**）
毒性	溶液、蒸気いずれも刺激性が強い。35%以上の溶液は皮膚に水疱を作りやすい。眼には腐食作用を及ぼす。
他	廃棄するときは、多量の水で希釈して処理する（**希釈法**）。

酸化剤と還元剤
▶P.161

過酸化ナトリウム　Na_2O_2	
別	過酸化ソーダ
除	含有量が**5%以下**の製剤は除く。
性状	**淡黄色の粒状または粉体**（純粋なものは**白色**の粉末）。 常温で水と激しく反応して**酸素**を発生する。 有機物、硫黄などに触れて水分を吸うと、**自然発火**する。
用途	・工業用の酸化剤、漂白剤 ・分析用試薬
毒性	吸入すると、鼻、のどを激しく刺激し、粘膜を侵す。皮膚に触れると薬傷（やけど）を起こす。眼に入ると失明することがある。
他	廃棄するときは、**中和法**によって処理する。

過酸化尿素　$CH_4N_2O \cdot H_2O_2$　（示性式：$NH_2CONH_2 \cdot H_2O_2$）	
別	過酸化カルバミド
除	含有量が**17%以下**の製剤は除く。
性状	**白色の結晶性粉末。** **水に溶ける。**空気中で尿素、酸素、水に分解する。 アルコール、エーテル中で尿素と過酸化水素に分解する。
用途	・**漂白剤**（歯のホワイトニング）、毛髪の**脱色剤** ・酸化剤
毒性	吸入すると、鼻、のどに炎症を起こす。皮膚に触れると、数分後に表皮に白斑を生じる（痛みも感じることもある）。眼に入ると、粘膜を激しく刺激して角膜炎症を起こす。
他	廃棄するときは、多量の水で希釈して処理する（**希釈法**）。

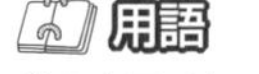

歯のホワイトニング
歯を本来の色よりも白く漂白すること。歯科医が行う場合は過酸化水素を用いている。

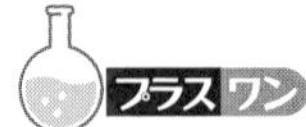

カリウムの炎色反応は一般に「赤紫色」が正解とされるので注意する。▶P.174

カリウム　K	
別	金属カリウム
性状	**ろう様の硬度をもつ銀白色の金属。** **水と反応**して発熱し、**水素**を生じて**発火**する。二酸化炭素やハロゲン化炭素とも激しく反応するので、これらとは接触させない。 長時間**空気**に触れると**自然発火**して燃焼する。 白金線につけて熱すると、炎が**青紫色**となる。これをコバルトガラスを通して見ると**赤紫色**にみえる（カリウムの鑑別方法）。
用途	試薬
毒性	皮膚に触れると、熱傷と薬傷を起こす。眼に入ると、粘膜に激しい炎症を起こす。
他	流動パラフィン浸漬品が漏洩した場合、露出したカリウムを速やかに拾い集めて灯油または流動パラフィンの入った容器に回収する。砂利、石等に付着している場合は、砂利等ごと回収する。

カリウムは鑑別方法のほか、貯蔵方法（▶P.266）や漏洩時の措置が試験では頻出です。

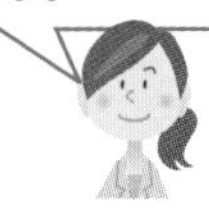

用語

流動パラフィン
石油の潤滑油留分から精製した無色無臭の油状の液体。

カリウムナトリウム合金　カリウムKとナトリウムNaの合金なので、化学式はない。（K：Na＝44%：56%、K：Na＝78%：22%の2種類がある）	
別	ナック
性状	**金属光沢をもつ銀白色の液体。**水と激しく反応し、水酸化カリウム、水酸化ナトリウムおよび水素を生成し、反応熱により水素が発火する。カリウム、ナトリウムよりも反応性に富む。
用途	原子炉の冷却剤
毒性	皮膚に触れると、熱傷と薬傷（やけど）を起こす。眼に入ると、粘膜に激しい炎症を起こす。

カルバリル　$C_{12}H_{11}NO_2$　農

別	N-メチル-1-ナフチルカルバメート、NAC
除	含有量が**5％以下**の製剤は除く。
性状	**無色～黄白色の無臭の結晶。** **水に溶けない**。有機溶媒に溶ける。
用途	**農業用殺虫剤**＊（稲のツマグロヨコバイ、ウンカなど） **＊カーバメート系農薬**
毒性	吸入すると、倦怠感、頭痛、めまい、嘔吐、腹痛、下痢などの症状が起こり、はなはだしい場合は、縮瞳、意識混濁、全身痙攣などを起こすことがある。皮膚からも吸収されて中毒症状を起こす。
他	中毒症状が現れた場合は、至急、医師による**硫酸アトロピン製剤**を用いた適切な解毒手当てを受ける。

用語

カーバメート系農薬
C、H、O、Nからなるカーバメートと呼ばれる構造をもつ農薬の総称。有機リン剤と同じくコリンエステラーゼ阻害作用により効果を現す。

カルボスルファン　$C_{20}H_{32}N_2O_3S$　農

別	2,3-ジヒドロ-2,2-ジメチル-7-ベンゾ[b]フラニル-N-ジブチルアミノチオ-N-メチルカルバマート
性状	**黄色～褐色の粘稠液体。** **水にほとんど溶けない**。多くの有機溶媒と混和する。
用途	**農業用殺虫剤**＊（稲のイネミズゾウムシなど） **＊カーバメート系農薬**
毒性	頭痛、めまい、嘔吐、発熱、麻痺、痙攣などの症状が起こる。皮膚からも吸収されて中毒症状を起こす。
他	中毒症状が現れた場合は、至急、医師による**硫酸アトロピン製剤**を用いた適切な解毒手当てを受ける。

蟻酸（ぎさん）　CH_2O_2（示性式：H － COOH）

除	含有量が**90％以下**の製剤は除く。
性状	蟻酸は１価カルボン酸である（▶P.189）。 **刺激臭のある無色の液体。** 蟻（あり）や蜂（はち）などの体内に含まれている。 **水に溶ける**。アルコール、エーテルにも溶ける。 **還元性**が強く、**銀鏡反応**（▶P.187）を示す。
用途	・染色助剤 ・皮なめし剤 ・医薬中間体（▶P.200）の原料
毒性	吸入すると、咽頭痛、灼熱感、息苦しさ、意識喪失などが起こる。皮膚に触れた場合、痛み、水疱、重度の熱傷が起こる。眼に入ると痛み、発赤、重度の熱傷、かすみ眼が起こる。
他	廃棄するときは、**活性汚泥法**または**燃焼法**によって処理する。

プラスワン

蟻酸はカルボン酸であるが、カルボキシ基（－COOH）だけでなくアルデヒド基（－CHO）も有するため、アルデヒドの性質があり、還元剤としても働くため、銀鏡反応が起こる。

■蟻酸の構造式

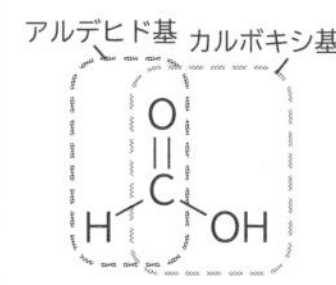

キシレンの異性体
▶P.183

キシレンは漏洩時の措置（▶P.285）もよく出題されます。

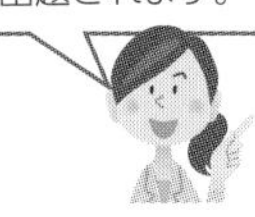

キシレン C_8H_{10}（示性式：$C_6H_4(CH_3)_2$）	特
別	キシロール、ジメチルベンゼン
性状	**芳香族炭化水素特有の臭いがする無色透明の液体**。引火性。 オルト、メタ、パラの３種類の**異性体**がある。 **水に溶けない**。アルコール、エーテルに溶ける。
用途	・**溶剤**、染料中間体などの有機合成原料
毒性	吸入すると、鼻、のどを刺激し、高濃度の場合は、短時間の**興奮**を経て、**麻酔状態**になる。皮膚からも吸収され、吸入の場合と同様の中毒症状を起こすことがある。眼に入ると炎症を起こす。
他	**引火しやすく**、蒸気は空気と混合して爆発性混合ガスとなるので火気は絶対に近づけず、静電気に対する対策も十分に考慮する。

キノリン C_9H_7N	
別	1-アザナフタレン、1-ベンズアジン、ベンゾピリジン
性状	**不快臭をもつ無色～淡黄色の吸湿性液体**。引火性。 光にさらされると**褐色**になる。 蒸気は空気より重い。 **熱水に溶ける**。エタノール、エーテル、二硫化炭素にも溶ける。
用途	・色素、医薬品などの合成原料 ・金属イオンの定量試薬、溶媒 ・界面活性剤の原料
毒性	吸入すると、咳、咽頭痛が起こる。皮膚に触れると、発赤が起こる。眼に入ると、充血、痛みが起こる。

フェノール類
▶P.194～195

クレゾールの構造式

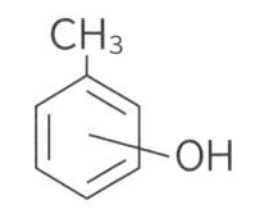

クレゾール C_7H_8O（示性式：$C_6H_4(CH_3)OH$）	
別	メチルフェノール
除	含有量が**5％以下**の製剤は除く。
性状	オルト、メタ、パラの３種類の**異性体**がある。 オルト、パラ：**フェノール様の臭気のある無色の結晶** メタ：**フェノール様の臭気のある無色～淡褐色の液体** **水にわずかに溶ける**。
用途	・**消毒**、**殺菌**、木材の防腐剤 ・合成樹脂の可塑（かそ）剤 一般には、メタ、パラ**の混合物**が多く流通している。
毒性	吸入すると、倦怠感、嘔吐などを起こす。皮膚からも吸収され、吸入の場合と同様の中毒症状を起こすほか、激しい薬傷（やけど）を起こすことがある。眼に入ると炎症を起こす。
他	廃棄するときは、**燃焼法**または**活性汚泥法**によって処理する。

クロム酸ナトリウム 四水和物$Na_2CrO_4 \cdot 4H_2O$、十水和物$Na_2CrO_4 \cdot 10H_2O$ 特	
別	クロム酸ソーダ
除	含有量が**70%以下**の製剤は除く。
性状	**潮解性の黄色の結晶**（または**結晶性粉末**） **水に溶けやすい。**アルコールにわずかに溶ける。 なお、**十水和物**は、融点が19.9℃以下（結晶水に溶解）であるため、常温（20℃）では液体（黄色）として存在する。
用途	・酸化剤（工業用）、金属の防食剤 ・染料、顔料、塗料の原料 ・皮なめし剤
毒性	吸入すると、鼻、のど、気管支等の粘膜が侵され、**クロム中毒**を起こすことがある。皮膚に触れると、皮膚炎や潰瘍を起こすことがある。眼に入ると、粘膜を刺激して結膜炎を起こす。
他	飛散したものは空容器にできるだけ回収し、そのあとを**還元剤**（硫酸第一鉄など）の水溶液を散布し、**消石灰**、**ソーダ灰**などの水溶液で処理したのち、多量の水を用いて洗い流す。

用語

クロム中毒
クロムを原因とする皮膚・呼吸器粘膜の腐蝕や、潰瘍などの障害。

クロルエチル C_2H_5Cl	
別	塩化エチル、クロロエタン、エチルクロリド
性状	**エーテル様の臭気を有する無色の気体**（または圧縮液化気体）。 **水にわずかに溶ける。**アルコールに溶け、エーテルと混和する。 点火すると、**緑色**の辺縁を有する炎をあげて**燃焼**する。
用途	・エチルセルロースの合成 ・アルキル化試薬
毒性	吸入すると**麻酔作用**が現れ、多量吸入の場合は、めまい、嘔吐、はなはだしい場合には意識不明、呼吸停止を起こす。液体に触れると、凍傷（しもやけ）を起こす。

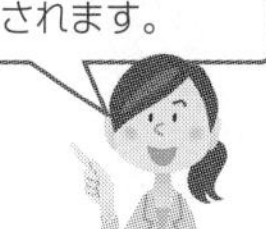

エチルセルロースはプラスチック、フィルム、接着剤などに利用されます。

クロルスルホン酸 $ClSO_3H$（示性式：$SO_2(OH)Cl$）	
別	クロロスルホン酸、クロル硫酸
性状	**刺激臭がある発煙性の無色〜淡黄色の液体。** **水と激しく反応**して、**硫酸**と**塩酸**を発生する。
用途	・有機合成（サッカリン、染料等）の原料 ・医薬（スルファミン剤）の原料
毒性	煙霧を吸入すると、肺が侵され、はなはだしい場合は意識不明となる。皮膚に触れると激しい薬傷（やけど）を起こす。眼に入ると粘膜が激しく刺激され、失明することもある。
他	多量に漏洩した液は土砂等でその流れを止め、**霧状の水**を徐々にかけ、十分に分解希釈した後、**消石灰**、**ソーダ灰**などで**中和**し、多量の水を用いて洗い流す。

用語

スルファミン剤
細菌の発育を抑え、細胞の防御機能を発揮させる作用をもつ化学療法剤。

クロルピクリンは、鑑別方法をはじめ、用途や毒性、廃棄方法、漏洩時の措置（▶P.290）が試験では頻出です。

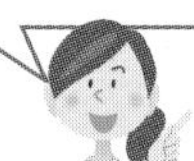

クロルピクリン CCl_3NO_2 農

別	クロロピクリン、トリクロルニトロメタン、塩化ピクリン
性状	**純品は無色の油状液体**（市販品は**微黄色**）。 **催涙性**、粘膜刺激臭を有する。金属腐食性が大きい。 **水に溶けにくい**。アルコール、エーテル、二硫化炭素に溶ける。 水溶液に**金属カルシウム**を加え、**ベタナフチルアミン**および**硫酸**を加えると**赤色の沈殿**を生成する（クロルピクリンの鑑別方法）。
用途	・**土壌燻蒸剤** ・線虫の駆除
毒性	吸入すると、分解されずに組織内に吸収され、各器官が障害される。血液中でメトヘモグロビンを生成し、また中枢神経や心臓、眼結膜を侵し、肺も強く障害する。
他	廃棄するときは、**分解法**によって処理する。

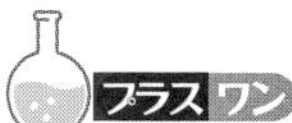

マイクロカプセル製剤の場合は、クロルピリホスを25％以下含有するものは劇物から除外される。

クロルピリホス $C_9H_{11}Cl_3NO_3PS$ 

別	ジエチル-3,5,6-トリクロル-2-ピリジルチオホスフェイト
除	含有量が**1％以下**の製剤は除く。
性状	**特徴的な臭気のある無色～白色の結晶。** **水に溶けにくい**。有機溶媒に溶ける。
用途	**有機燐系の殺虫剤**（コリンエステラーゼの活性を阻害することにより、アオムシ、ハマキムシ、シロアリ等を死に至らしめる）
毒性	吸入すると、**コリンエステラーゼの活性を阻害する作用**により、縮瞳、意識喪失、痙攣などを起こす。皮膚からも吸収される。
他	解毒剤：2-ピリジルアルドキシムメチオダイド（**PAM**）製剤 硫酸アトロピン製剤

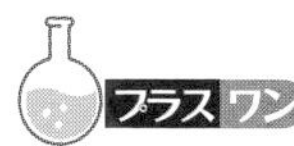

クロルメチルが漏洩した場合は、風下の人を退避させ、水で濡らした手ぬぐい等で口や鼻を覆う。

クロルメチル CH_3Cl

別	塩化メチル、クロロメタン、メチルクロリド
性状	**エーテル様の臭気を有する無色の気体**（または圧縮液化気体）。 空気中で爆発するおそれがある。 **水にわずかに溶ける**。甘味がある。
用途	・煙霧剤、殺虫剤の噴射剤 ・冷凍剤
毒性	吸入すると**麻酔作用**が現れ、多量吸入した場合は、頭痛、嘔吐が起こり、はなはだしい場合は意識を失う。液体に触れると、凍傷（しもやけ）を起こす。
他	廃棄するときは、**燃焼法**によって処理する。

クロロプレン　C_4H_5Cl（示性式：$CH_2=CClCH=CH_2$）	
別	2-クロロ-1,3-ブタジエン
性状	**揮発性の無色の液体。** **水に溶けない**。多くの有機溶媒に溶ける。 光、熱、酸素により容易に**重合**する。 火災の際は、有毒な**塩化水素ガス**を発生する。
用途	・**合成ゴム**の原料 ・ゴム系接着剤
毒性	吸入すると、鼻、のど、気管支等の粘膜を刺激し、炎症を起こす。はなはだしい場合は肺水腫を起こすことがある。皮膚に触れると炎症を起こす。眼の粘膜を激しく刺激し、失明することもある。
他	**重合防止剤**（フェノチアジン等）を加えて窒素置換し、遮光して冷所に貯蔵する。

重合
▶P.188

クロロホルム　$CHCl_3$　特	
別	トリクロロメタン、三塩化メタン
性状	**特有の香気とかすかな甘味を有する揮発性の無色の液体。** **水にわずかに溶ける。**アルコール、エーテルなどと混和する。 **日光**により**分解**し、**塩素**、**塩化水素**、**ホスゲン**などを生じる。 火災などで**強熱**されると**ホスゲン**を発生するおそれがある。
用途	・医薬反応溶媒、農薬反応溶媒 ・フッ素系冷媒、フッ素樹脂の製造
毒性	**原形質毒**であり、脳の節細胞を麻痺させたり、赤血球を溶解したりする。吸入すると強い**麻酔作用**があり、頭痛、吐き気のほか、はなはだしい場合は意識不明を起こす。皮膚からも吸収される。
他	少量の**アルコール**を加えて分解を防止し、冷暗所に貯蔵する。 廃棄するときは、**燃焼法**によって処理する。

ホスゲン
▶P.214

用語

原形質毒
細胞の原形質（核と細胞質）を傷害する物質。

硅弗化水素酸（けいふっかすいそさん）　H_2SiF_6	
別	ヘキサフルオロケイ酸
性状	**刺激臭がある発煙性の無色透明の液体。** **水と混和する**（水溶液は**強酸性**）。
用途	・セメントの硬化促進剤 ・鉛の電解製錬、めっきの際の電解液 ・金属表面処理剤
毒性	吸入すると、鼻、のど、気管支等の粘膜を刺激し、はなはだしい場合は肺水腫などを起こす。皮膚の内部にまで浸透腐食する。
他	漏洩した液は土砂等で流れを止め、安全な場所に導き、できるだけ空容器に回収し、そのあとを徐々に注水してある程度希釈した後、消石灰等の水溶液で処理し、多量の水を用いて洗い流す。

釉薬
▶P.208

硅弗化ナトリウム Na_2SiF_6	特
別	ヘキサフルオロケイ酸ナトリウム
性状	**無色～白色の顆粒状の粉末。** **水に溶けにくい。**アルコールに溶けない。 強熱すると有毒ガスを生成する。
用途	・ホーローの**釉薬** ・防腐剤
毒性	吸入すると、はなはだしい場合は、鼻、のど、気管支、肺等の粘膜を刺激し、炎症を起こすことがある。眼に入ると、異物感を与え、粘膜を刺激する。
他	飛散したものは空容器にできるだけ回収し、そのあとを多量の水を用いて洗い流す。

五塩化アンチモン $SbCl_5$	
別	塩化アンチモン(V)
性状	**無色～淡黄色の液体。** **多量の水**に触れると激しく反応し、**塩化水素**の気体を発生する。 アルコールに溶ける。
用途	有機物の弗素化、塩素化等の**触媒**
毒性	飲み込むと有害。吸入すると生命に危険が生じる。重篤な皮膚の薬傷（やけど）、眼の損傷を起こす。また、長期または反復曝露によって心血管系、肺の障害を引き起こす。
他	廃棄するときは、**沈殿法**によって処理する。

五酸化バナジウム V_2O_5	
別	酸化バナジウム(V)
除	溶融した五酸化バナジウムを固形化したものを除く。 含有量が**10%以下**の製剤は除く。
性状	**黄色～赤褐色の粉末。**不燃性。 **水に極めて溶けにくい。**エタノール、エーテルに溶けない。 酸、アルカリに溶ける。
用途	・**触媒** ・バナジウム化合物の製造原料
毒性	吸入すると、鼻、のど、気管支等の粘膜を刺激し、炎症を起こす。眼の粘膜を刺激し、炎症を起こす。
他	廃棄するときは、**還元沈殿法**または**回収法**によって処理する。

理解度把握○×テスト

KeyPoint	できたらチェック
アクロレイン	□ 1 アクロレインは、催涙性があり、眼と呼吸器系を刺激し、結膜炎や気管支カタルを起こさせる。
アセトニトリル	□ 2 アセトニトリルは、エーテル様の臭気を有する無色の液体であり、加水分解すると、酢酸とアンモニアを生成する。
アニリン	□ 3 アニリンは、官能基としてニトロ基（$—NO_2$）を有する化合物であり、水に溶けにくく、アルコール、エーテル、ベンゼンに溶ける。
アンモニア水	□ 4 アンモニア水は、アンモニア臭のある無色透明の液体で、温度上昇により、空気よりも軽いアンモニアガスを発生する。
塩酸	□ 5 塩酸は、無色透明の液体であり、多くの金属を溶かして塩素ガスを発生する。
塩素酸カリウム	□ 6 塩素酸カリウムは、単斜晶系板状の無色の結晶で、多量の酒石酸を加えると、赤褐色の沈殿を生じる。
蟻酸	□ 7 蟻酸は、染色助剤や皮なめし剤などの用途に用いられるが、濃度が10%以下の製剤は、劇物から除外される。
キシレン	□ 8 オルト、メタ、パラの異性体がある。引火しやすく、蒸気は空気と混合して爆発性混合ガスとなるので、火気に近づけてはならない。
クロム酸ナトリウム	□ 9 クロム酸ナトリウムの十水和物は、黄色の液体であり、還元剤などの用途に用いられる。
クロルピクリン	□10 クロルピクリンは、土壌燻蒸剤として用いられるが、吸入すると、分解されずに組織内に吸収され、各器官が障害される。
クロロホルム	□11 クロロホルムは、特有の香気とかすかな甘味を有する無色の液体であり、吸入すると強い麻酔作用があるほか、日光で分解されたり、火災などで強熱されると、ホスゲンを発生するおそれがある。

解答　1.○　2.○　3.× アニリン（$C_6H_5NH_2$）が有する官能基は、アミノ基（$—NH_2$）である。水に溶けにくく、アルコール、エーテル、ベンゼンに溶けるという点は正しい。　4.○ アンモニア水は揮発性が強いので、よく密栓して貯蔵する。　5.× 塩酸が金属を溶かしたときに発生するのは、水素ガスである。　6.× 塩素酸カリウムに多量の酒石酸を加えると、白色の沈殿（酒石酸水素カリウム）を生じる。　7.× 用途は正しいが、劇物から除外される濃度は、90%以下とされている。　8.○　9.× クロム酸ナトリウム十水和物は黄色の液体で正しいが、用途は、酸化剤（工業用）、染料、顔料、皮なめし剤などである。還元剤というのは誤り。　10.○　11.○ クロロホルムは、細胞の原形質を傷害する原形質毒であり、脳の節細胞を麻痺させたり、赤血球を溶解したりするほか、吸入すると強い麻酔作用がある。日光による分解は、少量のアルコールを加えることによって防止できる。

Lesson 4

主な劇物の性状等（2）
さ～な行

21日目

レッスンのポイント

このレッスンでは、試験によく出題されている**劇物**のうち、名称が**さ行～な行**で始まるものの性状、用途、毒性などを学習します。**硝酸銀**、**蓚酸**、**水酸化ナトリウム**、**四塩化炭素**、**重クロム酸カリウム**、**臭素**などが特によく出題されています。

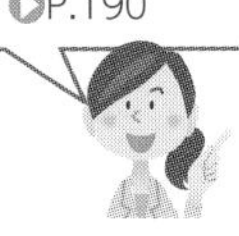
酢酸エチルは、酢酸とエタノールにより生成されるエステルです。▶P.190

酢酸エチル　$C_4H_8O_2$（示性式：$CH_3COOC_2H_5$）　特	
別	酢酸エチルエステル、エチルアセテート
性状	**果実様の芳香を有する無色透明の液体。** **可燃性**で引火しやすい。蒸気は空気より重い。 **水にわずかしか溶けない。**ほとんどの有機溶剤に溶ける。 強酸化剤と反応し、火災や爆発の危険を生じる。
用途	・溶剤、シンナー ・香料（人工果実エッセンス） ・有機合成原料
毒性	吸入すると、短時間の興奮状態を経て、**麻酔状態**に陥ることがある。皮膚に触れると皮膚炎を起こすことがあり、眼に入ると粘膜を刺激し、炎症を起こすことがある。
他	多量に漏洩した場合は、土砂等で流れを止め、安全な場所へ導いた後、液の表面を泡などで覆い、できるだけ空容器に回収し、多量の水で洗い流す。

シンナー
▶P.30

三塩化アンチモン　$SbCl_3$	
別	塩化アンチモン(Ⅲ)
性状	**白色～淡黄色の結晶**（または**結晶性粉末**）。潮解性がある。 **水に溶ける。**塩酸に溶けやすい。 水溶液は**硫化水素**などと混合すると**橙赤色の沈殿**を生じる（三塩化アンチモンの鑑別方法）。
用途	・媒染剤 ・触媒
毒性	飲み込むと有害。皮膚や眼に刺激。呼吸器に障害を及ぼす。長期または反復曝露によって血液系の障害を引き起こす。

用語

媒染剤
染料を繊維に定着させるために用いられる薬剤。

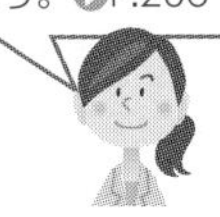
シアン化ナトリウムは毒物です。見間違えないように注意しましょう。▶P.206

シアン酸ナトリウム　NaOCN　農	
別	シアン酸ソーダ
性状	**白色の結晶性粉末。** **水に溶ける。**熱水により加水分解する。アルコールに溶けない。 熱に対して安定（**融点は550℃**であり、600℃で分解する）。
用途	**・除草剤** ・鋼の熱処理
毒性	飲み込むと有害。皮膚に接触すると有害。眼にも強い刺激を与える。中枢神経系に障害を及ぼす。長期または反復曝露によって神経系の障害のおそれがある。また、シアンの急性中毒症状はミトコンドリアの呼吸酵素を阻害する。

四塩化炭素 CCl_4	特
別	テトラクロルメタン
性状	**麻酔性の芳香を有する無色の液体**。揮発性であるが、**不燃性**。 **水に溶けにくい**。アルコール、エーテル、クロロホルムに溶ける。 **高温下**において、酸素と水が共存すると**ホスゲン**を発生する。 アルコール性の**水酸化カリウム**と**銅粉**とともに煮沸すると、**黄赤色の沈殿**を生成する（四塩化炭素の鑑別方法）。
用途	・過去にはフロンガスなどの冷媒の原料、溶剤、洗浄剤、消火剤など ・現在では試験研究・分析用途等のエッセンシャルユースのみ
毒性	揮発性の蒸気を吸入すると、はじめは頭痛、悪心などをきたし、また、黄疸のように**角膜が黄色**となり、次第に**尿毒症様**を呈し、はなはだしいときは死亡することがある。
他	**亜鉛**または**錫**メッキを施した**鋼鉄製容器**に保管し、高温に接しない場所に置く。

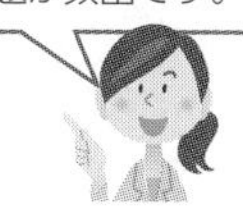
四塩化炭素は、鑑別方法や貯蔵についての出題が頻出です。

用語

エッセンシャルユース
製造や使用が禁止されている化学物質について、必要不可欠な場合に限り例外的にその使用が認められる用途。

ジクロルボス（DDVP） $C_4H_7Cl_2O_4P$	農
別	ジメチル-2,2-ジクロルビニルホスフェイト
性状	**特徴的な臭気のある無色～琥珀（こはく）色の油状液体**。 **水に溶けにくい**が、水により徐々に加水分解する。
用途	**有機燐系**の**殺虫剤***（家庭用殺虫剤） ＊日本では2012（平成24）年4月に農薬登録が失効している
毒性	吸入すると、**コリンエステラーゼの活性を阻害する作用**により、頭痛、悪心、めまい、吐き気、意識混濁、呼吸麻痺、痙攣などを起こす。
他	解毒剤：2-ピリジルアルドキシムメチオダイド（**PAM**）製剤 硫酸アトロピン製剤

ジクワット $C_{12}H_{12}N_2Br_2$	農
別	2,2'-ジピリジリウム-1,1'-エチレンジブロミド
性状	**淡黄色の結晶**。吸湿性がある。 **水に溶ける**。中性または酸性では安定である。 **アルカリ性**では不安定（２～３時間で分解する）。
用途	**除草剤**（土壌に強く吸着されて、不活性化する性質がある）
毒性	吸入すると、鼻、のどの粘膜に炎症を起こし、はなはだしい場合には嘔吐、下痢などを起こすことがある。皮膚に触れると、紅斑や浮腫などを起こすことがある。眼に入ると、軽度の結膜充血を起こすことがある。

ジメチルアミン C_2H_7N（示性式：$(CH_3)_2NH$）	
別	N-メチルメタンアミン、DMA
除	含有量が**50%以下**の製剤は除く。
性状	**強いアンモニア臭（または魚臭）の気体**（または圧縮液化気体）。 **水に溶けやすい**（水溶液は**強アルカリ性**）。
用途	・界面活性剤 ・医薬品（抗ヒスタミン剤）
毒性	吸入すると、眠気、めまい、呼吸器の障害を起こすことがある。 重篤な皮膚の薬傷、アレルギー性皮膚反応を起こすおそれがある。 眼にも重篤な損傷を起こす。
他	漏洩したボンベ等の漏出箇所には**木栓**等を打ち込み、**濡れた布**等で覆った後、できるだけ速やかに**専門業者**に処理を委託する。

ジメトエート $C_5H_{12}NO_3PS_2$ 農	
別	ジメチル-(N-メチルカルバミルメチル)-ジチオホスフェイト
性状	**特徴的な臭気のある無色～白色の結晶。** **水に溶けにくい**。大多数の有機溶媒に溶ける。 アルカリ溶液中では速やかに分解する。
用途	**有機燐系**の**殺虫剤**（稲のツマグロヨコバイ、ウンカ、果樹のミカンハモグリカ、ヤノネカイガラムシ、ハダニ類などの駆除）
毒性	吸入または皮膚から吸収すると、縮瞳、筋痙直、唾液分泌過多、発汗、吐き気、めまい、息苦しさ、脱力感が起こる。眼に入ると発赤、痛みが起こる。
他	漏洩したときは、こぼれた物質を容器内に掃き入れる（湿らせてよい場合は、粉塵を防ぐため湿らせてから掃き入れる）。

ハロゲン化銀
▶P.172

臭化銀 AgBr	
別	**ハロゲン化銀**の1つ。
性状	**淡黄色の粉末。** **水に溶けにくく**、**淡黄色の沈殿**になる（この沈殿は光が当たると容易に分解し、銀の微粒子が遊離して**黒色**になる）。 強熱すると、**酸化銀(Ⅱ)**の有害な煙霧やガスを発生する。
用途	**写真フィルムの感光材**
毒性	眼に入ると、異物感を与え、粘膜を刺激する。
他	廃棄するときは、**還元焙焼法**により金属銀として回収する。

英語では、臭化銀をシルバーブロマイドといいます。これが「ブロマイド写真」の語源です。

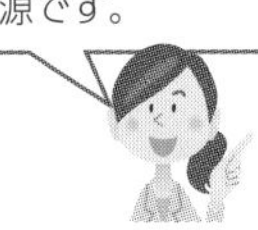

重クロム酸アンモニウム $Cr_2H_8N_2O_7$（示性式：$(NH_4)_2Cr_2O_7$）	特
別	ニクロム酸アンモニウム、重クロム酸アンモン
性状	**橙色～赤色の結晶。** **水によく溶ける。**自己燃焼性がある。 185℃で窒素を発生し、発光しながら分解する。
用途	**オフセット印刷**
毒性	吸入すると、鼻、のど、気管支等の粘膜が侵され、**クロム中毒**を起こすことがある。皮膚に触れると、皮膚炎や潰瘍を起こすことがある。眼に入ると、粘膜を刺激して結膜炎を起こす。
他	飛散したものは空容器にできるだけ回収し、そのあとを**還元剤**（硫酸第一鉄など）の水溶液を散布し、**消石灰**、**ソーダ灰**などの水溶液で処理したのち、多量の水を用いて洗い流す。

用語

オフセット印刷
版から紙に直接転写するのではなく、ゴム製のローラーに転写してから紙に印刷する技法。

クロム中毒
▶P.229

重クロム酸カリウム $K_2Cr_2O_7$	特
別	ニクロム酸カリウム、重クロム酸カリ
性状	**橙色～赤色の柱状結晶。** **酢酸鉛**の水溶液を加えると**黄色**の沈殿（クロム酸鉛）を生じる。 **水に溶ける。**アルコールに溶けない。 500℃で分解する。強力な酸化剤。
用途	・工業用の**酸化剤** ・**媒染剤**、顔料の原料
毒性	毒性は、**重クロム酸アンモニウム**と同様。

媒染剤
▶P.234

飛散した場合の措置も重クロム酸アンモニウムと同様です。

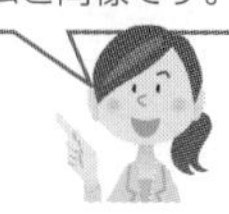

蓚酸（しゅうさん） $C_2H_2O_4$（示性式：$(COOH)_2$）	特
除	含有量が**10%以下**の製剤は除く。
性状	蓚酸は2価カルボン酸である（▶P.189）。 **無水物**は、**無色無臭の斜方晶系結晶**。吸湿性。 **二水和物**（$C_2H_2O_4 \cdot 2H_2O$）は2モルの結晶水を有する**無色の柱状結晶**で、乾燥空気中で**風化**する。**水に溶ける。** 注意して加熱すると**昇華**し、急に加熱すると**分解**する。
用途	・**捺染剤**（なっせんざい） ・木・コルク・綿・藁（わら）製品などの漂白剤 ・鉄さびの汚れ落とし、真鍮や銅の研磨
毒性	血液中の**石灰分**（**カルシウム分**）を奪取し、**神経系**を侵す。急性中毒症状として、胃痛、嘔吐、口腔・咽喉の炎症、腎障害がある。
他	解毒には**カルシウム剤**を用いる（大量摂取の場合は、**牛乳**や**水**を飲ませて吐かせる）。 廃棄するときは、**燃焼法**または**活性汚泥法**によって処理する。

用語

捺染
布地を染料に浸けるのではなく、模様を切り抜いた型紙をあてて染料をすり込み模様を染める技法。

蓚酸の毒性については試験で頻出です。

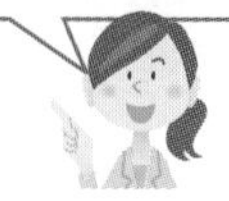

ハロゲン単体の性質
▶P.171

臭素　Br_2	
性状	臭素Brは**ハロゲン元素**の１つ。 **刺激臭のある赤褐色の重い液体。** **水に少し溶ける**。エタノールに溶けやすい。強い腐食作用。 **揮発性**。容易に蒸発して強い刺激臭をもつ有毒な蒸気を出す。
用途	・分析における**酸化剤** ・化学合成繊維の難燃剤
毒性	多量に吸入すると、遅発性肺浮腫が現れ、しばらくして、頭痛、視力障害、精神異常、痙攣、昏睡などがみられる。皮膚に触れると、激痛を伴う炎症や潰瘍を生じる。眼に入ると炎症を起こす。
他	多量に漏洩した場合は、漏洩箇所や漏洩した液に**消石灰**を十分に散布し、むしろ、シートなどを被せ、その上にさらに**消石灰**を散布して吸収させる。漏洩容器には散水しない。

プラスワン

臭素の保護具の１つとして「普通ガス用防毒マスク」が定められている。

主な窒素化合物
▶P.172

硝酸　HNO_3　工業的にはオストワルト法により生成される。　特	
除	含有量が**10%以下**の製剤は除く。
性状	**刺激臭のある無色の液体。** 水と混和する（水溶液は**強酸性**）。不燃性。 **光**や**熱**により分解し、有毒な**二酸化窒素**と酸素を生じる。 可燃物や有機物と接触した場合も、**二酸化窒素**を発生する。 多くの**金属を腐食**させる（白金、金を除く）。
用途	・各種工業用（冶金、爆薬、セルロイド工業など） ・硝酸塩の製造
毒性	濃厚なガスを吸入すると、24 ～ 48時間後に肺水腫を起こすことがある。高濃度の水溶液に皮膚が触れると、ガスを発生し、組織ははじめは白く、しだいに**深黄色**となる。
他	光や熱で分解しやすいので、**褐色の瓶**（びん）に入れ冷暗所に保存する。 廃棄するときは、**中和法**によって処理する。

硝酸銀　$AgNO_3$	
性状	**無臭の無色透明の結晶**。光によって分解し、**黒色**に変化する。 水によく溶ける。アセトン、グリセリンに溶ける。 水溶液に**塩酸**を加えると、塩化銀の**白色沈殿**を生じる（硝酸銀の鑑別方法）。 強力な**酸化剤**であり、また**腐食性**がある。
用途	・銀塩原料 ・写真感光材料、写真製版原料
毒性	吸入すると、鼻、のど、気管支の粘膜を刺激し、腐食する。皮膚を刺激し、腐食する。眼の粘膜を激しく刺激する。
他	飛散したものは、空容器にできるだけ回収し、そのあとを**食塩水**を用いて**塩化銀の沈殿**に変化させ、多量の水で洗い流す。

硝酸銀は、試験では性状のほか、飛散した場合の措置などが頻出です。

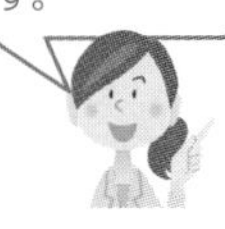

硝酸タリウム $TlNO_3$	
除	含有量が**0.3%以下**で、**黒色**に着色され、かつ、トウガラシエキスを用いて著しく辛く着味されている製剤は除く。
性状	**白色の結晶**（または**結晶性粉末**）。 α型（立方晶系）、β型（三方晶系）、γ型（斜方晶系）の３種類がある（通常はγ型）。 **水に溶けにくい**（熱水には溶ける）。アルコールに溶けない。
用途	・**殺鼠剤*** 　*日本では1967（昭和42）年５月に農薬登録が失効している ・花火配合原料
毒性	経口摂取した場合、胃腸の運動過多、下痢、吐き気、脱水症状を起こす。

硝酸バリウム BaN_2O_6（示性式：$Ba(NO_3)_2$）	
性状	**無臭の無色〜白色の結晶**（または**結晶性粉末**）。潮解性。 **水に溶ける**。エタノールにはほとんど溶けない。
用途	・**煙火**（えんか）（花火、発煙筒など）の原料 ・光学ガラス材料
毒性	吸入すると、はなはだしい場合は、鼻、のど、気管支、肺等の粘膜を刺激し、炎症を起こすことがある。皮膚に触れると炎症を起こすことがある。眼に入ると粘膜を激しく刺激する。
他	飛散したものは空容器に回収して、そのあとを**硫酸ナトリウム**の水溶液を用いて処理し、多量の水を用いて洗い流す。

水酸化カリウム KOH　特	
別	苛性カリ
除	含有量が**５%以下**の製剤は除く。
性状	**さまざまな形状の白色の固体**。 空気中に放置すると、**二酸化炭素**と**水**を吸収して**潮解**する。 **水によく溶ける**（水溶液は**強アルカリ性**）。 水溶液に**酒石酸溶液**（しゅせきさん）を過剰に加えると、**白色の結晶性沈殿**を生じる（水酸化カリウムの鑑別方法）。
用途	・医薬、農薬、染料などの原料 ・化粧品の材料
毒性	微粒子やミストを吸入すると、鼻、のど、気管支、肺を刺激し、炎症を起こすことがある。皮膚に触れると、激しく腐食される。眼に入ると結膜や角膜が激しく侵され、失明する危険性が高い。
他	水溶液は爆発性も引火性もないが、アルミニウム、錫、亜鉛などの金属を腐食して**水素**を生成し、これが空気と混合して**引火爆発**を起こすことがある。

用語

ミスト
液体のまま微細粒子の状態で空気中に浮遊しているもの。

水酸化ナトリウム　NaOH	特
別	苛性（かせい）ソーダ
除	含有量が**5％以下**の製剤は除く。
性状	**さまざまな形状の白色の固体**。 空気中に放置すると、**二酸化炭素**と**水**を吸収して**潮解**する。 **水によく溶ける**（水溶液は**強アルカリ性**）。 水溶液を白金線につけて無色の火炎中に入れると、火炎は著しく**黄色**に染まり、長時間続く（水酸化ナトリウムの鑑別方法）。
用途	・化学繊維、紙、パルプの製造 ・医薬、農薬、染料中間体の製造
毒性	毒性は、**水酸化カリウム**と同様。
他	水溶液は爆発性も引火性もないが、アルミニウム、錫、亜鉛などの金属を腐食して**水素**を生成し、これが空気と混合して**引火爆発**を起こすことがある。

炎色反応
P.174

水素化アンチモン　H_3Sb	
別	**スチビン**
性状	**ニンニク臭のある無色の気体**。可燃性。 **水に溶けにくい**。エタノールに溶ける。 常温の空気中で徐々に**水素**と**金属アンチモン**に分解する。
用途	半導体製造用ガス
毒性	強い**溶血作用**が現れ、赤血球の急激な低下を招く。肺水腫のほか肝臓、腎臓にも影響を与え、頭痛、嘔気、呼吸低下が現れる。
他	火災等で燃焼すると**酸化アンチモン(Ⅲ)**の有毒な煙霧を生成する。高圧ボンベに着火した場合は、消火せずに燃焼させる。

溶血作用
P.204

スルホナール　$C_7H_{16}O_4S_2$（示性式：$(CH_3)_2C(SO_2C_2H_5)_2$）	
別	ジエチルスルホンジメチルメタン
性状	**無色無臭の結晶性粉末**。 **水にほとんど溶けず、熱水に溶ける**。アルコールに溶けにくい。 **木炭**とともに加熱すると、**メルカプタン**（スカンクの放つガスに多く含まれる）**の臭気**を放つ（スルホナールの鑑別方法）。
用途	・医薬（催眠剤） ・殺鼠剤
毒性	嘔吐、めまい、胃腸障害、腹痛、下痢、便秘を起こし、運動失調や麻痺、腎臓炎、尿量の減退、**ポルフィリン尿**（尿が赤色を呈する）が現れる。
他	解毒は、重炭酸ナトリウム、酸化マグネシウム、酢酸カリウム液などのアルカリ剤を用いて行う。

スルホナールは毒性や鑑別方法についての出題が頻出です。

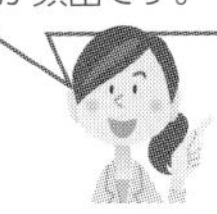

ダイアジノン $C_{12}H_{21}N_2O_3PS$
（示性式：$(CH_3)_2CHC_4N_2H(CH_3)OPS(OC_2H_5)_2$） 農

別	2-イソプロピル-4-メチルピリミジル-6-ジエチルチオホスフェイト 構造式：
除	含有量が**5％以下**の製剤は除く。
性状	純品は、**特徴的な臭気のある無色の油状液体**。 農業用は、かすかなエステル臭を有する**淡褐色**の液体。 **水にほとんど溶けない**。アルコール、エーテルと混和する。
用途	**有機燐系**の接触性**殺虫剤**（ニカメイチュウ、サンカメイチュウ、クロカメムシなどの駆除）
毒性	吸入すると、倦怠感、頭痛、めまい、嘔吐、下痢などが起こり、はなはだしい場合は縮瞳、意識混濁、全身痙攣などを起こすことがある。皮膚には紅斑、眼には結膜充血を起こすことがある。
他	解毒剤：2-ピリジルアルドキシムメチオダイド（**PAM**）製剤 **硫酸アトロピン製剤**

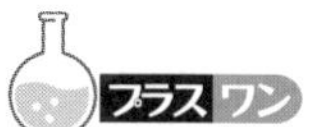

マイクロカプセル製剤の場合には、ダイアジノンを25％以下含有するものは劇物から除外される。

炭酸バリウム $BaCO_3$

性状	**白色の結晶性粉末**。 **水に溶けない**。エタノールに溶けない。 酸に溶けて**二酸化炭素**を発生する。
用途	・光学ガラスの原料 ・窯業（**釉薬**）
毒性	飲み込むと有害。呼吸器への刺激のほか、長期または反復曝露により神経系、心血管系、筋肉系、腎臓の障害が起こる。
他	廃棄するときは、**固化隔離法**または**沈殿法**によって処理する。

トリクロルヒドロキシエチルジメチルホスホネイト（DEP）
$C_4H_8Cl_3O_4P$ 農

別	トリクロルフォン、ディプテレックス
除	含有量が**10％以下**の製剤は除く。
性状	純品は、**白色の結晶**。 農業用は、かすかなエステル臭を有する**淡褐色**の液体。
用途	**有機燐系**の接触性**殺虫剤**（ニカメイチュウ、テントウムシ、ヤトウムシ、アオムシ、ウンカなどの駆除）
毒性	体内に吸収されると**コリンエステラーゼの作用を阻害**し、縮瞳、頭痛、めまい、意識混濁などの症状を引き起こす。
他	解毒剤：2-ピリジルアルドキシムメチオダイド（**PAM**）製剤 硫酸アトロピン製剤

芳香族化合物
▶P.193

トルイジン C_7H_9N（示性式：$C_6H_4CH_3NH_2$）	
別	アミノトルエン
性状	**アミノ基**（**$-NH_2$**）をもった**芳香族化合物**である。 オルト、メタ、パラの３種類の**異性体**がある。 オルト：**無色の液体**。空気および光によって**赤褐色**になる。 メタ：**無色の液体** パラ：**白色の結晶** いずれも**水にわずかに溶け**、アルコール、エーテルに溶ける。
用途	・**染料**の製造原料 ・有機合成原料
毒性	吸入すると**メトヘモグロビン**が形成され、**チアノーゼ症状**を起こす。頭痛、疲労感、呼吸困難、精神障害、腎臓や膀胱の機能障害による血尿を起こす。
他	漏洩時、漏洩した液が多量の場合は、土砂等でその流れを止め、安全な場所に導き、土砂、おが屑などに吸着させて空容器に回収し、多量の水で洗い流す。

「興奮、幻覚または麻酔の作用を有する毒物・劇物」
▶P.29 ～ 30

トルエン C_7H_8（示性式：$C_6H_5CH_3$） 特	
別	メチルベンゼン、トルオール
性状	**ベンゼン臭を有する無色の液体**。**可燃性**（引火性が強い）。 **水に溶けない**。アルコール、エーテル、ベンゼンに溶ける。 樹脂を溶かす。**麻酔性**が強い。
用途	・塗料･インキの**溶剤** ・染料、**香料**、甘味料（サッカリン）、**火薬の原料**
毒性	吸入すると、頭痛、食欲不振などが起こり、短時間の**興奮**を経て深い**麻酔状態**に陥ることがある。**大赤血球性貧血**を起こすこともある。皮膚からも吸収され、吸入と同様の中毒症状を起こす。
他	廃棄するときは、**燃焼法**によって処理する。

ナトリウム Na	
別	金属ナトリウム、金属ソーダ
性状	**金属光沢をもつ銀白色の固体**。常温ではろう様の柔らかさ。 **水**、**二酸化炭素**と激しく反応する。 **空気中**で酸化されやすく、**水中**で直に爆発して水酸化ナトリウムと**水素**を生じる。炎色反応は**黄色**。
用途	・原子炉（高速増殖炉）の冷却材 ・漂白剤の過酸化ナトリウムの製造
毒性	皮膚に触れると、やけど（熱傷と薬傷）を起こす。眼に入ると、粘膜に激しい炎症を起こす。
他	空気中では酸化されやすく、水と激しく反応するため、**石油中**に保管する。 冷所で雨水等の漏れが絶対にない場所に保管する。 着火の場合、粉末消火剤（金属火災用）、乾燥した炭酸ナトリウムまたは乾燥砂などで物質が露出しないように完全に覆い消火する。

ナトリウムは、貯蔵方法についての出題が頻出です。

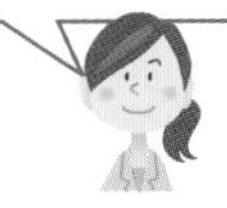

ニトロベンゼン ▶P.194

ニトロベンゼン $C_6H_5NO_2$	
別	ニトロベンゾール
性状	**ニトロ基（$-NO_2$）**をもった**芳香族化合物**である。 **アーモンド様（苦扁桃様）の香気と甘味を有する無色〜微黄色の液体。** 吸湿性だが**水には溶けにくい**。アルコール、ベンゼンに溶ける。 光線を屈折させる。
用途	・純アニリンの製造原料 ・合成化学の酸化剤 ・石鹸用の香料（「ミルバン油」と呼ばれる）
毒性	蒸気を吸入すると、頭痛、めまい、眠気、チアノーゼを起こす。はなはだしい場合は、昏睡、意識不明となる。皮膚に触れた場合も、吸入の場合と同様の中毒症状を起こす。
他	廃棄するときは、**燃焼法**によって処理する。

二硫化炭素 CS_2	
性状	**麻酔性の芳香を有する無色透明の液体**（市販品は**不快臭**をもつ）。 **水に溶けない**。アルコール、エーテル、硫黄、油脂に溶ける。 **引火性**が強い（−20℃で引火する）。比重が水より大きい。
用途	・人絹（人工的に作られる絹糸）、セロハンなどの製造 ・溶剤（油脂、ゴムなど）
毒性	吸入すると、興奮状態を経て麻痺状態に入り、呼吸麻痺を起こして死亡することがある。皮膚からも吸収される。
他	着火の場合、必ず保護具を着用し、**十分な水**を用いて消火する。 廃棄するときは、**酸化法**または**燃焼法**によって処理する。

◆特徴的なワードで覚える臭い

キーワード	物質（臭い）
アーモンド	**ニトロベンゼン**（アーモンド様〔苦扁桃様〕の香気）
	シアン化水素（アーモンド臭）
ニンニク	**黄燐**（ニンニク臭）
	水素化アンチモン（ニンニク臭）
	水素化砒素（ニンニク臭）
	セレン化水素（ニンニク臭）
	フェンチオン（わずかなニンニク臭）
青草	**ホスゲン**（独特の青草臭）
ハッカ	**四メチル鉛**（純品はハッカ実臭）
ビタミン	**ジボラン**（ビタミン臭）
キャベツ	**メチルメルカプタン**（腐ったキャベツ様の悪臭）
腐魚臭	**燐化水素**（腐った魚の臭い）

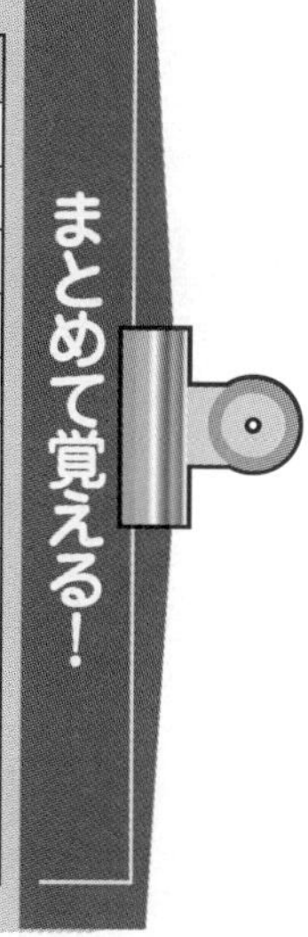

理解度把握〇×テスト

KeyPoint		できたらチェック
酢酸エチル	□ 1	酢酸エチルは、不燃性の無色透明の液体で、蒸気は空気より重く、果実様の芳香を発する。
四塩化炭素	□ 2	揮発性、麻酔性の芳香を有する無色の重い液体である。アルコールに難溶である。
ジクワット	□ 3	ジクワットは、淡黄色の吸湿性結晶であり、主に除草剤として用いられ、土壌に強く吸着されて不活性化する性質がある。
蓚酸	□ 4	蓚酸は、皮膚に触れると褐色に染め、揮散する蒸気を吸入すると、めまいや頭痛を伴う一種の酩酊を起こす。
硝酸	□ 5	硝酸の高濃度水溶液に皮膚が触れると、ガスを発生し、皮膚組織ははじめは白く、しだいに深黄色となる。
硝酸銀	□ 6	硝酸銀が飛散したときは、空容器にできるだけ回収し、そのあとを硫酸第一鉄の水溶液を加えて処理し、多量の水で洗い流す。
水素化アンチモン	□ 7	水素化アンチモンは、常温ではニンニク臭を有する無色の固体であるが、空気中で徐々に水素と金属アンチモンに分解する。
スルホナール	□ 8	スルホナールは、嘔吐、胃腸障害、下痢、便秘を起こし、運動失調や麻痺、腎臓炎、尿量の減退、ポルフィリン尿が現れる。
ダイアジノン	□ 9	ダイアジノンは、皮膚に付くと紅斑を生じ、吸入すると、はなはだしい場合には縮瞳、意識混濁、全身痙攣を起こすことがある。
トルイジン	□ 10	トルイジンは、アミノ基を有する芳香族化合物で、オルト、メタ、パラの3種類の異性体があり、それらはいずれも液体である。
トルエン	□ 11	トルエンは、ベンゼン臭を有する可燃性の無色の液体であり、水には溶けないが、アルコール、エーテル、ベンゼンに溶ける。
ナトリウム	□ 12	ナトリウムは、金属光沢をもつ銀白色の軟らかい固体であり、水や二酸化炭素と激しく反応するほか、空気中で酸化されやすい。

解答 1. × 酢酸エチルは、果実様の芳香を発する無色透明の液体であり、蒸気は空気より重いが、可燃性で引火しやすい性質がある。不燃性というのは誤り。 2. × 四塩化炭素は、アルコールに溶ける。 3. ○ 4. × これは沃素の毒性についての説明である。蓚酸は、血液中の石灰分（カルシウム）を奪取し、神経系を侵す。 5. ○ 6. × これは硫化バリウムが飛散したときの措置である。硝酸銀の場合は、空容器に回収したあとを食塩水を用いて塩化銀の沈殿に 変化させ、多量の水で洗い流す。 7. × 水素化アンチモンはニンニク臭のある無色の気体であり、常温で徐々に水素と金属アンチモンに分解する。 8. ○ スルホナールはポルフィリン尿（尿が赤色を呈する）が特徴的である。 9. ○ 10. × トルイジン（$C_6H_4CH_3NH_2$）が有する官能基はアミノ基（$-NH_2$）である。3種類の異性体があり、常温ではオルトとメタは無色の液体であるが、パラは白色の結晶（固体）である。 11. ○ 12. ○ ナトリウムは、空気中で酸化されやすく、水と激しく反応するため、石油中に保管する必要がある。

Lesson 5

主な劇物の性状等（3） は〜ら行

22日目

レッスンのポイント

このレッスンでは、試験によく出題されている**劇物**のうち、名称が**は行〜ら行**で始まるものの性状、用途、毒性などを学習します。**ピクリン酸**、**フェノール**、**ホルマリン**、**メタノール**、**沃素**、**燐化亜鉛**などが特によく出題されています。

ピクリン酸 $C_6H_3N_3O_7$（示性式：$C_6H_2(OH)(NO_2)_3$）	
別	2,4,6-トリニトロフェノール、ピクロ硝酸
除	**爆発薬は除く。**
性状	**ニトロ基**（**$-NO_2$**）をもった**芳香族化合物**である。 **光沢のある淡黄色の小葉状または針状結晶。** **冷水に溶けにくい**（熱水には溶ける）。 **アルコール溶液**は、白色の**羊毛**または**絹糸**を**鮮黄色**に染める（ピクリン酸の鑑別方法①）。 この物質の温飽和水溶液にシアン化カリウム溶液を加えると、**暗赤色**を呈する（ピクリン酸の鑑別方法②）。 徐々に熱すると昇華し、**急熱**または**衝撃**により**爆発**する。**沃素**、**硫黄**、**ガソリン**、**アルコール**と混合すると**爆発**することがある。
用途	・染料（絹の染色） ・火薬、花火の原料（かつては爆薬の原料として用いられた）
毒性	吸入すると、眼、鼻、口腔等の粘膜、気管に障害を起こし、皮膚に湿疹を生ずることがある。多量に服用すると、嘔吐、下痢などを起こし、**諸器官は黄色に染まる。**
他	飛散したものを空容器に回収する際は、飛散したものが乾燥しないよう、適量の水を散布して行う。

「引火性、発火性または爆発性のある毒物・劇物」▶P.30
ピクリン酸の構造式▶P.195

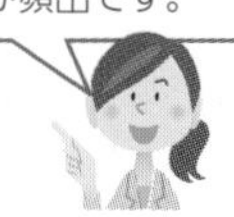
ピクリン酸は、貯蔵方法（▶P.269）と鑑別方法についての問題が頻出です。

ヒドロキシルアミン H_3NO（示性式：NH_2OH）	
性状	**針状の無色〜白色の結晶**（または**薄片**）。吸湿性。 **水に溶けやすい**（水溶液は**強アルカリ性**）。 液体アンモニア、メタノールに溶けるが、エーテル、ベンゼン、クロロホルムにはほとんど溶けない。**不安定**な物質で、空気中の湿気と炭酸ガスの存在により常温で分解する。
用途	・**還元剤** ・医薬、農薬の原料
毒性	体内で分解して、**亜硝酸塩**と**アンモニア**を生成する。腐食性がある。全身的に刺激し、メトヘモグロビン血症を引き起こし得る。
他	加熱により激しく爆発する可能性がある。周辺で火災が発生した場合は、容器を多量の水で冷却して危険地域外に移す。

フェノール類
▶P.194 ～ 195

フェノールは毒性や鑑別方法についての出題が頻出です。

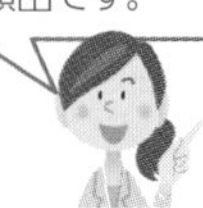

フェノール C_6H_6O（示性式：C_6H_5OH）	
別	**石炭酸**、ヒドロキシベンゼン
除	含有量が**5％以下**の製剤は除く。
性状	**無色の針状結晶**または**白色の放射状結晶塊**。 空気中で容易に**赤変**する。 特異の臭気と灼(や)くような味を有する。 **水に溶けにくい**。アルコール、エーテル、二硫化炭素に溶ける。 水溶液に**塩化鉄(Ⅲ)（過クロール鉄**）を加えると、**紫色**を呈する（フェノールの鑑別方法）。水溶液は**弱酸性**を示す。
用途	・**防腐剤**、消毒剤、歯科用の局部麻酔剤 ・染料の製造原料
毒性	経口摂取すると、口腔、咽喉、胃に高度の灼熱感を訴え、悪心、嘔吐、めまいを起こし、失神、虚脱、呼吸麻痺で倒れる。皮膚や粘膜につくと火傷を起こし、その部分が**白色**になる。尿は特有の**暗赤色**を呈する。

フェンチオン（MPP） $C_{10}H_{15}O_3PS_2$（示性式：$(CH_3O)_2PSOC_6H_3(CH_3)SCH_3$） 農	
別	ジメチル-4-メチルメルカプト-3-メチルフェニルチオホスフェイト
除	含有量が**2％以下**の製剤は除く。
性状	**わずかにニンニク臭のある褐色の油状液体**。 **水にほとんど溶けない**。多数の有機溶媒に溶ける。
用途	**有機燐系の殺虫剤**＊（稲のニカメイチュウなどの駆除） ＊日本では2020（令和２）年６月に農薬登録が失効している
毒性	吸入すると、倦怠感、頭痛、めまい、嘔吐、腹痛、下痢などの症状が起こり、はなはだしい場合は、縮瞳、意識混濁、全身痙攣などを起こすことがある。皮膚からも吸収されて中毒症状を起こす。
他	廃棄するときは、**燃焼法**によって処理する。

フェンバレレート $C_{25}H_{22}ClNO_3$ 農	
別	(RS)-α-シアノ-3-フェノキシベンジル=(RS)-2-(4-クロロフェニル)-3-メチルブタノアート
性状	**黄色～褐色の粘稠(ねんちゅう)液体**。 **水に溶けない**。 熱、酸に安定、アルカリに不安定。光で分解する。
用途	合成ピレスロイド系の殺虫剤
毒性	吸入すると、倦怠感、運動失調などの症状を呈し、重症の場合は、流涎、全身痙攣、呼吸困難などを起こすことがある。皮膚に触れたまま放置すると、皮膚から吸収されて中毒を起こすことがある。
他	**魚毒性**が強いので、漏洩した場所を水で洗い流すことはできるだけ避け、水で洗い流す場合には、廃液が河川等へ流入しないよう注意する。

用語

ピレスロイド
除虫菊に含まれている殺虫成分。

魚毒性
水中の魚介類に対する毒性。

ブロムエチル C_2H_5Br（示性式：CH_3CH_2Br）	
別	臭化エチル、ブロモエタン
性状	**エーテル様の香気を有する無色透明の液体**。揮発性。 **水と混和しない**。アルコール、エーテル、クロロホルムに溶ける。 日光や空気に触れると分解し、**褐色**を呈する。 光線を屈折する。
用途	アルキル化剤（エチル化剤）
毒性	眼および鼻孔の刺激性を有し、頭痛、視力障害のほか、口がもつれたり発音がはっきりしなくなったり、顔面紅潮、瞳孔拡大などを起こす。はなはだしい場合は呼吸困難、チアノーゼを起こす。皮膚につくと**水疱**を生じる。
他	廃棄するときは、**燃焼法**によって処理する。

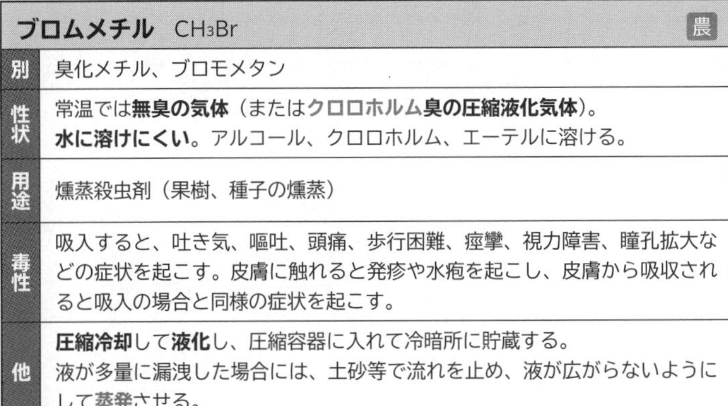

ブロムメチル CH_3Br 農	
別	臭化メチル、ブロモメタン
性状	常温では**無臭の気体**（または**クロロホルム臭の圧縮液化気体**）。 **水に溶けにくい**。アルコール、クロロホルム、エーテルに溶ける。
用途	燻蒸殺虫剤（果樹、種子の燻蒸）
毒性	吸入すると、吐き気、嘔吐、頭痛、歩行困難、痙攣、視力障害、瞳孔拡大などの症状を起こす。皮膚に触れると発疹や水疱を起こし、皮膚から吸収されると吸入の場合と同様の症状を起こす。
他	**圧縮冷却**して**液化**し、圧縮容器に入れて冷暗所に貯蔵する。 液が多量に漏洩した場合には、土砂等で流れを止め、液が広がらないようにして**蒸発**させる。

ブロムメチルは貯蔵方法や漏洩した場合の措置が頻出です。

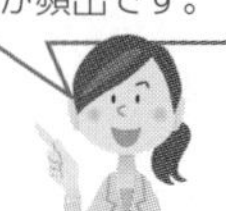

ヘキサメチレンジイソシアナート $C_8H_{12}N_2O_2$（示性式：$OCN\text{-}(CH_2)_6\text{-}NCO$）	
別	1,6-ジイソシアナトヘキサン、HMDI
性状	**わずかに刺激臭を有する無色の液体**。 水と反応して分解し、炭酸ガス（CO_2）を発生する。 ベンゼン、酢酸エチル、トルエンに混和する。
用途	・ポリウレタン繊維の製造原料 ・コーティング加工用樹脂の原料
毒性	吸入すると、アレルギー、喘息、呼吸困難を起こすおそれがある。 皮膚に接触すると、アレルギー性皮膚反応を起こすおそれがある。 眼にも重篤な損傷を与える。

ナフトール
▶P.194

用語

蛍石
弗化カルシウムを主成分とする鉱物であり、含まれる不純物によって、緑、紫、ピンクなどさまざまな色合い（蛍石彩）を呈する。

ベタナフトールは貯蔵方法（▶P.269）が頻出です。

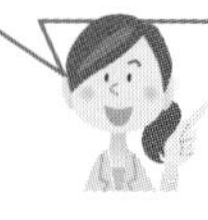

ベタナフトール $C_{10}H_8O$（示性式：$C_{10}H_7OH$）

別	β-ナフトール、2-ナフトール
除	含有量が**1%以下**の製剤は除く。
性状	**特徴的な臭気のある無色～白色の結晶。** **水に溶けにくい**（熱水には溶ける）。アルコールに溶ける。 水溶液に**アンモニア水**を加えると**紫色の蛍石彩**（けいせきさい）を放つ（ベタナフトールの鑑別方法）。
用途	・染料の製造原料 ・防腐剤
毒性	吸入すると、腎炎を起こし、はなはだしい場合は死亡することもある。肝臓を侵して黄疸が出たり、血色素尿を排泄することもある。皮膚に触れると、熱感、皮膚炎、湿疹を起こす。
他	空気や光線に触れると**赤変**するため、**遮光**して貯蔵する。 廃棄するときは、**燃焼法**によって処理する。

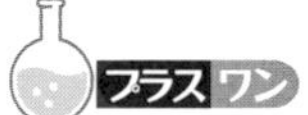

ホルマリンが混濁するのは、パラホルムアルデヒドが生成されるため。▶P.188

フェーリング反応と銀鏡反応
▶P.187

ホルマリンは鑑別や貯蔵ついての出題が頻出です。

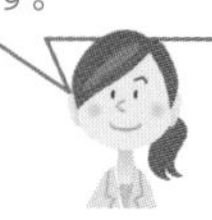

ホルマリン $H_2CO(aq)$（示性式：$HCHO(aq)$） 特

除	含有量が**1%以下**の製剤は除く。
性状	**ホルムアルデヒドの水溶液（約37%）** **催涙性の刺激臭がある無色透明の液体。**可燃性。 寒冷（低温）では**混濁**することがある。 空気中の酸素によって一部酸化され、**蟻酸**（ぎさん）（▶P.227）を生じる。 **フェーリング溶液**とともに熱すると酸化銅(Ⅰ)の**赤色沈殿**を生成する（**フェーリング反応**：ホルマリンの鑑別方法）。
用途	・殺菌消毒剤 ・生物標本の保存液
毒性	蒸気は粘膜を刺激し、鼻カタル、結膜炎、気管支炎などを起こすことがある。濃ホルマリンは、皮膚に対し壊疽（えそ）を起こさせ、しばしば湿疹を生じさせる。
他	低温で混濁しないよう、少量のアルコールを加え、密栓して**常温**で保存する。

ホルムアルデヒド H_2CO（示性式：H-CHO） 特

別	メタナール、メチルアルデヒド、オキソメタン
除	含有量が**1%以下**の製剤は除く。
性状	**アルデヒド基（−CHO）**をもった化合物である。 **強い刺激臭のある無色の気体。**可燃性。 **水に混和する。**アルコールに混和し、エーテルには混和しない。
用途	・樹脂の合成原料 ・建築材料の原料
毒性	蒸気は粘膜を刺激し、鼻カタル、結膜炎、気管支炎などを起こすことがある。濃ホルマリンは、皮膚に対し壊疽を起こさせ、しばしば湿疹を生じさせる。
他	廃棄するときは、**酸化法**、**活性汚泥法**または**燃焼法**によって処理する。

無水クロム酸 CrO_3	
別	酸化クロム(VI)、三酸化クロム
性状	**無臭で暗赤色の針状結晶。潮解性**がある。 **水に溶けやすい。**エタノール、エーテル、硫酸に溶ける。 水溶液は**クロム酸（H_2CrO_4）**であり、**酸化性**、腐食性が強い。
用途	・工業用の**酸化剤** ・有機合成原料
毒性	吸入すると、鼻、のど、気管支等の粘膜が侵される。皮膚に触れると薬傷、皮膚炎、潰瘍を起こす。眼に入ると結膜炎を起こす。
他	飛散したものは空容器に回収し、硫酸鉄(Ⅱ)（硫酸第一鉄）など還元剤の水溶液を散布し、消石灰、ソーダ灰などの水溶液を用いて処理した後、多量の水を用いて洗い流す。

メタクリル酸 $C_4H_6O_2$（示性式：$CH_2=C(CH_3)COOH$）	
除	含有量が**25%以下**の製剤は除く。
性状	**特徴的な臭気のある無色の液体または結晶。** 水に溶ける。アルコール、エーテルに溶ける。強い腐食性がある。 日光や加熱により**重合**して激しく発熱する。
用途	・熱硬化性塗料、**接着剤** ・紙･織物の加工剤、プラスチック改質剤、皮革処理剤 ・イオン交換樹脂
毒性	吸入すると、鼻、のど、気管支等の粘膜を刺激し、炎症を起こす。皮膚を激しく刺激し、皮膚炎を起こす。眼に入ると粘膜を激しく刺激し炎症を起こす。はなはだしい場合は失明することもある。
他	重合防止剤が添加されているが、**加熱、直射日光、過酸化物**または**鉄さび**などによって**重合**が始まり、**爆発**することがある。

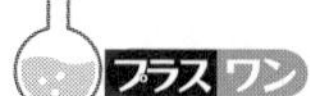

メタクリル酸は融点が16℃なので、夏期は液体、冬期は固体（結晶）になる。

メタクリル酸は重合する性質についての出題が頻出です。

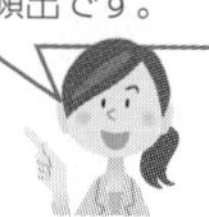

メタノール CH_4O（示性式：CH_3OH） 特	
別	メチルアルコール、木精（もくせい）、カルビノール
性状	**エタノール臭を有する無色透明の液体。**揮発性。蒸気は空気より重く、引火しやすい。 **水と混和する。**エタノール、クロロホルム、脂肪と混合する。 **サリチル酸**と**濃硫酸**とともに熱すると、サリチル酸メチルエステルを生じ、芳香を生じる（メタノールの鑑別方法①）。 熱した**酸化銅**を加えると**ホルムアルデヒド**が生じ、銅を析出する（メタノールの鑑別方法②）。
用途	・有機合成原料 ・塗料・電子工業用などの溶剤
毒性	蒸気を吸入すると、頭痛、めまい、嘔吐、下痢、腹痛を起こし、致死量に近ければ**麻酔状態**となり、昏睡を起こす。**視神経**が侵され、**眼がかすみ**、**失明**することがある。皮膚からも吸収される。

メタノールは、毒性と鑑別方法についての出題が頻出です。

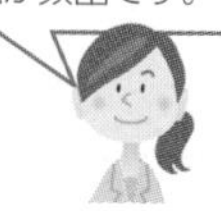

ケトン
▶P.188～189

メチルエチルケトン　C_4H_8O（示性式：$CH_3COC_2H_5$）　特

別	MEK、2-ブタノン、エチルメチルケトン
性状	**アセトン様の芳香を有する無色の液体。** **引火性が強い。** **水に溶ける。**アルコール、エーテルに混和する。
用途	・ラッカー用溶剤 ・有機合成原料
毒性	吸入すると、鼻、のどを刺激し、頭痛、めまい、嘔吐が起こる。高濃度で**麻酔状態**となる。皮膚に触れると刺激して、**鱗状症**（**乾性の炎症**）を起こす。
他	多量に漏洩した場合は、土砂等で流れを止め、安全な場所へ導いた後、液の表面を泡で覆い、できるだけ空容器に回収する。

メトミル　$C_5H_{10}N_2O_2S$　

別	S-メチル-N-[(メチルカルバモイル)-オキシ]-チオアセトイミデート、メソミル
除	メトミルを**45%以下**含有する製剤が「劇物」に指定されている。メトミルおよびこれを45%を超えて含有する製剤は「毒物」に指定されている。
性状	**白色の結晶または粉末。**弱い硫黄臭。 **水に溶ける。**メタノール、アセトンに溶ける。
用途	**農業用殺虫剤***（キャベツのアブラムシなど） ***カーバメート系農薬**
毒性	吸入すると、倦怠感、頭痛、めまい、嘔吐、腹痛、下痢などの症状が起こり、はなはだしい場合は、縮瞳、意識混濁、全身痙攣などを起こすことがある。皮膚からも吸収されて中毒症状を起こす。
他	中毒症状が現れた場合は、至急、医師による**硫酸アトロピン製剤**を用いた適切な解毒手当てを受ける。

カーバメート系農薬
▶P.227

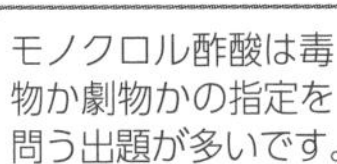

モノクロル酢酸は毒物か劇物かの指定を問う出題が多いです。

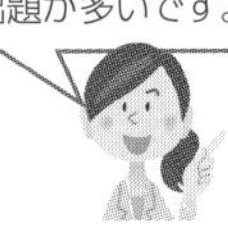

モノクロル酢酸　$C_2H_3ClO_2$（示性式：$CH_2ClCOOH$）

別	MCA、クロロ酢酸、クロロエタン酸
性状	**刺激臭のある無色の結晶。潮解性**がある。 **水によく溶ける。**エタノール、エーテル、ベンゼンに溶ける。
用途	・人造樹脂工業 ・膠の製造、合成染料の製造原料
毒性	吸入すると、鼻、のど、気管支等の粘膜が激しく侵される。皮膚には極めて刺激性・腐食性が強く、薬傷（やけど）や壊疽を生じる。眼に入ると、角膜を刺激して炎症を起こす。
他	飛散したものは速やかに掃き集めて空容器に回収し、そのあとは消石灰、ソーダ灰などで中和し、多量の水を用いて洗い流す。

沃化水素酸　HI（aq）

性状	**沃化水素の水溶液。** 純品は**無色の液体。** **空気**と**日光**に反応してヨード（沃素）を遊離し、**黄褐色**を帯びる。 金属やコンクリートを腐食する。 **硝酸銀**を加えると、ヨード銀（AgI）の**淡黄色の沈殿**を生じる（沃化水素酸の鑑別方法）。
用途	・**還元剤**（工業用） ・分析用試薬
毒性	濃厚な蒸気を吸入すると、肺水腫で死亡することがある。皮膚を強く刺激し、炎症や潰瘍を起こす。眼に入ると、激しく刺激して炎症を起こし、失明することがある。
他	沃化水素酸は爆発性でも引火性でもないが、各種の金属と反応して水素ガスを発生し、これが空気と混合して引火爆発するおそれがある。 漏洩した液は、水で徐々に希釈してから、消石灰、ソーダ灰などで中和し、多量の水を用いて洗い流す。

用語

沃化水素
刺激臭のある無色の気体。化学式はHI。「劇物」に指定されている（法87）。

沃化メチル　CH_3I　農

別	ヨードメタン、ヨードメチル
性状	**エーテル様の臭気がある無色～淡黄色の液体。** 空気中で**光**によって一部分解され、**褐色**になる。
用途	**殺虫剤**（燻蒸剤） （メロン、トマト、くりなどの病害虫の駆除）
毒性	中枢神経系の抑制作用および肺の刺激症状が現れる。皮膚に付着して蒸発が阻害された場合には、発赤、水疱が生じる。

沃素　I_2

別	ヨード
性状	**金属様の光沢がある黒灰色の稜板状結晶。** 常温でも多少不快な臭気をもつ蒸気を放って揮散（**昇華**）する。 熱すると、**紫色～菫色の蒸気**を発生する。 **水にわずかに溶ける**（**黄褐色**を呈する）。アルコール、エーテルに溶けて**赤褐色**、**二硫化炭素**に溶けて**紫色**を呈する。 デンプンと反応して**藍色**を呈し、これにチオ硫酸ナトリウム溶液を反応させると**脱色**する（沃素の鑑別方法）。
用途	・レントゲン造影剤 ・殺菌、防カビ剤
毒性	揮散する蒸気を吸入すると、めまいや頭痛を伴う一種の酩酊状態を引き起こす。皮膚に触れると褐色に染め、熱傷を起こす。
他	容器は気密容器を用い、通風のよい冷所に貯蔵する。腐食されやすい金属、濃塩酸、アンモニア水、アンモニアガス、テレビン油などは、なるべく引き離しておく。

沃素はハロゲン単体
▶P.171～172

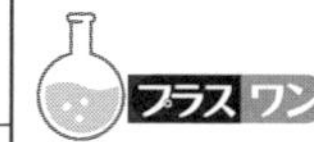

デンプンと反応して藍色を呈した沃素を熱すると退色する。これが冷えると再び藍色になる。

第3章　実地（性状・貯蔵・取扱い方法等）　22日目

硫化カドミウム CdS

別	カドミウムイエロー
性状	**黄橙色の結晶性粉末。** **水に溶けない**。熱硝酸、熱濃硫酸に溶ける。 **水酸化ナトリウム**溶液と混合すると、**白色の沈殿**を生じる（硫化カドミウムの鑑別方法）。
用途	・**顔料**（高級絵具、合成樹脂） ・ゴム工業
毒性	吸入すると、**カドミウム中毒**を起こすことがある。眼に入ると、異物感を与え、粘膜を刺激する。
他	廃棄するときは、**固化隔離法**または**焙焼法**によって処理する。

用語

カドミウム中毒
カドミウムの摂取を原因とする腎臓障害や骨軟化症、筋力の低下、全身の痛みなどの症状。

硫化バリウム BaS

性状	**白色の結晶性粉末。** **水にほとんど溶けない**。エタノールに溶けない。 湿気中で硫化水素を生成する。
用途	・顔料（白色） ・脱毛剤
毒性	飲み込むと有害。筋肉の障害を起こすことがある。
他	飛散したものは空容器に回収し、そのあとを**硫酸第一鉄**の水溶液を加えて処理し、多量の水で洗い流す。

硫酸 H_2SO_4 農 特

除	含有量が**10**%以下の製剤は除く。
性状	**無色透明の油状液体**。濃硫酸は比重が水より大きい。 **水と混和する**（ただし、水と急激に接触すると多量の熱を生じ、酸が飛散することがある）。水溶液は**強酸性**。 濃硫酸を水で希釈した**希硫酸**は、各種の金属を腐食して水素ガスを生じ、これが空気と混合して**引火爆発**をすることがある。 希硫酸に**塩化バリウム**を加えると、**硫酸バリウム**の**白色の沈殿**が生じる（硫酸の鑑別方法）。
用途	・肥料、化学薬品、塗料、顔料の製造 ・石油の精製
毒性	皮膚に触れると、激しい薬傷（やけど）を起こす。眼に入ると、粘膜を激しく刺激し、失明することがある。
他	多量に漏洩した場合には、土砂等で流れを止めて吸着させるか、または安全な場所に導き、遠くから徐々に注水して希釈した後に**消石灰**、**ソーダ灰**などで**中和**し、多量の水を用いて洗い流す。

希硫酸と濃硫酸
▶P.108

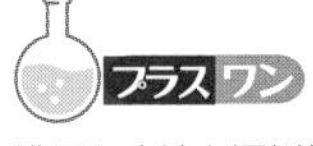

濃厚な廃液を河川等に排出しないように注意する。

硫酸亜鉛　$ZnSO_4$	農
性状	無水物：**無臭の無色の結晶**。吸湿性。 七水和物：**白色の顆粒または結晶性粉末**。風解性。 一般には**七水和物**（$\mathbf{ZnSO_4 \cdot 7H_2O}$）が流通している。 どちらも**水に溶ける**。不燃性。 水溶液に**硫化水素**または**塩化バリウム**を加えると**白色沈殿**を生じる（硫酸亜鉛の鑑別方法）。
用途	・**農業用殺菌剤**＊ 　＊日本では2010（平成22）年1月に農薬登録が失効している ・防腐剤、媒染剤
毒性	吸入すると、鼻、のど、気管支等の粘膜が侵される。皮膚に触れると、皮膚炎、潰瘍を起こす。眼に入ると炎症を起こす。

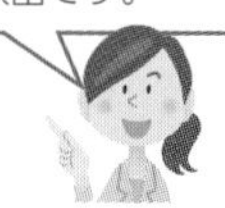
硫酸亜鉛は、鑑別方法が頻出です。

硫酸第二銅・五水和物　$CuSO_4 \cdot 5H_2O$	農
別	**硫酸銅（Ⅱ）五水和物**
性状	**青色〜濃い藍色の大きい結晶、顆粒または粉末**。**風解性**がある。 **水に溶ける**。水溶液は**酸性**。 150℃に熱すると結晶水を失い、無水物である硫酸第二銅$CuSO_4$になる。 硫酸第二銅（無水硫酸銅）は吸湿性が強く、空気中で水分を吸収すると青色〜濃い藍色の五水和物に戻る。 硝酸バリウムを加えると、硫酸バリウムの**白色の沈殿**を生成する(硫酸第二銅・五水和物の鑑別方法)。
用途	・**農薬**（ボルドー液〔ブドウ樹病害防除薬剤〕） ・工業用の**電解液**
毒性	吸入すると、鼻、のどを刺激し、炎症を起こすことがある。皮膚を刺激し、炎症を起こすことがある。眼に入ると、粘膜を激しく刺激する。

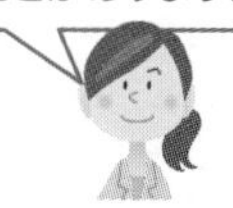
硫酸第二銅（無水硫酸銅）も劇物でこの名前で試験に出題されることがあります。

硫酸タリウム　Tl_2SO_4	農
除	含有量が**0.3%以下**で、**黒色**に着色され、かつ、トウガラシエキスを用いて著しく辛く着味されている製剤は除く。
性状	**無臭の無色〜白色の結晶**。 **農業用劇物**として販売している製剤は、**あせにくい黒色で着色**しなければならない。 **水に溶けにくい**（熱水には溶けやすい）。不燃性。
用途	**殺鼠剤**＊ ＊日本では2015（平成27）年12月に農薬登録が失効している
毒性	吸入すると、腹痛、痙攣、下痢、頭痛、嘔吐、譫妄（せんもう）、昏睡などが起こる。皮膚からも吸収される可能性がある。眼に入ると、発赤や痛みを生じる。
他	解毒には**カルシウム剤**を用いる。

用語

譫妄（せん妄）
軽い意識混濁とともに幻覚や妄想、興奮が伴う状態。

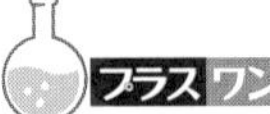

着色する農業用劇物硫酸タリウムおよび燐化亜鉛は、農業用に販売等するときは「あせにくい黒色に着色」するよう定められている。▶P.58

ホスフィンの毒性▶P.216

燐化亜鉛（りんかあえん） Zn_3P_2 農

除	含有量が**1％以下**で、**黒色**に着色され、かつ、トウガラシエキスを用いて著しく辛く着味されている製剤は除く。
性状	**特徴的な臭気のある暗赤色～暗灰色の結晶性粉末。** **農業用劇物**として販売している製剤は、**あせにくい黒色で着色**しなければならない。 **水と徐々に反応**して、有害な**燐化水素**（**ホスフィン**）を生じる。
用途	**殺鼠剤**
毒性	少量であっても嚥下（えんげ）吸入すると、胃と肺で**胃酸**や体内の水と反応して**ホスフィン**が生じるため、中毒症状を起こす（燐化亜鉛は**酸**と接触した場合もホスフィンを生じる）。皮膚からも吸収される。

用語

振戦
意思とは関係なく、手足など体の一部が細かく震える症状。

ロテノン $C_{23}H_{22}O_6$ 農

別	デリス（マメ科植物デリスの根に含まれる殺虫成分）
除	含有量が**2％以下**の製剤は除く。
性状	**無色～白色の結晶**。可燃性。 **水にほとんど溶けない**。ベンゼン、アセトンに溶ける。
用途	接触性**殺虫剤**
毒性	経口摂取や粒子の吸入により、錯乱、咳、頭痛、振戦、吐き気、息苦しさ、意識喪失が起こる。皮膚からも吸収される。
他	酸素によって分解し、殺虫効果を失うので、空気と光を遮断して貯蔵する。

まとめて覚える！

◆特徴的なワードで覚える毒性

キーワード	物質（毒性）
黄疸	**四塩化炭素**（黄疸のように角膜が黄色になる）
気管支カタル	**アクロレイン**
コリンエステラーゼ	**カーバメート系殺虫剤**（コリンエステラーゼを阻害）
	有機燐系殺虫剤（コリンエステラーゼを阻害）
石灰分（カルシウム分）	**蓚酸**（血液中の石灰分〔カルシウム分〕を奪取）
チアノーゼ	**アニリン**（メトヘモグロビンを作りチアノーゼを起こす）
	トルイジン、ヒドラジン（吸入すると、チアノーゼを起こすことがある）
	砒素化合物（吸入すると、チアノーゼを起こすことがある）
ポルフィリン尿	**スルホナール**
ミトコンドリア	**シアン化合物**（ミトコンドリアの呼吸酵素の阻害作用を誘発）

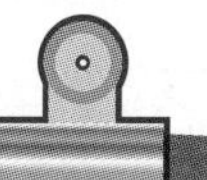

まとめて覚える！

◆主な「解毒剤」のまとめ

毒物・劇物	解毒剤
・エチルチオメトン ・エチルパラニトロフェニルチオノベンゼンホスホネイト(EPN) ・パラチオン ・イソキサチオン ・クロルピリホス ・ジクロルボス(DDVP) ・ジメトエート ・ダイアジノン ・トリクロルヒドロキシエチルジメチルホスホネイト(DEP) ・フェントエート いずれも **有機燐化合物**	●2-ピリジルアルドキシムメチオダイド（PAM)、プラドキシム沃化物 ●硫酸アトロピン
・カルバリル ・カルボスルファン ・メトミル いずれも **カーバメート系農薬**	●硫酸アトロピン
・ニコチン ・硫酸ニコチン	
・三酸化二砒素 ・砒素 ・水銀	●ジメルカプロール（BAL） ●チオ硫酸ナトリウム
・シアン化カリウム ・シアン化水素 ・シアン化ナトリウム シアン酸ナトリウム いずれも **シアン化合物**	●亜硝酸ナトリウム ●亜硝酸アミル ●チオ硫酸ナトリウム ●ヒドロキソコバラミン
・黄燐	●ヨードの希薄溶液
・ダイファシノン	●ビタミンK_1
・モノフルオール酢酸ナトリウム	●アセトアミド
・クロルエチル ・クロルピクリン ・クロルメチル ・ブロムエチル ・ブロムメチル	●強心剤 ●興奮剤
・蓚酸 ・硫酸タリウム	●カルシウム剤、牛乳
・硝酸銀	●牛乳、卵白
・沃素	●デンプン溶液
・ニトロベンゼン	●ブドウ糖
・スルホナール	●重炭酸ナトリウム ●酸化マグネシウム ●酢酸カリウム液
・塩酸 ・硝酸 ・メタノール	●重炭酸ナトリウム

理解度把握○×テスト

KeyPoint		できたらチェック
ピクリン酸	□ 1	ピクリン酸は、急熱、衝撃のほか、沃素（ヨード）、硫黄、ガソリン、アルコールと混合すると爆発することがある。
フェノール	□ 2	フェノールは、致死量に近ければ麻酔状態となり、昏睡を起こすほか、視神経が侵され、眼がかすみ、失明することがある。
フェンチオン	□ 3	フェンチオンは、ニンニク臭のある褐色の油状液体で、有機燐系の殺虫剤として用いられる。
ブロムメチル	□ 4	ブロムメチルを圧縮冷却して液化したものが多量に漏洩した場合には、土砂等で流れを止め、液が広がらないようにして蒸発させる。
ベタナフトール	□ 5	ベタナフトールは、特徴的な臭気のある無色または白色の結晶で、水溶液にアンモニア水を加えると、紫色の蛍石彩を放つ。
ホルムアルデヒド	□ 6	ホルムアルデヒドの製剤は、濃度10%以下のものは劇物から除外される。
メタクリル酸	□ 7	メタクリル酸は、加熱、直射日光、過酸化物、鉄さびなどによって重合が始まり、爆発することがある。
メタノール	□ 8	メタノールは、皮膚や粘膜につくと火傷を起こし、その部分が白色になる。
メトミル	□ 9	メトミルは、農業用の除草剤であり、中毒症状が現れた場合には、医師による硫酸アトロピン製剤を用いた解毒手当てを受ける。
硫酸タリウム	□ 10	硫酸タリウムは、吸入すると、腹痛、痙攣、嘔吐、譫妄、昏睡などが起こる。解毒剤として、2-ピリジルアルドキシムメチオダイド（PAM）を用いる。
燐化亜鉛	□ 11	燐化亜鉛は、暗赤色～暗灰色の固体であり（農業用劇物として販売する製剤は「あせにくい黒色」で着色）、殺鼠剤として用いる。

解答　1. ○　2. × これはメタノールの毒性についての説明である。　3. ○　4. ○　5. ○　6. × ホルムアルデヒドの製剤が劇物から除外される濃度は1%以下である。　7. ○　8. × これはフェノールの毒性についての説明である。　9. × メトミルは農業用の殺虫剤である。除草剤は誤り。なお、メトミルはカーバメート系農薬なので、解毒剤として硫酸アトロピンを用いるのは正しい。　10. × 硫酸タリウムを吸入したときの症状は正しいが、解毒剤にはカルシウム剤を用いる。PAMは誤り。　11. ○　農業用劇物として販売する製剤について「あせにくい黒色」で着色することとされているのは、燐化亜鉛および硫酸タリウムである。なお、燐化亜鉛は少量の吸入であっても有毒なホスフィンを生成するので注意が必要である。

Lesson 6

鑑別方法

23日目

レッスンのポイント

このレッスンでは、毒物・劇物の**鑑別方法**（その物質が何であるかを判定する方法）を学習します。「**鑑別**」のほかに「**識別**」「**鑑識**」「**鑑定**」などという場合もあります。本章のレッスン1～5で各物質の「性状」として記載したものも含め、地道に暗記していきましょう。

〔**注意**〕毒物・劇物を分けず50音順に記載しています。
◎…最近の試験で出題されている鑑別方法
○…出題頻度が高くない鑑別方法

◆亜硝酸ナトリウム

▶P.220

◎**希硫酸**に冷時反応して分解し、**褐色の蒸気***を出す。

*二酸化窒素NO_2の蒸気

○炭の上に小さな孔（あな）を作り、試料（亜硝酸ナトリウム）を入れて**吹管炎**（すいかんえん）で熱灼（ねっしゃく）すると、パチパチと音を立てて分解する。

◆アニリン

▶P.220

◎水溶液に**さらし粉**（こ）を加えると、**紫色**を呈（てい）する。

◆アンモニア水

農 特 ▶P.221

◎**濃塩酸**を潤したガラス棒を近づけると、**白い霧***を生じる。

*塩化アンモニウムNH_4Clの蒸気

○**塩酸**を加えて中和した後、**塩化白金溶液**を加えると、**黄色の結晶性沈殿**を生じる。

◆一酸化鉛

特 ▶P.222

◎**希硝酸**に溶かすと、無色の液となり、これに**硫化水素**を通すと、**黒色の沈殿***を生じる。

*硫化鉛PbSの沈殿

用語

吹管
金属製の細い管で、吹き口から空気を吹き込み、他端の穴から吹き出る空気を炎に吹きつけて吹管炎をつくる。

熱灼
物質を焼いて熱くすること。

さらし粉
次亜塩素酸カルシウムを有効成分とする白色の粉末。

◆塩化亜鉛

農 P.222

◎水に溶かし、**硝酸銀**を加えると、**白色の沈殿***を生じる。

＊塩化銀AgClの沈殿

◆塩酸

特 P.224

◎**硝酸銀**溶液を加えると、**白色の沈殿***を生じる。

＊塩化銀AgClの沈殿

◆塩素酸カリウム

農 P.225

酒石酸
P.225

◎多量の**酒石酸**（しゅせきさん）を加えると、**白色の結晶性の沈殿***を生じる。

＊酒石酸水素カリウム$C_4H_5KO_6$の沈殿

◎熱すると**酸素**を発生する*。さらに**塩酸**を加えて熱すると、**塩素**を生成する。

＊酸素を発生し、塩化カリウムKClとなる

◆黄燐（おうりん）

P.203

用語

水蒸気蒸留
物質中に水蒸気を吹き込み、揮発成分を水蒸気とともに蒸留する方法。

◎暗室内で酒石酸または硫酸酸性で**水蒸気蒸留**を行う。その際に、冷却器または流出管の内部に**青白色**の光が認められる。

◆過酸化水素

特 P.225

過マンガン酸カリウムと過酸化水素
P.162

◎**過マンガン酸カリウム**を**還元**する*。

＊過マンガン酸イオンMnO_4^-の赤紫色が消える

◎クロム酸塩を**過クロム酸塩**に変える。

◎**ヨード亜鉛**から**ヨード**を析出（せきしゅつ）する*。

＊過酸化水素は、ヨード亜鉛ZnI_2に対して酸化剤として働いている

◆カリウム

P.226

プラスワン

カリウムの炎色反応は一般に「赤紫色」が正解とされるので注意する。
P.174

◎**白金線**につけて溶（よう）(熔)融炎（ゆうえん）で熱すると、炎が**青紫色**となる。これを**コバルトガラス（コバルト色のガラス）**を通して見ると**赤紫色**にみえる。

◆クロルピクリン

農 ▶P.230

◎水溶液に**金属カルシウム**を加え、これに**ベタナフチルアミン**および**硫酸**を加えると、**赤色の沈殿**を生じる。
◎本品のアルコール溶液に**ジメチルアニリン**および**ブルシン**を加えて溶解し、これに**ブロムシアン溶液**を加えると、**緑色**ないし**赤紫色**を呈する。

◆クロロホルム

特 ▶P.231

◎アルコール溶液に、**水酸化カリウム**溶液と少量の**アニリン**を加えて熱すると、**不快な刺激臭**を放つ。
○**ベタナフトール**および濃厚**水酸化カリウム**溶液と熱すると**藍色**を呈し、空気に触れると緑色から褐色に変色し、**酸**を加えると**赤色の沈殿**を生じる。
○**レゾルシン**および33%**水酸化カリウム**溶液と熱すると**黄赤色**を呈し、**緑色の蛍石彩**（けいせきさい）を放つ。

蛍石
▶P.248

◆三塩化アンチモン

▶P.234

◎水溶液は、**硫化水素**、**硫化アンモニウム**、**硫化ナトリウム**などによって、**橙赤色の沈殿**を生じる。

◆四塩化炭素

特 ▶P.235

◎アルコール性の**水酸化カリウム**と**銅粉**とともに煮沸すると、**黄赤色の沈殿**を生成する。

◆蓚酸（しゅうさん）

特 ▶P.237

◎水溶液は**過マンガン酸カリウム**溶液の**赤紫色を消す**。
◎水溶液を酢酸で弱酸性にして**酢酸カルシウム**を加えると、**結晶性の沈殿***を生じる。

*蓚酸カルシウム（COO)$_2$Caの沈殿

◎水溶液をアンモニア水で弱アルカリ性にして**塩化カルシウム**を加えると、**白色の沈殿***を生じる。

*蓚酸カルシウム（COO)$_2$Caの沈殿

過マンガン酸カリウムと蓚酸
▶P.162

用語

ヨードカリデンプン紙
沃化カリウムとデンプンを水に溶かした溶液をろ紙に浸して乾燥させたもの。

フルオレッセン
フルオレセインともいう。アルカリ水溶液は淡黄色であるが臭素によって赤色のエオシンに変わる。

◆臭素

P.238

◎**デンプンのり液**を**橙黄色**に染める。
◎**ヨードカリデンプン紙**を**藍色**に変える。
◎**フルオレッセン溶液**を**赤色**に変える。

◆硝酸

特 P.238

◎**銅屑**(くず)を加えて熱すると、**藍色**を呈して溶け、**赤褐色の蒸気**＊を発生する。 ＊二酸化窒素NO_2の蒸気

◆硝酸銀

P.238

◎水に溶かして**塩酸**を加えると、**白色の沈殿**＊1を生成する。その溶液に**硫酸**と**銅粉**を加えて熱すると**赤褐色の蒸気**＊2を発生する。 ＊1 塩化銀AgClの沈殿、＊2 二酸化窒素NO_2の蒸気

◆水酸化カリウム

特 P.239

◎水溶液に**酒石酸溶液**を過剰に加えると、**白色の結晶性沈殿**＊を生じる。また、塩酸を加えて中性にしたのち、塩化白金溶液を加えると、黄色結晶性の沈殿を生じる。
＊酒石酸水素カリウム$C_4H_5KO_6$の沈殿

酒石酸 P.225

◆水酸化ナトリウム

特 P.240

◎水溶液を**白金線**につけて無色の火炎中に入れると、**火炎**は著しく**黄色**に染まり、長時間続く。

◆スルホナール

P.240

◎**木炭**とともに加熱すると、**メルカプタン**の臭気を放つ。

メルカプタンはスカンクの放つガスに多く含まれます。

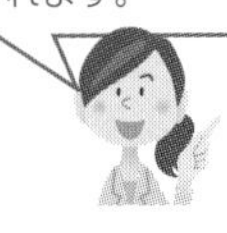

◆セレン

P.208

◎炭の上に小さな孔を作り、**無水炭酸ナトリウム**の粉末とともに試料（セレン）を**吹管炎**で熱灼すると、特有の**ニラ臭**を出し、冷えると**赤色**の塊となる。またこれに**濃硫酸**を加えると**緑色**に溶ける。

吹管炎、熱灼 P.257

◆ナトリウム

▶P.242

◎**白金線**につけて溶（熔）融炎で熱すると、炎が**黄色**になる。これを**コバルトの色ガラス**を通して見ると、吸収されて、この炎は**見えなくなる**。

カリウムの鑑別方法（▶P.258）と混同しないように注意しましょう。

◆ニコチン

農 ▶P.210

◎ニコチンのエーテル溶液に**ヨード**（**沃素**）のエーテル溶液を加えると、**褐色の液状沈殿**を生じ、これを放置すると**赤色の針状結晶**となる。
◎**ホルマリン**１滴を加えたのち、**濃硝酸**１滴を加えると、**ばら色**を呈する。
◎ニコチンの硫酸酸性水溶液に**ピクリン酸**を加えると、**黄色の沈殿**を生じる。

◆ピクリン酸

▶P.245

◎ピクリン酸の**アルコール溶液**は、白色の**羊毛**や**絹糸**を**鮮黄色**に染める。
◎ピクリン酸の温飽和水溶液は、**シアン化カリウム溶液**によって**暗赤色**を呈する。
◎水溶液に**さらし粉溶液**を加えて煮沸すると、**刺激臭***を発する。

＊クロルピクリンの刺激臭

クロルピクリン ▶P.230

◆フェノール

▶P.246

◎水溶液に**塩化鉄(Ⅲ)溶液**（**過クロール鉄液**）を加えると、**紫色**を呈する。
◎水溶液に４分の１量の**アンモニア水**と数滴の**さらし粉**溶液を加えて温めると、**藍色**を呈する。

◆弗化水素酸

P.213

◎ロウを塗った**ガラス板**に針で任意の模様を描いたものに弗化水素酸を塗ると、ロウをかぶらない模様の部分のみ反応する（**ガラス**が弗化水素酸で**腐食**される）。

◆ベタナフトール

P.248

蛍石
P.248

◎水溶液に**アンモニア水**を加えると**紫色の蛍石彩**を放つ。
○水溶液に**塩化第二鉄***溶液**を加えると**類緑色**を呈し、のちに**白色の沈殿**を生じる。
＊塩化鉄(Ⅲ)の俗称
○水溶液に**塩素水**を加えると、**白色に濁り**、これに過剰の**アンモニア水**を加えると**透明**になる。溶液の色は、最初は**緑色**を呈し、のちに**褐色**に変化する。

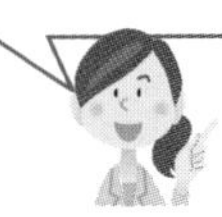

透明は常に無色透明とは限らず、色付きの透明の場合もあります。

◆ホルマリン

特 P.248

フェーリング反応と銀鏡反応
P.187

◎**フェーリング溶液**とともに熱すると**赤色の沈殿***を生成する（**フェーリング反応**）。
＊酸化銅(Ⅰ)Cu_2Oの沈殿
◎**アンモニア水**を加え、さらに**硝酸銀溶液**を加えると、徐々に**金属銀**を析出する（**銀鏡反応**）。
○ホルマリンに硝酸を加え、さらにフクシン亜硫酸溶液を加えると、藍紫色を呈する。

◆無水硫酸銅（硫酸第二銅）

農 P.253

◎**水**を加えると**青色**を呈する。
◎水溶液に**硝酸バリウム**を加えると、**白色の沈殿***を生成する。
＊硫酸バリウム$BaSO_4$の沈殿

◆メタノール

特 P.249

◎**サリチル酸**と**濃硫酸**とともに熱すると、**芳香**を有するサリチル酸メチルエステルを生じる。
◎あらかじめ熱灼した**酸化銅**を加えると、ホルムアルデヒドが生じ、酸化銅は還元されて**銅**が析出し**金属銅色**を呈する。

◆沃化水素酸

▶P.251

◎**硝酸銀**を加えると、**淡黄色の沈殿***を生じる。

＊ヨード銀（沃化銀）AgIの沈殿

○**塩化第二水銀溶液**を加えると、**赤色の沈殿***を生じる。

＊沃化水銀(Ⅱ)HgI_2の沈殿

塩化第二水銀 ▶P.202

◆沃素

▶P.251

◎**デンプン**と反応すると、**藍色**を呈し、これを熱すると**退色**し、冷えると再び**藍色**を現し、さらに**チオ硫酸ナトリウム（チオ硫酸ソーダ）**の溶液と反応すると**脱色**する。

◆硫化カドミウム

▶P.252

◎**水酸化ナトリウム溶液**と混合すると**白色の沈殿***を生成する。

＊水酸化カドミウム$Cd(OH)_2$の沈殿

◆硫酸

農 特 ▶P.252

◎希釈水溶液（希硫酸）に**塩化バリウム**を加えると**白色の沈殿***を生成する。

＊硫酸バリウム$BaSO_4$の沈殿

○ショ糖、木、紙、布などの**有機物を炭化させ**、**黒色**にする*。

＊硫酸の脱水作用による

○**銅片**を加えて熱すると、**無水亜硫酸***を発生する。

＊二酸化硫黄SO_2の別称

二酸化硫黄の発生 ▶P.108

◆硫酸亜鉛

農 ▶P.253

◎水に溶かして**硫化水素**を通じると、**白色の沈殿***を生成する。

＊硫化亜鉛ZnSの沈殿

◎水に溶かして**塩化バリウム**を加えると、**白色の沈殿***を生成する。

＊硫酸バリウム$BaSO_4$の沈殿

◆硫酸第二銅・五水和物

農 ▶P.253

◎水溶液に**硝酸バリウム**を加えると、**白色の沈殿***を生成する。

＊硫酸バリウム$BaSO_4$の沈殿

理解度把握○×テスト

KeyPoint	できたらチェック
アニリン	□ 1 アニリンの水溶液にさらし粉を加えると、赤色を呈する。
アンモニア水	□ 2 アンモニア水は、濃塩酸を潤したガラス棒を近づけると、白い霧を生じる。
塩化亜鉛	□ 3 塩化亜鉛の水溶液に硝酸銀を加えると、白色の硝酸亜鉛が沈殿する。
クロルピクリン	□ 4 クロルピクリンの水溶液に金属カルシウムを加え、これにベタナフチルアミンと硫酸を加えると、赤色の沈殿を生じる。
四塩化炭素	□ 5 四塩化炭素を、アルコール性の水酸化カリウムと銅粉とともに煮沸すると、黄赤色の沈殿を生成する。
硝酸銀	□ 6 硝酸銀に銅屑を加えて熱すると、藍色を呈して溶け、赤褐色の蒸気を発生する。
水酸化ナトリウム	□ 7 水酸化ナトリウムの水溶液に酒石酸溶液を過剰に加えると、白色の結晶性沈殿を生じる。
スルホナール	□ 8 スルホナールを木炭とともに加熱すると、メルカプタンの臭気を放つ。
ニコチン	□ 9 ニコチンのエーテル溶液にヨードのエーテル溶液を加えると、褐色の液状沈殿を生じ、これを放置すると赤色の針状結晶となる。
ピクリン酸	□ 10 ピクリン酸にホルマリン1滴を加えたのち、濃硝酸1滴を加えると、ばら色を呈する。
フェノール	□ 11 フェノールの水溶液に塩化鉄(Ⅲ)〔別名：塩化第二鉄〕溶液を加えると、類緑色を呈し、のちに白色の沈殿を生じる。
ホルマリン	□ 12 ホルマリンをフェーリング溶液とともに熱すると、赤色の沈殿を生じる。
硫酸亜鉛	□ 13 硫酸亜鉛を水に溶かして硫化水素を通じると、白色沈殿を生じる。また、水に溶かして塩化バリウムを加えても白色沈殿を生じる。

解答 1.× アニリンの水溶液にさらし粉を加えると、紫色を呈する。 2.○ 3.× 硝酸亜鉛ではなく、塩化銀の白色沈殿が生じる。 4.○ 5.○ 6.× これは硝酸の鑑別方法である。硝酸銀の場合は、水に溶かして塩酸を加えると白色沈殿（塩化銀）を生じ、その液に硫酸と銅粉を加えて熱すると、赤褐色の蒸気（二酸化窒素）を発生する。 7.× これは水酸化カリウムの鑑別方法である。水酸化ナトリウムの場合は、水溶液を白金線につけて無色の火炎中に入れると火炎が著しく黄色に染まり、長時間続く。 8.○ 9.○ 10.× これはニコチンの鑑別方法の1つである。ピクリン酸の場合は、アルコール溶液が白色の羊毛や絹糸を鮮黄色に染めることなどが挙げられる。 11.× これはベタナフトールの鑑別方法である。フェノールの場合は、水溶液に塩化鉄(Ⅲ)〔別名：塩化第二鉄、過クロール鉄〕溶液を加えると、紫色を呈する。 12.○ フェーリング反応。 13.○

Lesson 7

貯蔵方法

24日目

レッスンのポイント

このレッスンでは、主な毒物・劇物の**貯蔵方法**を学習します。物質の貯蔵（保存、保管）の仕方は、一般的にその物質の**性状**に対応したものであり、試験でも性状と合わせて出題されることがあります。レッスン1～5で学習した内容と照らし合わせながら理解していきましょう。

〔注意〕毒物・劇物を分けず50音順に記載しています。

◆アクリルアミド

P.218

高温または紫外線の下では容易に**重合**するので、**冷暗所**に貯蔵する。

◆アクリルニトリル

P.219

極めて引火しやすく、火災、爆発の危険性が高いため、**炎**や**火花**を生じるような器具から十分に離しておく。硫酸や硝酸などの**強酸と激しく反応**するので、強酸とは**安全な距離**を保つ必要がある。できるだけ直接**空気**に触れることを避け、窒素のような**不活性ガス**の雰囲気の中に貯蔵するのがよい。貯蔵場所は防火性で適当な換気装置を備える。

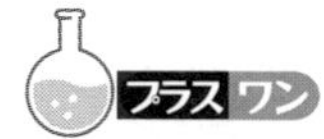

アクリルニトリルは引火点が非常に低いため、引火の危険性が高い。

「○○の雰囲気の中で」とは、「○○が取り巻く環境下で」という意味です。

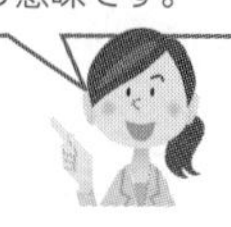

◆アクロレイン

P.219

火気厳禁。非常に**反応性に富む**物質なので、**安定剤**を加えて、空気を遮断して貯蔵する。

本書は、試験で多く使われている表現をなるべく使用するようにしています。

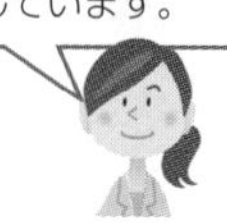

◆アンモニア水

農 特 P.221

鼻をさすような**臭気**があり、**揮発しやすい**ため、**密栓**して貯蔵する。

◆塩化亜鉛

農 P.222

潮解性があるため、**密栓**して貯蔵する。

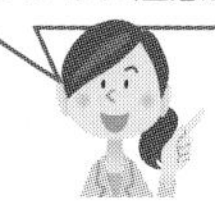

◆黄燐（おうりん）

P.203

空気に触れると発火しやすいので、**水中に沈めて**瓶に入れ、**砂を入れた缶中に固定**して**冷暗所に貯蔵**する。

◆過酸化水素

特 P.225

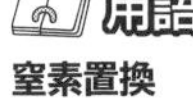

用語

カーボイ
液体の保管等に用いる容量20 ～ 60Lの硬質の容器（現在はポリエチレン製）。

少量ならば**褐色ガラス瓶**（びん）、大量ならば**カーボイ**を使用し、**3分の1の空間を保って**貯蔵する。直射日光を避けて、有機物、金属塩、樹脂、油類、その他**有機性蒸気**を放出する物質と離して**冷所**に保管する。アルカリ存在下では分解するため、**安定剤**として**少量の酸**を添加する。

◆カリウム

P.226

空気中にはそのまま貯えられない*ので、通常、**石油中**に貯蔵する。**水分**の混入、**火気**を避けて保管する。

＊空気に接触するとすぐに酸化され、水分とも反応するため

◆クロルピクリン

農 P.230

金属腐食性と**揮発性**があるため、ガラスなど**耐腐食性の容器**に入れて、**密栓**して冷暗所に貯蔵する。

◆クロロプレン

P.231

用語

窒素置換
好ましくない変化を阻止するため、内容物を不活性ガスである窒素に置き換えること。

光、熱、酸素によって容易に**重合**するため、**重合防止剤**を加えて**窒素置換**し、**遮光**（しゃこう）して**冷所**に貯蔵する。

◆クロロホルム

特 P.231

冷暗所に貯蔵する。純品は空気と日光によって変質するので、**分解を防止**するため少量の**アルコール**を加える。

◆三酸化二砒素（ひそ）

P.204

少量ならば**ガラス瓶**に密栓し、大量ならば**木樽**に入れて貯蔵する。

◆三硫化燐(りん)

▶P.215

少量ならば**共栓(ともせん)ガラス瓶**を用い、多量ならば**ブリキ缶**を使用し、**木箱**に入れて保存する。引火性物質、自然発火性物質、爆発性物質を遠ざけて**通風のよい冷所**に置く。

共栓ガラス瓶 ▶P.215

◆シアン化カリウム

農 ▶P.205

少量ならば**ガラス瓶**、多量ならば**ブリキ缶**あるいは**鉄ドラム缶**を使用し、**酸類**とは離して*風通しのよい乾燥した冷所に**密封**して貯蔵する。

＊酸と接触すると有毒ガス（シアン化水素）を発生するため

◆シアン化水素

農 ▶P.206

少量ならば**褐色ガラス瓶**、多量の場合は**銅製シリンダー**を使用し、直射日光と加熱を避けて、**通風のよい冷所**に貯蔵する。

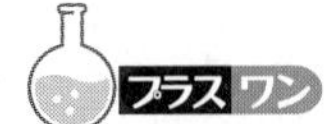

シアン化水素は極めて猛毒なので、燃焼性物質、爆発性物質と離して保管する。

シアン化ナトリウムの貯蔵方法は、シアン化カリウムの場合と同様です。また、どちらも日光により分解するので、光を避けて保管します。

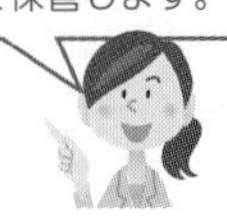

◆シアン化ナトリウム

農 ▶P.206

少量ならば**ガラス瓶**、多量ならば**ブリキ缶**または**鉄ドラム缶**を用い、**酸類**とは離して風通しのよい乾燥した冷所に**密封**して貯蔵する。

◆四塩化炭素

特 ▶P.235

亜鉛または錫(すず)メッキをした**鋼鉄製容器**に保管し、高温に接しない場所に置く。**ドラム缶**で保管する場合は、雨水が漏入しないようにし、直射日光を避けて冷所に置く。

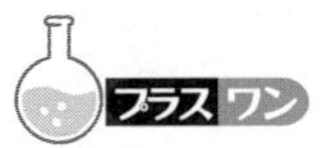

四塩化炭素の蒸気は空気より重く、低所に滞留するので、地下室など換気の悪い場所には保管しないようにする。

◆臭素

▶P.238

少量ならば**共栓ガラス瓶**、多量ならば**カーボイ**あるいは**陶製の壺(つぼ)**などを使用し、**濃塩酸**、**アンモニア水**、**アンモニアガス**などと引き離して冷所に保管する。直射日光を避けて、通風をよくする。

◆硝酸

特 ▶P.238

光や**熱**で分解しやすいので、**褐色の瓶**に入れ、熱源や着火源から離れた通風のよい乾燥した**冷暗所**に保存する。**有機物**との接触を避ける*。

＊有機物と接触すると有毒な二酸化窒素を発生するため

◆水酸化カリウム

特 ▶P.239

二酸化炭素と**水**を強く吸収する*ので**密栓**して貯蔵する。

＊空気中に放置すると、二酸化炭素と水を吸収して潮解する

水酸化ナトリウムの貯蔵方法は、水酸化カリウムの場合と同様です。

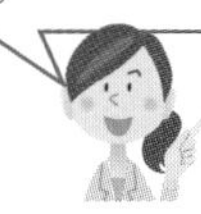

◆水酸化ナトリウム

特 ▶P.240

二酸化炭素と**水**を吸収する性質が強いため**密栓**して保管する。

◆水素化砒素

▶P.208

引火性の気体なので、**ボンベ**に入れて貯蔵する。

◆ナトリウム

▶P.242

カリウムも石油中に保管することとされています。▶P.266

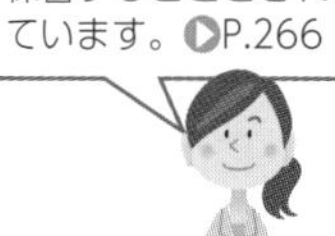

空気中にそのまま保存することができない*ので、通常、**石油中**に保管する。冷所で雨水などの漏れが絶対にない場所に保存する。

＊空気中では酸化されやすく、水と激しく反応するため

◆二硫化炭素

▶P.243

少量ならば**共栓ガラス瓶**、多量ならば**鋼製ドラム**などを使用し、可燃性、発熱性、自然発火性のものから十分に引き離し、直射日光を受けない冷所で貯蔵する。低温でも極めて引火性が高いため、開封したものは、**蒸留水**を混ぜておくと安全である。

◆ピクリン酸

▶P.245

火気に対して安全で隔離された場所に、**硫黄**（いおう）、**ヨード**、**ガソリン**、**アルコール**などと離して保管する。鉄、銅、鉛などの**金属容器を使用しない**。通常、安全のために、15%以上の水を含有させる。

ピクリン酸は酸性であり、金属と作用して爆発性の金属塩をつくる。このため、金属容器を使用することができない。

◆弗化水素酸（ふっかすいそさん）

▶P.213

大部分の**金属**、**ガラス**、**コンクリートを腐食する**性質があるため、銅、鉄、コンクリートまたは木製のタンクにゴム、鉛、ポリ塩化ビニルまたはポリエチレンの**ライニングを施したもの**に保存する。火気厳禁。

ライニング
▶P.213

◆ブロムメチル

農 ▶P.247

常温では気体なので、**圧縮冷却して液化**し、**圧縮容器**に入れ、直射日光など温度上昇の原因を避けて、**冷暗所**に貯蔵する。

◆ベタナフトール

▶P.248

空気や**光線**に触れると**赤変**するため、**遮光**して貯蔵する。

◆ホルマリン

特 ▶P.248

空気と**日光**により変質するので、**遮光したガラス瓶**を使用し、低温で**混濁**しないよう、少量の**アルコール**を加え*、密栓して**常温で保存**する。

＊重合を防ぐため、一般に10%程度のメタノールを添加する

ホルマリンの重合
▶P.188

◆沃素（ようそ）

▶P.251

気密容器を使用し*、通風のよい冷所に貯蔵する。腐食されやすい**金属**、**濃塩酸**、**アンモニア水**、**アンモニアガス**、**テレビン油**などは、なるべく引き離しておく。

＊常温でも蒸気を放って揮散（昇華）するため

理解度把握○×テスト

KeyPoint	できたらチェック
アクロレイン	□ 1　火気厳禁。非常に反応性に富む物質なので、安定剤を加え、空気を遮断して貯蔵する。
黄燐	□ 2　空気に触れると発火しやすいので、ベンゼン中に沈めて瓶に入れ、さらに砂を入れた缶中に固定して、冷暗所に貯蔵する。
過酸化水素	□ 3　少量ならば褐色ガラス瓶、大量ならばカーボイを使用し、3分の1の空間を保って貯蔵する。直射日光を避け、有機物、金属塩、その他有機性蒸気を放出する物質と離して冷所に保管する。
カリウム	□ 4　できるだけ空気に触れることを避けるため、窒素などの不活性ガスの雰囲気の中に貯蔵するとよい。
クロロホルム	□ 5　冷暗所に貯蔵する。純品は空気と日光によって変質するので、分解を防止するため、少量のアルコールを加えて貯蔵する。
シアン化ナトリウム	□ 6　少量ならばガラス瓶、多量ならばブリキ缶または鉄ドラム缶を用い、酸類とは離して、風通しのよい乾燥した冷所に密封して貯蔵する。
四塩化炭素	□ 7　少量ならば共栓ガラス瓶、多量ならば鋼製ドラムなどを使用して、可燃性のものなどから十分に引き離し、直射日光を受けない冷所で貯蔵する。開封したものは、蒸留水を混ぜておくと安全である。
ナトリウム	□ 8　空気中にはそのまま保存できないので、通常、石油中に保管する。冷所で雨水などの漏れが絶対にない場所に保存する
ピクリン酸	□ 9　火気に対し安全で隔離された場所に、鉄製容器を使用して、硫黄、ヨード、ガソリン、アルコールなどと離して保管する。
弗化水素酸	□10　銅、鉄、コンクリートまたは木製のタンクにゴム、鉛、ポリ塩化ビニルまたはポリエチレンのライニングを施したものに保存する。
ブロムメチル	□11　常温では気体なので、圧縮冷却して液化し、圧縮容器に入れ、直射日光その他温度上昇の原因を避けて、冷暗所に貯蔵する。
ベタナフトール	□12　空気や光線に触れると黒変するため、遮光して貯蔵する。

解答　1. ○　2. × ベンゼン中ではなく、水中に沈めて瓶に入れ、砂を入れた缶中に固定して冷暗所に貯蔵する。　3. ○　4. × これはアクリルニトリルの貯蔵方法である。カリウムは空気中にそのまま貯えることができないので、通常、石油中に貯蔵する。　5. ○　6. ○　7. × これは二硫化炭素の貯蔵方法である。四塩化炭素は、亜鉛または錫メッキをした鋼鉄製容器に保管し、高温に接しない場所に置く。　8. ○　9. × ピクリン酸は、金属と作用して爆発性の金属塩をつくるため、鉄などの金属容器を使用してはならない。　10. ○ 弗化水素酸には、大部分の金属、ガラス、コンクリートを腐食する性質があるため。　11. ○　12. × 黒変ではなく、赤変するため、遮光して貯蔵する。

Lesson 8

廃棄方法

25日目

レッスンのポイント

このレッスンでは、毒物・劇物の**廃棄方法**について、試験でよく出題されるものを廃棄方法の種類別にまとめています。内容は厚生労働省の基準（「毒物及び劇物の廃棄の方法に関する基準について〔通知〕」）に基づいています。複数の廃棄方法を定められた物質が多いので注意しましょう。

重要度 A

1 希釈法・中和法

① 希釈法

特過酸化水素水　●過酸化尿素
多量の水で**希釈**して処理する。

② 中和法（酸による中和）

農特アンモニア　農特アンモニア水　●過酸化ナトリウム 特水酸化カリウム　特水酸化ナトリウム
水に加えて希薄な水溶液とし、**酸**（希塩酸、希硫酸等）で**中和**させた後、**多量の水**で**希釈**して処理する。

③ 中和法（アルカリによる中和）

特塩化水素　特塩酸　農特硫酸
徐々に**石灰乳**（せっかいにゅう）などの撹拌（かくはん）溶液に加え**中和**させた後、**多量の水**で**希釈**して処理する。
特硝酸
徐々に**ソーダ灰**または**消石灰**等の撹拌溶液に加えて**中和**させた後、**多量の水**で**希釈**して処理する。
●沃化（ようか）水素酸
水酸化ナトリウム水溶液で**中和**した後、**多量の水**で**希釈**して処理する。
●クロルスルホン酸
耐食性の細い導管よりガス発生（気体生成）がないように少量ずつ、多量の水中深く流す装置を用いて**希釈**してから、**アルカリ水溶液**で**中和**して処理をする。

用語

希釈
何かを加えて濃度を薄めること。

中和
▶P.149

用語

石灰乳
水酸化カルシウムを水に混ぜると生じる白色乳状の懸濁液。

ソーダ灰、消石灰
▶P.212

具体的な処理方法については、なるべく試験で用いられている表現に近いものとなるよう配慮しています。

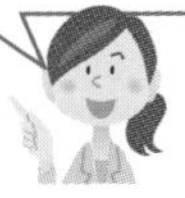

④ 溶解中和法

●カリウム　●ナトリウム
不活性ガスを通じて酸素濃度を３％以下にしたグローブボックス内で、乾燥した鉄製容器を用い、**エタノール**を徐々に加えて溶かす。溶解後、水を加えて**加水分解**し、**希硫酸**等で**中和**する。

用語

グローブボックス
危険な物質を外気と接触させずに取り扱うための密閉容器。内部に手だけが入るようになっている。

重要度 B

2 酸化法・還元法

① 酸化法

●五硫化二燐（りん）
多量の**水酸化ナトリウム**水溶液に少量ずつ加えて分解した後、**酸化剤**（次亜塩素酸ナトリウム、さらし粉（こ）など）の水溶液を加えて**酸化分解**する。
●メチルメルカプタン
水酸化ナトリウム水溶液中へ徐々に吹き込んで処理した後、**酸化剤**（次亜塩素酸ナトリウム、さらし粉など）の水溶液を加えて**酸化分解**する。これに硫酸を加えて中和した後、多量の水を用いて希釈し、処理する。
農シアン化カリウム　農シアン化ナトリウム
水酸化ナトリウム水溶液を加えてアルカリ性（pH11以上）とし、**酸化剤**（次亜塩素酸ナトリウム、さらし粉など）の水溶液を加えて**シアン成分CN**を**酸化分解**する。酸化分解した後、硫酸を加えて中和し、多量の水で希釈して処理する。
農シアン化水素
多量の**水酸化ナトリウム**水溶液（20W/V%以上）に吹き込んだ後、**酸化剤**（次亜塩素酸ナトリウム、さらし粉など）の水溶液を加えて**シアン成分CN**を**酸化分解**する。酸化分解した後、硫酸を加えて中和し、多量の水で希釈して処理する。
●ジボラン　●燐化水素
多量の**次亜塩素酸ナトリウム**と**水酸化ナトリウム**の混合水溶液中に徐々に吹き込んでガスを吸収させ、**酸化分解**した後、多量の水で希釈して処理する。

シアン化カリウムやシアン化ナトリウムはアルカリ法での出題も多いです。▶P.274

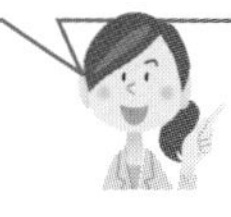

用語

W/V%
溶液100mL中に、溶質が何g溶けているかを表した濃度。「W」は質量を意味するweight、「V」は体積を意味するvolumeの頭文字。

●二硫化炭素
次亜塩素酸ナトリウム水溶液と**水酸化ナトリウム**の混合溶液を撹拌しつつ、その中に滴下し、**酸化分解**させた後、多量の水で希釈して処理する。
農燐化亜鉛 **農燐化アルミニウムとその分解促進剤とを含有する製剤**
多量の**次亜塩素酸ナトリウム**と**水酸化ナトリウム**の混合水溶液を撹拌しながら、少量ずつ加えて**酸化分解**する。過剰の次亜塩素酸ナトリウムを**チオ硫酸ナトリウム**水溶液等で分解した後、希硫酸を加えて中和し、**沈殿**を**ろ過**して処理（埋立処分）する。
特ホルマリン　特ホルムアルデヒド
多量の水を加えて希薄な水溶液とした後、**次亜塩素酸塩**水溶液を加えて**分解**させ、廃棄する。
●アクロレイン
過剰の**酸性亜硫酸ナトリウム**水溶液に混合した後、**次亜塩素酸塩**水溶液で**分解**し、多量の水で希釈して流す。

② 還元法

●亜塩素酸ナトリウム　農塩素酸カリウム
チオ硫酸ナトリウム等の**還元剤**の水溶液に希硫酸を加えて酸性にし、この中に少量ずつ投入する。反応終了後、反応液を中和し、多量の水で希釈し処理する。
●臭素
多量の水で希釈し、**還元剤**（**チオ硫酸ナトリウム**水溶液など）を加えた後、中和する。その後、多量の水で希釈して処理する。

重要度 A

3 分解法・アルカリ法

① 分解法

●亜硝酸ナトリウム
水に溶かして水溶液とし、撹拌下の**スルファミン酸**溶液に徐々に加えて**分解**させた後中和し、多量の水で希釈して処理する。

第3章 実地（性状・貯蔵・取扱い方法等） 25日目

このほかに、塩素も必要な場合は還元法による処理を行うこととされています。▶P.274

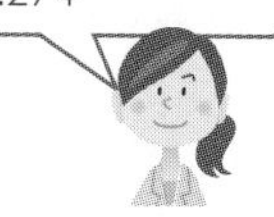

農クロルピクリン
少量の**界面活性剤**を加えた**亜硫酸ナトリウム**と**炭酸ナトリウム**の混合溶液中で、撹拌し**分解**させた後、多量の水で希釈して処理する。

② アルカリ法

DEP
P.241

水酸化ナトリウム等のアルカリ水溶液を用いて処理することから「アルカリ法」といいます。中和法とは異なります。

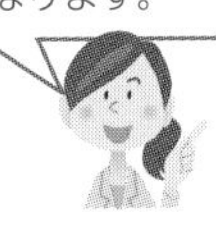

農カルバリル　農DEP
水酸化ナトリウム水溶液等と加温して加水分解する。
●アクリルニトリル
水酸化ナトリウム水溶液でpHを13以上に調整後、高温加圧下で加水分解する。
農シアン化カリウム　農シアン化ナトリウム
水酸化ナトリウム水溶液等でアルカリ性とし、高温加圧下で加水分解する。
農シアン化水素
多量の**水酸化ナトリウム**水溶液（20W/V%以上）に吹き込んだ後、高温加圧下で加水分解する。
●ホスゲン
多量の**水酸化ナトリウム**水溶液（10%程度）に撹拌しながら少量ずつガスを吹き込み分解した後、希硫酸を加えて中和する。
●塩化ホスホリル
多量の**水酸化ナトリウム**水溶液に撹拌しながら少量ずつ加えて可溶性とした後、希硫酸を加えて中和する。
●三塩化硼素（ほうそ）
多量の**水酸化ナトリウム**水溶液中に徐々に吹き込んでガスを吸収させ、可溶性とした後、希硫酸を加えて中和する。
●臭素
アルカリ水溶液（**石灰乳**または**水酸化ナトリウム**水溶液）中に少量ずつ滴下し、多量の水で希釈して処理する。
特塩素
多量のアルカリ水溶液（**石灰乳**または**水酸化ナトリウム**水溶液等）中に吹き込んだ後、多量の水で希釈し処理する。なお、必要な場合（例えば多量の場合など）には、還元法による処理も行う（欄外「プラスワン」）。

石灰乳
P.271

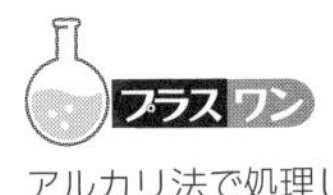

アルカリ法で処理した液に還元剤を加えた後、中和し、多量の水で希釈する。

重要度 A

4 沈殿法

① 沈殿法（ちんでんほう）

●硝酸銀
水に溶かし、**食塩水**を加えて生じた**塩化銀**の**沈殿**を**ろ過**する。
●塩化バリウム　●硝酸バリウム
水に溶かし、**硫酸ナトリウム**水溶液を加えて処理し、**沈殿ろ過**して埋立処分する。
㊉塩化亜鉛　㊉硫酸亜鉛　㊉硫酸第二銅
水に溶かし、**消石灰（水酸化カルシウム）**、**ソーダ灰（炭酸ナトリウム）**等の水溶液を加えて処理し、**沈殿ろ過**して埋立処分する。
●炭酸バリウム
水に懸濁（けんだく）し、**希硫酸**を加えて加熱分解した後、**消石灰**、**ソーダ灰**等の水溶液を加えて中和し、**沈殿ろ過**して埋立処分する。
●五塩化アンチモン　●三塩化アンチモン
水*に溶かし、**硫化ナトリウム**水溶液を加えて**沈殿**させ、ろ過して埋立処分する。 ＊五塩化アンチモンの場合は、多量の水に溶かす
●弗化（ふっか）水素
多量の**消石灰（水酸化カルシウム）**水溶液中に吹き込んで吸収させ、中和し、**沈殿ろ過**して埋立処分する。
●弗化水素酸
多量の**消石灰（水酸化カルシウム）**水溶液に撹拌しながら少量ずつ加えて中和し、**沈殿ろ過**して埋立処分する。

② 分解沈殿法

●硅（けい）弗化水素酸
多量の**消石灰**水溶液に撹拌しながら少量ずつ加えて中和し、**沈殿ろ過**して埋立処分する。
㊕硅弗化ナトリウム
水に溶かし、**消石灰**等の水溶液を加えて処理した後、**希硫酸**を加えて中和し、**沈殿ろ過**して埋立処分する。

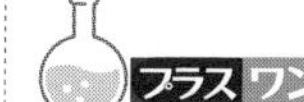

塩化第一銅、塩化第二銅も、塩化亜鉛や硫酸第二銅と同様の沈殿法で廃棄する。

用語

懸濁
液体中に固体粒子が分散している状態。

沈殿法の①②③で中和するとされているものは、中和時はpH8.5以上とする。これ以下では沈殿が完全に生成しない。

③ 酸化沈殿法

●ニッケルカルボニル
多量の**次亜塩素酸ナトリウム**水溶液を用いて**酸化分解**する。その後、過剰の塩素を亜硫酸ナトリウム水溶液等で分解させて、その後硫酸を加えて中和し、金属塩を**水酸化ニッケル(Ⅱ)**として沈殿ろ過し埋立処分する。

④ 還元沈殿法

㊕クロム酸ナトリウム　㊕重クロム酸アンモニウム ㊕重クロム酸カリウム　●無水クロム酸
希硫酸に溶かし、クロム酸を遊離させ、**還元剤**（硫酸第一鉄等）の水溶液を過剰に用いて還元した後、消石灰（水酸化カルシウム）、ソーダ灰（炭酸ナトリウム）等の水溶液で処理し、水酸化クロム(Ⅲ)として**沈殿ろ過**する。溶出試験を行い、溶出量が判定基準以下であることを確認して埋立処分する。
●五酸化バナジウム
水酸化ナトリウム水溶液に溶解し、希硫酸を加えて酸性とした後、**還元剤**（硫酸第一鉄、亜硫酸ナトリウム等）を過剰に加えて還元し、大過剰の鉄化合物を加える。水酸化ナトリウム等のアルカリ溶液を加えて水酸化バナジウム(Ⅳ）またはオキシ水酸化バナジウム(Ⅳ)として水酸化鉄と共沈させ、**沈殿ろ過**し、埋立処分する。

重要度 A

5 活性汚泥法

活性汚泥法(かっせいおでいほう)は、排水中の有機物を**好気性微生物**(こうきせいびせいぶつ)（酸素を利用して生育する微生物）によって分解除去する生物学的な廃水処理方法です。排水中に空気を通し(曝気(ばっき))、微生物の作用によって有機物を分解させます。繁殖した微生物は凝集(ぎょうしゅう)して**フロック状の汚泥**となり、これを**沈降分離**することによって、排水は透明な処理液となります。

用語

活性汚泥
好気性微生物を大量に含んだ汚泥。

フロック状
微生物が綿くず状にまとまった状態。

●アリルアルコール
多量の水で希釈し、**活性汚泥**で処理する。

●アクリル酸　●メタクリル酸
水で希釈し、**アルカリ水**で中和した後、**活性汚泥**で処理する。
特蓚酸（しゅうさん）
ナトリウム塩とした後、**活性汚泥**で処理する。
●蟻酸（ぎさん）
多量の**水酸化ナトリウム**水溶液に少しずつ加えて中和した後、多量の水で希釈して**活性汚泥**で処理する。
農シアン化水素
多量の**水酸化ナトリウム**水溶液（20W/V%以上）に吹き込んだ後、多量の水で希釈して**活性汚泥槽**で処理する。
●エチレンオキシド
多量の水に少量ずつガスを吹き込み、溶解し希釈した後、少量の**硫酸**を加えエチレングリコールに変え、**アルカリ水**で中和し、**活性汚泥**で処理する。
●アクリルニトリル　●クレゾール　特ホルマリン　特ホルムアルデヒド
▶欄外「プラスワン」

これらについては、具体的な処理方法が厚生労働省の基準に示されていない。

重要度A 6 燃焼法

① 燃焼法（燃えやすい＋有毒ガスを発生しにくい）

特蓚酸
焼却炉で**燃焼**する。
●アクリルニトリル　特キシレン　特酢酸エチル　特トルエン　特メタノール　特メチルエチルケトン
焼却炉の火室へ噴霧（ふんむ）し**焼却**する。
●アクロレイン　特キシレン　特酢酸エチル　特トルエン　特メタノール　特メチルエチルケトン
珪藻土（けいそうど）等に吸収させて、開放型の焼却炉で**焼却***する。 ＊キシレン、トルエンの場合は、少量ずつ焼却する
●アクロレイン
可燃性溶剤（アセトン、ベンゼン等）に溶かし、焼却炉の火室へ噴霧し**焼却**する。

用語

珪藻土
単細胞藻類の一種である珪藻の遺骸（いがい）が、海や湖の底に堆積してできた泥土。

用語

アフターバーナー
排気ガスに含まれている一酸化炭素などの有毒ガスを再燃焼させるための装置。

用語

スクラバー
水または他の液体を用いて、排気ガス中の粒子や有害ガスを分離捕集する装置。

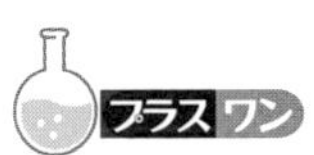

黄燐が燃焼すると、有毒な十酸化四燐のガスを生じる。これを廃ガス水洗設備で水と反応させると、液体の燐酸になる。

② 燃焼法（燃えやすい＋有毒ガスを発生しやすい）

特ホルマリン　特ホルムアルデヒド
アフターバーナーを具備した焼却炉の火室へ噴霧し**焼却**する。
●アクリルアミド
アフターバーナーを具備した焼却炉で**焼却**する*。 ＊水溶液の場合は**木粉**（おが屑）等に吸収させて同様に処理
●クロルエチル　農シアン化水素　●ジボラン **●二硫化炭素　●メチルメルカプタン　●燐化水素**
スクラバーを具備した焼却炉の火室へ噴霧*し**焼却**する。 ＊ジボランの場合は「噴射」
●ニッケルカルボニル
多量の**ベンゼン**に溶解し、**スクラバー**を具備した焼却炉の火室へ噴霧し、**焼却**する。
●クロルメチル
アフターバーナーおよび**スクラバー**（洗浄液にアルカリ液）を具備した焼却炉の火室へ噴霧し**焼却**する。
●黄燐
廃ガス水洗設備および必要があれば**アフターバーナー**を具備した焼却設備で**焼却**する。廃ガス水洗設備から発生する燐酸含有廃水は、消石灰等を加えて中和する。

③ 燃焼法（燃えにくい＋有毒ガスを発生しにくい）

●アクリル酸　●アリルアルコール　●クレゾール **●フェノール　●メタクリル酸**
木粉（おが屑）等に吸収させて*焼却炉で**焼却**する。 ＊フェノールの場合は「混ぜて」
●アクリル酸　●アニリン　●アリルアルコール **●クレゾール　●トルイジン　●フェノール** **●ベタナフトール　●メタクリル酸　農カルバリル**
可燃性溶剤とともに焼却炉の火室へ噴霧し**焼却**する。
●ニトロベンゼン
おが屑と混ぜて**焼却**するか、または**可燃性溶剤**（アセトン、ベンゼン等）に溶かし、焼却炉の火室へ噴霧し**焼却**する。

④ 燃焼法（燃えにくい＋有毒ガスを発生しやすい）

●クロロプレン
木粉（おが屑）等の可燃物に吸収させて、**スクラバー**を具備した焼却炉で少量ずつ**燃焼**させる。
農燐化亜鉛 農燐化アルミニウムとその分解促進剤とを含有する製剤
木粉（おが屑）等の可燃物に混ぜて、**スクラバー**を具備した焼却炉で**焼却**する。
農ＤＥＰ　●ブロムエチル　農ブロムメチル
可燃性溶剤とともに**スクラバー**を具備した焼却炉の火室へ噴霧し**焼却**する。
農ＥＰＮ　●蟻酸　農ジクロルボス（ＤＤＶＰ） 農ダイアジノン　農パラコート　農フェンチオン（ＭＰＰ）
木粉（おが屑）等に吸収させて**アフターバーナー**および**スクラバー**を具備した焼却炉で焼却する。
農ＥＰＮ　農ジクロルボス（ＤＤＶＰ）　●クロロプレン 農ダイアジノン　農フェンチオン（ＭＰＰ） ●モノクロル酢酸
可燃性溶剤とともに**アフターバーナー**および**スクラバー**を具備した焼却炉の火室へ噴霧し**焼却**する。
●ピクリン酸
大過剰の**可燃性溶剤**とともに、**アフターバーナー**および**スクラバー**を具備した焼却炉の火室へ噴霧し**焼却**する。
特クロロホルム　特四塩化炭素　農沃化メチル
過剰の**可燃性溶剤**または重油等の**燃料**とともに、**アフターバーナー**および**スクラバー**を具備した焼却炉の火室に噴霧して、できるだけ**高温**で**焼却**する。

ＥＰ．
▶P.202

⑤ その他の燃焼法

●ピクリン酸
炭酸水素ナトリウムと混合したものを少量ずつ紙などで包み、他の**木材**、**紙**等と一緒に、危害を生ずるおそれがない場所で、開放状態で**焼却**する。
●二硫化炭素
建物や可燃性構築物から離れた安全な場所で冷えて乾いた砂または土の上で少量ずつ場所を変えて燃焼する。

二硫化炭素については、まったく異なる燃焼法による処理も定められています。
▶P.278

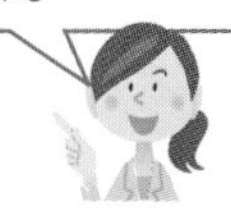

●カリウム　●ナトリウム
スクラバーを具備した焼却炉の中で乾燥した**鉄製容器**を用い、油または油を浸した布等を加えて点火し、鉄棒でときどき撹拌して完全に**燃焼**させる。残留物は放冷後に水に溶かし、希硫酸等で中和する。

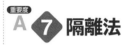

重要度 A

7 隔離法

① 固化隔離法(かくりほう)

●炭酸バリウム　農塩化第一銅　農塩基性炭酸銅 ●セレン
セメントを用いて**固化**し、**埋立処分**する。
特一酸化鉛　●砒素　●硫化カドミウム
セメントを用いて**固化**し、**溶出試験**を行い、溶出量が判定基準以下であることを確認して**埋立処分**する。

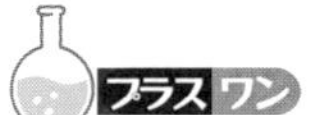

水酸化カドミウムや酸化カドミウムなども、硫化カドミウムと同様の固化隔離法によって廃棄する。

② 沈殿隔離法

●亜セレン酸ナトリウム
水に溶かし、希硫酸を加えて酸性にし、**硫化ナトリウム**水溶液を加えて**沈殿**させ、さらに**セメント**を用いて**固化**し、**埋立処分**する。
●塩化第二水銀
水に溶かし**硫化ナトリウム**の水溶液を加え硫化水銀(Ⅰ)または(Ⅱ)の**沈殿**を生成させたのち、**セメント**を加えて**固化**し、**溶出試験**を行い、溶出量が判定基準以下であることを確認して**埋立処分**する。
●五弗化砒素
多量の水酸化ナトリウム水溶液にガスを吸収させ、完全に可溶性とした後、希硫酸を加えて酸性にする。この溶液に、含有する砒素の化学当量の４倍以上の**硫酸第二鉄**の水溶液を加えて混合撹拌した後、**消石灰**の水溶液を加えて処理し(沈殿させ)、さらにセメントを用いて**固化**し、**溶出試験**を行い、溶出量が判定基準以下であることを確認して**埋立処分**する。

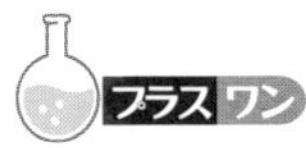

硅弗化鉛も、消石灰の水溶液で沈殿させて、セメントを用いて固化し、溶出試験で溶出量が判定基準以下であることを確認して埋立処分する(沈殿隔離法)。

重要度 B

8 回収法・焙焼法

① 回収法

●水銀　●砒素
そのまま**再生利用***するため**蒸留**する。 ＊砒素の場合は「再利用」
●セレン
多量の場合*には**加熱**し、**蒸発**させて**金属セレン**として**捕集回収**する。 ＊多量でない場合、**固化隔離法**（▶P.280）
●五酸化バナジウム
多量の場合*は、炭酸ナトリウムを加え焙焼し、水またはアルカリ水溶液で抽出した後、**バナジウム化合物**として**回収**する。 ＊多量でない場合は**還元沈殿法**（▶P.276）

② 焙焼法

厚生労働省の基準では、**還元焙焼法**（かんげんばいしょうほう）により金属化合物を**金属単体**として回収する方法を、**焙焼法**と呼んでいます。

●臭化銀　●硝酸銀
還元焙焼法により**金属銀**として**回収**する。
●塩化第二水銀
還元焙焼法により**金属水銀**として**回収**する。
㊕一酸化鉛
多量の場合*には、**還元焙焼法**により**金属鉛**として**回収**する。 ＊多量でない場合は**固化隔離法**（▶P.280）
農塩化亜鉛　農硫酸亜鉛
多量の場合*には、**還元焙焼法**により**金属亜鉛**として**回収**する。 ＊多量でない場合は**沈殿法**（▶P.275）
●硫化カドミウム
多量の場合*には、**還元焙焼法**により**金属カドミウム**として**回収**する。 ＊多量でない場合は**固化隔離法**（▶P.280）
農塩化第一銅　農塩基性炭酸銅　農硫酸第二銅
多量の場合*には、**還元焙焼法**により**金属銅**として**回収**する。 ＊多量でない場合は**沈殿法**（▶P.275）

用語

還元焙焼法
高温で加熱することによって還元反応を起こさせる方法。

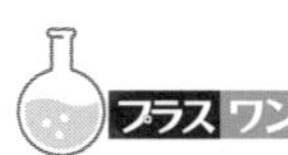

水酸化カドミウムや酸化カドミウムなども、多量の場合には還元焙焼法によって金属カドミウムとして回収する。

理解度把握○×テスト

KeyPoint	できたらチェック
塩化水素	□ 1　水に加えて希薄な水溶液とし、酸で中和させた後、多量の水で希釈して処理する。
アンモニア	□ 2　徐々に石灰乳などの撹拌溶液に加え中和させた後、多量の水で希釈して処理する。
塩化バリウム	□ 3　水に溶かし、硫酸ナトリウムの水溶液を加えて処理し、沈殿ろ過して埋立処分する。
弗化水素	□ 4　多量の消石灰水溶液中に吹き込んで吸収させ、中和し、沈殿ろ過して埋立処分にする。
クロム酸ナトリウム	□ 5　希硫酸を加えた後、還元剤の水溶液を過剰に用いて還元し、消石灰やソーダ灰等の水溶液で処理し、沈殿ろ過する。溶出試験を行い、溶出量が判定基準以下であることを確認して、埋立処分する。
蓚酸	□ 6　徐々にソーダ灰または消石灰等の撹拌溶液に加えて中和させた後、多量の水で希釈して処理する。
キシレン	□ 7　水に溶かし、消石灰等の水溶液を加えて処理し、沈殿ろ過して埋立処分する。
クロロホルム	□ 8　過剰の可燃性溶剤または重油等の燃料とともに、アフターバーナーおよびスクラバーを具備した焼却炉の火室に噴霧して、できるだけ高温で焼却する。
ニッケルカルボニル	□ 9　多量のベンゼンに溶解させて、スクラバーを具備した焼却炉の火室へ噴霧し、焼却する。
水銀	□ 10　木粉（おが屑）等の可燃物に混ぜて、スクラバーを具備した焼却炉で焼却する。

解答　1. ×　これはアンモニアなどのアルカリ性の物質を酸によって中和する廃棄方法である。塩化水素などの酸性の物質はアルカリによって中和する。　2. ×　これは塩化水素などの酸性の物質をアルカリで中和する廃棄方法である。　3. ○　塩化バリウムは、硫酸ナトリウムを用いた沈殿法で処理する。　4. ○　弗化水素や弗化水素酸は、消石灰（水酸化カルシウム）を用いた沈殿法で処理する。　5. ○　クロム酸ナトリウムは還元沈殿法で処理する。　6. ×　これは硝酸の廃棄方法（中和法〔アルカリによる〕）である。蓚酸は、燃焼法（焼却炉で燃焼する）または活性汚泥法（ナトリウム塩とした後、活性汚泥で処理する）を用いる。　7. ×　キシレンは水に溶けない。これは塩化亜鉛などに用いる沈殿法である。キシレンは、焼却炉の火室へ噴霧して焼却するか、珪藻土等に吸収させて開放型の焼却炉で少量ずつ焼却する。　8. ○　クロロホルムは、強熱すると有毒ガス（ホスゲン）を生じるので、アフターバーナーとスクラバーを具備した焼却炉で焼却する。　9. ○　ニッケルカルボニルは、多量のベンゼンを用いた焼却法、または酸化沈殿法によって処理する。　10. ×　これは燐化亜鉛などの廃棄方法（燃焼法）である。水銀は、そのまま再生利用するため蒸留する（回収法）。

Lesson 9

飛散・漏洩時の措置

26日目

レッスンのポイント

毒物・劇物が**飛散または漏洩した場合の措置**について、最近の試験で出題されたものを中心に学習しましょう。内容は厚生労働省の「毒物及び劇物の運搬事故時における応急措置に関する基準」（以下「基準」）に基づいています。この基準は、運搬事故以外の飛散・漏洩事故にも適用されます。

重要度 A

1 洗い流す

① 多量の水で洗い流す

㊕過酸化水素（過酸化水素水）　㊕メタノール
少量の場合、漏洩した液は**多量の水**を用いて十分に希釈して**洗い流す**。 **多量**の場合、漏洩した液は土砂等でその流れを止め、安全な場所に導き、**多量の水**で十分に希釈して**洗い流す**。
㊕ホルマリン（ホルムアルデヒド水溶液）
少量の場合、漏洩した液は**多量の水**を用いて十分に希釈して**洗い流す**。 **多量**の場合、漏洩した液は土砂等でその流れを止め、安全な場所に導いて遠くからホース等で**多量の水**をかけ、十分に希釈して**洗い流す**。
農㊕アンモニア水
少量の場合、漏洩箇所は**濡れむしろ等で覆い**、遠くから**多量の水**をかけて**洗い流す**。 **多量**の場合、漏洩した液は土砂等でその流れを止め、安全な場所に導いて遠くから**多量の水**をかけて**洗い流す**。

試験で主に出題されるのは、漏洩が多量の場合の措置です。ただし、都道府県によっては少量の場合についても出題されています。

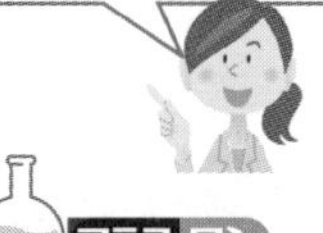

洗い流したときは、濃厚な廃液が河川等に排出されないように注意する。

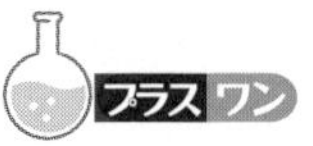

ホルマリンやアンモニア水の作業の際には、必要があれば水で濡らした手ぬぐいなどで口と鼻を覆うこととされている。

② 一定の処理をしたうえで多量の水で洗い流す

㊕水酸化カリウム水溶液　㊕水酸化ナトリウム水溶液
少量の場合、**多量の水**を用いて十分に希釈して**洗い流す**。 **多量**の場合、漏洩した液は土砂等で流れを止め、**土砂等に吸着**させるか、または安全な場所に導いて**多量の水**をかけて**洗い流す**。必要があれば、さらに**中和**し、多量の水を用いて**洗い流す**。

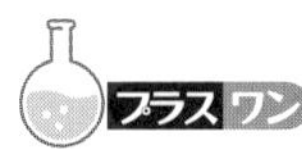

消石灰
水酸化カルシウムの俗称。
ソーダ灰
炭酸ナトリウムの俗称。

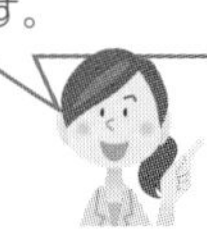

塩酸が多量の場合、発生するガスは霧状の水をかけて吸収させる。

クロルスルホン酸が少量の場合は「回収したあと洗い流す」(▶P.285)に分類できます。

●沃化(ようか)水素酸
漏洩した液は、ある程度水で徐々に希釈した後、**消石灰**や**ソーダ灰**等で**中和**し、**多量の水**を用いて**洗い流す**。
㊕塩酸　㊕硝酸　㊊㊕硫酸
少量の場合、**土砂等に吸着**させて取り除くか、または、ある程度水で徐々に希釈した後、**消石灰**、**ソーダ灰**などで**中和**し、**多量の水**を用いて**洗い流す**。 **多量**の場合、漏洩した液は土砂等で流れを止め、土砂等に**吸着させる**か、または安全な場所に導いて遠くから徐々に注水してある程度希釈した後、**消石灰**、**ソーダ灰**などで**中和**し、**多量の水**をかけて**洗い流す**。
●クロルスルホン酸（クロロスルホン酸）
少量の場合、**ベントナイト**、**活性白土**、**石膏**等を振りかけて**吸着**させ、**空容器**に**回収**した後、**多量の水**を用いて**洗い流す**。 **多量**の場合、漏洩した液は土砂等で流れを止め、**霧状の水**を徐々にかけ、十分に分解希釈した後、**ソーダ灰**、**消石灰**等で**中和**し、**多量の水**を用いて**洗い流す**。
●アクロレイン（アクリルアルデヒド）
少量の場合、漏洩した液は**亜硫酸水素ナトリウム**水溶液（約10%）で反応させた後、**多量の水**で十分に希釈して**洗い流す**。 **多量**の場合、漏洩した液は土砂等で流れを止め、安全な場所に穴を掘るなどしてこれを貯める。これに**亜硫酸水素ナトリウム**水溶液（約10%）を加え、ときどき攪拌して反応させた後、**多量の水**で十分に希釈して**洗い流す**。

重要度A ❷ 回収する

① 空容器に回収する

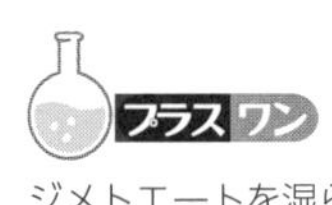

ジメトエートを湿らせてよい場合には、粉塵を防ぐために、湿らせてから掃き入れる。

㊊ジメトエート
こぼれた物質を容器内に**掃き入れる**。
㊊フェンバレレート
漏洩した液は、土砂等でその流れを止め、安全な場所に導き、**空容器**にできるだけ**回収**し、そのあとを土砂等に**吸着**させて掃き集め、**空容器**に**回収**する。

② 一定の処置をしながら空容器に回収する

●黄燐（おうりん）
漏出した黄燐の表面を、速やかに**土砂または多量の水で覆い**、**水を満たした空容器に回収**する。黄燐で汚染された土砂、物体にも同様の措置を採る。
㊕キシレン　㊕トルエン　㊕メチルエチルケトン（エチルメチルケトン）
少量の場合、漏洩した液は、土砂等に吸着させて**空容器**に**回収**する。 **多量**の場合、漏洩した液は土砂等でその流れを止め、安全な場所に導き、液の表面を**泡で覆い**、できるだけ**空容器**に**回収**する。

③ 灯油または流動パラフィンの入った容器に回収する

●カリウム　●ナトリウム
露出したものは、速やかに拾い集めて、**灯油または流動パラフィンの入った容器**に**回収**する。砂利、石等に付着している場合は砂利等ごと回収する。
●カリウムナトリウム合金
漏洩した液は速やかに乾燥した**砂等に吸着**させて、**灯油または流動パラフィンの入った容器**に**回収**する。

流動パラフィン
▶P.226

カリウム、ナトリウムは通常、石油中に保管しますね。
▶P.266、P.268

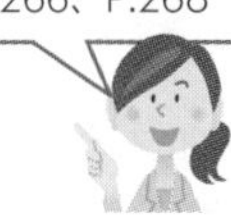

重要度 A

3 回収したあと洗い流す

① 回収したあと洗い流す

㊕硅弗化ナトリウム
飛散したものは**空容器**にできるだけ**回収**し、そのあとを**多量の水**を用いて**洗い流す**。
㊝塩素酸カリウム
飛散したものは速やかに掃き集めて**空容器**にできるだけ**回収**し、そのあとは**多量の水**を用いて**洗い流す**。
●水銀
空容器にできるだけ**回収**し、さらに土砂等を混ぜて全量を**回収**し、そのあとを**多量の水**で洗い流す。

㊕酢酸エチル

少量の場合、漏洩した液は、**土砂等に吸着**させて**空容器**に**回収**し、そのあとを**多量の水**を用いて**洗い流す**。
多量の場合、漏洩した液は、土砂等でその流れを止め、安全な場所へ導いた後、液の表面を**泡等で覆い**、できるだけ**空容器**に**回収**し、そのあとは**多量の水**で**洗い流す**。

●ヒドラジン

漏洩した液は、土砂等でその流れを止め、安全な場所に導き、密閉可能な**ステンレス製空容器**にできるだけ**回収**し、そのあとを**多量の水**を用いて**洗い流す**。

●過酸化ナトリウム

飛散したものは、**空容器**にできるだけ**回収**する。回収したものは、**発火**のおそれがあるので速やかに多量の水に溶かして処理する。回収したあとは、**多量の水**で**洗い流す**。

●二硫化炭素

少量の場合、漏洩した液は**水で覆った**後、**土砂等に吸着**させて**空容器**に**回収**し、**水封**して密栓する。そのあとを**多量の水**を用いて**洗い流す**。
多量の場合、漏洩した液は、土砂等でその流れを止め、安全な場所に導き、**水で覆った**後、**土砂等に吸着**させて**空容器**に**回収**し、**水封**して密栓する。そのあとを**多量の水**を用いて**洗い流す**。

用語

水封
水で満たして、空気などと接触しないようにすること。

② 回収したあと、一定の処理をしてから洗い流す

●硝酸銀

飛散したものは**空容器**にできるだけ**回収**し、そのあとを**食塩水**を用いて**沈殿させ**、**多量の水**で**洗い流す**。

●塩化バリウム　●硝酸バリウム

飛散したものは**空容器**にできるだけ**回収**し、そのあとを**硫酸ナトリウム**の水溶液を用いて**処理**し、**多量の水**を用いて**洗い流す**。

㊇メトミル　㊇硫酸第二銅　㊇硫酸第二銅·五水和物

飛散したものは**空容器**にできるだけ**回収**し、そのあとを**消石灰**、**ソーダ灰**等の水溶液を用いて**処理**し、**多量の水**を用いて**洗い流す**。

●モノクロル酢酸
飛散したものは、速やかに掃き集めて**空容器**に**回収**し、そのあとは**消石灰**、**ソーダ灰**等で**中和**し、**多量の水**を用いて**洗い流す**。
●硫化バリウム
飛散したものは**空容器**にできるだけ**回収**し、そのあとを**硫酸第一鉄**の水溶液を加えて処理し、**多量の水**を用いて**洗い流す**。
㊕クロム酸ナトリウム　㊕重クロム酸アンモニウム ㊕重クロム酸カリウム　●無水クロム酸 ●クロム酸亜鉛カリウム
飛散したものは**空容器**にできるだけ**回収**し、そのあとを、**還元剤**（**硫酸第一鉄**等）の水溶液を散布し、**消石灰**、**ソーダ灰**等の水溶液で処理した後、**多量の水**で**洗い流す**。
●亜塩素酸ナトリウム
飛散したものは**空容器**にできるだけ**回収**し、そのあとを**還元剤**（**硫酸第一鉄**等）の水溶液を散布し、**水酸化カルシウム**、**無水炭酸ナトリウム**等の水溶液で処理し、**多量の水**を用いて**洗い流す**。
●砒酸　●砒素　●三酸化二砒素
飛散したものは**空容器**にできるだけ**回収**し、そのあとを**硫酸第二鉄**等の水溶液を散布し、**消石灰**、**ソーダ灰**等の水溶液を用いて処理した後、**多量の水**で**洗い流す**。
㊝シアン化カリウム　㊝シアン化ナトリウム
飛散したものは**空容器**にできるだけ**回収**する。砂利等に付着している場合は砂利等を回収し、そのあとに**水酸化ナトリウム**、**ソーダ灰**等の水溶液を散布して**アルカリ性**（**pH11以上**）とし、さらに**酸化剤**（次亜塩素酸ナトリウム、さらし粉等）の水溶液で**酸化処理**を行い、**多量の水**を用いて**洗い流す**。
㊕クロロホルム　㊕四塩化炭素
漏洩した液は土砂等でその流れを止め、安全な場所に導き、**空容器**にできるだけ**回収**し、そのあとを**多量の水**を用いて**洗い流す**。洗い流す場合には**中性洗剤**等の**分散剤**を使用して洗い流す。

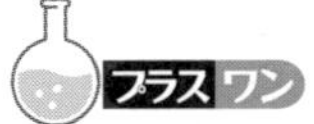

硝酸銀水溶液に塩酸を加えると、塩化銀の沈殿を生じる。
▶P.238、P.260

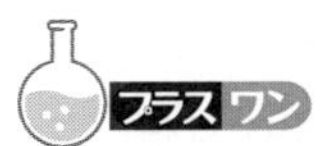

アルカリ性にするとき、pH8ぐらいではクロルシアンClCNが発生するので注意する。

用語

分散剤
凝集している粒子を分散させる薬剤。

㊕エチルチオメトン
㊕エチルパラニトロフェニルチオノベンゼンホスホネイト（EPN）
㊕ジクロルボス（DDVP）
㊕ダイアジノン　㊕フェンチオン（MPP）

漏洩した液は土砂等でその流れを止め、安全な場所に導き、**空容器**にできるだけ**回収**し、そのあとを**消石灰**等の水溶液を用いて処理し、**多量の水**を用いて**洗い流す**。洗い流す場合には**中性洗剤**等の**分散剤**を使用して洗い流す。

●硅弗化水素酸　●弗化水素酸

漏洩した液は土砂等でその流れを止め、安全な場所に導き、できるだけ**空容器**に**回収**し、そのあとを徐々に**注水**してある程度希釈した後、**消石灰**等の水溶液で処理し、**多量の水**を用いて**洗い流す**。発生するガスは**霧状の水**をかけて**吸収**させる。

ピクリン酸は通常、15％以上の水を含有させて貯蔵することとされていますね。▶P.269

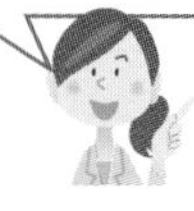

●ピクリン酸

飛散したものは**空容器**にできるだけ**回収**し、そのあとを**多量の水**を用いて**洗い流す**。なお、回収の際は飛散したものが**乾燥しないよう適量の水を散布**して行い、また、回収物の保管、輸送に際しても十分に**水分**を含んだ状態を保つようにする。**金属製**の用具や容器は**使用しない**。

重要度 A

4 ガスを吸収させたうえで洗い流す

具体的な作業の内容は、なるべく試験で出題されている記述に近いものとなるよう配慮しています。

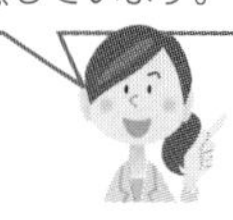

●エチレンオキシド

付近の着火源となるものは速やかに取り除く。漏洩した**ボンベ等**を**多量の水**に容器ごと投入して**ガスを吸収**させ、処理し、その**処理液**を**多量の水**で希釈して**流す**。

●四弗化硫黄

漏洩した**ボンベ等**を多量の**水酸化カルシウム水溶液**中に容器ごと投入して**ガスを吸収**させ、処理し、その**処理液**を**多量の水**で希釈して**流す**。

㊕フェンバレレート　㊕シアン化水素

漏洩した**ボンベ等**を多量の**水酸化ナトリウム**水溶液*に容器ごと投入して**ガスを吸収**させ、さらに**酸化剤**（次亜塩素酸ナトリウム、さらし粉等）の水溶液で**酸化処理**を行い、**多量の水**を用いて**洗い流す**。

＊20W/V%以上とする

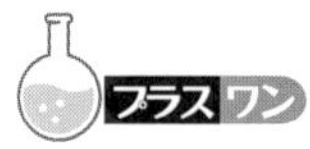

20W/V%以上
水溶液100 mL中に水酸化ナトリウムが20g以上溶けている濃度であること。

●ジボラン　●燐化水素
漏洩した**ボンベ等**を多量の**水酸化ナトリウム**水溶液と**酸化剤**（次亜塩素酸ナトリウム、さらし粉等）の水溶液の**混合溶液**に容器ごと投入して**ガス**を**吸収**させ、**酸化処理**し、そのあと（処理液）を**多量の水**を用いて**洗い流す**。
●水素化アンチモン　●水素化砒素　●セレン化水素
漏洩した**ボンベ等**を多量の**水酸化ナトリウム**水溶液と**酸化剤**（次亜塩素酸ナトリウム、さらし粉等）の水溶液の**混合溶液**に容器ごと投入して**ガス**を**吸収**させ、**酸化処理**し、この処理液を**処理設備**に持ち込み、毒物および劇物の**廃棄の方法**に関する基準に従って処理を行う。

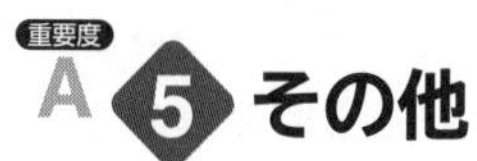

5 その他

① 吸収させる

●臭素
少量の場合、漏洩箇所や漏洩した液には**消石灰**を十分に散布して**吸収**させる。 **多量**の場合、漏洩箇所や漏洩した液には**消石灰**を十分に散布して、**むしろ**、**シート**等を被せ、その上にさらに**消石灰**を散布し**吸収**させる。漏洩容器には散水しない。

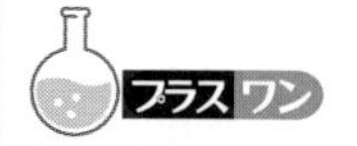

臭素のガスが多量に噴出した場所には、遠くから霧状の水をかけて吸収させる。

② 蒸発させる

●クロルメチル（塩化メチル） 農ブロムメチル（臭化メチル）
少量の場合、漏洩した液は、速やかに**蒸発**するので周辺に近づかないようにする。 **多量**の場合、漏洩した液は、土砂等でその流れを止め、液が広がらないようにして**蒸発**させる。

③ 中和する

●ホスゲン
漏洩した液は土砂等の流れを止め、安全な場所に導き、**重炭酸ナトリウム**、または**炭酸ナトリウム**と**水酸化カルシウム**からなる混合物の水溶液で注意深く**中和**する。

④ 専門家の指示により処理する

農クロルピクリン

少量の場合、漏洩した液は、布でふきとるかまたはそのまま風にさらして**蒸発**させる。
多量の場合、漏洩した液は、土砂等でその流れを止め、多量の**活性炭**または**消石灰**を散布して**覆い**、至急関係先に連絡して、**専門家の指示**により処理する。この場合、クロルピクリンが河川等に排出されないよう注意する。

⑤ 専門業者に委託する

●ジメチルアミン

付近の着火源となるものを速やかに取り除いた後、漏洩したボンベ等の**漏出箇所**に**木栓**等を打ち込み、できるだけ漏出を止め、さらに**濡れた布等で覆った**後、できるだけ速やかに**専門業者**に処理を委託する。

用語

木栓
漏出箇所に栓をする（穴埋めする）ために用いる木材。

重要度 B

6 飛散・漏洩時における基本的な対応

ここまでは、厚生労働省の基準に基づいて、最近の試験で出題された内容をまとめてきました。ただし、基準にはこれ以外に、飛散・漏洩時の応急措置の作業を行う際の、**基本的な対応**についても記載されています。これらの対応は、ほとんどの物質の飛散・漏洩時の応急措置に共通するものです。試験の出題内容に含まれることはまれですが、一応確認しておきましょう。

■飛散・漏洩時の応急措置の作業を行う際の基本的な対応

- 風下の人を退避させる
- 飛散または漏洩した場所の周辺にはロープを張るなどして人の立入りを禁止する
- 作業の際には必ず保護具を着用する
- 風下で作業しない
- 廃液が河川等に排出されないように注意する
- 付近の着火源となるものは速やかに取り除く

物質によっては基準に記載されていない内容もあります。

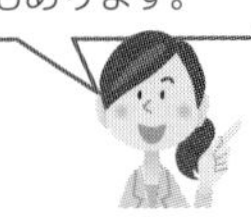

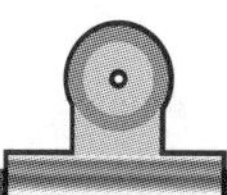

まとめて覚える！

◆回収したあと洗い流すまでの「一定の処理」のまとめ

（「❸回収したあと洗い流す」の②より ▶P.286 ～ 288）

毒物・劇物	「一定の処理」
・塩化バリウム ・硝酸バリウム	**硫酸ナトリウム**の水溶液を用いて処理
・メトミル ・硫酸第二銅 ・硫酸第二銅・五水和物	**消石灰**、**ソーダ灰**等の水溶液を用いて処理
・モノクロル酢酸	**消石灰**、**ソーダ灰**等で**中和**する
・硝酸銀	**食塩水**を用いて**沈殿**（塩化銀）とする
・硫化バリウム	**硫酸第一鉄**の水溶液を加えて処理
・クロム酸ナトリウム ・重クロム酸アンモニウム ・重クロム酸カリウム ・無水クロム酸	**還元剤**（**硫酸第一鉄**等）の水溶液を散布し、**消石灰**、**ソーダ灰**等の水溶液で処理
・亜塩素酸ナトリウム	**還元剤**（**硫酸第一鉄**等）の水溶液を散布し、**水酸化カルシウム**、**無水炭酸ナトリウム**等の水溶液で処理
・砒酸 ・砒素 ・三酸化二砒素	**硫酸第二鉄**等の水溶液を散布して、**消石灰**、**ソーダ灰**等の水溶液を用いて処理
・シアン化カリウム ・シアン化ナトリウム	砂利等に付着している場合は砂利等を回収し、そのあと**水酸化ナトリウム**、**ソーダ灰**等の水溶液を散布して**アルカリ性**（**pH11**以上）とし、さらに**酸化剤**（次亜塩素酸ナトリウム、さらし粉等）の水溶液で**酸化処理**を行う
・エチルチオメトン ・エチルパラニトロフェニルチオノベンゼンホスホネイト（EPN） ・ジクロルボス（DDVP） ・ダイアジノン ・フェンチオン（MPP）	**消石灰**等の水溶液を用いて処理
・硅弗化水素酸 ・弗化水素酸	徐々に**注水**してある程度希釈した後、**消石灰**等の水溶液で処理

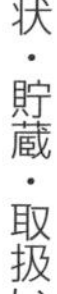

理解度把握○×テスト

KeyPoint	できたらチェック
洗い流す	□ 1 過酸化水素水が多量に漏洩した場合には、漏洩した液は土砂等でその流れを止め、安全な場所に導き、多量の水で十分に希釈して洗い流す。
	□ 2 硝酸が多量に漏洩した場合には、土砂等に吸着させて取り除くか、またはある程度水で徐々に希釈した後、消石灰、ソーダ灰等で中和し、多量の水を用いて洗い流す。
回収する	□ 3 カリウムの流動パラフィン浸漬品が漏洩した場合は、露出したものを速やかに拾い集めて、空容器に回収する。
回収したあと洗い流す	□ 4 シアン化カリウムが飛散した場合は空容器にできるだけ回収する。砂利等に付着している場合は砂利等を回収し、そのあと水酸化ナトリウム、ソーダ灰等の水溶液を散布してアルカリ性（pH11以上）とし、酸化剤の水溶液で酸化処理を行って、多量の水で洗い流す。
	□ 5 漏洩したクロロホルムは、空容器にできるだけ回収し、そのあとを中性洗剤等の分散剤を使用して多量の水で洗い流す。
	□ 6 ピクリン酸が飛散した場合は空容器にできるだけ回収し、そのあと還元剤（硫酸第一鉄等）の水溶液を散布し、消石灰、ソーダ灰等の水溶液で処理したのち、多量の水で洗い流す。
ガスを吸収させたうえで洗い流す	□ 7 エチレンオキシドが漏洩した場合には、漏洩したボンベ等を多量の水酸化ナトリウム水溶液に容器ごと投入してガスを吸収させ、処理し、その処理液を多量の水で希釈して流す。
その他	□ 8 ブロムメチルが多量に漏洩した場合は、消石灰を十分に散布して、むしろ、シート等をかぶせ、その上にさらに消石灰を散布して吸収させる。

解答 1.○　2.× これは硝酸の漏洩が少量の場合の説明である。多量に漏洩した場合には、漏洩した液を土砂等で流れを止め、土砂等に吸着させるか、または安全な場所に導いて遠くから徐々に注水してある程度希釈した後、消石灰、ソーダ灰等で中和し、多量の水をかけて洗い流す。　3.× カリウムは、灯油または流動パラフィンの入った容器に回収する。空容器に回収するのは誤り。　4.○　5.○　6.× これはクロム酸ナトリウムが飛散した場合の説明である。ピクリン酸は、回収の際に飛散したものが乾燥しないよう適量の水を散布して行うことや、金属製の容器等を使用してはならないことが重要である。　7.× エチレンオキシドが漏洩した場合には、漏洩したボンベ等を多量の水に容器ごと投入してガスを吸収させる。水酸化ナトリウム水溶液に投入するというのは誤りである。　8.× これは臭素が多量に漏洩した場合の説明である。ブロムメチルの場合は、漏洩した液を土砂等でその流れを止め、液が広がらないようにして蒸発させる。

模擬試験問題

●問題数　第１回：48問　第２回：50問
●試験時間　2時間

毒物劇物取扱者試験は、都道府県により科目名、問題数、試験時間、出題パターンが異なります。この模擬試験では、各都道府県の問題を分析し、２つの型にパターン化して模擬試験を出題しています。
各科目の正解率４割以上、全科目合計の正解率６割以上を目指して取り組みましょう。

※解答解説は、別冊のP.40以降に掲載しています。

この予想模擬試験には本試験の前の総復習として取り組み、実際の試験の前には受験される都道府県の過去問題を必ず確認して出題形式等をチェックするようにしましょう。

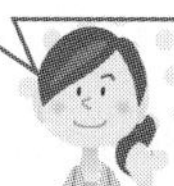

模擬試験〈第１回〉

■毒物および劇物に関する法規

＊法規に関する設問中、特に規定しない限り、毒物及び劇物取締法は「法」、毒物及び劇物取締法施行令は「政令」、毒物及び劇物指定令は「指定令」、毒物及び劇物取締法施行規則は「省令」と略称する。なお、法令の促音等の記述は、現代仮名遣いとする。（例：「あつて」→「あって」）

問題１　次の記述は、法第１条の条文である。（　　）内のア、イに当てはまる語句の組合せとして、正しいものはどれか。

「この法律は、毒物及び劇物について、（　ア　）の見地から（　イ　）を行うことを目的とする。」

	ア	イ
1	公衆衛生上	必要な取締
2	保健衛生上	必要な取締
3	公衆衛生上	必要な規制
4	保健衛生上	必要な規制

問題２　次の記述は、法第２条第1項の条文である。（　　）内に当てはまる語句として、正しいものはどれか。

「この法律で「毒物」とは、別表第一に掲げる物であって、医薬品及び（　　　）以外のものをいう。」

1　食品
2　食品添加物
3　危険物
4　医薬部外品

問題３　次の１～５のうち、法第２条第２項に規定する「劇物」に該当するものを１つ選びなさい。

1　水銀	2　ジボラン	3　砒素
4　アクリル酸	5　アリルアルコール	

問題４　次のうち、法第３条の規定に関する記述として、正しいものはどれか。

1　毒物・劇物の製造業の登録を受けた者は、毒物・劇物を販売または授与の目的で輸入することができる。

2　毒物・劇物を自ら使用する目的で輸入する場合は、毒物・劇物の輸入業の登録が必要である。

3　毒物・劇物の輸入業の登録を受けた者は、自ら輸入した毒物・劇物であれば、他の毒物劇物営業者に販売もしくは授与したり、またはその目的で貯蔵、運搬もしくは陳列することができる。

4　薬局の開設許可を受けた場合は、毒物・劇物の販売業の登録を受けなくても、毒物・劇物を販売することができる。

問題５　法第３条の２の規定に基づく特定毒物に関する次の記述の正誤について、正しい組合せを下の表から１つ選びなさい。

ア　特定毒物研究者は、特定毒物を製造することができる。

イ　特定毒物研究者は、特定毒物を学術研究以外の用途に使用してはならない。

ウ　特定毒物研究者は、毒物劇物営業者から特定毒物を譲り受けることはできるが、毒物劇物営業者に特定毒物を譲り渡すことはできない。

エ　特定毒物研究者または特定毒物使用者のみが、特定毒物を所持できる。

	ア	イ	ウ	エ
1	正	正	誤	誤
2	誤	正	誤	正
3	正	誤	正	正
4	誤	誤	正	誤

問題６　次の記述は、法第３条の３の条文である。(　　) 内のア～ウに当てはまる語句の組合せとして、正しいものはどれか。

「(　ア　)、幻覚又は（　イ　）の作用を有する毒物又は劇物（これらを含有する物を含む。）であって政令で定めるものは、みだりに摂取し、若しくは吸入し、又はこれらの目的で（　ウ　）してはならない。」

	ア	イ	ウ
1	酩酊	幻聴	販売
2	興奮	麻酔	所持
3	酩酊	麻酔	販売
4	興奮	幻聴	所持

問題７　毒物・劇物の営業の登録に関する次の記述の正誤について、正しい組合せを下の表から１つ選びなさい。

ア　毒物・劇物の販売業の登録は、店舗ごとに受けなければならない。

イ　毒物・劇物の輸入業の登録を受けようとする者は、その輸入業の営業所所在地の都道府県知事に申請書を提出しなければならない。

ウ　毒物・劇物の製造業または輸入業の登録は、６年ごとに更新を受けなければ、その効力を失う。

エ　毒物・劇物の販売業の登録は、一般販売業、農業用品目販売業および特定品目販売業に分けられる。

	ア	イ	ウ	エ
1	誤	正	誤	誤
2	誤	誤	正	正
3	正	正	誤	正
4	正	誤	正	誤

問題８　省令第４条の４の規定に基づく毒物・劇物の取扱い設備に関する次の記述の正誤について、正しい組合せを下の表から１つ選びなさい。

ア　毒物・劇物の輸入業者は、毒物・劇物の製造作業を行う場所に、毒物・劇物を含有する粉じん、蒸気または廃水の処理に要する設備または器具を備えなければならないとされている。

イ　毒物・劇物の販売業の店舗の貯蔵設備は、毒物・劇物とその他の物とを区分して貯蔵できるものでなければならない。

ウ　毒物・劇物を貯蔵する場所が、性質上かぎをかけることのできないものである場合は、その周囲に堅固なさくを設けることとされている。

エ　毒物・劇物を陳列する場所は、かぎをかける設備があることが原則であるが、例外として、毒物劇物取扱責任者によって常時直接監視できる場合には、この限りではない。

	ア	イ	ウ	エ
1	誤	正	正	誤
2	正	誤	正	誤
3	正	正	誤	正
4	誤	誤	誤	正

問題９　法第９条、第10条に規定されている、毒物劇物営業者が行う手続に関する次の記述の正誤について、正しい組合せを下の表から１つ選びなさい。

ア　毒物劇物営業者は、毒物・劇物を貯蔵する設備の重要な部分を変更したときは、60日以内に、その旨を届け出なければならない。

イ　毒物・劇物の製造業者は、登録を受けた毒物・劇物以外の毒物・劇物を製造しようとするときは、あらかじめ登録の変更を受けなければならない。

ウ　毒物劇物営業者は、氏名または住所（法人にあっては、その名称または主たる事務所の所在地）を変更しようとするときは、あらかじめ登録の変更を受けなければならない。

エ　毒物劇物営業者は、毒物・劇物の製造所、営業所または店舗での営業を廃止したときは、30日以内に、その旨を届け出なければならない。

	ア	イ	ウ	エ
1	正	正	誤	誤
2	正	誤	正	誤
3	誤	誤	正	正
4	誤	正	誤	正

問題10　政令第35条、第36条に規定されている登録票または許可証に関する次の記述の正誤について、正しい組合せを下の表から１つ選びなさい。

ア　毒物劇物営業者または特定毒物研究者は、登録票または許可証を破り、汚し、または失ったときは、登録票または許可証の再交付を申請することができる。

イ　毒物劇物営業者または特定毒物研究者は、登録票または許可証の再交付を受けた後、失った登録票または許可証を発見したときは、これを速やかに破棄しなければならない。

ウ　毒物劇物営業者または特定毒物研究者は、登録票または許可証の記載事項に変更を生じたときは、登録票または許可証の書換え交付を申請することができる。

	ア	イ	ウ
1	正	誤	正
2	誤	正	誤
3	誤	誤	誤
4	正	正	正

問題11　次の記述は、法第８条第１項の条文である。(　　)内のア、イに当てはまる語句の組合せとして、正しいものはどれか。

「次の各号に掲げる者でなければ、前条の毒物劇物取扱責任者となることができない。

一　(　ア　)

二　厚生労働省令で定める学校で、(　イ　)に関する学課を修了した者

三　都道府県知事が行う毒物劇物取扱者試験に合格した者」

	ア	イ
1	薬剤師	応用化学
2	医師	毒性学
3	薬剤師	毒性学
4	医師	応用化学

問題12　次の記述は、法第11条第４項、省令第11条の４の条文である。(　　)内のア、イに当てはまる語句の組合せとして、正しいものはどれか。

法第11条第４項

「毒物劇物営業者及び特定毒物研究者は、毒物又は厚生労働省令で定める劇物については、その容器として、(　ア　)を使用してはならない。」

省令第11条の４

「法第11条第４項に規定する劇物は、(　イ　)とする。」

	ア	イ
1	医薬品の容器として繰り返し使用される物	すべての劇物
2	医薬品の容器として繰り返し使用される物	麻酔作用のある劇物
3	飲食物の容器として通常使用される物	すべての劇物
4	飲食物の容器として通常使用される物	麻酔作用のある劇物

問題13　次のうち、毒物・劇物の表示に関する記述として、正しいものはどれか。

1　毒物劇物営業者および特定毒物研究者は、毒物の容器および被包に「医薬用外」の文字および黒地に白色をもって「毒物」の文字を表示しなければならない。

2　毒物劇物営業者および特定毒物研究者は、劇物の容器および被包に「医薬用外」の文字および白地に赤色をもって「劇物」の文字を表示しなければならない。

3　特定毒物研究者は、特定毒物の容器および被包には「医薬用外」の文字および赤地に白色をもって「特定毒物」の文字を表示しなければならない。

4　特定毒物研究者は、特定毒物を貯蔵し、または陳列する場所には「医薬用外」の文字および「特定毒物」の文字を表示しなければならない。

問題14　法第14条の規定に基づく毒物・劇物の譲渡手続に関する次の記述のうち、正しいものの組合せを下から１つ選びなさい。

ア　毒物劇物営業者は、毒物・劇物を他の毒物劇物営業者に販売し、または授与したときは、その都度、毒物・劇物の名称および数量、販売または授与の年月日、譲渡人の氏名、職業および住所（法人の場合は、その名称および主たる事務所の所在地）を書面に記載しておかなければならない。

イ　毒物劇物営業者は、譲受人から毒物・劇物の譲渡手続に係る書面の提出を受けなければ、毒物・劇物を毒物劇物営業者以外の者に販売し、または授与してはならない。

ウ　毒物劇物営業者が毒物・劇物を毒物劇物営業者以外の者に販売し、または授与する場合、毒物・劇物の譲渡手続に係る書面には、譲受人の押印が必要である。

エ　毒物劇物営業者は、毒物・劇物の譲渡手続に係る書面を、販売または授与の日から３年間、保存しなければならない。

1（ア、イ）　2（ア、エ）　3（イ、ウ）　4（ウ、エ）

問題15　次のうち、法第13条で「省令で定める方法により着色したものでなければ、これを農業用として販売し、又は授与してはならない。」とされている劇物として、政令で定められているものはどれとどれか。正しいものの組合せを下から１つ選びなさい。

ア　硫酸タリウムを含有する製剤たる劇物

イ　ジメチル-2,2-ジクロルビニルホスフェイト（DDVP）を含有する製剤たる劇物

ウ　ジクワットを含有する製剤たる劇物

エ　燐(りん)化亜鉛を含有する製剤たる劇物

1（ア、イ）　2（ア、エ）　3（イ、ウ）　4（ウ、エ）

問題16　塩酸（塩化水素15%含有）を、車両を使用して１回に5000kg以上運搬する場合に、政令第40条の５第２項の規定に基づく運搬方法に関する記述として、正しいものはどれか。

1　１人の運転者による連続運転時間が３時間を超える場合、交替して運転する者を同乗させなければならない。

2　車両には、応急の措置を講ずるために必要な保護具で厚生労働省令で定めるものを２人分以上備えなければならない。

3　車両に備えなければならない保護具として、保護手袋、保護長ぐつ、保護衣のほか、保護眼鏡が定められている。

問題17　政令第40条の6に規定されている、荷送人の通知義務に関する次の記述の正誤について、正しい組合せを下の表から1つ選びなさい。

ア　通知する書面には、毒物・劇物の名称、成分およびその含量並びに数量並びに事故の際に講じなければならない応急の措置の内容を記載する。

イ　荷送人による通知の相手方は、「荷受人」とされている。

ウ　通知の相手方から承諾を得れば、書面の交付に代えて、書面に記載すべき事項を電磁的方法によって提供することができる。

エ　車両ではなく、鉄道による運搬の場合は、荷送人の通知義務は免除される。

	ア	イ	ウ	エ
1	正	正	正	誤
2	誤	正	誤	正
3	誤	誤	誤	正
4	正	誤	正	誤

問題18　次の記述は、毒物及び劇物取締法施行令、同法施行規則の条文である。（　　）内のア～エに当てはまる語句の組合せとして、正しいものはどれか。なお、2か所の（ ア ）には同じ語句が入る。

施行令第40条の9第1項

「毒物劇物営業者は、毒物又は劇物を販売し、又は授与するときは、その販売し、又は授与する時までに、譲受人に対し、当該毒物又は劇物の（ ア ）及び取扱いに関する情報を提供しなければならない。ただし、当該毒物劇物営業者により、当該譲受人に対し、既に当該毒物又は劇物の（ ア ）及び取扱いに関する情報の提供が行われている場合その他厚生労働省令で定める場合は、この限りでない。」

施行規則第13条の10

「令第40条の9第1項ただし書に規定する厚生労働省令で定める場合は、次のとおりとする。

一　1回につき（ イ ）以下の（ ウ ）を販売し、又は授与する場合

二　令別表第一の上欄に掲げる物を主として生活の用に供する一般消費者に対して販売し、又は授与する場合」

施行令別表第一（＊上欄のみ抜粋）

一　（ エ ）又は硫酸を含有する製剤たる劇物（住宅用の洗浄剤で液体状のものに限る。）

二　ジメチル-2，2-ジクロルビニルホスフエイト（別名DDVP）を含有する製剤（衣料用の防虫剤に限る。）

	ア	イ	ウ	エ
1	貯蔵	400ミリグラム	毒物又は劇物	塩化水素
2	性状	400ミリグラム	毒物又は劇物	過酸化水素
3	貯蔵	200ミリグラム	劇物	過酸化水素
4	性状	200ミリグラム	劇物	塩化水素

問題19　次の記述は、法第18条第1項の条文である。（　　）内のア～エに当てはまる語句の組合せとして、正しいものはどれか。

「都道府県知事は、（ ア ）必要があると認めるときは、毒物劇物営業者若しくは（ イ ）から必要な報告を徴し、又は薬事監視員のうちからあらかじめ指定する者に、これらの者の製造所、営業所、店舗、研究所その他業務上毒物若しくは劇物を取り扱う場所に立ち入り、帳簿その他の物件を（ ウ ）させ、関係者に質問させ、若しくは試験のため必要な最小限度の分量に限り、毒物、劇物、第11条第２項の政令で定める物若しくはその疑いのある物を（ エ ）させることができる。」

	ア	イ	ウ	エ
1	保健衛生上	特定毒物研究者	検査	収去
2	犯罪捜査上	特定毒物研究者	収去	検査
3	保健衛生上	特定毒物使用者	検査	収去
4	犯罪捜査上	特定毒物使用者	収去	検査

問題20　次の記述は、登録が失効した場合等の措置を定めた法第21条第１項の条文を、販売業の場合について説明した文章である。（　　）内のア、イに当てはまる語句の組合せとして、正しいものはどれか。

「毒物・劇物の販売業者は、その営業の登録が効力を失ったときは、（ ア ）以内に、その店舗の所在地の都道府県知事（店舗の所在地が保健所を設置する市または特別区の区域にある場合においては、市長または区長）に、現に所有する（ イ ）の品名および数量を届け出なければならない。」

	ア	イ
1	15日	すべての毒物および劇物
2	30日	すべての毒物および劇物
3	15日	特定毒物
4	30日	特定毒物

■基礎化学

問題21　次の文は、物質の三態に関する記述である。(　　) 内のア～ウに当てはまる語句の組合せとして、正しいものはどれか。

・液体が固体になる変化を（ ア ）という。
・固体が液体を経ずに直接気体になる変化を（ イ ）という。
・状態変化のように、物質の種類は変わらずに、形状だけが変わる変化を（ ウ ）変化という。

	ア	イ	ウ
1	凝固	蒸発	化学
2	凝縮	気化	化学
3	凝固	昇華	物理
4	凝縮	昇華	化学
5	凝固	気化	物理

問題22　次のうち、酢酸の分子量として正しいものはどれか。ただし、原子量は、H＝1、C＝12、O＝16とする。

1　29　　2　32　　3　46
4　60　　5　74

問題23　次のうち、アルカリ土類金属に属する元素として正しいものはどれか。

1　Na　　2　Br　　3　K
4　Li　　5　Ca

問題24　次のうち、金属の単体に関する記述として、誤っているものはどれか。

1　常温常圧のもとではすべて固体である。
2　展性および延性がある。
3　電気伝導性がよい。
4　熱伝導性がよい。
5　金属光沢がある。

問題25　次のうち、ネオン原子（$_{10}Ne$）と同じ電子配置になっているものはどれか。

1　リチウムイオン（Li^{+}）
2　マグネシウムイオン（Mg^{2+}）
3　カリウムイオン（K^{+}）
4　カルシウムイオン（Ca^{2+}）
5　塩化物イオン（Cl^{-}）

問題26　次の分子のうち、極性分子はどれか。

1　水素の分子 H_2
2　塩素の分子 Cl_2
3　二酸化炭素の分子 CO_2
4　メタンの分子 CH_4
5　水の分子 H_2O

問題27　27℃、1.5×10^{5}Paのもとで100mLを占める気体を、9℃、1.0×10^{5}Paにすると、その体積は何mLになるか。ただし、0℃の絶対温度を273K（ケルビン）とする。

1　50mL　　2　100mL　　3　139mL
4　141mL　　5　163mL

問題28　コロイド溶液に関する次の記述の正誤について、正しい組合せを下の表から選びなさい。

ア　疎水コロイドに電解質を加えると沈殿する現象を、塩析という。
イ　親水コロイドは、多量の電解質を加えると沈殿する。
ウ　ブラウン運動とは、コロイド粒子自身の熱運動のことである。
エ　コロイド溶液に横から強い光を当てたとき、光の通路が輝いて見える現象を、チンダル現象という。

	ア	イ	ウ	エ
1	誤	正	誤	正
2	正	正	正	誤
3	誤	誤	誤	正
4	正	誤	正	誤
5	誤	正	正	誤

問題29　エタノールC_2H_5OH 18.4gを完全燃焼させたとき、生成する二酸化炭素の標準状態における体積は何Lか。ただし、エタノールが燃焼するときの化学反応式は以下の通りである。原子量は、H＝1、C＝12、O＝16とし、標準状態での気体1 molの体積は22.4Lとする。

$$C_2H_5OH + 3O_2 \rightarrow 2CO_2 + 3H_2O$$

1　8.96L　　2　13.44L　　3　17.92L
4　22.40L　　5　35.84L

問題30　次の①～③の熱化学方程式より、プロパンC_3H_8 1.0molの燃焼熱を求めると何kJになるか。ただし、（固）は固体、（液）は液体、（気）は気体の状態を示す。

① C（固）＋ O_2（気）＝ CO_2（気）＋ 394 kJ
②$2H_2$（気）＋ O_2（気）＝ $2H_2O$（液）＋ 572 kJ
③3C（固）＋ $4H_2$（気）＝ C_3H_8（気）＋ 105 kJ

1　1071kJ　　2　1182kJ　　3　2221kJ
4　2326kJ　　5　2431kJ

問題31　酸および塩基に関する次の記述の正誤について、正しい組合せを下の表から選びなさい。

ア　アレニウスの定義によると、水に溶けて水酸化物イオンOH^-を生じる物質を「酸」という。
イ　ブレンステッド・ローリーの定義によると、相手から水素イオンH^+を受け取る物質を「塩基」という。
ウ　蓚（しゅう）酸は、2価の酸である。
エ　1価の酸を「弱酸」といい、2価以上の酸を「強酸」という。

	ア	イ	ウ	エ
1	誤	正	誤	正
2	正	誤	誤	誤
3	誤	誤	正	正
4	正	誤	正	正
5	誤	正	正	誤

問題32　0.1mol/Lの酢酸CH_3COOHの水溶液10mLに水を加えて、全体で1000mLとした場合、この水溶液の水素イオン指数（pH）はおよそいくらになるか。ただし、この水溶液の温度は25℃、酢酸CH_3COOHの電離度は0.01とする。

1　2.0　　2　3.0　　3　4.0
4　5.0　　5　6.0

問題33　濃度のわからない水酸化カルシウム水溶液120mLを完全に中和するのに、0.60mol/Lの硫酸を100mL要した。この水酸化カルシウムのモル濃度は何mol/Lか。ただし、水酸化カルシウム水溶液、硫酸ともに電離度は１とする。

1　0.05mol/L　　2　0.20mol/L　　3　0.50mol/L
4　2.0mol/L　　5　5.0mol/L

問題34　次のうち、酸化と還元に関する記述として、正しいものはどれか。

1　原子が電子を受け取ったとき、その原子は酸化されたという。
2　還元剤は、反応相手の物質より還元されやすい物質である。
3　化合物中の各原子の酸化数の合計は、１とする。
4　単原子イオンでは、イオンの価数を酸化数とする。
5　物質が水素を受け取ったとき、その物質の酸化数は増加する。

問題35　次の文は、酸化還元反応に関する記述である。（　　）内のア～エに当てはまる語句の組合せとして、正しいものはどれか。

「$H_2S + I_2 \rightarrow S + 2HI$
上の化学反応式で示される酸化還元反応において、Ｉ原子の酸化数は（ ア ）ので、I_2は（ イ ）として働いている。また、Ｓ原子の酸化数は（ ウ ）ので、H_2Sは（ エ ）として働いている。」

	ア	イ	ウ	エ
1	減少している	酸化剤	増加している	還元剤
2	減少している	還元剤	増加している	酸化剤
3	増加している	酸化剤	減少している	還元剤
4	増加している	還元剤	減少している	酸化剤
5	変わらない	還元剤	増加している	酸化剤

問題36　次のうち、炭素棒を電極として塩化ナトリウム（NaCl）水溶液を電気分解したとき、陽極および陰極にそれぞれ生じる物質の組合せとして、正しいものはどれか。

	（陽極）	（陰極）
1	水素H_2	塩素Cl_2
2	塩素Cl_2	水素H_2
3	塩素Cl_2	ナトリウムNa
4	酸素O_2	ナトリウムNa
5	酸素O_2	水素H_2

問題37　次のうち、炎色反応で黄色を示す元素はどれか。

1　リチウムLi
2　砒(ひ)素As
3　ナトリウムNa
4　カルシウムCa
5　銅Cu

問題38　次のうち、官能基の式とその官能基の名称の組合せとして、誤っているものはどれか。

	（官能基の式）	（官能基の名称）
1	$-CH_3$	メチル基
2	$-CHO$	アルデヒド基
3	$-COOH$	カルボキシ基
4	$-SO_3H$	スルホ基
5	$-NO_2$	アミノ基

問題39　次のうち、アルコールに関する記述として、誤っているものはどれか。

1　ヒドロキシ基（−OH）のついた炭素原子に結合する炭化水素基の数が1個であるアルコールを、第1級アルコールという。
2　第1級アルコールを酸化させると、ケトンになる。
3　エタノールは、第1級アルコールである。
4　エタノールは1価アルコールである。
5　低級アルコールは水に溶けるが、高級アルコールは水に溶けにくい。

問題40　次のうち、フェノールの分子量として正しいものはどれか。フェノールはベンゼン環をもつ芳香族化合物の１つであり、その構造式は、次の通りである。ただし、原子量は、H＝1、C＝12、O＝16とする。

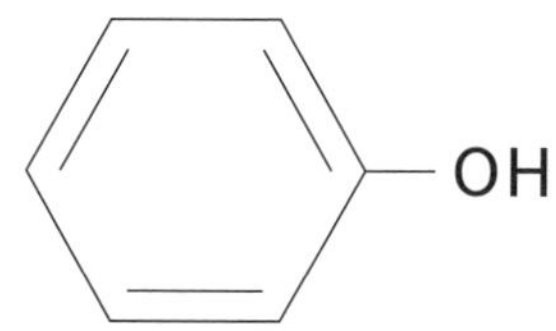

1　94　　2　89　　3　95
4　77　　5　83

■実地（性状・貯蔵・取扱い方法等）

問題41　次の物質の主な用途として最も適切なものを、下欄からそれぞれ１つずつ選びなさい。

(1)　四エチル鉛
(2)　ヒドラジン
(3)　ダイアジノン
(4)　燐化亜鉛

〈下欄〉
1　ロケット燃料
2　殺鼠剤
3　ガソリンのアンチノック剤
4　殺虫剤

問題42　次の物質の毒性に関する記述として最も適切なものを、下欄からそれぞれ１つずつ選びなさい。

(1)　シアン化水素
(2)　蓚酸
(3)　トルエン
(4)　メタノール

〈下欄〉
1　頭痛、めまい、嘔吐、下痢、腹痛を起こすほか、高濃度のときは昏睡を起こし、失明することがある。皮膚からも吸収される。
2　血液中のカルシウム分を奪取し、神経系を侵す。急性中毒症状として、胃痛、嘔吐、口腔や咽喉の炎症などがみられる。
3　吸入した場合、頭痛、食欲不振などがみられ、大量に吸入すると、大赤血球性貧血を起こす。皮膚からも吸収される。
4　極めて猛毒であり、ミトコンドリアの呼吸酵素に結合して細胞呼吸を阻害し、酸素の感受性の高い臓器から障害を受ける。

問題43　次の物質の鑑別方法として最も適切なものを、下欄からそれぞれ１つずつ選びなさい。

(1)　クロルピクリン
(2)　スルホナール
(3)　ニコチン
(4)　フェノール

〈下欄〉

1　この物質のエーテル溶液にヨードのエーテル溶液を加えると、褐色の液状沈殿を生じ、これを放置すると、赤色の針状結晶となる。
2　水溶液に金属カルシウムを加え、これにベタナフチルアミンおよび硫酸を加えると、赤色の沈殿を生成する。
3　水溶液に塩化鉄(Ⅲ)溶液を加えると、紫色を呈する。
4　木炭とともに加熱すると、メルカプタンの臭気を放つ。

問題44　次の物質が漏洩または飛散した場合の応急措置として最も適切なものを、下欄からそれぞれ１つずつ選びなさい。

(1)　ブロムメチル
(2)　メチルエチルケトン
(3)　硫化バリウム
(4)　クロム酸ナトリウム

〈下欄〉

1　多量に漏洩した場合、漏洩した液は、土砂等でその流れを止め、安全な場所に導き、液の表面を泡で覆い、できるだけ空容器に回収する。
2　飛散したものは空容器にできるだけ回収し、そのあとを硫酸第一鉄の水溶液を加えて処理し、多量の水で洗い流す。
3　多量に漏洩した場合、漏洩した液は、土砂等でその流れを止め、液が広がらないようにして蒸発させる。
4　飛散したものは空容器にできるだけ回収し、そのあとを還元剤（硫酸第一鉄等）の水溶液を散布し、消石灰、ソーダ灰等の水溶液で処理したのち、多量の水を用いて洗い流す。

問題45　次の物質について、中毒時の解毒または治療に用いる薬剤として最も適切なものを、下欄からそれぞれ１つずつ選びなさい。

⑴　イソキサチオン

⑵　メトミル

⑶　シアン化ナトリウム

⑷　硫酸タリウム

〈下欄〉

1　カルシウム剤

2　硫酸アトロピン

3　2-ピリジルアルドキシムメチオダイド（PAM）または硫酸アトロピン

4　亜硝酸ナトリウムおよびチオ硫酸ナトリウム

問題46　次の物質の常温常圧における性状の説明として、最も適切なものを下欄からそれぞれ１つずつ選びなさい。

⑴　シアン化カリウム

⑵　メタクリル酸

⑶　セレン

⑷　メチルメルカプタン

⑸　硫酸第二銅・五水和物

〈下欄〉

1　灰色の金属光沢を有するペレットまたは黒色の粉末。水には溶けないが、硫酸、二硫化炭素に溶ける。

2　腐ったキャベツ様の悪臭を有する無色の気体。可燃性で、強熱されると有毒なガスを生じる。

3　特徴的な臭気のある無色の液体または結晶。重合防止剤が添加されているが、加熱、直射日光、過酸化物または鉄さび等によって重合が始まり、爆発することがある。

4　青色あるいは濃い藍色の結晶、顆粒または粉末で、風解性がある。水に溶け、水溶液は酸性を示す。

5　白色の塊片または粉末。十分に乾燥したものは無臭である。空気中では湿気を吸収し、かつ空気中の二酸化炭素に反応して、有毒な青酸臭を放つ。

問題47　次の物質の貯蔵方法に関する説明として、最も適切なものを下欄からそれぞれ１つずつ選びなさい。

(1)　ナトリウム
(2)　黄燐（りん）
(3)　ピクリン酸
(4)　弗（ふっ）化水素酸
(5)　ベタナフトール

〈下欄〉

1　空気に触れると発火しやすいので、水中に沈めて瓶に入れ、さらに砂を入れた缶中に固定して、冷暗所に貯蔵する。
2　空気中にそのまま保存できないので、通常、石油中に保管し、冷所で雨水などの漏れが絶対にない場所に貯蔵する。
3　銅、鉄、コンクリートまたは木製のタンクにゴム、鉛、ポリ塩化ビニルまたはポリエチレンのライニングを施したものに保存し、火気厳禁とする。
4　空気や光線に触れると赤変するため、遮光して貯蔵する。
5　火気に対し安全で隔離された場所に、硫黄、ヨード、ガソリン、アルコール等と離して貯蔵する。鉄、銅、鉛等の金属容器は使用しない。

問題48　次の物質の廃棄方法として、最も適切なものを下欄からそれぞれ１つずつ選びなさい。

(1)　過酸化尿素
(2)　硝酸
(3)　一酸化鉛
(4)　エチレンオキシド
(5)　クロロホルム

〈下欄〉

1　多量の水で希釈して処理する。
2　過剰の可燃性溶剤または重油等の燃料とともに、アフターバーナーおよびスクラバーを備えた焼却炉の火室へ噴霧し、できるだけ高温で焼却する。
3　セメントを用いて固化し、溶出試験を行い、溶出量が判定基準以下であることを確認して埋立処分する。
4　徐々にソーダ灰または消石灰等の攪拌溶液に加えて中和させた後、多量の水で希釈して処理する。
5　多量の水に少量ずつガスを吹き込み、溶解し希釈した後、少量の硫酸を加え、アルカリ水で中和し、活性汚泥で処理する。

模擬試験〈第２回〉

■毒物および劇物に関する法規

＊法規に関する設問中、特に規定しない限り、毒物及び劇物取締法は「法」、毒物及び劇物取締法施行令は「政令」、毒物及び劇物取締法施行規則は「省令」と略称する。なお、法令の促音等の記述は、現代仮名遣いとする。（例：「あつて」→「あって」）

問題１　次の記述は、法第２条第３項の条文である。（　　）内に当てはまる語句として、正しいものはどれか。

「この法律で「特定毒物」とは、（　　　）であって、別表第三に掲げるものをいう。」

1　農薬　　2　特定品目　　3　医薬品又は医薬部外品　　4　毒物

問題２　次の１～５のうち、法第２条第３項に規定する「特定毒物」に該当するものを１つ選びなさい。

1　パラコート	2　四弗(ふっ)化硫黄	3　四アルキル鉛
4　チメロサール	5　モノクロル酢酸	

問題３　次の記述は、法第３条の２第９項の条文である。（　　）内のア、イに当てはまる語句の組合せとして、正しいものはどれか。

「毒物劇物営業者又は特定毒物研究者は、保健衛生上の危害を防止するため政令で特定毒物について（ア）、着色又は（イ）の基準が定められたときは、当該特定毒物については、その基準に適合するものでなければ、これを特定毒物使用者に譲り渡してはならない。」

	ア	イ
1	廃棄	運搬
2	品質	表示
3	廃棄	表示
4	品質	運搬

問題４　次のうち、法第３条の４の規定により、引火性、発火性または爆発性のある毒物・劇物であって政令で定められているものを１つ選びなさい。

1　トルエン
2　クロルメチル
3　亜塩素酸ナトリウム
4　水酸化ナトリウム

問題５　次の記述は、法第５条の条文を説明した文章である。（　　）内のア～ウに当てはまる語句の組合せとして、正しいものはどれか。

「（　ア　）（販売業の店舗の所在地が保健所を設置する市または特別区の区域にある場合は、その市長または区長）は、毒物・劇物の製造業、輸入業または販売業の登録を受けようとする者の（　イ　）が、省令で定める基準に適合しないと認めるとき、または、その者が法の規定によって登録を取り消され、取消しの日から起算して（　ウ　）を経過していないものであるときは、登録をしてはならない。」

	ア	イ	ウ
1	都道府県知事	設備	２年
2	厚生労働大臣	資格	２年
3	都道府県知事	資格	３年
4	厚生労働大臣	設備	３年

問題６　次の記述は、法第６条の２第３項第１号～第３号の条文である。（　　）内のア～ウに当てはまる語句の組合せとして、正しいものはどれか。

「都道府県知事は、次に掲げる者には、特定毒物研究者の許可を与えないことができる。

一　（　ア　）により特定毒物研究者の業務を適正に行うことができない者として厚生労働省令で定めるもの

二　麻薬、大麻、あへん又は（　イ　）の中毒者

三　毒物若しくは劇物又は薬事に関する罪を犯し、罰金以上の刑に処せられ、その執行を終わり、又は執行を受けることがなくなつた日から起算して（　ウ　）を経過していない者」

	ア	イ	ウ
1	心身の障害	アルコール	２年
2	心身の障害	覚せい剤	３年
3	身体機能の障害	アルコール	３年
4	身体機能の障害	覚せい剤	２年

問題７　次のうち、法第１０条の規定により、毒物劇物製造業者または特定毒物研究者が30日以内に届出をしなければならない場合として、定められていないものを１つ選びなさい。

1　毒物劇物製造業者が、製造所、営業所または店舗の名称を変更したとき。

2　特定毒物研究者が、研究を廃止したとき。

3　毒物劇物製造業者が、登録に係る毒物・劇物の品目以外の毒物・劇物を新たに追加したとき。

4　特定毒物研究者が、特定毒物の品目を変更したとき。

問題８　次のうち、毒物劇物取扱責任者に関する記述として、正しいものはどれか。

1　毒物・劇物の販売業者は、毒物・劇物を直接に取り扱わない場合であっても、店舗ごとに専任の毒物劇物取扱責任者を置かなければならない。

2　毒物・劇物の製造業者は、毒物劇物取扱責任者を変更したときは、30日以内に、その製造所の所在地の都道府県知事に、その毒物劇物取扱責任者の氏名を届け出なければならない。

3　一般毒物劇物取扱者試験に合格した者は、農業用品目販売業の店舗において、毒物劇物取扱責任者になることができない。

4　18歳未満の者であっても、都道府県知事が行う毒物劇物取扱者試験に合格した場合には、毒物劇物取扱責任者になることができる。

問題９　次のうち、法第１２条第２項の規定に基づく毒物・劇物の表示に関する記述として、誤っているものはどれか。

1　毒物劇物営業者は、その容器および被包に、毒物・劇物の成分およびその含量を表示しなければ、毒物・劇物を販売してはならない。

2　毒物劇物営業者は、毒物・劇物である有機燐（りん）化合物の容器および被包に、厚生労働省令で定める解毒剤の名称を表示しなければ、その有機燐（りん）化合物を販売してはならない。

3　毒物・劇物の製造業者または輸入業者は、その製造または輸入した毒物・劇物を販売するときは、その氏名および住所（法人の場合はその名称および主たる事務所の所在地）を、その容器および被包に表示しなければならない。

4　毒物劇物営業者は、その容器および被包に、毒物劇物取扱責任者の氏名を表示しなければ、毒物・劇物を販売してはならない。

問題10　法第15条の規定に基づく、毒物・劇物の交付の制限等に関する次の記述の正誤について、正しい組合せを下の表から1つ選びなさい。

ア　毒物劇物営業者は、満17歳の者に毒物・劇物を交付することができる。

イ　毒物劇物営業者は、大麻の中毒者に毒物・劇物を交付することはできない。

ウ　毒物劇物営業者は、ピクリン酸を交付する場合、その交付を受ける者の氏名および住所を確認した後でなければ交付してはならない。

エ　毒物劇物営業者は、ナトリウムを交付した場合、帳簿に交付した劇物の名称、交付の年月日、交付を受けた者の氏名および住所を記載しなければならない。

	ア	イ	ウ	エ
1	誤	正	正	正
2	誤	正	正	誤
3	正	正	誤	誤
4	正	誤	誤	正

問題11　次の記述は、毒物・劇物を運搬する車両に掲げる標識について定めた省令第13条の5の条文である。(　　)内のア～エに当てはまる語句の組合せとして、正しいものはどれか。

「令第40条の5第2項第2号に規定する標識は、(ア)メートル平方の板に地を(イ)色、文字を(ウ)色として(エ)と表示し、車両の前後の見やすい箇所に掲げなければならない。」

	ア	イ	ウ	エ
1	0.2	白	赤	「毒」または「劇」
2	0.2	黒	白	「毒」または「劇」
3	0.3	白	赤	「毒」
4	0.3	黒	白	「毒」

問題12　毒物劇物営業者が、その取扱いに係る毒物・劇物の事故の際に講じた措置に関する次の記述の正誤について、正しい組合せを下の表から１つ選びなさい。

ア　毒物劇物製造業者の製造所において、毒物が飛散し、周辺住民の多数に保健衛生上の危害が生じるおそれがあったので、直ちに、その旨を保健所、警察署または消防機関に届け出るとともに、保健衛生上の危害を防止するために必要な応急の措置を講じた。

イ　毒物劇物販売業者の店舗で保管していた劇物が盗難にあったが、保健衛生上の危害を生じるおそれがなかったので、警察署に届け出なかった。

ウ　毒物劇物輸入業者の営業所内で保管していた毒物が盗難にあったが、特定毒物ではなかったので、警察署に届け出なかった。

エ　毒物劇物販売業者の店舗内で劇物を紛失したので、少量ではあったが、直ちにその旨を警察署に届け出た。

	ア	イ	ウ	エ
1	正	誤	誤	正
2	誤	正	正	誤
3	正	正	誤	正
4	誤	誤	正	誤

問題13　次の記述は、業務上取扱者の届出について定めた法第22条第1項の条文である。(　　) 内のア～ウに当てはまる語句の組合せとして、正しいものはどれか。なお、2か所の（ ア ）には同じ語句が入る。

「政令で定める事業を行う者であってその業務上（ ア ）又は政令で定めるその他の毒物若しくは劇物を取り扱うものは、事業場ごとに、その業務上これらの毒物又は劇物を取り扱うこととなった日から（ イ ）以内に、厚生労働省令で定めるところにより、次に掲げる事項を、その事業場の所在地の都道府県知事（その事業場の所在地が保健所を設置する市又は特別区の区域にある場合においては、市長又は区長。〔中略〕）に届け出なければならない。

一　氏名又は住所（法人にあっては、その名称及び主たる事務所の所在地）

二　（ ア ）又は政令で定めるその他の毒物若しくは劇物のうち取り扱う毒物又は劇物の（ ウ ）

三　事業場の所在地

四　その他厚生労働省令で定める事項」

	ア	イ	ウ
1	亜塩素酸ナトリウム	15日	品目
2	亜塩素酸ナトリウム	30日	数量
3	シアン化ナトリウム	15日	数量
4	シアン化ナトリウム	30日	品目

問題14　次のうち、法第22条第１項および政令第41条、第42条の規定に照らし、業務上取扱者の届出が必要な事業として、誤っているものはどれか。

1　無機シアン化合物たる毒物およびこれを含有する製剤を使用して、金属熱処理を行う事業

2　無機水銀化合物たる毒物およびこれを含有する製剤を使用して、電気めっきを行う事業

3　最大積載量が5000kg以上の自動車に固定された容器を用いて、アクロレインを運搬する事業

4　砒(ひ)素化合物たる毒物およびこれを含有する製剤を使用して、しろありの防除を行う事業

問題15　次の記述は、毒物・劇物の廃棄の方法について定めた政令第40条各号の条文である。(　　) 内のア～エに当てはまる語句の組合せとして、正しいものはどれか。

「一　中和、加水分解、酸化、還元、（ア）その他の方法により、毒物及び劇物並びに法第11条第２項に規定する政令で定める物のいずれにも該当しない物とすること。

二　（イ）又は揮発性の毒物又は劇物は、保健衛生上危害を生ずるおそれがない場所で、少量ずつ（ウ）し、又は揮発させること。

三　可燃性の毒物又は劇物は、保健衛生上危害を生ずるおそれがない場所で、少量ずつ（エ）させること。

四（略）」

	ア	イ	ウ	エ
1	凝固	液体	放出	燃焼
2	凝固	ガス体	燃焼	溶解
3	稀釈	ガス体	放出	燃焼
4	稀釈	液体	燃焼	溶解

■基礎化学

問題16　次のうち、純物質でないものはどれか。１つ選びなさい。

1　塩酸
2　水
3　硝酸
4　塩化ナトリウム
5　塩素

問題17　元素の周期表に関する次の記述の正誤について、正しい組合せを下の表から選びなさい。

ア　周期表の縦の列を「族」、横の列を「周期」といい、1族、2族と12 ~ 18族の元素をまとめて遷移元素と呼ぶ。
イ　17族の元素はハロゲンと呼ばれ、1価の陰イオンになりやすい性質がある。
ウ　18族の元素は希ガスと呼ばれ、原子の電子配置が安定している。
エ　典型元素の価電子の数は、すべて族番号の1の位と一致している。

	ア	イ	ウ	エ
1	正	誤	誤	正
2	誤	正	正	正
3	誤	誤	正	誤
4	正	正	誤	正
5	誤	正	正	誤

問題18　次のうち、イオン化傾向と金属の化学的性質に関する記述として、正しいものはどれか。

1　マグネシウムのイオン化傾向は、亜鉛よりも小さい。
2　リチウムやナトリウムは、水と反応し、水酸化物と酸素O_2を発生させる。
3　イオン化傾向の大きい金属は、空気中の酸素との反応性が大きい。
4　水素よりもイオン化傾向の小さい金属は、硝酸や熱濃硫酸に溶け、気体の水素H_2を発生させる。
5　白金は王水に溶けるが、金は王水にも溶けない。

問題19　次の文は、化学結合に関する記述である。（　　）内のア～ウに当てはまる語句の組合せとして、正しいものはどれか。

「原子どうしが電子対を共有することによってできる化学結合を（ ア ）という。２つの水素原子Hは、互いの（ イ ）をそれぞれ出し合い、希ガスの（ ウ ）に似た安定した電子配置を完成させ、水素分子H_2となる。」

	ア	イ	ウ
1	イオン結合	電子	ネオン
2	共有結合	陽子	ヘリウム
3	配位結合	電子	ヘリウム
4	共有結合	電子	ヘリウム
5	配位結合	陽子	ネオン

問題20　ある気体を容器に入れ、8.3×10^5Pa、127℃に保ったとき、気体の密度は8.0ｇ/Lであった。この気体の分子量はいくらか。ただし、この気体は理想気体とする。また、絶対温度T〔K〕とセ氏温度t〔℃〕との関係は$T=t+273$とし、気体定数は8.3×10^3〔Pa･L/ (K･mol)〕とする。

1　16　　2　18　　3　32
4　44　　5　60

問題21　40℃の硝酸カリウムの飽和水溶液320ｇを60℃に加熱すると、あと何ｇの硝酸カリウムを溶かすことができるか。ただし、固体の溶解度は溶媒の水100ｇに溶けうる溶質の最大質量の数値〔g〕であり、硝酸カリウムの水に対する溶解度は40℃で60、60℃で110とする。

1　60g　　2　100g　　3　120g
4　220g　　5　320g

問題22　1-プロパノールC_3H_7OH 150ｇを完全燃焼させたとき生成する二酸化炭素の質量は何ｇか。ただし、1-プロパノールの分子量を60、二酸化炭素の分子量を44とする。また、1-プロパノールの燃焼は次の化学反応式で表される。

$$2C_3H_7OH + 9O_2 \rightarrow 6CO_2 + 8H_2O$$

1　44g　　2　88g　　3　132g
4　264g　　5　330g

問題23　次のpH指示薬を、pH3、pH11の無色透明の水溶液にそれぞれ加えたときに呈する色の正誤について、正しい組合せを下の表から選びなさい。

	(pH指示薬)	(pH3)	(pH11)
ア	フェノールフタレイン	青色	赤色
イ	メチルオレンジ	赤色	黄色
ウ	ブロモチモールブルー	黄色	青色

	ア	イ	ウ
1	誤	正	正
2	正	正	正
3	誤	正	誤
4	誤	誤	誤
5	正	誤	誤

問題24　2.0×10^{-2}mol/Lの希硫酸を過不足なく中和するために、1.0×10^{-1}mol/Lの水酸化ナトリウム水溶液を4.0mL要した。このとき、中和した希硫酸は何mLか。ただし、希硫酸、水酸化ナトリウム水溶液ともに電離度は1とする。

1　1.0mL　　2　2.5mL　　3　5.0mL
4　10mL　　5　20mL

問題25　酸化と還元に関する次の記述の正誤について、正しい組合せを下の表から選びなさい。

ア　物質が水素を失ったとき、還元されたという。
イ　物質が電子を失ったとき、還元されたという。
ウ　還元剤は、相手の物質を酸化し、自分自身は還元される物質である。
エ　過酸化水素は、酸化剤としても還元剤としても働く。

	ア	イ	ウ	エ
1	正	正	正	誤
2	誤	誤	誤	正
3	誤	誤	正	正
4	誤	正	正	誤
5	正	正	誤	正

問題26　酸化銅CuOと炭素Cが反応して、銅Cuと二酸化炭素CO_2が生じるときの化学反応式は、次の通りである。この化学反応に関する記述として、正しいものはどれか。

$2CuO + C \rightarrow 2Cu + CO_2$

1　この反応により、炭素Cは還元されている。
2　この反応の前後で、銅Cuの酸化数は、－２から０に増加している。
3　この反応で、酸化銅CuOは炭素Cによって還元されている。
4　この反応で、炭素Cは酸化剤として働いている。
5　この反応により、銅Cuは電子を失っている。

問題27　次のうち、電池に関する記述として、誤っているものはどれか。

1　電池の正極、負極は、電極となる金属のイオン化傾向の大小が関係している。
2　ボルタ電池は、希硫酸に浸した亜鉛板を負極、銅板を正極とした電池である。
3　放電の際、負極では酸化反応、正極では還元反応が起こる。
4　鉛蓄電池は、二酸化鉛を負極、鉛を正極とした電池である。
5　鉛蓄電池、リチウムイオン電池およびニッケル・水素電池は、繰り返し充電して使える二次電池である。

問題28　次の元素とその炎色反応の色の正誤について、正しい組合せを下の表から選びなさい。

（元素）　（炎色反応の色）
ア　バリウムBa　黄緑色
イ　リチウムLi　赤色
ウ　カリウムK　青緑色
エ　ストロンチウムSr　深赤色

	ア	イ	ウ	エ
1	誤	誤	正	正
2	正	正	誤	正
3	正	正	誤	誤
4	誤	正	正	誤
5	誤	誤	誤	正

問題29　次のうち、エステルに関する記述として、誤っているものはどれか。

1　エステルは、カルボン酸とアルコールが縮合することによって生成される。

2　酢酸エチルは、酢酸とエタノールから生成されるエステルである。

3　分子量の小さいエステルは、果実のような芳香を有する。

4　油脂は、グリセリンと高級脂肪酸のエステルである。

5　エステルは、水に溶けやすく、有機溶媒にもよく溶ける。

問題30　下の図は、芳香族化合物の反応系統図である。図中の（　　）内のア～オに当てはまる官能基の組合せとして、正しいものはどれか。

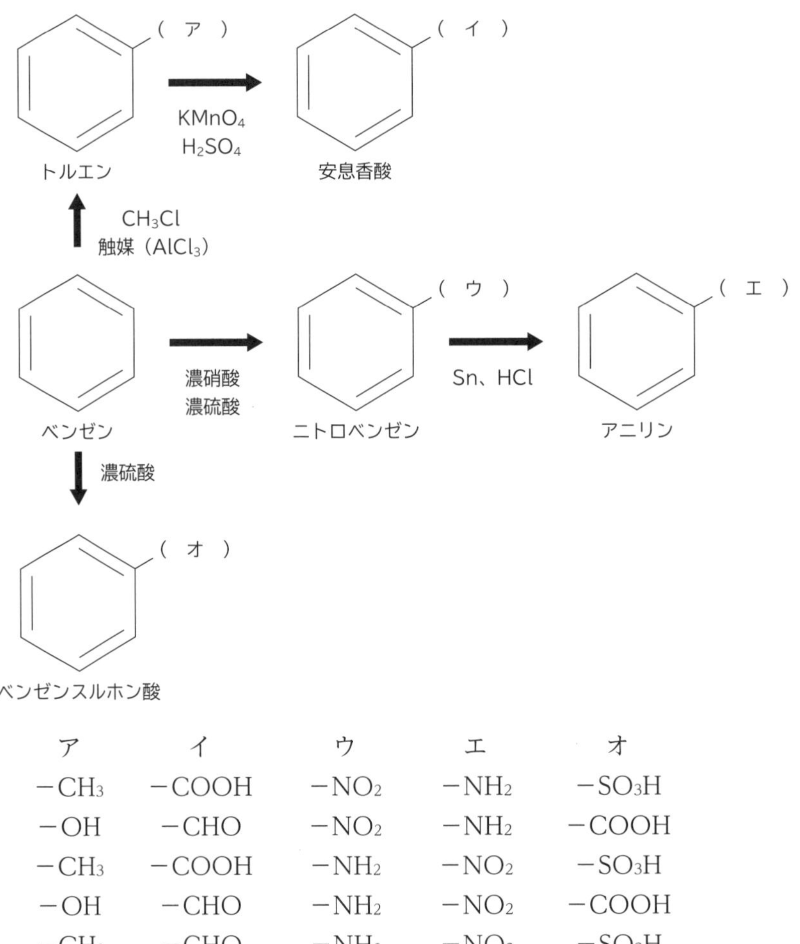

	ア	イ	ウ	エ	オ
1	$-CH_3$	$-COOH$	$-NO_2$	$-NH_2$	$-SO_3H$
2	$-OH$	$-CHO$	$-NO_2$	$-NH_2$	$-COOH$
3	$-CH_3$	$-COOH$	$-NH_2$	$-NO_2$	$-SO_3H$
4	$-OH$	$-CHO$	$-NH_2$	$-NO_2$	$-COOH$
5	$-CH_3$	$-CHO$	$-NH_2$	$-NO_2$	$-SO_3H$

■実地（性状・貯蔵・取扱い方法等）

問題31　次のうち、水酸化ナトリウムに関する記述として、誤っているものはどれか。

1　水溶液を白金線につけて火炎中に入れると、火炎は黄色に染まり、長時間続く。
2　水溶液は金属を腐食して水素を生成し、これが空気と混合して引火爆発を起こすことがある。
3　５％以下を含有する製剤は、劇物に該当しない。
4　圧縮容器に入れ、直射日光など温度上昇の原因を避けて、冷暗所に貯蔵する。

問題32　次のうち、過酸化水素に関する記述として、誤っているものはどれか。

1　無色透明の油状液体で、常温でも徐々に酸素と水に分解する。
2　水に溶けやすく、オキシドールは、過酸化水素の濃度約３％の水溶液である。
3　廃棄するときは、酸で中和させてから、多量の水で希釈して処理する。
4　殺菌消毒剤のほか、紙・パルプ・天然繊維の漂白剤などに用いられる。

問題33　次のうち、三酸化二砒素に関する記述として、誤っているものはどれか。

1　「毒物」に該当する。
2　解毒剤として、2-ピリジルアルドキシムメチオダイド（PAM）を用いる。
3　火災等で強熱されると、溶血作用をもつ煙霧を生じる。
4　吸入すると、気管支等の粘膜を刺激し、チアノーゼ等を起こす。

問題34　次のうち、四塩化炭素に関する記述として、誤っているものはどれか。

1　麻酔性の芳香臭を有する可燃性の液体である。
2　蒸気を吸入すると、黄疸のように角膜が黄色となり、尿毒症様を呈する。
3　アルコール性の水酸化カリウムと銅粉とともに煮沸すると、黄赤色沈殿を生成する。
4　亜鉛または錫メッキを施した鋼鉄製容器で保管し、高温に接しない場所に貯蔵する。

問題35　沃（よう）素に関する次の記述の正誤について、正しい組合せを下の表から選びなさい。

ア　金属様の光沢がある黒灰色の稜板状結晶で、風解性がある。

イ　蒸気を吸入すると、めまいや頭痛を伴う一種の酩酊状態を引き起こす。

ウ　デンプンと反応すると、黄褐色を呈する。

エ　貯蔵するときは、気密容器を用い、通風のよい冷所に貯蔵する。

	ア	イ	ウ	エ
1	誤	正	正	誤
2	正	誤	誤	正
3	誤	正	誤	正
4	正	誤	正	誤

問題36　次のうち、硫酸亜鉛に関する記述として、誤っているものはどれか。

1　七水和物は、白色の顆粒または結晶性粉末であり、風解性がある。

2　水に溶かして硫化水素を通じると、青色の沈殿を生成する。

3　水溶液に塩化バリウムを加えると、白色の沈殿を生成する。

4　「農業用品目」に該当する。

問題37　次のうち、アクロレインに関する記述として、誤っているものはどれか。

1　刺激臭のある無色または帯黄色の液体であり、引火性がある。

2　安定剤を加え、空気を遮断して貯蔵する。

3　多量に漏洩した場合は、土砂等でその流れを止め、安全な場所に穴を掘るなどして貯め、亜硫酸水素ナトリウム（約10%）を加える。これを撹拌して反応させた後、多量の水で十分に希釈してから洗い流す。

4　保護具として、保護手袋、保護長ぐつ、保護衣、保護眼鏡が定められている。

問題38　ホスゲンに関する次の記述の正誤について、正しい組合せを下の表から選びなさい。

ア　青草臭のある無色の気体（または圧縮液化気体）である。

イ　水により分解されて、二酸化窒素を生成する。

ウ　蒸気は空気より重く、窒息性がある。

エ　「劇物」に指定されている。

	ア	イ	ウ	エ
1	正	誤	正	誤
2	誤	正	正	誤
3	誤	誤	誤	正
4	正	正	誤	正

問題39　アジ化ナトリウムに関する次の記述の正誤について、正しい組合せを下の表から選びなさい。

ア　アジ化ナトリウム10％以下を含有する製剤は、毒物から除外される。

イ　無色無臭の結晶で、水に溶けにくい。

ウ　試薬、医療検体の防腐剤などに用いられる。

エ　酸と反応し、有毒なアジ化水素酸を生じる。

	ア	イ	ウ	エ
1	正	誤	正	誤
2	誤	誤	正	正
3	正	正	誤	誤
4	誤	正	誤	正

問題40　硫酸に関する次の記述の正誤について、正しい組合せを下の表から選びなさい。

ア　無色透明の油状液体で、濃硫酸は比重が極めて小さい。

イ　希硫酸に塩化バリウムを加えると、黒色の沈殿が生じる。

ウ　廃棄するときは、徐々に石灰乳などの攪拌溶液に加え中和させた後、多量の水で希釈して処理する。

エ　多量に漏洩した場合は、土砂等でその流れを変えて、付近の河川へ排出する。

	ア	イ	ウ	エ
1	誤	誤	正	誤
2	誤	正	正	正
3	正	正	誤	誤
4	正	誤	誤	正

問題41　次のうち、臭素に関する記述として、誤っているものはどれか。

1　刺激臭のある赤褐色の重い液体であり、揮発性がある。

2　多量に漏洩した場合には、漏洩箇所や漏洩した液に水酸化カルシウムを十分に散布し、むしろ等を被せた上にさらに水酸化カルシウムを散布して吸収させる。

3　保護具として、保護手袋、保護長ぐつ、保護衣、普通ガス用防毒マスクが定められている。

4　廃棄するときは、酸化法によって処理する。

問題42　次のうち、無水クロム酸に関する記述として、誤っているものはどれか。

1　暗赤色の針状結晶で、潮解性がある。

2　水に溶けやすく、酸化性が強い。

3　飛散したものは空容器にできるだけ回収し、そのあとを多量の水で洗い流す。回収の際は、飛散したものが乾燥しないよう、適量の水を散布して行う。

4　廃棄するときは、還元沈殿法によって処理する。

問題43　次のうち、アニリンに関する記述として、誤っているものはどれか。

1　特有の臭気を有する無色透明の油状液体で、空気に触れると赤褐色を呈する。

2　水溶液にさらし粉を加えると、黄色を呈する。

3　吸入するとチアノーゼが現れ、脈拍や血圧が下降し、嘔吐、下痢、けいれん等の症状を起こす。

4　皮膚から吸収した場合も、吸入の場合と同様の中毒症状を起こす。

問題44　次のうち、二硫化炭素に関する記述として、誤っているものはどれか。

1　麻酔性の芳香を有する無色透明の液体で、水によく溶ける。

2　引火性が強く、着火した場合は、十分な水を用いて消火する。

3　少量ならば共栓ガラス瓶、多量ならば鋼製ドラム缶などを使用し、直射日光を受けない冷所で貯蔵する。

4　廃棄するときは、次亜塩素酸ナトリウム水溶液と水酸化ナトリウムの混合溶液を撹拌した中に滴下し、酸化分解させた後、多量の水で希釈して処理する。

問題45　硝酸銀に関する次の記述の正誤について、正しい組合せを下の表から選びなさい。

ア　無色透明の結晶で、光によって分解して黒変する。

イ　水溶液に塩酸を加えると、白色の沈殿を生じる。

ウ　強力な酸化剤であり、腐食性がある。

エ　飛散したものは空容器にできるだけ回収し、そのあとを食塩水を用いて沈殿に変化させ、多量の水で洗い流す。

	ア	イ	ウ	エ
1	誤	誤	正	誤
2	誤	正	誤	正
3	正	正	正	正
4	正	誤	誤	誤

問題46　次のうち、重クロム酸カリウムに関する記述として、誤っているものはどれか。

1　青色の柱状結晶である。

2　水に溶けるが、アルコールには溶けない。

3　酢酸鉛の水溶液を加えると、黄色の沈殿を生じる。

4　工業用の酸化剤、媒染剤などに用いられる。

問題47　塩素に関する次の記述の正誤について、正しい組合せを下の表から選びなさい。

ア　窒息性臭気をもつ黄緑色の気体であるが、冷却すると、黄白色固体となる。

イ　水素やアセチレンと爆発的に反応する。

ウ　紙やパルプなどの漂白、さらし粉の原料などに用いられる。

エ　皮膚が液に触れると凍傷を起こすことがあるが、ガスによって皮膚が侵されることはない。

オ　廃棄するときは、アルカリ法または還元法によって処理する。

	ア	イ	ウ	エ	オ
1	正	正	正	正	誤
2	誤	誤	正	正	誤
3	正	誤	誤	誤	正
4	正	正	正	誤	正

問題48　ホルマリンに関する次の記述の正誤について、正しい組合せを下の表から選びなさい。

ア　催涙性の刺激臭がある無色透明の液体であるが、高温になると混濁する。

イ　空気中の酸素によって酸化され、蟻(ぎ)酸を生じる。

ウ　フェーリング溶液とともに熱すると、白色の沈殿を生成する。

エ　アンモニア水を加え、さらに硝酸銀溶液を加えると、金属銀を析出する。

オ　ガラス瓶を使用し、少量のアルコールを加え、密栓して常温で保存する。

	ア	イ	ウ	エ	オ
1	誤	正	正	正	正
2	正	誤	正	誤	誤
3	誤	正	誤	正	正
4	正	誤	誤	誤	誤

問題49　カリウムに関する次の記述の正誤について、正しい組合せを下の表から選びなさい。

ア　銀白色の軟らかい金属で、長時間空気に触れると自然発火する。

イ　水と反応して発熱するが、二酸化炭素とは反応しない。

ウ　白金線につけて熱すると、炎が黄色になる。

エ　空気中にはそのまま貯えられないので、通常、石油中に貯蔵し、水分の混入や火気を避けて保管する。

オ　流動パラフィン浸漬品が漏洩した場合は、露出したものを速やかに拾い集め、灯油または流動パラフィンの入った容器に回収する。

	ア	イ	ウ	エ	オ
1	正	誤	正	正	誤
2	誤	正	誤	誤	正
3	正	誤	誤	正	正
4	誤	正	正	誤	誤

問題50　ニトロベンゼンに関する次の記述の正誤について、正しい組合せを下の表から選びなさい。

ア　アーモンド様の香気を有する無色または微黄色の液体で、光線を屈折させる。

イ　吸湿性で、水に溶けやすい。

ウ　アルコールには溶けない。

エ　純アニリンの製造原料、合成化学の酸化剤などに用いられる。

オ　廃棄するときは、沈殿法によって処理する。

	ア	イ	ウ	エ	オ
1	誤	正	正	誤	正
2	正	誤	誤	正	誤
3	誤	正	正	正	誤
4	正	誤	誤	誤	正

さくいん

アルファベット

あ

い

う

え

お

か

き

く

け

こ

ね

の

は

ひ

ふ

へ

ほ

●法改正・正誤等の情報につきましては、下記「ユーキャンの本」
ウェブサイト内「追補（法改正・正誤）」をご覧ください。
https://www.u-can.co.jp/book/information

●本書の内容についてお気づきの点は
・「ユーキャンの本」ウェブサイト内「よくあるご質問」をご参照ください。
https://www.u-can.co.jp/book/faq
・郵送・FAXでのお問い合わせをご希望の方は、書名・発行年月日・お客様のお名前・ご住所・FAX番号をお書き添えの上、下記までご連絡ください。
【郵送】〒169-8682　東京都新宿北郵便局 郵便私書箱第2005 号
ユーキャン学び出版 毒物劇物取扱者資格書籍編集部
【FAX】03-3350-7883
◎より詳しい解説や解答方法についてのお問い合わせ、他社の書籍の記載内容等に関しては回答いたしかねます。

●お電話でのお問い合わせ・質問指導は行っておりません。

ユーキャンの 毒物劇物取扱者 28日で完成！ 合格テキスト＆問題集

2023年３月10日　初　版　第１刷発行
2023年８月１日　初　版　第２刷発行
2024年８月１日　初　版　第３刷発行

編　者　ユーキャン毒物劇物取扱者試験研究会
発行者　品川泰一
発行所　株式会社 ユーキャン 学び出版
〒151-0053
東京都渋谷区代々木1-11-1
Tel 03-3378-2226

編　集　株式会社 東京コア

発売元　株式会社 自由国民社
〒171-0033
東京都豊島区高田3-10-11
Tel 03-6233-0781（営業部）

印刷・製本　シナノ書籍印刷株式会社

※落丁・乱丁その他不良の品がありましたらお取り替えいたします。お買い求めの書店か自由国民社営業部（Tel 03-6233-0781）へお申し出ください。

 ISBN978-4-426-61476-8

ユーキャンの
毒物劇物取扱者 合格テキスト&問題集

別冊
重要ポイント集・模擬試験解答解説

重要ポイント集

模擬試験解答解説

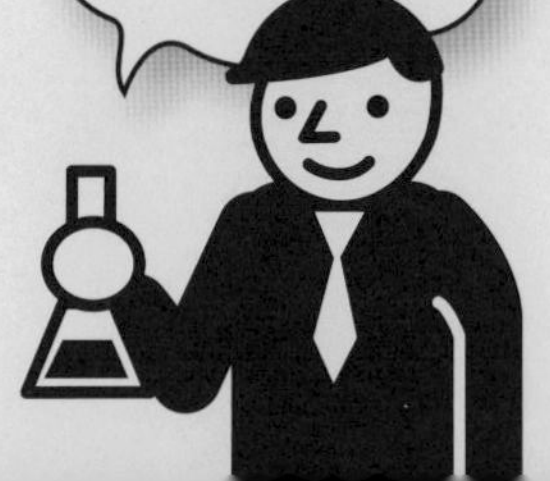

持ち運べるから
スキマ時間に
試験当日に大活躍！

重要ポイントまとめ　# 1 毒物および劇物に関する法規

Lesson 1　毒劇法の目的・定義

●毒劇法の目的（法第１条）

この法律は、毒物及び劇物について、**保健衛生上の見地**から**必要な取締**を行うことを目的とする。

●定義

「毒物」（法第２条第１項）

この法律で「**毒物**」とは、別表第一に掲げる物であって、**医薬品**及び**医薬部外品**以外のものをいう。

「劇物」（法第２条第２項）

この法律で「**劇物**」とは、別表第二に掲げる物であって、**医薬品**及び**医薬部外品**以外のものをいう。

「特定毒物」（法第２条第３項）

この法律で「**特定毒物**」とは、**毒物**であって、別表第三に掲げるものをいう。

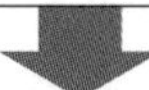

主な特定毒物：四アルキル鉛、モノフルオール酢酸アミド、パラチオン等

Lesson 2　毒物・劇物の禁止規定

●毒物劇物営業者

毒物劇物営業者
- ①**製造業者**…毒物・劇物の**製造業**の**登録**を受けた者
- ②**輸入業者**…毒物・劇物の**輸入業**の**登録**を受けた者
- ③**販売業者**…毒物・劇物の**販売業**の**登録**を受けた者

●毒物・劇物の製造（法第３条第１項）

毒物又は劇物の**製造業**の**登録**を受けた者でなければ、毒物又は劇物を販売又は授与の目的で**製造**してはならない。

●毒物・劇物の輸入（法第３条第２項）

> 毒物又は劇物の**輸入業**の**登録**を受けた者でなければ、毒物又は劇物を販売又は授与の目的で**輸入**してはならない。

●毒物・劇物の販売・授与、貯蔵・運搬・陳列（法第３条第３項）

> 毒物又は劇物の**販売業**の**登録**を受けた者でなければ、毒物又は劇物を**販売**し、**授与**し、又は販売若しくは授与の目的で**貯蔵**し、**運搬**し、若しくは**陳列**してはならない。但し、毒物又は劇物の**製造業者**又は**輸入業者**が、その製造し、又は輸入した毒物又は劇物を、他の毒物又は劇物の製造業者、輸入業者又は販売業者（以下「**毒物劇物営業者**」という。）に販売し、授与し、又はこれらの目的で貯蔵し、運搬し、若しくは陳列するときは、この限りでない。

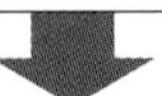

製造業者は、**自ら製造した毒物・劇物**であれば（**輸入業者**は、**自ら輸入した毒物・劇物**であれば）、**販売業の登録を受けなくても**、他の毒物劇物営業者に販売・授与することができ、また、販売・授与の目的での貯蔵、運搬、陳列もできる。

●特定毒物研究者と特定毒物使用者

- ●**特定毒物研究者**…**学術研究**のために特定毒物を**製造**・**使用**することを、**都道府県知事**（または指定都市の長）から**許可**された者
- ●**特定毒物使用者**…特定毒物を**使用**することができる者として**品目ごとに施行令で指定**された者

●特定毒物の取扱いに関するまとめ

取扱い	取り扱いが認められる者
製造	①製造業者　②特定毒物**研究者**（学術研究）
輸入	①輸入業者　②特定毒物**研究者**（学術研究）
使用	①特定毒物**研究者**（学術研究） ②特定毒物**使用者**（政令が定めた用途） ③製造業者（毒物・劇物の製造）
譲渡・譲受・所持	①毒物劇物**営業者**（製造業者・輸入業者・販売業者） ②特定毒物**研究者** ③特定毒物**使用者**（使用できるもののみ）

Lesson 3　政令による規制

●特定毒物使用者が使用できる特定毒物

品 目	用途	着色
四アルキル鉛を含有する製剤	ガソリンへの混入	赤・青・黄・緑色
モノフルオール酢酸の塩類を含有する製剤	野ねずみの駆除	深紅色
ジメチルエチルメルカプトエチルチオホスフェイトを含有する製剤	害虫の防除	紅色
モノフルオール酢酸アミドを含有する製剤	害虫の防除	青色
燐化アルミニウムとその分解促進剤とを含有する製剤	ねずみ・昆虫等の駆除	—

●興奮、幻覚または麻酔の作用を有する毒物・劇物（法第３条の３）

興奮、幻覚又は麻酔の作用を有する毒物又は劇物（これらを含有する物を含む。）であって政令で定めるものは、みだりに摂取し、若しくは吸入し、又はこれらの目的で所持してはならない。

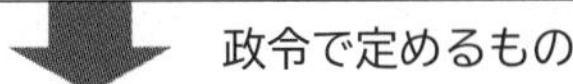

政令で定めるものとは…

●原体：トルエン

●製剤：シンナー　接着剤　塗料　充てん料

酢酸エチル、トルエンまたはメタノールを含有するもの

Lesson 4　営業の登録

●営業の登録に関するまとめ

業種	登録単位	申請先	有効期間
製造業	製造所ごと	製造所の所在地の**都道府県知事**	５年
輸入業	営業所ごと	営業所の所在地の**都道府県知事**	５年
販売業	店舗ごと	店舗の所在地の**都道府県知事、市長**または**区長**	６年

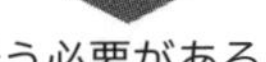

有効期間満了の１か月前までに登録更新申請を行う必要がある

●販売業の登録の種類と販売等ができる品目

販売業の登録の種類	販売等ができる品目
一般販売業	毒物・劇物の**すべての品目**
農業用品目販売業	**農業上必要**な毒物・劇物であって、厚生労働省令（施行規則）で定めるもののみ
特定品目販売業	厚生労働省令（施行規則）で定める劇物（**特定品目**）のみ

Lesson 5　登録の変更、特定毒物研究者の許可など

●登録の変更（法第９条第１項）

毒物又は劇物の**製造業者**又は**輸入業者**は、**登録を受けた毒物又は劇物以外**の毒物又は劇物を製造し、又は輸入しようとするときは、**あらかじめ**、第６条第２号に掲げる事項〔製造または輸入しようとする**毒物・劇物の品目**〕につき**登録の変更**を受けなければならない。

●変更等の届出（法第10条第１項、施行規則第10条の２）

毒物劇物営業者は次の場合、**30日**以内に**届出**をしなければならない。

1 **氏名**または**住所**（法人の場合は**名称**または主たる事務所の**所在地**）を**変更**したとき
2 毒物・劇物を製造し、貯蔵し、または運搬する**設備**の**重要な部分**を**変更**したとき
3 その他厚生労働省令で定める事項を変更したとき
　1）製造所、営業所または店舗の**名称**の**変更**
　2）登録に係る毒物・劇物の**品目**の**変更**（製造・輸入を**廃止**した場合に限る）
4 当該製造所、営業所または店舗における**営業**を**廃止**したとき

●特定毒物研究者の許可を与えないことができる場合（法第６条の２第３項）

1 **心身の障害**により特定毒物研究者の業務を適正に行うことができない者として厚生労働省令で定めるもの
2 **麻薬**、**大麻**、**あへん**または**覚せい剤**の**中毒者**
3 毒物もしくは劇物または薬事に関する**罪を犯し**、**罰金**以上の刑に処せられ、その執行を終わり、または執行を受けることがなくなった日から起算して**３年**を経過していない者
4 第19条第４項の規定により**許可**を取り消され、取消しの日から起算して**２年**を経過していない者

Lesson 6　毒物劇物取扱責任者

●毒物劇物取扱責任者の選任の原則と例外（法第7条第1項）

毒物劇物営業者は、毒物又は劇物を**直接に取り扱う**製造所、営業所又は店舗ごとに、専任の毒物劇物取扱責任者を置き、毒物又は劇物による保健衛生上の危害の防止に当たらせなければならない。ただし、自ら毒物劇物取扱責任者として毒物又は劇物による保健衛生上の危害の防止に当たる製造所、営業所又は店舗については、この限りでない。

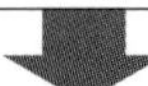

毒物・劇物を**直接取り扱わない**毒物劇物営業者は責任者を置かなくてもよい
└ 伝票操作のみの販売を行う場合など（ただし輸入業の場合は必ず必要）

●1人の毒物劇物取扱責任者による兼任が認められる場合（法第7条第2項）

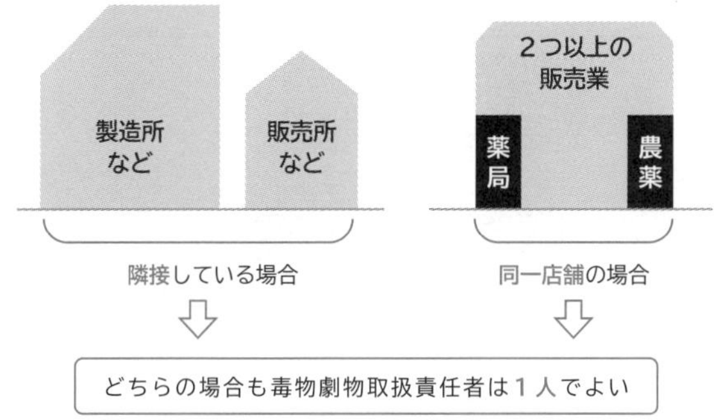

●毒物劇物取扱責任者となることができる者（法第8条第1項）

1　**薬剤師**
2　厚生労働省令で定める学校で、**応用化学**に関する**学課を修了**した者
3　都道府県知事が行う**毒物劇物取扱者試験に合格**した者

●毒物劇物取扱責任者となることができない者（法第8条第2項）

1　**18歳未満の者**
2　**心身の障害**により毒物劇物取扱責任者の業務を適正に行うことができない者として厚生労働省令で定めるもの
3　**麻薬**、**大麻**、**あへん**または**覚せい剤**の**中毒者**
4　毒物もしくは劇物または薬事に関する**罪を犯し**、**罰金**以上の刑に処せられ、その執行を終わり、または執行を受けることがなくなった日から起算して**3年**を経過していない者

Lesson 7　毒物劇物の取扱い・表示

●毒物・劇物の容器（法第11条第4項、施行規則第11条の4）

毒物劇物営業者及び**特定毒物研究者**は、毒物又は厚生労働省令で定める劇物〔**すべての劇物**〕については、その**容器**として、**飲食物の容器として通常使用される物**を使用してはならない。

●容器および被包に表示する文字（法第12条第1項）

毒物劇物営業者及び**特定毒物研究者**は、毒物又は劇物の**容器及び被包**に、「**医薬用外**」の文字及び**毒物**については**赤地に白色**をもって「毒物」の文字、**劇物**については**白地に赤色**をもって「劇物」の文字を表示しなければならない。

毒物	医薬用外毒物	赤地に白色
劇物	医薬用外劇物	白地に赤色

●容器および被包に表示する事項（法第12条第2項）

販売・授受が目的の場合は、容器・被包に以下の事項を表示しなければならない。

1 毒物・劇物の**名称**
2 毒物・劇物の**成分**およびその**含量**
3 厚生労働省令で定める毒物・劇物について、それぞれ厚生労働省令で定めるその**解毒剤の名称**
4 毒物・劇物の取扱いおよび使用上特に必要と認めて、厚生労働省令で定める事項

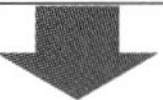

●毒物・劇物の**名称・成分・含量**
●有機燐系化合物およびこれを含有する製剤の場合は、**解毒剤の名称**
（**PAM**または**硫酸アトロピン**）

Lesson 8　毒物劇物の譲渡

●他の毒物劇物営業者への販売等（法第14条第1項）

毒物劇物営業者は、毒物又は劇物を**他の毒物劇物営業者**に**販売**し、又は**授与**したときは、**その都度**、次に掲げる事項を**書面に記載**しておかなければならない。

1 毒物又は劇物の**名称**及び**数量**
2 販売又は授与の**年月日**
3 **譲受人**の**氏名**、**職業**及び**住所**（法人の場合はその**名称**及び主たる事務所の**所在地**）

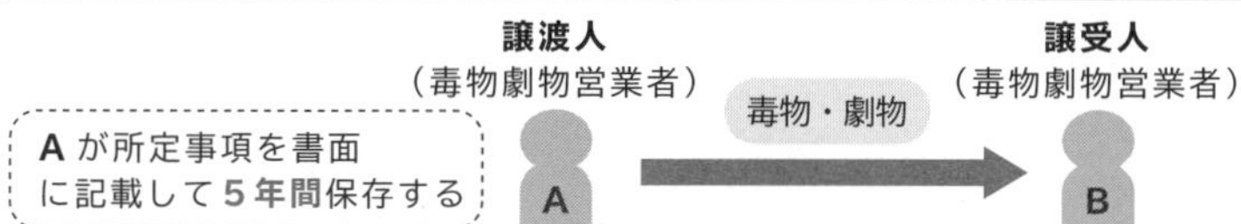

●毒物劇物営業者以外の者への販売等（法第14条第2項、施行規則第12条の2）

毒物劇物営業者は、**譲受人**から**前項各号**に掲げる事項を記載し、**厚生労働省令で定めるところにより作成した書面〔譲受人が押印した書面〕の提出**を受けなければ、毒物又は劇物を**毒物劇物営業者以外の者**に販売し、又は授与してはならない。

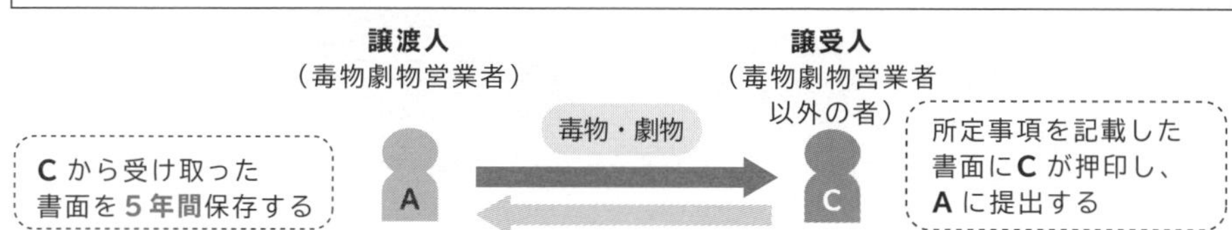

譲渡人
（毒物劇物営業者）
譲受人
（毒物劇物営業者以外の者）
毒物・劇物
C から受け取った書面を 5 年間保存する
所定事項を記載した書面に C が押印し、A に提出する
A
C

●毒物・劇物を交付してはならない者（法第15条第1項）

1 **18歳未満**の者
2 **心身の障害**により毒物・劇物による保健衛生上の危害防止の措置を適正に行うことができない者として厚生労働省令で定めるもの
3 **麻薬**、**大麻**、**あへん**または**覚せい剤**の**中毒者**

●農業用の劇物の販売等（法第13条、施行令第39条、施行規則第12条）

毒物劇物営業者は、政令で定める毒物又は劇物については、厚生労働省令で定める方法により**着色**したものでなければ、これを**農業用**として**販売**し、又は**授与**してはならない。

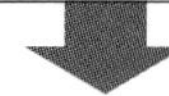
政令・厚生労働省令で定めるものとは…

●**硫酸タリウム**を含有する製剤たる劇物
●**燐化亜鉛**を含有する製剤たる劇物

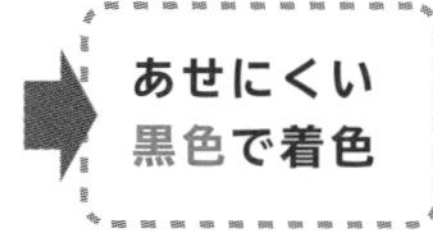

あせにくい
黒色で着色

Lesson 9　毒物劇物の運搬、事故の際の措置

●毒物・劇物の運搬方法（施行令第40条の５第２項）

施行令の別表第二に掲げる毒物・劇物（▶別冊P.72）を、**車両**を使用して１回につき**5000kg以上**運搬する場合には、以下の第1号～第４号に定める基準に適合するものでなければならない。

①第１号：交替して運転する者の同乗（施行規則第13条の４）

厚生労働省令で定める時間を超えて運搬する場合には、車両１台について運転者のほか**交替して運転する者**を同乗させること。

厚生労働省令で定める時間とは…

- １人の運転者による**連続運転時間**が、**４時間を超える**場合
- １人の運転者による運転時間が、**１日当たり９時間を超える**場合

②第２号：毒物・劇物を運搬する車両に掲げる標識（施行規則第13条の５）

0.3m平方の板に地を黒色、文字を白色として「**毒**」と表示し、**車両の前後の見やすい箇所**に掲げる

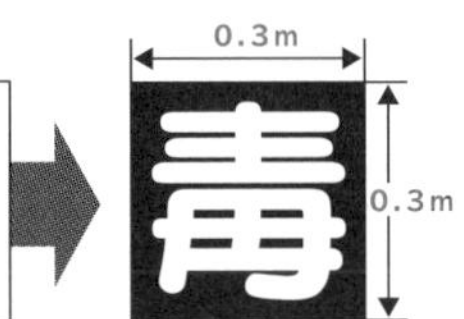

③第３号：毒物・劇物を運搬する車両に備える保護具（施行規則第13条の６）

車両には、防毒マスク、ゴム手袋その他**事故**の際に**応急の措置**を講ずるために必要な**保護具**で厚生労働省令で定めるものを**２人分以上**備えること。

④第４号：毒物・劇物を運搬する車両に備える書面

車両には、運搬する毒物又は劇物の**名称**、**成分**及びその**含量**並びに事故の際に講じなければならない**応急の措置**の内容を記載した**書面を備える**こと。

●荷送人の通知義務（施行令第40条の６第１項）

１回につき**1000kgを超える**毒物・劇物の運搬を**他人に委託する者**（**荷送人**）には、次のような**通知義務**がある。

> 毒物又は劇物を**車両**を使用して、又は**鉄道**によって運搬する場合で、当該**運搬を他に委託**するときは、その**荷送人**は、**運送人**に対し、**あらかじめ**、当該毒物又は劇物の**名称**、**成分**及びその**含量**並びに**数量**並びに事故の際に講じなければならない**応急の措置**の内容を記載した**書面**を交付しなければならない。

●飛散・漏出等の事故の際の措置（法第17条第１項）

> **毒物劇物営業者**及び**特定毒物研究者**は、その取扱いに係る**毒物**若しくは**劇物**又は第11条第２項の政令で定める物が飛散し、漏れ、流れ出し、染み出し、又は地下に染み込んだ場合において、不特定又は多数の者について保健衛生上の危害が生ずるおそれがあるときは、**直ちに**、その旨を**保健所**、**警察署**又は**消防機関**に**届け出る**とともに、保健衛生上の危害を防止するために必要な**応急の措置**を講じなければならない。

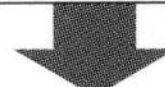

第11条第２項の政令で定める物とは…

- ●**無機シアン化合物**たる毒物を含有する**液体状**の物（シアン含有量が１Lにつき**１mg以下**のものを除く）
- ●**塩化水素**、**硝酸**もしくは**硫酸**、または**水酸化カリウム**もしくは**水酸化ナトリウム**を含有する**液体状**の物（水で10倍に希釈した場合の水素イオン濃度が水素指数2.0～12.0までのものを除く）

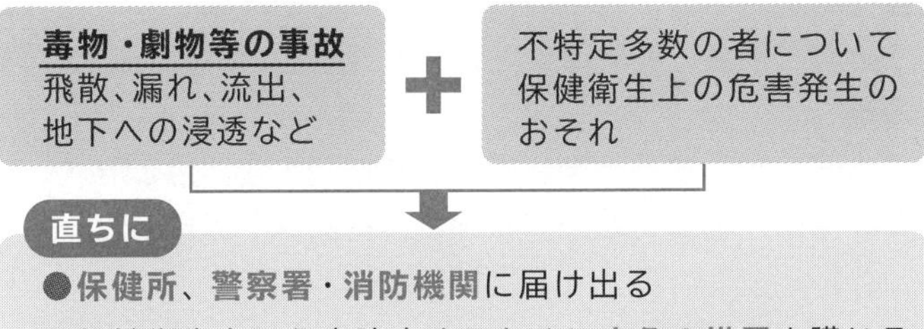

毒物・劇物等の事故
飛散、漏れ、流出、
地下への浸透など
不特定多数の者について
保健衛生上の危害発生の
おそれ
直ちに
●保健所、警察署・消防機関に届け出る
●保健衛生上の危害防止するために応急の措置を講じる

●盗難・紛失の事故の際の措置（法第17条第２項）

> **毒物劇物営業者**及び**特定毒物研究者**は、その取扱いに係る**毒物**若しくは**劇物**が**盗難**にあい、又は**紛失**したときは、直ちに、その旨を**警察署**に**届け出**なければならない。

Lesson10 情報提供、業務上取扱者の届出等

●業務上取扱者

●**業務上取扱者**…**毒物劇物営業者以外の者**であって、毒物・劇物を業務上取り扱うもの（このうち**届出**を要するものを**要届出業務上取扱者**という）

●届出を要する事業とその事業で取り扱う毒物・劇物（施行令第41条・第42条）

届出を必要とする事業	取り扱う毒物・劇物
電気めっきを行う事業	**無機シアン化合物**[＊1]**たる毒物およびこれを含有する製剤**
金属熱処理を行う事業	
しろありの防除を行う事業	**砒素化合物**[＊2]**たる毒物およびこれを含有する製剤**
大型自動車（最大積載量5000kg以上の自動車または被牽引自動車）に固定された容器を用いるか、または内容積が厚生労働省令で定める量[＊3]**以上の容器を大型自動車に積載して行う毒物・劇物の運送事業**	**施行令別表第二に掲げる物**（▶別冊P.72）

＊1 **無機シアン化合物**の例

シアン化カリウム、シアン化水素、シアン化銅、シアン化ナトリウム など

＊2 **砒素化合物**の例

三酸化二砒素（別名：亜砒酸）、五酸化二砒素（別名：無水砒酸）など

＊3 **内容積の量**

四アルキル鉛を含有する製剤を運搬する場合の容器は**200L**、

それ以外の毒物・劇物を運搬する場合の容器は**1000L**

Lesson11　廃棄、立入検査、登録の取消等

●毒物・劇物等の廃棄（法第15条の2、施行令第40条）

法第15条の2を受け、施行令第40条では、毒物・劇物または法第11条第2項に規定する政令で定める物（▶別冊P.9）の**廃棄方法に関する技術上の基準**を次のように定めている。

1 **中和**、**加水分解**、**酸化**、**還元**、**稀釈**その他の方法により、毒物及び劇物並びに法第11条第2項に規定する政令で定める物のいずれにも該当しない物とすること。
2 **ガス体**又は**揮発性**の毒物又は劇物は、保健衛生上危害を生ずるおそれがない場所で、**少量ずつ放出**し、又は**揮発**させること。
3 **可燃性**の毒物又は劇物は、保健衛生上危害を生ずるおそれがない場所で、**少量ずつ燃焼**させること。
4 前各号により難い場合には、地下**1メートル**以上で、かつ、地下水を汚染するおそれがない**地中**に確実に埋め、海面上に引き上げられ、若しくは浮き上がるおそれがない方法で**海水中**に沈め、又は保健衛生上危害を生ずるおそれがないその他の方法で処理すること。

●都道府県知事等による立入検査等（法第18条）

1 **都道府県知事***は、保健衛生上必要があると認めるときは、**毒物劇物営業者**若しくは**特定毒物研究者**から必要な**報告を徴し**、又は**薬事監視員のうちからあらかじめ指定する者**に、これらの者の製造所、営業所、店舗、研究所その他業務上毒物若しくは劇物を取り扱う場所に**立ち入り**、帳簿その他の物件を**検査**させ、関係者に**質問**させ、若しくは**試験のため必要な最小限度の分量**に限り、毒物、劇物、第11条第2項の政令で定める物〔▶別冊P.9〕若しくはその疑いのある物を**収去させる**ことができる。
2 前項の規定により指定された者は、**毒物劇物監視員**と称する。
3 毒物劇物監視員は、その**身分を示す証票**を携帯し、関係者の請求があるときは、これを提示しなければならない。
4 第一項の規定は、犯罪捜査のために認められたものと**解してはならない。**

＊ 都道府県知事のほか、保健所を設置する市の**市長**、特別区の**区長**（販売業者の場合）および主たる研究所の所在地である**指定都市の長**を含む

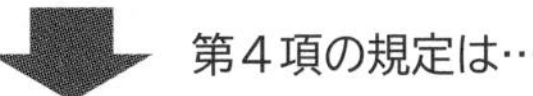

立入検査は**犯罪捜査のためには認められない**ということが定められている。

Lesson 1　物質の基本

●物質の三態と状態変化

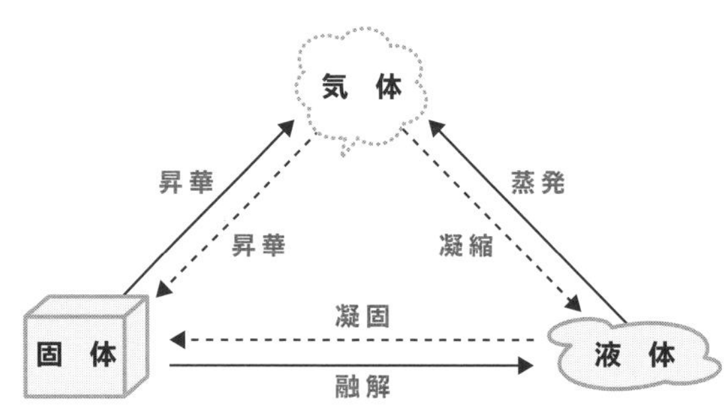

●単体・化合物・混合物

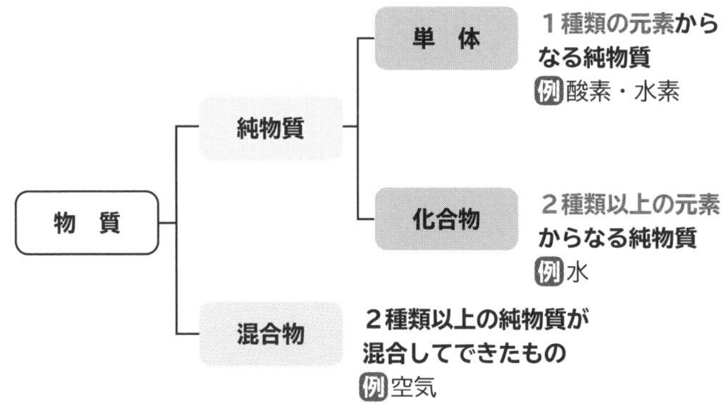

●同素体

同素体…**同じ元素**からできた**単体**なのに、原子の結合状態が異なるために性質が異なっているもの

炭素の同素体	・ダイヤモンド ・黒鉛（グラファイト） ・フラーレン	**硫黄の同素体**	・斜方硫黄 ・単斜硫黄 ・ゴム状硫黄
酸素の同素体	・酸素 ・オゾン	**燐の同素体**	・黄燐 ・赤燐

Lesson 2　原子と分子

●質量数、同位体、原子量、物質量など

質量数	原子核中に含まれている**陽子の数**と**中性子の数**の**合計**
同位体	原子核中に含まれる**陽子の数が同じ**であるにもかかわらず、**中性子の数が異なる**ために**質量数が異なる**もの。アイソトープともいう
原子量	**炭素原子の質量**を**12**と定め、これを基準としてそれぞれの**原子の質量**がいくらになるかを示した値
分子量	その分子の**分子式**に含まれている原子の**原子量の合計**
式量	分子をもたない物質の**組成式**に含まれている原子の**原子量の合計**
物質量	モル（同一粒子**6.0×10^{23}**個のまとまり）を単位として表した物質の量
モル質量	物質**1 mol当たり**の**質量**（原子量・分子量・式量に〔**g/mol**〕という単位をつけて表す）

Lesson 3　電子配置と周期表

●電子殻ごとに収容できる電子の最大数

電子殻	K殻	L殻	M殻	N殻	n番目
最大収容数	2個	8個	18個	32個	$2n^2$個

最外殻電子はその原子の化学的性質を決める役割を果たすので、**価電子**と呼ばれる。

●元素の種類

典型元素	周期表の**1**族・**2**族および**12**～**18**族の元素
遷移元素	周期表の**3**～**11**族の元素
アルカリ金属	周期表**1**族に属する元素のうち、水素以外の６種類の元素
アルカリ土類金属	周期表**2**族に属する**カルシウム**Ca、**ストロンチウム**Sr、**バリウム**Ba、**ラジウム**Raの４種類の元素
ハロゲン	周期表**17**族に属する**弗素**F、**塩素**Cl、**臭素**Br、**沃素**I、**アスタチン**Atの５種類の元素
希ガス	周期表**18**族に属する**ヘリウム**He、**ネオン**Ne、**アルゴン**Ar、**クリプトン**Kr、**キセノン**Xe、**ラドン**Rnの６種類の元素

希ガスの最外殻電子は、**化学反応に関与しない**ので、**価電子**とみなさない。

Lesson 4　金属と金属結合

●金属の特性

電気伝導性	金属は**電気伝導性**（電気を伝える性質）がよい
熱伝導性	金属は**熱伝導性**（熱を伝える性質）がよい
展性・延性	金属には**展性**（たたくと薄く広がる性質）と**延性**（引っ張ると伸びる性質）がある
金属光沢	**光**を受けると、金属の表面が輝きを発する

Lesson 5　イオンとイオン結合

●1価の陽イオンの形成（例：ナトリウム$_{11}$Na）

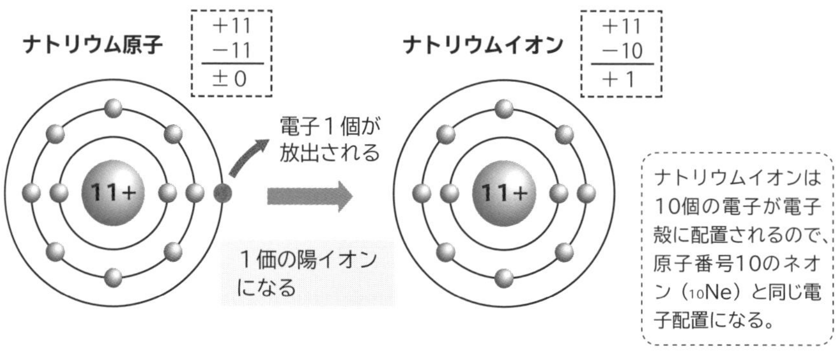

●金属のイオン化傾向と化学的性質のまとめ

<table>
<tr><td rowspan="2"></td><td colspan="17">大 ←　イオン化傾向（イオン化列）　→ 小</td></tr>
<tr><td>Li</td><td>K</td><td>Ca</td><td>Na</td><td>Mg</td><td>Al</td><td>Zn</td><td>Fe</td><td>Ni</td><td>Sn</td><td>Pb</td><td>H</td><td>Cu</td><td>Hg</td><td>Ag</td><td>Pt</td><td>Au</td></tr>
<tr><td>酸との反応</td><td colspan="11">希硫酸・塩酸に溶け、水素を発生</td><td></td><td colspan="3">硝酸・
熱濃硫酸</td><td colspan="2">王水</td></tr>
<tr><td>水との反応</td><td colspan="4">常温の水</td><td>熱水</td><td colspan="3">高温の
水蒸気</td><td colspan="9">（反応しない）</td></tr>
<tr><td>空気との反応</td><td colspan="4">内部まで酸化</td><td colspan="9">表面に酸化被膜を生じる</td><td colspan="4">（酸化されない）</td></tr>
</table>

Lesson 6　分子と共有結合

●共有結合

共有結合…原子どうしが、**不対電子をそれぞれ１個ずつ出し合い**、それらが対をなして**電子対となったものを共有する**ことによってできる結合

例 水素分子H_2の形成

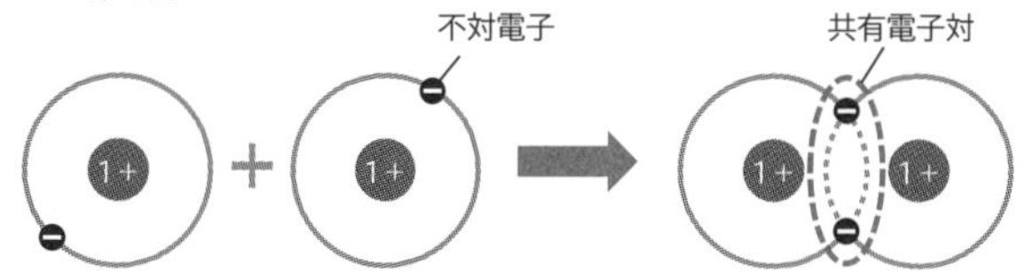

●極性分子と無極性分子

①**２原子分子**の**無極性分子**と**極性分子**の例

無極性分子（例：水素 H_2）　**極性分子**（例：塩化水素 HCl）

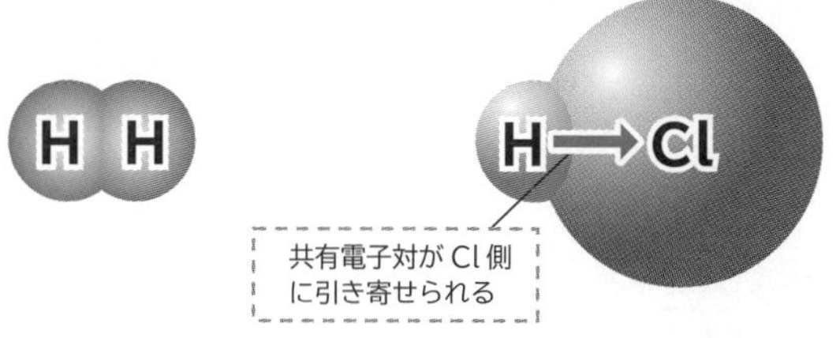

図中の赤い矢印→は共有電子対を引き寄せる力を表す。

②**多原子分子**の**無極性分子**の例

直線形
（例：二酸化炭素 CO_2、アセチレン C_2H_2）

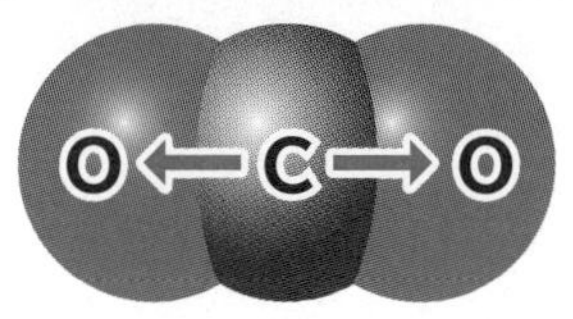

正四面体形（例：メタン CH_4）

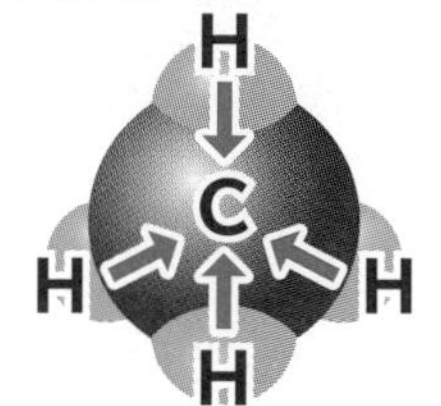

どちらも赤い矢印→がつり合っているため、極性を打ち消し合う。

③**多原子分子**の**極性分子**の例

折れ線形
（例：水 H_2O）

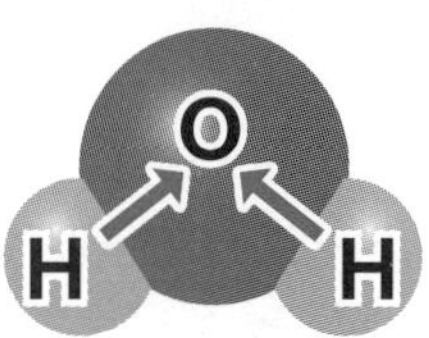

三角錐（すい）形
（例：アンモニア NH_3）

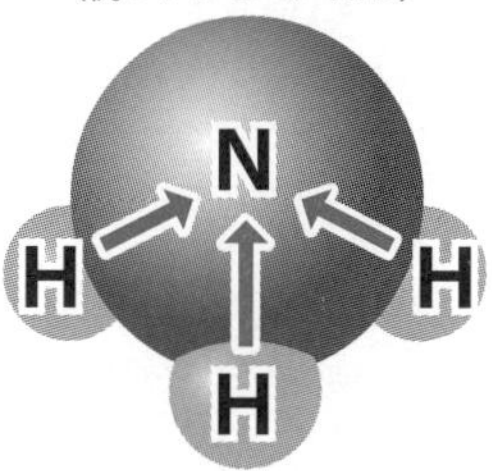

どちらも赤い矢印→が、互いを打ち消し合う方向に向いていない。

Lesson 7　気体の性質

●気体についての法則

ボイルの法則	温度一定のとき、一定物質量の気体の**体積**は、**圧力**に**反比例**する
シャルルの法則	圧力一定のとき、一定物質量の気体の**体積**は、温度が**1℃増減**するごとに、0℃での体積の**1/273倍ずつ増減**する
ボイル・シャルルの法則	一定物質量の気体の**体積**は、**圧力**に**反比例**し、**絶対温度**に**比例**する
ドルトンの分圧の法則	混合気体の全圧は、各成分気体の**分圧の和**に等しい
アボガドロの法則	すべての気体は、同温同圧のもとでは、同じ体積中に同じ数の分子を含む（すべての**気体1 mol**の体積は、**気体の種類に関係なく、0℃1気圧（標準状態）**の場合には**22.4L**を占める）

Lesson 8　溶液の性質

●溶液の濃度

① **質量パーセント濃度** $= \dfrac{\text{溶質の質量〔g〕}}{\text{溶液の質量〔g〕}} \times 100$

② **モル濃度** $= \dfrac{\text{溶質の物質量〔mol〕}}{\text{溶液の体積〔L〕}}$

単位が〔mL〕のものは〔L〕に直す

●コロイド溶液の性質

チンダル現象	コロイド溶液に横から**強い光**を当てると、コロイド粒子が光を散乱して、**光の通路が輝いて見える**現象
ブラウン運動	**熱運動**している**溶媒分子**がコロイド粒子に**不規則に衝突**することによって起こるコロイド粒子の不規則な運動
透析	**コロイド粒子が透過できない半透膜**を用いることで、小さな溶質粒子とコロイド溶液が分離される現象（イオンなど不純物を含んだコロイド溶液をセロハン〔半透膜〕の袋に入れて流水中に浸しておくと不純物だけが袋の外に出ていき、コロイド粒子は袋の中に残る）
電気泳動	コロイド溶液に**直流電圧**をかけた場合に、**陽極**（＋の電極）または**陰極**（－の電極）に**コロイド粒子が移動**する現象（正に帯電したコロイドは陰極に、負に帯電したコロイドは陽極に移動する）

Lesson 9　化学反応式

●化学反応式が示す量的関係（例：メタンCH_4の完全燃焼を表す化学反応式）

$$CH_4 + 2O_2 \rightarrow CO_2 + 2H_2O$$

①メタン１分子と酸素２分子が反応し、二酸化炭素１分子と水２分子が生成する
⇒化学反応式の係数は、**分子の数**の比を表すから

②メタン分子１molと酸素分子２molが反応し、二酸化炭素分子１molと水分子２molが生成する
⇒①の分子をそれぞれ6.0×10^{23}倍すると、化学反応式の係数は**物質量（mol）の比**を表すともいえるから

③メタン16ｇと酸素64ｇが反応すると、二酸化炭素44ｇと水36ｇが生成する
⇒**物質１mol当たりの質量**は、分子量に〔g〕をつけたものだから

④標準状態でメタン22.4Lと酸素44.8Lが反応すると、二酸化炭素22.4Lと水（水蒸気）44.8Lが生成する
⇒**気体１molの体積は、気体の種類に関係なく、0℃１気圧（標準状態）の場合には22.4Lを占める**から

Lesson10　反応熱と熱化学方程式

●熱化学方程式が表す意味（例：炭素Cの完全燃焼を表す熱化学方程式）

$$C + O_2 = CO_2 + 394\ \mathrm{kJ/mol}$$

⇒１molの炭素Cが完全燃焼すると、394kJの**燃焼熱**が発生する（発熱反応）

Lesson11　酸と塩基

●酸・塩基の代表的な定義

①アレニウスの定義

酸……水溶液中で電離してH^+（**水素イオン**）を生じる物質
塩基…水溶液中で電離してOH^-（**水酸化物イオン**）を生じる物質

②ブレンステッド・ローリーの定義

酸……**水素イオンH^+**を**与える**分子やイオン
塩基…**水素イオンH^+**を**受け取る**分子やイオン

Lesson12　水素イオン指数（pH）

●水素イオン指数（pH）と酸性・塩基性

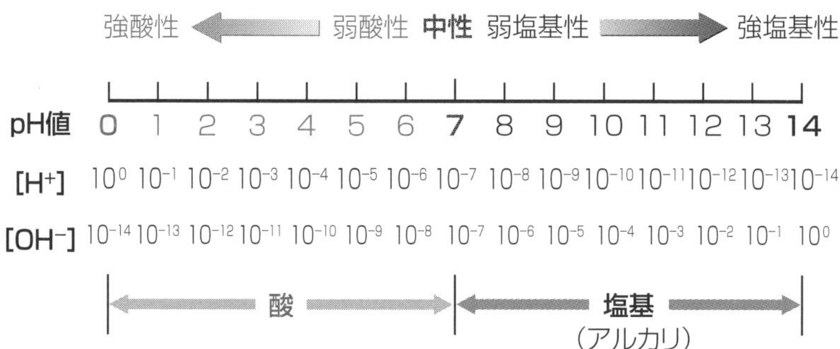

●水のイオン積

水溶液の温度**25℃**のとき

水のイオン積Kw ＝ ［H^+］ × ［OH^-］ ＝ **1.0×10^{-14}**

（［H^+］：水素イオン濃度　［OH^-］：水酸化物イオン濃度）

●pH指示薬の変色域

pH指示薬は、水溶液の**pHによって色調が変化**する。色調が変化するpHの範囲を**変色域**という。

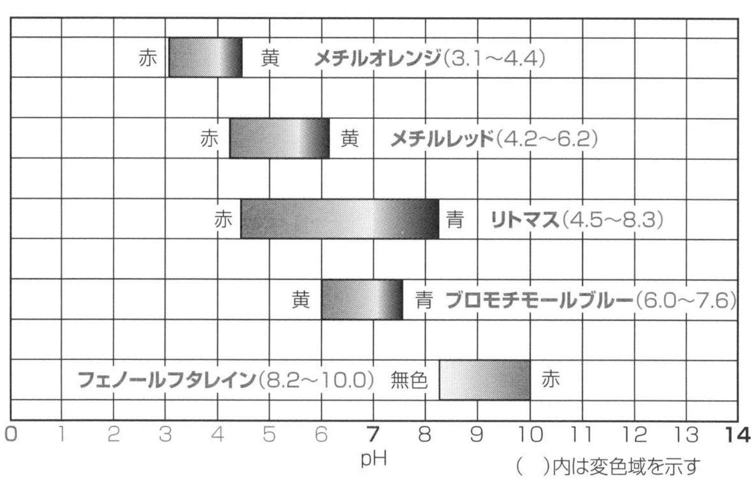

Lesson13　中和反応

●中和の公式

モル濃度M〔mol/L〕のn価の**酸**の水溶液V〔L〕とモル濃度M'〔mol/L〕のn'価の**塩基**の水溶液V'〔L〕が過不足なく中和するとき、次の**中和の公式**が成り立つ。

中和の公式　$n \times M \times V = n' \times M' \times V'$

●pH指示薬の適切な選択

酸と塩基の組合せ	pH指示薬
強酸 ＋ 弱塩基	**メチルレッド**または**メチルオレンジ**
弱酸 ＋ **強塩基**	**フェノールフタレイン**
強酸 ＋ **強塩基**	**メチルレッド**、**メチルオレンジ**または**フェノールフタレイン**
弱酸 ＋ 弱塩基	pH指示薬による判定は困難

Lesson14　酸化と還元

●酸化と還元の定義

	酸素	水素	電子
酸化	**酸素**と**結びつく**反応	**水素**を**失う**反応	**電子**を**失う**反応
還元	**酸素**を**失う**反応	**水素**と**結びつく**反応	**電子**を**受け取る**反応

●酸化剤と還元剤の定義

酸化剤		還元剤	
相手を酸化させる	相手に酸素を与える	**相手を還元させる**	相手から酸素を奪う
	相手から水素を奪う		相手に水素を与える
	相手から電子を奪う		相手に電子を与える
自分は還元される	相手に酸素を奪われる	**自分は酸化される**	相手から酸素を受け取る
	相手から水素を受け取る		相手に水素を奪われる
	相手から電子を受け取る		相手に電子を奪われる

Lesson15　電池、電気分解、反応の速さ

●電池の負極⊖・正極⊕

	負極⊖	正極⊕
ボルタ電池	亜鉛 Zn	銅 Cu
鉛蓄電池	鉛 Pb	二酸化鉛 PbO_2

●一次電池と二次電池

一次電池	**使い切り**の電池	●**ボルタ電池**　●ダニエル電池　●**酸化銀電池** ●アルカリ乾電池　●マンガン乾電池
二次電池	繰り返し**充電**して使える電池	●**鉛蓄電池**　●**リチウムイオン電池** ●**ニッケル・水素電池**

●電気分解によって各電極に生じる物質

溶質	陽極⊕	陰極⊖
$CuCl_2$	Cl_2	Cu
NaCl	Cl_2	H_2
H_2SO_4	O_2	H_2
Na_2SO_4	O_2	H_2
$AgNO_3$	O_2	Ag
$CuSO_4$	O_2	Cu
NaOH	O_2	H_2

〔陽極⊕〕

- **Cl^-**がある ⇒**Cl_2**発生
- **SO_4^{2-}**、**NO_3^-**がある ⇒**O_2**発生

〔陰極⊖〕

- イオン化傾向の小さい**Ag**、**Cu**などの金属は析出する。
- イオン化傾向の大きい金属は析出せず、**H_2**が発生する。

Lesson16　非金属元素と金属元素

●炎色反応

ストロンチウムSr	リチウムLi	カルシウムCa	ナトリウムNa
深赤色	赤色	橙赤色	黄色
バリウムBa	銅Cu	砒素As	カリウムK
黄緑色	青緑色	淡青色	赤紫色

●ヨウ素デンプン反応

ヨウ素デンプン反応…**デンプン**に含まれているアミロースが**ヨウ素液**と反応して**青紫色**を示す現象

Lesson17～19　有機化合物

●有機化合物の分類

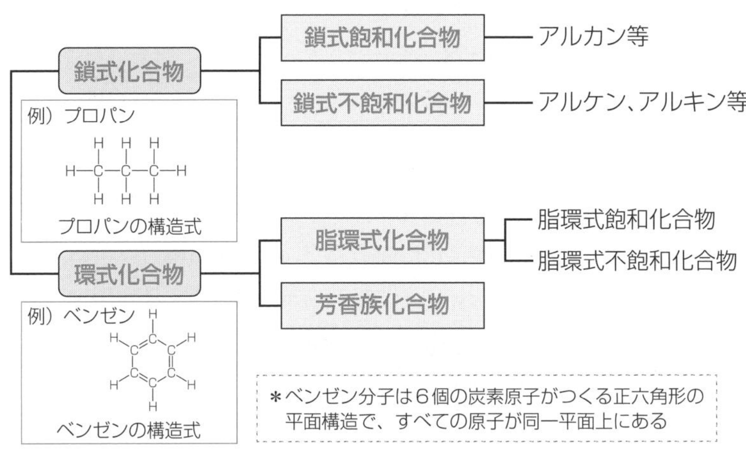

●主な官能基

官能基の名称〔分類名〕	官能基の式	性質	有機化合物の例
メチル基	$-CH_3$	疎水性	●メタノール　●ジメチルエーテル
ヒドロキシ基〔アルコール〕	$-OH$	親水性 中性	●メタノール　●エタノール ●2-プロパノール　●グリセリン
アルデヒド基〔アルデヒド〕	$-CHO$	親水性 還元性	●アセトアルデヒド ●ホルムアルデヒド
カルボキシ基〔カルボン酸〕	$-COOH$	親水性 弱酸性	●脂肪酸　●マレイン酸　●蓚酸 ●芳香族カルボン酸
ニトロ基〔ニトロ化合物〕	$-NO_2$	疎水性 中性	●ニトロベンゼン　●ピクリン酸 ●トリニトロトルエン
アミノ基〔アミン〕	$-NH_2$	親水性 弱塩基性	●アニリン　●グリシン
スルホ基〔スルホン酸〕	$-SO_3H$	親水性 強酸性	●ベンゼンスルホン酸

●アルコールの定義

アルコール…**炭化水素**の水素原子Hを**ヒドロキシ基**（**−OH**）で置換した化合物

●1価・2価・3価アルコール

ヒドロキシ基の数が1個ならば**1価アルコール**、2個ならば**2価アルコール**…

1価アルコールの例	2価アルコールの例	3価アルコールの例
【メタノール】 CH_3OH 【エタノール】 C_2H_5OH	【エチレングリコール】 H　H |　| H−C−C−H |　| OH OH	【グリセリン】 H　H　H |　|　| H−C−O−C−H |　|　| OH OH OH

●第1級・第2級・第3級アルコール

ヒドロキシ基のついた炭素原子Cに結合する**炭化水素基**（メチル基など）**の数**が1個のものは**第1級アルコール**、2個ならば**第2級アルコール**…

第1級アルコールの例	第2級アルコールの例
【エタノール】 H　H |　| H−C−C−OH |　| H　H	【2-プロパノール】 H　H　H |　|　| H−C−C−C−H |　|　| H　OH　H

●カルボン酸と脂肪酸の定義

●**カルボン酸**…分子内に**カルボキシ基**（**−COOH**）をもつ化合物

●**脂肪酸**…鎖式の**1価カルボン酸**（分子中の**カルボキシ基の数**が1個）

飽和脂肪酸	カルボキシ基以外の部分に、**単結合**しか含まない	**蟻酸**	H-COOH
		酢酸	CH_3-COOH
		パルミチン酸	$C_{15}H_{31}$-COOH
		ステアリン酸	$C_{17}H_{35}$-COOH
不飽和脂肪酸	カルボキシ基以外の部分に、**二重結合**や**三重結合**を含む	**オレイン酸**	$C_{17}H_{33}$-COOH
		リノール酸	$C_{17}H_{31}$-COOH
		リノレン酸	$C_{17}H_{29}$-COOH

●アルデヒド基の検出

フェーリング反応	フェーリング液に加えて熱する ➡ 酸化銅(Ⅰ)の**赤色沈殿**
銀鏡反応	アンモニア性硝酸銀液に加えて温める ➡ **銀が析出**

●アセトアルデヒド、アセトンにみられる反応

ヨードホルム反応	沃素、水酸化ナトリウムと反応 ➡ ヨードホルムの**黄色沈殿**

●アミノ酸の検出

ニンヒドリン反応	**ニンヒドリン水溶液**を加えて温める ➡ **青紫～赤紫色**を呈する

●タンパク質の検出

ビウレット反応	水酸化ナトリウム水溶液を加えて塩基性にして、硫酸銅(Ⅱ)水溶液を少量加える ➡ **赤紫色**を呈する
キサントプロテイン反応	濃硝酸を加えて加熱する ➡ **黄色沈殿**

●主な芳香族化合物

ベンゼン	トルエン	キシレン
	CH_3	CH_3 CH_3
クロロベンゼン	**フェノール**	**安息香酸**
Cl	OH	$COOH$
ニトロベンゼン	**アニリン**	**ベンゼンスルホン酸**
NO_2	NH_2	SO_3H

※テキストに掲載がない事項も、プラスアルファの試験対策として掲載しています。

●性状が出題されやすい物質

劇	アクリルアミド	白色～無色の結晶。高温または紫外線下では容易に重合する。
劇	アクリルニトリル	微刺激臭のある無色透明の液体。空気、光にさらされると容易に重合する。
劇	アクロレイン	刺激臭のある無色～帯黄色の液体。極めて引火しやすい。
毒	アジ化ナトリウム	無色無臭の結晶。急熱すると爆発の可能性。
劇	アセトニトリル	エーテル様の臭気のある無色の液体。水、エタノールに可溶。
劇	アニリン	純品は特有の臭気のある無色透明の液体。空気に触れると赤褐色を呈する。
劇	アンモニア	特有の刺激臭のある無色の気体。酸素中で淡黄色の炎をあげて燃焼する。
劇	イソキサチオン	淡黄褐色の液体。水にほとんど溶けない。有機燐系化合物。
劇	一酸化鉛	黄色～赤色までの重い粉末。水にはほとんど溶けない。
劇	エチレンオキシド	エーテル様の臭気のある無色の気体。蒸気は空気より重く、引火性がある。
劇	塩化亜鉛	白色の固体。潮解性。水溶液は酸性。
劇	塩化水素	刺激臭のある無色の気体。冷却すると無色の液体および固体となる。
劇	塩酸	無色透明の液体。25%以上のものは湿った空気中で発煙し、刺激臭がある。
劇	塩素	窒息性臭気のある黄緑色の気体。冷却すると黄色液体を経て黄白色固体となる。
劇	塩素酸カリウム	単斜晶系板状の無色の結晶。水に可溶。アルコールに溶けにくい。
劇	塩素酸ナトリウム	無色無臭の白色の正方単斜状の結晶。潮解性。
毒	黄燐	ニンニク臭を有する白色または淡黄色のロウ様の固体。水にはほとんど溶けない。空気中で自然発火する。
劇	過酸化ナトリウム	常温で水と激しく反応して酸素を発生する。乾燥状態で炭素と接触すると容易に発火。有機物、硫黄などに触れて水分を吸うと自然発火する。
劇	過酸化尿素	白色の結晶性粉末。水に可溶。
劇	カリウム	金属光沢をもつ銀白色の金属。水と反応して発熱し、水素を生じて発火する。
劇	キシレン	無色透明の液体で芳香族炭化水素特有の臭いがある。
劇	キノリン	無色～淡黄色の特有の不快臭をもつ液体。吸湿性がある。
劇	クレゾール	オルト、パラ異性体は無色の結晶。メタ異性体は無色～淡褐色の液体。フェノール様の臭いがある。水にわずかに溶ける。
劇	クロルピクリン	純品は無色の油状液体（市販品は微黄色）。催涙性がある。アルコールに溶ける。
劇	クロルメチル	エーテル様の臭気をもつ無色の気体。濃厚液は空気中で爆発するおそれがある。
劇	クロロホルム	無色の揮発性液体で、特有の香気と甘味を有する。火災等で強熱されるとホスゲンを発生するおそれがある。原形質毒で強い麻酔作用がある。
劇	硅弗化ナトリウム	無色～白色の顆粒状粉末。水に溶けにくく、アルコールに溶けない。
劇	酢酸エチル	果実様の芳香がある無色透明の液体。引火性がある。

劇	**酢酸タリウム**	水および有機溶媒に溶ける。**潮解性**。
劇	**三塩化アンチモン**	**白色**～**淡黄色**の**結晶**。**潮解性**。**加水分解**し、**白煙**を生成する。
劇	**酸化カドミウム**	**赤褐色**の**粉末**。水に**不溶**。強熱すると有害な煙霧を発生する。
毒	**シアン化カリウム**	空気中の**湿気**、**二酸化炭素**または**酸**などと接触すると、有毒な**シアン化水素**を生成する。
毒	**シアン化ナトリウム**	**白色**の**粉末**、**粒状**または**タブレット状**の**固体**。酸などと反応し有毒で引火性の**シアン化水素**を生成。
毒	**四エチル鉛**	純品は**甘い臭い**がする無色の**揮発性液体**。日光により徐々に分解され**白濁**する。**金属**に対して**腐食性**がある。
劇	**四塩化炭素**	**麻酔性**の**芳香**を有する無色の**重い液体**。**揮発性**だが、**不燃性**。
劇	**ジクワット**	**淡黄色**の**吸湿性結晶**。**アルカリ性**では**不安定**。
劇	**ジメチルアミン**	**強アンモニア臭**のある**気体**。水によく溶け、**強アルカリ性**の水溶液となる。
劇	**ジメチル硫酸**	無色の**油状液体**。刺激臭はない。水に不溶。水との接触で徐々に**加水分解**する。
劇	**重クロム酸カリウム**	**橙色**～**赤色**の**柱状結晶**。水に溶ける。強力な**酸化剤**。
劇	**蓚酸**	**二水和物**は、２モルの結晶水を有する無色、**柱状**の**結晶**。乾燥空気中で**風化**する。
劇	**硝酸**	**刺激臭**のある無色の**液体**。空気中の湿気に接すると、**刺激性**の煙を生じる。
劇	**硝酸銀**	無色透明の**結晶**。光によって分解して**黒変**する。強力な**酸化剤**。
毒	**水銀**	常温で**液体**。金や銀と**アマルガム**を生成する。
劇	**水酸化ナトリウム**	**白色**の**硬い固体**。**腐食性**が強く、皮膚に触れると激しく侵す。
毒	**セレン**	金属セレンは、**灰色**の金属光沢を有する**ペレット**または**黒色**の**粉末**。 水に**不溶**。硫酸、二硫化炭素に**可溶**。
毒	**セレン化水素**	**ニンニク臭**のある**空気より重い**無色の**気体**。水に**難溶**。
劇	**ダイアジノン**	農業用は**エステル臭**のある油状**液体**。水に**難溶**。アルコール、エーテルに**可溶**。
劇	**トリクロル酢酸**	無色の**斜方六面形結晶**。**潮解性**。微弱の刺激性臭気を有し、水溶液は**強酸性**を呈する。
劇	**トルエン**	**ベンゼン臭**のある無色の**液体**。可燃性。水に**不溶**、有機溶媒に**可溶**。
劇	**ナトリウム**	金属光沢をもつ**銀白色**の**柔らかい固体**。
毒	**ニコチン**	純品は無色無臭の**油状液体**であるが、空気に触れると**褐色**を呈する。
毒	**ニッケルカルボニル**	**揮発性**の無色の**液体**。水に溶けにくい。
劇	**ニトロベンゼン**	**アーモンド様（苦扁桃様）**の**香気**を有する**無色**～**微黄色**の**液体**。**吸湿性**だが**水**には**溶けにくい**。**光線を屈折**させる。
劇	**二硫化炭素**	**−20℃**で**引火**してよく燃焼する。水に**不溶**。
毒	**パラコート**	**無色**～**白色**の**結晶**。水によく溶ける。不揮発性。
毒	**パラチオン**	純品は**無色**～**淡黄色**の**液体**であるが、農業用は**褐色**の**液体**。
劇	**ピクリン酸**	**淡黄色**の光沢ある**小葉状**または**針状**の**結晶**。
毒	**砒素**	火災等で燃焼すると、強い**溶血作用**がある**三酸化二砒素（酸化砒素(Ⅲ)）**の煙霧を生成する。

毒	**ヒドラジン**	アンモニア様の**臭気**をもつ無色の油状**液体**。空気中で発煙する。強い還元**剤**。
劇	**フェノール**	無**色**または白**色**の**結晶**。空気中で容易に赤変する。特異の臭気と灼くような味を有する。
劇	**フェンチオン（MPP）**	わずかにニンニク臭のある褐**色**の油状**液体**。
劇	**フェントエート（PAP）**	工業品は芳香性刺激臭のある赤褐**色**の油状**液体**。アルコールに可溶。
毒	**弗化水素**	**液化**した無色の**気体**。不燃性。空気中の水や湿気と作用して白煙を生じる。強い腐食**性**。
毒	**弗化水素酸**	発煙性の無色の**液体**。強い刺激臭。**不燃性**。
劇	**ブロムエチル**	エーテル様の**香気**を有する無色透明の**液体**。揮発性。
劇	**ベタナフトール**	無**色**の光沢のある小葉状**結晶**あるいは白**色**の**結晶性粉末**。かすかなフェノール様の**臭気**がある。空気中で徐々に赤変する。
毒	**ホスゲン**	特有の青草臭のある無色の窒息**性気体**。水により徐々に分解され**二酸化炭素**と塩化水素になる。
劇	**ホルマリン**	催涙**性**のある無色透明の**液体**。**刺激臭**を有する。低温では混濁することがある。空気中の酸素によって一部酸化され、蟻酸を生じる。
劇	**ホルムアルデヒド**	**刺激性**の窒息**性**の臭気がある**気体**。可燃性。水、アルコールに混和するが、エーテルには混和しない。
劇	**無水クロム酸**	暗赤**色**の針状**結晶**。潮解**性**。水に溶けやすい。酸化**性**、**腐食性**が強い。
劇	**メタクリル酸**	**特徴的な臭気**のある無色の**液体**または**結晶**。重合**防止剤**が添加されている。
劇	**メタノール**	エタノール臭を有する無色透明の**液体**。揮発性。蒸気は空気より重く、引火しやすい。
劇	**メチルエチルケトン**	アセトン様の**芳香**を有する無色の**液体**。引火性が強い。
毒	**メチルメルカプタン**	腐ったキャベツ様の**悪臭**を有する気体で、付臭剤として用いられる。
毒	**モノフルオール酢酸ナトリウム**	酢酸臭のある白**色**の重い**粉末**。吸湿**性**がある。冷水に容易に**溶ける**が、有機溶媒には**溶けない**。
劇	**沃化水素酸**	純品は無**色**の**液体**で、空気と日光の作用を受けて黄褐**色**を帯びてくる。
劇	**沃素**	**金属様の光沢**がある黒灰**色**の稜板状**結晶**。常温でも多少不快な臭気をもつ蒸気を放って揮散（昇華）する。
劇	**硫化バリウム**	白**色**の結晶性**粉末**。湿気中では硫化水素を生成する。
劇	**硫酸**	無色透明の油状**液体**。濃硫酸が人体に触れると、激しい薬傷をきたす。
劇	**硫酸第二銅・五水和物**	青**色**～濃い藍**色**の**結晶**、**顆粒**または**粉末**。風解**性**。水溶液は青色リトマス試験紙を赤くし、酸**性反応**を呈する。
劇	**硫酸タリウム**	無**色**～白**色**の**結晶**。水に溶けにくく、熱水には溶けやすい。
劇	**燐化亜鉛**	暗赤**色**～暗灰**色**の**光沢**ある**結晶性粉末**。水、アルコールに不溶。
毒	**燐化水素**	腐った魚の臭いのある無色の**気体**。引火性が強い。
劇	**ロテノン**	無**色**～白**色**の斜方六面体**結晶**。水には難溶。

●製剤に除外濃度（毒物・劇物から除外される濃度）が定められているもの

①毒物

品目	除外濃度	品目	除外濃度
亜セレン酸ナトリウム	0.00011%以下	アバメクチン	1.8%以下（劇物）*1
ダイファシノン	0.005%以下（劇物）*1	エチルチオメトン	5%以下（劇物）*1
アジ化ナトリウム	0.1%以下	2-メルカプトエタノール	10%以下（劇物）*2
エチルパラニトロフェニルチオノベンゼンホスホネイト（EPN）	1.5%以下（劇物）*1	ジチアノン	50%以下

＊1「(劇物)」…毒物からは除外されるが、劇物として指定される

＊2 容量20L以下の容器に収められたものであって2-メルカプトエタノール0.1%以下を含有するものは、劇物からも除外される。

②劇物

品目	除外濃度
硝酸タリウム*1 硫酸タリウム*1	0.3%以下
クロルピリホス ベタナフトール ホルマリン ホルムアルデヒド 燐化亜鉛*1	1%以下
イソキサチオン フェンチオン（MPP） ロテノン	2%以下
過酸化ナトリウム カルバリル クレゾール 水酸化カリウム 水酸化ナトリウム ダイアジノン*2 フェノール	5%以下
過酸化水素	6%以下
アクリル酸 アンモニア	10%以下
アンモニア水 塩化水素 塩酸 五酸化バナジウム 蓚酸 硝酸 トリクロルヒドロキシエチルジメチルホスホネイト（DEP） 硫酸	10%以下
過酸化尿素	17%以下
亜塩素酸ナトリウム メタクリル酸	25%以下
アセトニトリル	40%以下
ジメチルアミン	50%以下
クロム酸ナトリウム クロム酸鉛	70%以下
蟻酸	90%以下
メトミル	45%超　→毒物 45%以下→劇物

＊1 除外濃度以下を含有し、**黒色**に着色され、かつ、トウガラシエキスを用いて著しく辛く着味されているものを劇物から除外する

＊2 マイクロカプセル製剤の場合は25%以下

●主な「用途」のまとめ

●殺虫・殺鼠剤・除草剤等

有機燐系殺虫剤	イソキサチオン、EPN、エチルチオメトン、クロルピリホス、ジクロルボス（DDVP）、ジメトエート、ダイアジノン、DEP、フェントエート
カーバメート系殺虫剤	カルバリル、メトミル、オキサミル
殺虫剤	カルタップ、三酸化二砒素、シアン化水素、ニコチン、メチルメルカプタン、フェンバレレート、ロテノン
殺虫剤（燻蒸剤）	沃化メチル
殺虫・殺ダニ剤	アバメクチン
果樹、野菜、鱗翅目幼虫、およびカイガラムシの防除	メチダチオン（DMTP）
土壌燻蒸剤	クロルピクリン
殺鼠剤	酢酸タリウム、スルホナール、硝酸タリウム、ダイファシノン、砒酸、モノフルオール酢酸ナトリウム、硫酸タリウム、燐化亜鉛
除草剤	シアン酸ナトリウム、ジクワット、パラコート

●原材料

有機合成原料	エチレンオキシド、キシレン、酢酸エチル、無水クロム酸、メタノール、メチルエチルケトン
有機合成出発原料	アセトニトリル
薬品原料	アクロレイン、ニコチン
半導体材料	六弗化セレン
火薬の原料、香料の原料	トルエン
染料の製造原料	トルイジン、ベタナフトール、ホスゲン、モノクロル酢酸
マッチの原料	三硫化燐
乾電池の材料	塩化亜鉛
界面活性剤の原料	ジメチルアミン、キノリン
イソシアネート類の原料	ホスゲン
合成ゴムの原料	クロロプレン
化学合成の原料	アクリルニトリル
純アニリンの製造原料	ニトロベンゼン
活性炭の原料	塩化亜鉛
色素、医薬品などの合成原料	キノリン
ポリウレタン樹脂の出発原料	アニリン

●漂白・消毒・殺菌・防腐剤

消毒、殺菌、木材の防腐剤	クレゾール
紙・パルプの漂白剤、殺菌剤、消毒剤	塩素、過酸化水素水
木・コルク・綿・藁製品等の漂白剤	蓚酸
繊維、木材、食品等の漂白剤	亜塩素酸ナトリウム
防腐剤	ベタナフトール
医療検体の防腐剤	アジ化ナトリウム
木材防腐剤	硅弗化亜鉛
燻蒸消毒、殺菌剤	エチレンオキシド
殺菌消毒剤	チメロサール

●その他

アルキル化剤（エチル化剤）	ブロムエチル
エアバッグのガス発生剤	アジ化ナトリウム　※現在は使用全廃
ガラスの加工	弗化水素酸
ガラスの脱色	亜セレン酸ナトリウム、セレン
還元剤	ヒドロキシルアミン、沃化水素酸
さび止め顔料	クロム酸ストロンチウム
散弾の製造	砒素
酸化剤	過酸化水素、重クロム酸カリウム、無水クロム酸、ニトロベンゼン
ジェット燃料	亜硝酸イソプロピル
紙力増強剤、土質安定剤	アクリルアミド
飼料添加物（抗コクシジウム剤）	サリノマイシンナトリウム
自動車ガソリンのアンチノック剤	四アルキル鉛
写真感光材料	臭化銀、硝酸銀
石鹸用の香料	ニトロベンゼン
セメントの硬化促進剤	硅弗化水素酸
選鉱剤	五硫化燐
探知剤（冷凍機用）	アクロレイン
電解液	硫酸第二銅・五水和物、硅弗化水素酸
電気めっき（鍍金）	シアン化カリウム、シアン化ナトリウム、シアン化銀
ドーピングガス	水素化砒素、セレン化水素、燐化水素
捺染剤	蓚酸
熱硬化性塗料、接着剤、皮革処理剤	メタクリル酸
付臭剤	メチルメルカプタン
メチル化剤	ジメチル硫酸
釉薬	セレン、炭酸バリウム、硅弗化ナトリウム
ロケット燃料	ヒドラジン

●鑑別方法が出題されやすい物質のまとめ

亜硝酸ナトリウム	炭の上に小さな孔を作り試料を入れ吹管炎で熱灼すると、**パチパチ音を立てて**分解する。
アニリン	水溶液に**さらし粉**を加えると、**紫色**を呈する。
アンモニア水	**濃塩酸**を潤したガラス棒を近づけると、**白い霧**を生じる。
一酸化鉛	**希硝酸**に溶かすと、**無色**の液体となり、これに**硫化水素**を通すと、**黒色の沈殿**を生じる。
塩化亜鉛	水に溶かし、**硝酸銀**を加えると、**白色の沈殿**を生じる。
黄燐	暗室内で**酒石酸**または**硫酸**酸性で水蒸気蒸留を行う。その際に、冷却器または流出管の内部に**青白色の光**が認められる。
過酸化水素	・**過マンガン酸カリウム**を**還元**する。 ・**ヨード亜鉛**から**ヨード**を析出する。
カリウム	白金線に試料をつけて、溶融炎で熱し、**炎の色**を見ると**青紫色**となる。これをコバルトの色ガラスを通して見ると**赤紫色**に見える。
クロルピクリン	水溶液に**金属カルシウム**を加え、これに**ベタナフチルアミン**および**硫酸**を加えると、**赤色の沈殿**を生じる。
クロロホルム	アルコール溶液に、**水酸化カリウム溶液**と少量の**アニリン**を加えて熱すると、**不快な刺激臭**を放つ。
三塩化アンチモン	水溶液は、**硫化水素**、**硫化アンモニウム**、**硫化ナトリウム**などによって、**橙赤色の沈殿**を生じる。
酸化カドミウム	**フェロシアン化カリウム**で**白色の沈殿**（フェロシアン化カドミウム）を生じる。
四塩化炭素	アルコール性の**水酸化カリウム**と**銅粉**とともに煮沸すると、**黄赤色の沈殿**を生成する。
水酸化カリウム	水溶液に**酒石酸溶液**を過剰に加えると、**白色の結晶性沈殿**を生じる。また、塩酸を加えて中性にしたのち、**塩化白金溶液**を加えると、**黄色結晶性の沈殿**を生じる。
水酸化ナトリウム	水溶液を白金線につけて、無色の火炎中に入れると火炎は著しく**黄色**に染まり長時間続く。
スルホナール	**木炭**とともに加熱すると、**メルカプタン**の臭気を放つ。
硝酸銀	水に溶かして**塩酸**を加えると、**白色の沈殿**を生成する。その溶液に**硫酸**と**銅粉**を加えて熱すると**赤褐色の蒸気**を発生する。
セレン	炭の上に小さな孔を作り、**無水炭酸ナトリウム**の粉末とともに試料を吹管炎で熱灼すると特有の**ニラ臭**を出し、冷えると**赤色**の塊となる。これに濃硫酸を加えると**緑色**に溶ける。
ナトリウム	白金線に試料をつけて、溶融炎で熱すると、炎の色は**黄色**になる。これを**コバルトの色ガラス**を通して見れば、この炎は**見えなく**なる。
ニコチン	・この物質のエーテル溶液に、**ヨード（沃素）**のエーテル溶液を加えると、**褐色の液状沈殿**を生じ、これを放置すると、**赤色の針状結晶**となる。 ・**ホルマリン**１滴を加えたのち、**濃硝酸**１滴を加えると、**ばら色**を呈する。
ピクリン酸	・この物質の温飽和水溶液は、**シアン化カリウム溶液**によって**暗赤色**を呈する。 ・水溶液に**さらし粉溶液**を加えて煮沸すると、**刺激臭**を発する。
フェノール	・水溶液に**塩化鉄(Ⅲ)溶液（過クロール鉄液）**を加えると**紫色**を呈する。 ・水溶液に1/4量の**アンモニア水**と数滴の**さらし粉溶液**を加えて温めると、**藍色**を呈する。
弗化水素酸	**ロウ**を塗ったガラス板に針で任意の模様を描いたものに、この物質を塗ると、**ロウ**をかぶらない模様の部分のみ反応する。
ベタナフトール	水溶液に**アンモニア水**を加えると、**紫色の蛍石彩**を放つ。
ホルマリン	・**フェーリング溶液**とともに熱すると、**赤色の沈殿**を生成する（フェリーング反応）。 ・試料に**アンモニア水**を加え、さらに**硝酸銀溶液**を加えると、徐々に**金属銀**を析出する。
メタノール	・**サリチル酸**と**濃硫酸**とともに熱すると、芳香を有する**エステル**を生じる。 ・あらかじめ熱灼した**酸化銅**を加えると、ホルムアルデヒドが生じ、酸化銅は還元されて**銅**が析出し**金属銅色**を呈する。
沃化水素酸	水溶液に**硝酸銀溶液**を加えると、**淡黄色の沈殿**を生じる。
沃素	**デンプン**と反応すると**藍色**を呈し、これを熱すると退色する。
硫酸亜鉛	水に溶かして**硫化水素**を通じると、**白色の沈殿**を生成する。

●貯蔵方法が出題されやすい物質のまとめ

アクリルアミド	高温または紫外線下では容易に**重合**しアンモニア等が発生するので、冷暗所に貯蔵する。
アクリルニトリル	できるだけ直接空気に触れることを避け、窒素のような**不活性ガスの雰囲気の中**に貯蔵する。
アクロレイン	火気厳禁。**非常に反応性に富む物質**なので、**安定剤**を加え、空気を遮断して貯蔵する。
塩化亜鉛	**潮解性**があるため、**密栓**して貯蔵する。
黄燐	**水中**に沈めて瓶に入れ、さらに**砂を入れた缶中に固定**して冷暗所に貯蔵する。
過酸化水素	少量ならば**褐色ガラス瓶**、大量ならば**カーボイ**を使用し、**1/3の空間**を保って貯蔵する。日光の直射を避け、冷所に有機物、金属塩と引き離して貯蔵する。
カリウム	空気中にそのまま貯蔵することはできないので、通常**石油中**に貯蔵する。
クロロホルム	純品は空気と日光によって変質するので、少量の**アルコール**を加えて**分解を防止**し、冷暗所に貯蔵する。
三酸化二砒素	少量であれば**ガラス瓶**で**密栓**、多量であれば**木樽**に入れ貯蔵する。
シアン化カリウム／シアン化ナトリウム	少量ならば**ガラス瓶**、多量ならば**ブリキ缶**あるいは**鉄ドラム缶**を用い、**酸類とは離して**風通しのよい乾燥した冷所に**密封**して貯蔵する。
シアン化水素	少量ならば**褐色ガラス瓶**を用い、多量ならば**銅製シリンダー**を用いる。日光および加熱を避け、**通風のよい冷所**に貯蔵する。
四エチル鉛／四メチル鉛	容器は**特別製のドラム缶**を用い、火気のない**独立した倉庫**で、床面はコンクリートまたは分厚な**枕木の上**に保管する。
四塩化炭素	**亜鉛**または**錫メッキ**をした**鋼鉄製容器**で保管し、高温に接しない場所に保管する。発生する**蒸気は空気より重く、低所に滞留**するため、地下室等換気の悪い場所には保管しない。
臭素	少量ならば**共栓ガラス瓶**、多量ならば**カーボイ**、**陶製壺**などを使用し、**濃塩酸、アンモニア水、アンモニアガスなどと引き離して**冷所に貯蔵する。
水酸化カリウム／水酸化ナトリウム	**二酸化炭素**と水を強く吸収するため、**密栓**して貯蔵する。
ナトリウム	空気中では酸化されやすく、水と激しく反応するため、通常、**石油中**に保管する。冷所で**雨水などの漏れが絶対にない場所**に保管する。
二硫化炭素	少量ならば**共栓ガラス瓶**、多量ならば**鋼製ドラム缶**等に貯蔵する。低温でも引火性があるため、一度開封したものは、**蒸留水を混ぜておく**と安全である。
ピクリン酸	火気に対し安全で隔離された場所に、**硫黄**、**ヨード**（**沃素**）、**ガソリン**、**アルコール**などと離して保管する。鉄、銅、鉛などの**金属容器を使用しない**。
弗化水素酸	銅、鉄、コンクリートまたは木製のタンクにゴム、鉛、ポリ塩化ビニルあるいはポリエチレンの**ライニング**を施したものに貯蔵する。
ブロムメチル	常温では気体なので、**圧縮冷却して液化**し、**圧縮容器**に入れ、直射日光など温度上昇の原因を避けて、冷暗所に保管する。
ベタナフトール	空気や光線に触れると**赤変**するため、**遮光して貯蔵**する。
ホルマリン	空気と日光により変質するので、**遮光したガラス瓶**を用いる。少量の**アルコール**を加えて密栓して**常温**で保存する。
沃素	容器は**気密容器**を用い、通風の良い冷所に貯蔵する。腐食されやすい**金属**、**濃塩酸**、**アンモニア水**、**アンモニアガス**、**テレビン油**などは、なるべく引き離しておく。
ロテノン	酸素によって分解し、**殺虫効果を失う**ため、空気と光を遮断して貯蔵する。

●廃棄方法のまとめ

①毒物

亜セレン酸ナトリウム	沈殿隔離法、回収法
アリルアルコール	燃焼法、活性汚泥法
エチルチオメトン	燃焼法
エチルパラニトロフェニルチオノベンゼンホスホネイト（ＥＰＮ）	燃焼法
塩化第二水銀	焙焼法、沈殿隔離法
塩化ホスホリル	アルカリ法
黄燐	燃焼法
五弗化砒素	沈殿隔離法
三塩化硼素	アルカリ法
三酸化二砒素	沈殿隔離法
三硫化二砒素	固化隔離法
四アルキル鉛	酸化隔離法、燃焼隔離法
シアン化カリウム	酸化法、アルカリ法
シアン化水素	酸化法、アルカリ法、活性汚泥法、燃焼法
シアン化ナトリウム	酸化法、アルカリ法
四弗化硫黄	分解沈殿法
ジボラン	燃焼法、酸化法

水銀	回収法
水素化砒素	酸化隔離法、燃焼隔離法
セレン	固化隔離法、回収法
セレン化水素	酸化隔離法、燃焼隔離法
チメロサール	焙焼法、沈殿隔離法
ニッケルカルボニル	酸化沈殿法、燃焼法
パラコート	燃焼法
砒酸	沈殿隔離法
砒素	固化隔離法、回収法
ヒドラジン	燃焼法、酸化法
弗化水素、弗化水素酸	沈殿法
ホスゲン	アルカリ法
メチルメルカプタン	燃焼法、酸化法
硫化燐（五硫化二燐）	燃焼法、酸化法
燐化アルミニウムとその分解促進剤とを含有する製剤	燃焼法、酸化法
燐化水素	燃焼法、酸化法
六弗化セレン	沈殿隔離法

②劇物

亜塩素酸ナトリウム	還元法
アクリルアミド	燃焼法
アクリル酸	燃焼法、活性汚泥法
アクリルニトリル	燃焼法、アルカリ法、活性汚泥法
アクロレイン	燃焼法、酸化法、活性汚泥法
亜硝酸ナトリウム	分解法
アニリン	燃焼法、活性汚泥法
アンモニア	中和法
アンモニア水	中和法
一酸化鉛	固化隔離法、焙焼法
エチレンオキシド	活性汚泥法

塩化亜鉛	沈殿法、焙焼法
塩化水素	中和法
塩化第一銅	固化隔離法、焙焼法
塩化バリウム	沈殿法
塩基性炭酸銅	固化隔離法、焙焼法
塩酸	中和法
塩素	アルカリ法、還元法
塩素酸カリウム	還元法
過酸化水素（過酸化水素水）	希釈法
過酸化ナトリウム	中和法
過酸化尿素	希釈法
カリウム	燃焼法、溶解中和法

カリウムナトリウム合金	燃焼法
カルバリル	燃焼法、アルカリ法
蟻酸	燃焼法、活性汚泥法
キシレン	燃焼法
キノリン	燃焼法
クレゾール	燃焼法、活性汚泥法
クロム酸ナトリウム	還元沈殿法
クロルエチル	燃焼法
クロルスルホン酸	中和法
クロルピクリン	分解法
クロルメチル	燃焼法
クロロプレン	燃焼法
クロロホルム	燃焼法
硅弗化水素酸	分解沈殿法
硅弗化ナトリウム	分解沈殿法
五塩化アンチモン	沈殿法
五酸化バナジウム	還元沈殿法、回収法
酢酸エチル	燃焼法、活性汚泥法
三塩化アンチモン	沈殿法
四塩化炭素	燃焼法
ジクロルボス（DDVP）	燃焼法、アルカリ法
ジクワット	燃焼法
ジメチルアミン	燃焼法、活性汚泥法
臭化銀	焙焼法
重クロム酸アンモニウム	還元沈殿法
重クロム酸カリウム	還元沈殿法
蓚酸	燃焼法、活性汚泥法
臭素	アルカリ法、還元法
硝酸	中和法
硝酸銀	沈殿法、焙焼法
硝酸バリウム	沈殿法
水酸化カリウム	中和法
水酸化ナトリウム	中和法
水素化アンチモン	燃焼沈殿法、酸化沈殿法
ダイアジノン	燃焼法

炭酸バリウム	沈殿法、固化隔離法
トリクロルヒドロキシエチルジメチルホスホネイト（DEP）	アルカリ法、燃焼法
トルイジン	燃焼法
トルエン	燃焼法
ナトリウム	燃焼法、溶解中和法
ニトロベンゼン	燃焼法
二硫化炭素	酸化法、燃焼法
ピクリン酸	燃焼法
フェノール	燃焼法、活性汚泥法
フェンチオン（MPP）	燃焼法
フェンバレレート	燃焼法
ブロムエチル	燃焼法
ブロムメチル	燃焼法
ヘキサメチレンジイソシアナート	燃焼法
ベタナフトール	燃焼法
ホルマリン	酸化法、燃焼法、活性汚泥法
ホルムアルデヒド	酸化法、燃焼法、活性汚泥法
無水クロム酸	還元沈殿法
メタクリル酸	燃焼法、活性汚泥法
メタノール	燃焼法、活性汚泥法
メチルエチルケトン	燃焼法
メトミル	燃焼法、アルカリ法
モノクロル酢酸	燃焼法
沃化水素酸	中和法
沃化メチル	燃焼法
硫化カドミウム	固化隔離法、焙焼法
硫化バリウム	沈殿法
硫酸	中和法
硫酸亜鉛	沈殿法、焙焼法
硫酸第二銅	沈殿法、焙焼法
燐化亜鉛	燃焼法、酸化法

●漏洩・飛散時の措置が出題されやすい物質のまとめ

●気体、液体、液化された気体

少…少量の場合、多…多量の場合

アクロレイン（アクリルアルデヒド）	少漏洩した液は**亜硫酸水素ナトリウム水溶液**（約10%）で反応させた後、多量の水を用いて十分に希釈して洗い流す。 多漏洩した液は土砂等でその流れを止め、安全な場所に穴を掘るなどしてためる。これに**亜硫酸水素ナトリウム水溶液**（約10%）を加え、時々攪拌して反応させた後、多量の水で十分に希釈して洗い流す。この際、蒸発した本成分が大気中に拡散しないよう**霧状の水**をかけて吸収させる。
液化アンモニア	少漏洩箇所を**濡れむしろ**等で覆い、遠くから多量の水をかけて洗い流す。 多漏洩箇所を**濡れむしろ**等で覆い、**ガス状になったもの**に対しては遠くから**霧状の水**をかけ吸収させる。
エチレンオキシド	付近の着火源となるものは速やかに取り除く。漏洩した**ボンベ等**を**多量の水**に容器ごと投入して**ガスを吸収**させ、処理し、その**処理液**を**多量の水**で希釈して**流す**。
塩酸 硝酸 硫酸	少漏洩した液は**土砂等に吸着**させて取り除くか、またはある程度水で徐々に希釈した後、**水酸化カルシウム**（**消石灰**）、**炭酸ナトリウム**（**ソーダ灰**）等で中和し、多量の水を用いて洗い流す。 多漏洩した液は**土砂等で**その流れを止め、これに**吸着**させるか、または安全な場所に導いて、遠くから徐々に注水してある程度希釈した後、**水酸化カルシウム**（**消石灰**）、**炭酸ナトリウム**（**ソーダ灰**）などで中和し、多量の水を用いて洗い流す。
キシレン トルエン メチルエチルケトン	付近の着火源となるものを速やかに取り除く。 少漏洩した液は、土砂等に吸着させて**空容器**に回収する。 多漏洩した液は、土砂等でその流れを止め、安全な場所に導き、液の表面を**泡で覆い**、できるだけ**空容器**に回収する。
クロルスルホン酸（クロロスルホン酸）	少漏洩した液は、**ベントナイト**、**活性白土**、**石膏**等を振りかけて吸着させ**空容器**に回収した後、多量の水を用いて洗い流す。 多漏洩した液は、土砂等でその流れを止め、**霧状の水**を徐々にかけ、十分に**分解希釈**した後、**炭酸ナトリウム**（**ソーダ灰**）、**水酸化カルシウム**（**消石灰**）などで中和し、多量の水を用いて洗い流す。
クロルピクリン	少漏洩した液は、布でふき取るか、またはそのまま風にさらして**蒸発**させる。 多漏洩した液は、土砂等でその流れを止め、多量の**活性炭**または**水酸化カルシウム**（**消石灰**）を散布して覆い、至急関係先に連絡し専門家の指示により処理する。
クロルメチル（塩化メチル） ブロムメチル（臭化メチル）	少漏洩した液が速やかに**蒸発**するので周辺に近づけないようにする。 多漏洩した液は、土砂等でその流れを止め、液が広がらないようにして**蒸発**させる。
酢酸エチル	少漏洩した液は、**土砂等に吸着**させて**空容器**に回収し、そのあとを多量の水を用いて洗い流す。 多土砂等でその流れを止め、安全な場所へ導いた後、液の表面を**泡**等で覆い、できるだけ**空容器**に回収する。そのあとは多量の水を用いて洗い流す。
シアン化水素	漏洩したボンベ等を多量の**水酸化ナトリウム**水溶液に**容器ごと投入**してガスを吸収させ、さらに酸化剤の水溶液で**酸化処理**を行い、多量の水を用いて洗い流す。
ジボラン 燐化水素	漏洩した**ボンベ等**を多量の**水酸化ナトリウム**水溶液と**酸化剤**（次亜塩素酸ナトリウム、さらし粉等）の水溶液の**混合溶液**に容器ごと投入して**ガス**を**吸収**させ、**酸化処理**し、そのあと（処理液）を多量の水を用いて洗い流す。
ジメチルアミン	付近の着火源となるものを速やかに取り除いた後、漏洩したボンベ等の**漏出箇所**に**木栓**等を打ち込み、できるだけ漏出を止め、さらに**濡れた布等で覆った**後、できるだけ速やかに**専門業者**に処理を委託する。

臭素	多漏洩箇所や漏洩した液には**水酸化カルシウム**（消石灰）を十分に散布し、**むしろ、シート**等を被せ、その上にさらに**水酸化カルシウム**を散布して吸収させる。漏洩容器には**散水しない**。
ニトロベンゼン	少漏洩した液は、多量の水を用いて洗い流すか、**土砂**、**おがくず**などに**吸着**させて**空容器**に回収し、安全な場所で**焼却**する。
二硫化炭素	多**着火源を速やかに取り除き**、漏洩した液は、土砂等でその流れを止め、安全な場所に導き、水で覆った後、土砂等に吸着させて**空容器**に回収し、**水封後密栓**する。そのあとを多量の水を用いて洗い流す。
弗化水素酸 **硅弗化水素酸**	漏洩した液は土砂等でその流れを止め、安全な場所に導き、できるだけ**空容器**に回収し、そのあとを徐々に注水してある程度希釈した後、**水酸化カルシウム（消石灰）**等の水溶液で処理し、多量の水で洗い流す。発生する気体は**霧状の水**をかけて吸収させる。
ホスゲン	漏洩した液は土砂等の流れを止め、安全な場所に導き、**重炭酸ナトリウム**、または**炭酸ナトリウム（ソーダ灰）**と**水酸化カルシウム（消石灰）**からなる混合物の水溶液で注意深く**中和**する。
メタクリル酸	漏洩した液は土砂等でその流れを止め、安全な場所に導き、**空容器**にできるだけ回収し、そのあとを**水酸化カルシウム（消石灰）**等の水溶液を用いて処理し、多量の水を用いて洗い流す。
有機燐化合物（エチルチオメトン、ジクロルボス、ダイアジノン、フェンチオン、EPN）	付近の着火源となるものを速やかに取り除く。漏洩した液は土砂等でその流れを止め、安全な場所に導き、**空容器**にできるだけ回収し、そのあとを**水酸化カルシウム（消石灰）**等の水溶液を用いて処理し、**中性洗剤**等の**分散剤（界面活性剤）**を使用し、多量の水を用いて洗い流す。
沃化水素酸	漏洩した液は、ある程度水で徐々に希釈した後、**消石灰**や**ソーダ灰**等で**中和**し、**多量の水**を用いて**洗い流す**。

●固体

黄燐	漏出したものの表面を速やかに**土砂**または**多量の水**で覆い、**水を満たした容器**に回収する。
カリウム **ナトリウム**	漏洩した場所の周辺にはロープを張るなどして人の立入りを禁止し、**禁水**を標示する。作業の際には必ず保護具を着用し、風下で作業しない。 流動パラフィン浸漬品は、速やかに拾い集めて**灯油**または**流動パラフィン**の入った容器に回収する。砂利、石等に付着している場合は砂利等ごと回収する。
クロム酸ナトリウム **重クロム酸カリウム** **無水クロム酸**	飛散したものは**空容器**にできるだけ回収し、そのあとを**還元剤**（**硫酸第一鉄**等）の水溶液を散布し、**水酸化カルシウム（消石灰）**、**炭酸ナトリウム（ソーダ灰）**などの水溶液で処理した後、多量の水を用いて洗い流す。
シアン化カリウム **シアン化ナトリウム**	飛散したものは**空容器**にできるだけ回収する。砂利等に付着している場合は、砂利等を回収し、そのあとに**水酸化カルシウム（消石灰）**、**炭酸ナトリウム（ソーダ灰）**の水溶液を散布して**アルカリ性**（**pH11**以上）とし、さらに**酸化剤**（**次亜塩素酸ナトリウム**、**さらし粉**など）の水溶液で**酸化処理**を行い、多量の水を用いて洗い流す。
塩化バリウム **硝酸バリウム**	飛散したものは**空容器**にできるだけ回収し、そのあとを**硫酸ナトリウム**の水溶液を用いて処理し、多量の水を用いて洗い流す。
硫化バリウム	飛散したものは**空容器**にできるだけ回収し、そのあとを**硫酸第一鉄**の水溶液を加えて処理し、多量の水を用いて洗い流す。
ピクリン酸	飛散したものは**空容器**にできるだけ回収し、そのあとを多量の水を用いて洗い流す。なお、回収の際は飛散したものが**乾燥しないよう**、**適量の水を散布**して行い、また、回収物の保管、輸送に際しても十分に**水分**を含んだ状態を保つようにする。**金属製**の用具や容器は**使用しない**。
砒素 **三酸化二砒素**	飛散したものは**空容器**にできるだけ回収し、そのあとを**硫酸第二鉄**等の水溶液を散布し、**水酸化カルシウム（消石灰）**、**炭酸ナトリウム（ソーダ灰）**などの水溶液を用いて処理した後、多量の水を用いて洗い流す。
燐化亜鉛	飛散した粉末の表面を速やかに土砂等で覆い、**密閉可能な空容器**にできるだけ回収して密閉する。汚染された土砂等も同様の措置をし、そのあとを多量の水を用いて洗い流す。

●毒性が出題されやすい物質のまとめ
●血液に関する語句がキーワード

塩化バリウム	**低カリウム血症**、骨格筋の筋力低下、四肢、呼吸筋の**脱力麻痺**が生じる。
クロルピクリン	吸入すると、分解されず組織内に吸収され、各器官が障害される。血液中で**メトヘモグロビン**を生成し、また、中枢神経や心臓、眼結膜を侵す。 肺にも強い障害をあたえる。
クロロホルム	**原形質毒**であり、脳の節細胞を麻酔させ、**赤血球**を**溶解**する。吸収すると、はじめは、嘔吐、瞳孔の縮小、運動性不安が現れ、ついで脳およびその他の神経細胞を麻酔させる。筋肉の張力は失われ、反射機能は消失し、瞳孔は散大する。中毒の際の死因の多くは、呼吸麻痺または心臓停止による。
蓚酸	**血液中のカルシウム分（石灰分）を奪取**し、神経系を侵す。急性中毒症状は、胃痛、嘔吐、口腔や咽喉の炎症であり、腎障害を引き起こす。
水素化アンチモン	強い**溶血作用**が現れ、**赤血球の急激な低下**を招く。肺水腫のほか肝臓、腎臓にも影響を与え、頭痛、嘔気、呼吸低下が現れる。
トルエン	吸入した場合、短時間で**興奮期**を経て深い**麻酔状態**に陥り、大量では緩和な**大赤血球性貧血**をきたすこともある。皮膚に触れた場合、皮膚からも吸収され、吸入と同様の中毒症状を起こす。蒸気の吸入により頭痛、食欲不振等がみられる。
二硫化炭素	**神経毒**であって、多くはその蒸気の吸入によって起こるが、皮膚から吸収される場合もあり、中毒には急性と慢性がある。脳および神経細胞の**脂肪変性**をきたし、筋肉を萎縮させ、かつ**溶血作用**を呈する。

●チアノーゼがキーワード

アニリン	中毒は蒸気の吸入や皮膚からの吸収によって起こる。**血液毒**と神経毒を有しているため、血液に作用して**メトヘモグロビン**をつくり、**チアノーゼ**を引き起こす。急性中毒では、顔面、口唇、指先などに**チアノーゼ**が現れ、重症ではさらにチアノーゼが著しくなる。脈拍と血圧は、最初に亢進した後やがて下降し、嘔吐、下痢、腎臓炎、痙攣、意識喪失といった症状が現れ、さらに死亡することもある。
塩素酸カリウム	吸入した場合、鼻、のどの粘膜を刺激し、**チアノーゼ**を起こす。
砒素	吸入すると、鼻、のど、気管支等の粘膜を刺激し、頭痛、めまい、悪心、**チアノーゼ**を起こすことがある。重症な場合には**血色素尿**を排泄し、肺水腫、呼吸困難を起こす。
モノフルオール酢酸ナトリウム	生体細胞内の**ＴＣＡサイクル阻害**作用により、嘔吐、胃の疼痛、意識混濁、てんかん性痙攣、脈拍の遅緩が起こり、**チアノーゼ**、血圧降下が生じる。皮膚からの吸収はされない。

●皮膚・各器官などへの刺激性・腐食性がキーワード

アクロレイン	眼と呼吸器系を**激しく刺激**する。また、皮膚を刺激し**気管支カタル**や**結膜炎**を起こさせる。
過酸化水素	溶液、蒸気いずれも**刺激性**が強い。**35%以上の溶液**は皮膚に**水疱**を作りやすい。眼には**腐食作用**を及ぼす。
キシレン	吸入すると、鼻、のどを**刺激**する。高濃度では短時間の興奮を経て、**麻酔状態**になる。
水酸化ナトリウム	**腐食性**が強く、微粒子やミストを吸入すると、鼻、のど、気管支、肺を刺激し、炎症を起こすことがある。皮膚に触れると、激しく腐食される。眼に入ると**結膜**や**角膜**が激しく侵され、**失明**する危険性が高い。
弗化水素酸	皮膚に触れた場合、激しい痛みを感じて、**著しく腐食**される。
ホルマリン	**濃ホルマリン**は、皮膚に対し**壊疽**を起こさせ、しばしば湿疹を生じさせる。
メチルエチルケトン	吸入すると、眼、鼻、のど等の粘膜を**刺激**する。高濃度で麻酔状態となる。

●色がキーワード

四塩化炭素	揮発性の蒸気を吸入すると、はじめは頭痛、悪心などをきたし、**黄疸**のように**角膜が黄色**となり、しだいに尿毒症様を呈し、重症なときは死亡する。
硝酸	蒸気は眼、呼吸器等の粘膜および皮膚に強い刺激性を有する。高濃度の水溶液に皮膚が触れると、ガスを生成して、組織ははじめ**白**く、次第に**深黄色**となる。
スルホナール	嘔吐、めまい、胃腸障害、腹痛、下痢または便秘等を起こし、運動失調、麻痺、腎臓炎、尿量減退、**ポルフィリン尿**（尿が**赤色**を呈する）として現れる。
セレン	急性中毒症状は、胃腸障害、神経過敏症、くしゃみ、肺炎などがあり、慢性中毒症状は、著しい**蒼白**、**息のニンニク臭**、指、歯、**毛髪等**を**赤**くするなどがある。
ピクリン酸	吸入すると、眼、鼻、口腔等の粘膜、気管に障害を起こし、皮膚に湿疹を生ずることがある。多量に服用すると、嘔吐、下痢などを起こし、**諸器官**は**黄色**に染まる。
フェノール	皮膚や粘膜につくと**火傷**を起こし、その部分は**白色**となる。経口摂取した場合には口腔、咽喉、胃に高度の灼熱感を訴え、悪心、嘔吐、めまい、失神、虚脱、呼吸麻痺で倒れる。**尿**は特有の**暗赤色**を呈する。
沃素	**皮膚**に触れると**褐色**に染め、蒸気を吸入すると、めまいや頭痛を伴う一種の**酩酊**を起こす。

●その他

アジ化ナトリウム	麻酔、催眠、腎臓障害。経口摂取の場合、胃酸により**アジ化水素**が発生するおそれ。
カルタップ	吸入した場合、嘔気、震顫、流涎などの症状を呈し、はなはだしい場合には、全身痙攣、呼吸困難などを起こすことがある。
シアン化水素	**極めて猛毒**で、希薄な蒸気でも吸入すると**呼吸中枢**を刺激し、次いで麻痺させる。
シアン化ナトリウム	**ミトコンドリア**のシトクローム酸化酵素の鉄イオンと結合して**細胞の酸素代謝を直接阻害**する 。吸入すると、シアン中毒（頭痛、めまい、悪心、意識不明、呼吸麻痺）を起こす。
ブロムメチル（臭化メチル）	吸入した場合、嘔気、嘔吐、頭痛、歩行困難、痙攣、視力障害、**瞳孔散大**などの症状を起こすことがある。
ニコチン	猛烈な**神経毒**であり、急性中毒では、よだれ、吐き気、悪心、嘔吐があり、ついで脈拍緩徐不整となり、発汗、**瞳孔縮小**、意識喪失、呼吸困難、痙攣をきたす。
パラコート	経口直後から２日以内に、激しい嘔吐、粘膜障害および食道穿孔などが発生し、２～３日で急性肝不全、進行性の糸球体腎炎、尿細管壊死による急性腎不全および**肺水腫**、３～10日で間質性肺炎や進行性の肺線維症を起こす。
フェンバレレート	吸入した場合、倦怠感、運動失調などの症状を呈し、重症の場合には、流涎、全身痙攣、呼吸困難を起こす。皮膚に触れた場合、放置すると**皮膚から吸収**され中毒症状を起こす場合がある。
メタノール	蒸気を吸入すると、頭痛、めまい、嘔吐、下痢、腹痛などを起こし、致死量に近ければ麻酔状態になり、**視神経**が侵され、目がかすみ、ついには**失明**することがある。
有機燐系殺虫剤 イソキサチオン、EPN、クロルピリホス、ジクロルボス（DDVP）、ダイアジノン、トリクロルホン（DEP）	神経伝達物質のアセチルコリンを分解する酵素である**コリンエステラーゼ**と結合し、その働きを阻害する。吸入した場合、頭痛、めまい、悪心、吐き気、意識混濁、呼吸麻痺、全身痙攣などを起こす。
沃化メチル	**中枢神経系の抑制作用**があり、吸入すると嘔気、嘔吐、めまいなどが起こり、重篤な場合は意識不明となり、**肺水腫**を起こす。皮膚との接触時間が長い場合は、**発赤**や**水疱**が生じる。
硫酸タリウム	疝痛、嘔吐、振戦、麻痺などの症状に伴い、次第に呼吸困難となり、**虚脱症状**となる。
硫酸ニコチン	猛烈な**神経毒**であり、慢性中毒では、咽頭、喉頭等のカタル、心臓障害、視力減弱、めまい、動脈硬化などをきたし、ときとして精神異常を引き起こすことがある。
燐化亜鉛	嚥下吸入した場合、胃および肺で**胃酸**や**体内の水**と反応して**ホスフィン**を生成することにより中毒症状を呈する。吸入した場合、頭痛、吐き気などの症状を起こす。

●主な「解毒剤」のまとめ

毒物・劇物	解毒剤
・エチルチオメトン ・エチルパラニトロフェニルチオノベンゼンホスホネイト（EPN） ・パラチオン ・イソキサチオン ・クロルピリホス ・ジクロルボス(DDVP) ・ジメトエート ・ダイアジノン ・トリクロルヒドロキシエチルジメチルホスホネイト（DEP） ・フェントエート いずれも **有機燐化合物**	●2-ピリジルアルドキシムメチオダイド（PAM）、プラドキシム沃化物 ●硫酸アトロピン
・カルバリル ・カルボスルファン ・メトミル いずれも **カーバメート系農薬**	●硫酸アトロピン
・ニコチン ・硫酸ニコチン	●硫酸アトロピン
・三酸化二砒素 ・砒素 ・水銀	●ジメルカプロール（BAL） ●チオ硫酸ナトリウム
・シアン化カリウム ・シアン化水素 ・シアン化ナトリウム シアン酸ナトリウム いずれも **シアン化合物**	●亜硝酸ナトリウム ●亜硝酸アミル ●チオ硫酸ナトリウム ●ヒドロキソコバラミン
・黄燐	●ヨードの希薄溶液
・ダイファシノン	●ビタミンK_1
・モノフルオール酢酸ナトリウム	●アセトアミド
・クロルエチル ・クロルピクリン ・クロルメチル ・ブロムエチル ・ブロムメチル	●強心剤 ●興奮剤
・蓚酸 ・硫酸タリウム	●カルシウム剤、牛乳
・硝酸銀	●牛乳、卵白
・沃素	●デンプン溶液
・ニトロベンゼン	●ブドウ糖
・スルホナール	●重炭酸ナトリウム ●酸化マグネシウム ●酢酸カリウム液
・塩酸 ・硝酸 ・メタノール	●重炭酸ナトリウム

模擬試験 解答・解説

模擬試験〈第１回〉解答一覧

毒物および劇物に関する法規		基礎化学		実地（性状・貯蔵・取扱い方法等）					
問題1	2	問題21	3	問題41	(1)	3	問題46	(1)	5
問題2	4	問題22	4		(2)	1		(2)	3
問題3	4	問題23	5		(3)	4		(3)	1
問題4	3	問題24	1		(4)	2		(4)	2
問題5	1	問題25	2	問題42	(1)	4		(5)	4
問題6	2	問題26	5		(2)	2	問題47	(1)	2
問題7	3	問題27	4		(3)	3		(2)	1
問題8	1	問題28	1		(4)	1		(3)	5
問題9	4	問題29	3	問題43	(1)	2		(4)	3
問題10	1	問題30	3		(2)	4		(5)	4
問題11	1	問題31	5		(3)	1	問題48	(1)	1
問題12	3	問題32	4		(4)	3		(2)	4
問題13	2	問題33	3	問題44	(1)	3		(3)	3
問題14	3	問題34	4		(2)	1		(4)	5
問題15	2	問題35	1		(3)	2		(5)	2
問題16	2	問題36	2		(4)	4			
問題17	4	問題37	3	問題45	(1)	3			
問題18	4	問題38	5		(2)	2			
問題19	1	問題39	2		(3)	4			
問題20	3	問題40	1		(4)	1			

☆正解数を確認しましょう。

挑戦した日	毒物および劇物に関する法規	基礎化学	実地（性状・貯蔵・取扱い方法等）	計
／	／20	／20	／35	／75
／	／20	／20	／35	／75

模擬試験〈第１回〉解答・解説

＊問題を解くために参考となる本体冊子のページを「⇒」の後に記してあります。

■毒物および劇物に関する法規

＊解説中、特に規定しない限り、毒物及び劇物取締法は「法」、毒物及び劇物取締法施行令は「政令」、毒物及び劇物取締法施行規則は「省令」と略称する。

問題１　解答２ ⇒P.14

法第１条（目的）では、「この法律は、毒物及び劇物について、**保健衛生上**の見地から**必要な取締**を行うことを目的とする。」と定めています。
したがって、アには「**保健衛生上**」、イには「**必要な取締**」が入ります。

問題２　解答４ ⇒P.15

法第２条（定義）第１項では、「この法律で「毒物」とは、別表第一に掲げる物であって、医薬品及び**医薬部外品**以外のものをいう。」と定めています。
したがって、(　　) には「**医薬部外品**」が入ります。

問題３　解答４ ⇒P.17

「**劇物**」に該当するのは、**アクリル酸**です。これに対し、水銀、ジボラン、砒素、アリルアルコールは、いずれも「毒物」に該当します。

問題４　解答３ ⇒P.20 ～ 21

1　毒物・劇物の**輸入業の登録**を受けた者でなければ、毒物・劇物を販売または授与の目的で**輸入**してはなりません（法第３条第２項）。たとえ製造業の登録を受けていても、それだけでは販売・授与目的での輸入はできません。
2　毒物・劇物を**販売または授与の目的**で輸入する場合は、**輸入業の登録**を受ける必要がありますが、**自ら使用する目的**で輸入する場合には必要ありません。
3　輸入業者は、**自ら輸入した毒物・劇物**であれば（製造業者の場合は自ら製造した毒物・劇物であれば）、**販売業の登録を受けなくても**、他の毒物劇物営業者に販売または授与することができ、また、販売・授与目的で貯蔵、運搬、陳列ができます（法第３条第３項ただし書）。
4　毒物・劇物を販売するためには、薬局の開設許可とはまた別に、毒物・劇物の**販売業の登録**を受ける必要があります（法第３条第３項本文）。

問題５　解答１ ⇒P.21 ～ 24

アとイが正、ウとエが誤です。
ア　特定毒物を**製造**できるのは、**製造業者**または**特定毒物研究者**と定められています（法第３条の２第１項）。
イ　**特定毒物研究者**は、特定毒物を**学術研究以外の用途に供してはならない**とされています（法第３条の２第４項）。

ウ　特定毒物の**譲渡・譲受**は、**毒物劇物営業者**（製造業者、輸入業者、販売業者）、**特定毒物研究者、特定毒物使用者**の間でのみ認められています（法第３条の２第６項）。したがって、特定毒物研究者が毒物劇物営業者に特定毒物を譲り渡すことができないというのは、誤りです。

エ　特定毒物を所持することができるのは、**毒物劇物営業者、特定毒物研究者、特定毒物使用者**とされています（法第３条の２第10項）。したがって、特定毒物研究者または特定毒物使用者のみが所持できるというのは、誤りです。

問題６　解答２　⇒P.29

法第３条の３では、「**興奮**、幻覚又は**麻酔**の作用を有する毒物又は劇物（これらを含有する物を含む。）であって政令で定めるものは、みだりに摂取し、若しくは吸入し、又はこれらの目的で**所持**してはならない。」と定めています。

したがって、アは**興奮**、イは**麻酔**、ウは**所持**となります。

問題７　解答３　⇒P.32 ～ 33

ア、イ、エが正、ウのみが誤です。

ア　毒物・劇物の**販売業**の**登録**は、**店舗**ごとに、その店舗所在地の**都道府県知事**（店舗所在地が保健所を設置する市または特別区の区域にある場合には、その市長または区長）が行います（法第４条第１項）。

イ　毒物・劇物の**製造業**または**輸入業**の**登録**を受けようとする者は、**製造所**または輸入業の**営業所**ごとに、その製造所、営業所の所在地の**都道府県知事**に申請書を出さなければなりません（法第４条第２項）。

ウ　**製造業、輸入業**の登録は、**５年**ごとに更新を受けなければその効力を失います。６年ごとの更新とされているのは、販売業の登録です（法第４条第３項）。

エ　販売業の登録は、**一般販売業、農業用品目販売業**および**特定品目販売業**の３つに分けられています（法第４条の２）。

問題８　解答１　⇒P.35 ～ 36

ア、エは誤、イ、ウが正です。

ア　この規定は、毒物・劇物の**製造作業**を行う場所についての基準です。毒物・劇物の製造を行わない**輸入業**の営業所や**販売業**の店舗の設備については準用されないので、「毒物・劇物の輸入業者は、（中略）備えなければならないとされている」というのは誤りです（省令第４条の４第１項第１号ロ、同条第２項）。

イ　**製造所**、輸入業の**営業所**、販売業の**店舗**のいずれも、毒物・劇物の**貯蔵設備**については、「毒物又は劇物とその他の物とを区分して貯蔵できるものであること」とされています（省令第４条の４第１項第２号イ、同条第２項）。

ウ　**製造所**、輸入業の**営業所**、販売業の**店舗**のいずれも、毒物・劇物の**貯蔵設備**にはこの基準が適用（または準用）されます（省令第４条の４第１項第２号ホ、同条第２項）。

エ　**製造所**、輸入業の**営業所**、販売業の**店舗**のいずれも、「毒物・劇物を**陳列する場所**に**かぎ**をかける設備があること」とされており、設問のような例外は定められていません（省令第４条の４第１項第３号、同条第２項）。

問題9　解答4 ⇒P.38～39

ア、ウは誤、イ、エが正です。

ア　毒物・劇物を製造、貯蔵または運搬する**設備の重要な部分を変更**したときは、変更後**30日以内**に届出をすることとされています（法第10条第1項第2号）。

イ　毒物・劇物の製造業者または輸入業者が**登録を受けた毒物・劇物以外**の毒物・劇物を**製造**または**輸入**しようとするときは、あらかじめ**登録の変更**を受けなければならないとされています（法第9条第1項）。

ウ　**氏名**または**住所**（法人にあっては、その名称または主たる事務所の所在地）の変更については、変更後**30日以内**に**届出**をすることとされています（法第10条第1項第1号）。

エ　製造所、営業所または店舗における**営業**を**廃止**したときは、廃止後**30日以内**に**届出**をすることとされています（法第10条第1項第4号）。

問題10　解答1 ⇒P.41～42

ア、ウが正、イのみが誤です。

ア　毒物劇物営業者または特定毒物研究者は、登録票または許可証を**破ったり、汚したり、失ったり**したときは、登録票・許可証の**再交付**を**申請できる**とされています（政令第36条第1項）。

イ　登録票または許可証の再交付を受けた後、失っていた登録票または許可証を**発見**した場合には、それぞれ再交付の申請先である都道府県知事等に、発見した登録票・許可証を**返納**しなければなりません（政令第36条第3項）。速やかに破棄しなければならないというのは、誤りです。

ウ　毒物劇物営業者または特定毒物研究者は、登録票または許可証の**記載事項に変更**を生じたときは、登録票・許可証の**書換え交付**を申請することができます（政令第35条第1項）。

問題11　解答1 ⇒P.45

毒物劇物取扱責任者の資格について定めた**法第8条第1項**の第1号～第3号は、次のように定めています。

「一　**薬剤師**
　二　厚生労働省令で定める学校で、**応用化学**に関する学課を修了した者
　三　都道府県知事が行う毒物劇物取扱者試験に合格した者」

したがって、アは**薬剤師**、イは**応用化学**となります。

問題12　解答3 ⇒P.49

毒物・劇物の容器について定めた**法第11条第4項**では、次のように定めています。

「毒物劇物営業者及び特定毒物研究者は、毒物又は厚生労働省令で定める劇物については、その容器として、**飲食物の容器として通常使用される物**を使用してはならない。」

また、**省令第11条の4**では、次のように定めています。

「法第11条第4項に規定する劇物は、**すべての劇物**とする。」

したがって、アは**飲食物の容器として通常使用される物**、イは**すべての劇物**となります。

問題13　解答2 ⇒P.50、P.52

1　**毒物**の容器および被包には､「医薬用外」の文字および**赤地**に**白色**をもって「毒物」の文字を表示します（法第12条第1項)。黒地に白色をもってというのは誤りです。

2　**劇物**の容器および被包には､「医薬用外」の文字および**白地**に**赤色**をもって「劇物」の文字を表示します（法第12条第1項)。

3　**特定毒物**も毒物なので、毒物劇物営業者および特定毒物研究者は、容器および被包に「医薬用外」の文字および赤地に白色をもって「**毒物**」の文字を表示します（法第12条第1項)。「特定毒物」の文字を表示するというのは誤りです。

4　毒物劇物営業者および特定毒物研究者は、毒物・劇物を貯蔵し、または陳列する場所には、「医薬用外」の文字および**毒物**については「**毒物**」、**劇物**については「**劇物**」の文字を表示することとされています（法第12条第3項)。特定毒物の場合も「毒物」の文字を表示しなければなりません。

問題14　解答3 ⇒P.54 ～ 56

イ、ウが正、ア、エは誤です。

ア　毒物・劇物の**譲渡手続に係る書面**には、①毒物・劇物の名称および数量、②販売または授与の年月日、③**譲受人**の氏名、職業および住所（法人の場合は、その名称および主たる事務所の所在地）を記載します（法第14条第1項)。譲渡人の氏名、職業および住所というのは誤りです。

イ　毒物劇物営業者が、**毒物劇物営業者以外の者**に毒物・劇物を販売または授与する場合には、その譲受人から譲渡手続に係る書面（上記アの①～③を記載したもの）の提出を受ける必要があります（法第14条第2項)。

ウ　上記イの書面は、**譲受人が押印した書面**でなければなりません（省令第12条の2)。

エ　毒物劇物営業者は、**譲渡手続に係る書面**を、毒物・劇物の販売または授与の日から**5年間**、**保存**することとされています（法第14条第4項)。

問題15　解答2 ⇒P.58

法第13条を受け、政令第39条では**着色すべき農業用劇物**として以下の品目を定めており、省令第12条で、これらを**あせにくい黒色で着色**することとしています。

・**硫酸タリウム**を含有する製剤たる劇物

・**燐化亜鉛**を含有する製剤たる劇物

したがって、正しいものの組合せは、ア、エとなります。

問題16　解答2 ⇒P.60 ～ 64

1　**交替して運転する者**を同乗させなければならないのは、1人の運転者による**連続運転時間**が**4時間を超える**場合、または、1人の運転者による運転時間が**1日当たり9時間を超える**場合です（政令第40条の5第2項第1号、省令第13条の4)。連続運転時間が3時間を超える場合というのは、誤りです。

2　車両には、事故の際に応急の措置を講ずるために必要な**保護具**で厚生労働省令で定めるものを**2人分以上**備えることとされています（政令第40条の5第2項第3号)。

3　本問の**塩酸**（塩化水素15％含有）は、「**塩化水素**およびこれを含有する製剤（塩化水素10％以下を含有するものを除く）で液体状のもの」に該当します。したがって、車両に備える保護具は、**保護手袋**、**保護長ぐつ**、**保護衣**のほか、**酸性ガス用防毒マスク**となります（省令別表第５）。なお、保護眼鏡が保護具として定められているのは、過酸化水素、水酸化カリウム、水酸化ナトリウム、硫酸およびこれらをそれぞれ含有する製剤で液体状のものです。

問題17　解答4　⇒P.64 ～ 65

ア、ウが正、イ、エは誤です。

ア　荷送人は、毒物・劇物の**名称**、**成分**およびその**含量**並びに**数量**並びに事故の際に講じなければならない**応急の措置**の内容を記載した書面を交付することとされています（政令第40条の６第１項）。

イ　通知の相手方は、毒物・劇物の**運搬**を委託された**運送人**です（政令第40条の６第１項）。「荷受人」（毒物・劇物の引き渡しを受ける者として指定された人）というのは、誤りです。

ウ　荷送人は、**運送人の承諾**を得れば、書面の交付に代えて、書面に記載すべき事項を**電磁的方法**によって提供することができます（政令第40条の６第２項）。

エ　荷送人の通知義務は、毒物・劇物を**車両**を使用して、または**鉄道**によって運搬する場合の義務です（政令第40条の６第１項）。鉄道による運搬の場合には免除されるというのは、誤りです。

問題18　解答4　⇒P.67、P.69

毒物劇物営業者は、譲受人に対し、毒物・劇物の**性状**および取扱いに関する情報を提供することとされています（政令第40条の９第１項）。また、すでに**性状**および取扱いに関する情報が提供されている場合のほか、１回につき**200mg**以下の**劇物**を販売または授与する場合や、**塩化水素**または硫酸を含有する製剤たる劇物（住宅用の洗浄剤で液体状のものに限る）などを主として生活の用に供する一般消費者に対して販売または授与する場合には、上記の情報の提供は必要ないものとしています（省令第13条の10、政令別表第一）。

したがって、アは**性状**、イは**200ミリグラム**、ウは**劇物**、エは**塩化水素**となります。

問題19　解答1　⇒P.75

都道府県知事等による**立入検査等**について定めた法第18条第１項では、次のように定めています。

「都道府県知事は、**保健衛生上**必要があると認めるときは、毒物劇物営業者若しくは**特定毒物研究者**から必要な報告を徴し、又は薬事監視員のうちからあらかじめ指定する者に、これらの者の製造所、営業所、店舗、研究所その他業務上毒物若しくは劇物を取り扱う場所に立ち入り、帳簿その他の物件を**検査**させ、関係者に質問させ、若しくは試験のため必要な最小限度の分量に限り、毒物、劇物、第十一条第二項の政令で定める物若しくはその疑いのある物を**収去**させることができる。」

したがって、アは**保健衛生上**、イは**特定毒物研究者**、ウは**検査**、エは**収去**となります。なお、この規定は、**犯罪捜査**のために認められたものと解してはならないとされています（法第18条第４項）。

問題20　解答3 ⇒P.77

法第21条第１項によると、毒物・劇物の販売業者の場合、その営業の登録が効力を失ったときは、**15日**以内に、その店舗の所在地の都道府県知事（店舗の所在地が保健所を設置する市または特別区の区域にある場合においては市長または区長）に、現に所有する**特定毒物**の品名および数量を届け出ることになります。

したがって、アは**15日**、イは**特定毒物**となります。

■基礎化学

問題21　解答3 ⇒P.80 ～ 81、P.85

・液体が固体になる変化を**凝固**といいます。

・固体が液体を経ずに直接気体になる変化を**昇華**といいます。

・**状態変化**のように、物質の種類は変わらずに、形状だけが変わる変化を**物理**変化といいます。

したがって、アは**凝固**、イは**昇華**、ウは**物理**となります。

問題22　解答4 ⇒P.91

酢酸の示性式はCH_3COOH、分子式は$C_2H_4O_2$です。**分子量**を求めるときは、その分子に含まれている原子の**原子量を合計**すればよいので、

原子量H＝1、C＝12、O＝16より、

酢酸$C_2H_4O_2$の分子量＝（12×2）＋（1×4）＋（16×2）＝60 となります。

問題23　解答5 ⇒P.98

1　ナトリウムNaは、**アルカリ金属**に属する元素です。

2　**臭素**Brは、**ハロゲン**に属する元素です。

3　**カリウム**Kは、**アルカリ金属**に属する元素です。

4　**リチウム**Liも、**アルカリ金属**に属する元素です。

5　**カルシウム**Caは、**アルカリ土類金属**に属する元素です。

問題24　解答1 ⇒P.101

1　金属の単体は、**水銀**Hgのみを除いて、常温常圧（20℃、１気圧）のもとでは**固体**です。水銀は、融点が−38.9℃なので、常温常圧では**液体**です。

2　金属には**展性**（たたくと薄く広がる性質）と**延性**（引っ張ると伸びる性質）があります。

3　金属は、**電気伝導性**（電気を伝える性質）が優れています。

4　金属は、**熱伝導性**（熱を伝える性質）が優れています。

5　金属の表面は、光を受けると輝きを発します。これを**金属光沢**といいます。

問題25　解答2　⇒P.105～106

1　**リチウム原子**$_{3}Li$には３個の電子が存在し、K殻に２個、最外殻のL殻に１個が配置されています。このL殻の１個を放出して**リチウムイオン**（Li^{+}）になると、電子配置は**ヘリウム原子**（$_{2}He$）と同じになります。

2　**マグネシウム原子**$_{12}Mg$には12個の電子が存在し、K殻に２個、L殻に８個、最外殻のM殻に２個が配置されています。このM殻の２個を放出して**マグネシウムイオン**（Mg^{2+}）になると、電子配置は下の図のように**ネオン原子**（$_{10}Ne$）と同じになります。

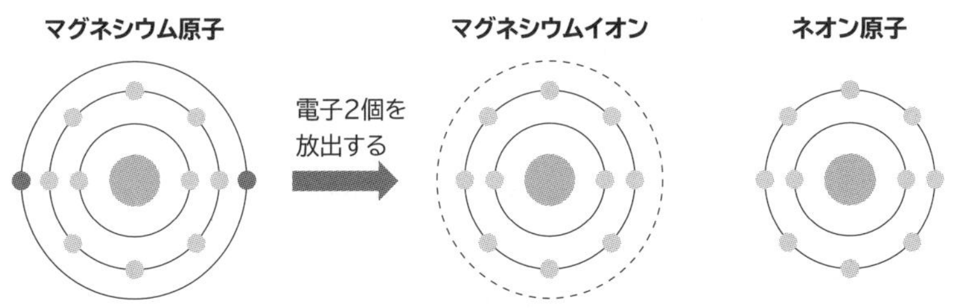

3　**カリウム原子**$_{19}K$には19個の電子が存在し、K殻に２個、L殻に８個、M殻に８個、最外殻のN殻に１個が配置されています。このN殻の１個を放出して**カリウムイオン**（K^{+}）になると、電子配置は**アルゴン原子**（$_{18}Ar$）と同じになります。

4　**カルシウム原子**$_{20}Ca$は20個の電子が存在し、K殻に２個、L殻に８個、M殻に８個、最外殻のN殻に２個が配置されています。このN殻の２個を放出して**カルシウムイオン**（Ca^{2+}）になると、電子配置は**アルゴン原子**（$_{18}Ar$）と同じになります。

5　**塩素原子**$_{17}Cl$には、17個の電子が存在し、K殻に２個、L殻に８個、最外殻のM殻に７個が配置されています。このM殻に外部から電子１個を得ることによって**塩化物イオン**（Cl^{-}）になると、電子配置は**アルゴン原子**（$_{18}Ar$）と同じになります。

問題26　解答5　⇒P.116～117

1　水素H_2のように、１種類の元素の２つの原子でできた**２原子分子**は、結合に極性がなく、分子全体としても極性がないので、**無極性分子**です。

2　塩素Cl_2も、１と同様の理由で、**無極性分子**です。

3　３つ以上の原子でできた多原子分子のうち、二酸化炭素CO_2のような**直線形**の分子の場合は、各原子間の結合に極性があっても、分子全体で見たときに、その**極性を打ち消し合う関係**になっているため、**無極性分子**となります。

4　３つ以上の原子でできた**多原子分子**のうち、メタンCH_4のような**正四面体形**の分子の場合も、３と同様の理由で**無極性分子**となります。

5　３つ以上の原子でできた**多原子分子**のうち、水H_2Oのような**折れ線形**の分子の場合は、分子全体で見て極性を打ち消し合う関係にならないため、**極性分子**となります。

問題27　解答4　⇒P.121

ボイル・シャルルの法則より、圧力P_1、絶対温度T_1、体積V_1の気体が、圧力P_2、絶対温度T_2、体積V_2の気体になった場合には、次の関係式が成り立ちます。

$$\frac{P_1 \times V_1}{T_1} = \frac{P_2 \times V_2}{T_2}$$

本問の場合、求めようとする体積をX mLとすると、

$P_1 = 1.5 \times 10^5$ Pa、$T_1 = 27 + 273 = 300$K、$V_1 = 100$mL

$P_2 = 1.0 \times 10^5$ Pa、$T_2 = 9 + 273 = 282$K、$V_2 = X$ mL　となります。

これらを上の式に代入すると、

$$\frac{1.5 \times 10^5 \times 100}{300} = \frac{1.0 \times 10^5 \times X}{282}$$

$$\frac{1.5}{3} = \frac{X}{282}$$

$$0.5 = \frac{X}{282}$$

したがって、$X = 282 \times 0.5 = 141$ mL となります。

問題28　解答1　⇒P.129～130

ア、ウは誤、イ、エが正です。

ア　**疎水コロイド**は、**少量の電解質**を加えるとコロイド粒子が集まって**沈殿**します。この現象を**凝析**といいます。塩析というのは誤りです。

イ　**親水コロイド**は、**多量の電解質**を加えるとコロイド粒子が集まって**沈殿**します。この現象を**塩析**といいます。

ウ　**ブラウン運動**は、**熱運動**している**溶媒分子**がコロイド粒子に不規則に衝突することによって起こるコロイド粒子の運動です。コロイド粒子自身の熱運動というのは誤りです。

エ　コロイド溶液に横から強い光を当てたとき、コロイド粒子が光を散乱して、**光の通路が輝いて見える**現象を、**チンダル現象**といいます。

問題29　解答3　⇒P.134

エタノール（分子式C_2H_6O）の分子量＝（12×2）＋（1×6）＋（16×1）＝46。つまり、エタノールは1 mol当たり46gなので、18.4gならば18.4÷46＝0.4molです。次に、エタノールが完全燃焼するときの化学反応式を見てみましょう。

$$\underset{1\,\text{mol}}{C_2H_5OH} + 3O_2 \rightarrow \underset{2\,\text{mol}}{2CO_2} + 3H_2O$$

エタノールと二酸化炭素の物質量の比が1 mol：2 molであることがわかります。この1：2の比より、エタノール0.4molが完全燃焼するときに生成する二酸化炭素をX molとすると、0.4：X ＝1：2より、X ＝0.8molとなります。

したがって、気体1 mol当たりの体積は、標準状態ではすべて22.4Lなのだから、0.8molの二酸化炭素の体積は、22.4L×0.8＝17.92Lとなります。

問題30　解答3　⇒P.138～139

プロパンC_3H_8が完全燃焼するときの化学反応式は、次の通りです。

$$C_3H_8 + 5O_2 \rightarrow 3CO_2 + 4H_2O$$

そして、プロパンC_3H_8の燃焼熱をQ〔kJ/mol〕とすると、熱化学方程式は次のようになります。

$$C_3H_8 + 5O_2 = 3CO_2 + 4H_2O + Q$$

そこで、設問の①～③の熱化学方程式を用いて、Qの値を求めていきます。

まず、式①×3、式②×2を合計します。

$$\begin{array}{lrcl} \text{式①×3} & 3C + 3O_2 & = & 3CO_2 + 1182\,kJ \\ +)\ \text{式②×2} & 4H_2 + 2O_2 & = & 4H_2O + 1144\,kJ \\ \hline & 3C + 4H_2 + 5O_2 & = & 3CO_2 + 4H_2O + 2326\,kJ \cdots ④ \end{array}$$

次に、この式④から式③を引きます。

$$\begin{array}{lrcl} \text{式④} & 3C + 4H_2 + 5O_2 & = & 3CO_2 + 4H_2O + 2326\,kJ \\ -)\ \text{式③} & 3C + 4H_2 & = & C_3H_8 + 105\,kJ \\ \hline & 5O_2 & = & 3CO_2 + 4H_2O - C_3H_8 + 2221\,kJ \\ & \therefore C_3H_8 + 5O_2 & = & 3CO_2 + 4H_2O + 2221\,kJ \end{array}$$

これにより、Q=2221であることがわかります。

したがって、プロパンC_3H_8 1.0molの燃焼熱は、2221kJとなります。

問題31　解答5　⇒P.142～145

ア、エは誤、イ、ウが正です。

ア　**アレニウスの定義**では、水溶液中で電離して、**水素イオンH^+**を生じる物質を「**酸**」、**水酸化物イオンOH^-**を生じる物質を「**塩基**」といいます。

イ　**ブレンステッド・ローリーの定義**では、水素イオンH^+を与える分子やイオンを「**酸**」、水素イオンH^+を受け取る分子やイオンを「**塩基**」といいます。

ウ　**蓚酸**$(COOH)_2$は、電離すると、$(COOH)_2 \rightarrow \mathbf{2H^+} + (COO)_2^{2-}$ というように、水素イオンH^+を2個生じるので、**2価の酸**です。

エ　酸性・塩基性の強弱は、**電離度**と関係しており（**電離度の大きい**酸や塩基を強酸、強塩基といい、**電離度の小さい**酸や塩基を弱酸、弱塩基という）、**価数**で決まるわけではありません。例えば、塩酸は1価の酸ですが強酸であり、蓚酸は2価の酸ですが弱酸です。

問題32　解答4　⇒P.147～148

酢酸CH_3COOHの電離式は、$CH_3COOH \rightarrow H^+ + CH_3COO^-$と表されます。

これを見ると、CH_3COOHとH^+の物質量の比が1：1であることがわかります。

このため、酢酸の電離度が仮に1であれば、酢酸CH_3COOHが0.1mol/Lの場合、電離した水素イオンH^+も0.1mol/L（$=10^{-1}$mol/L）となりますが、本問に示されているように、酢酸の電離度はおよそ0.01（$=10^{-2}$）なので、電離した水素イオンH^+ は、10^{-1}mol/L×10^{-2}=10^{-3}mol/Lと考えられます。

さらに、この水溶液10mLに水を加えて、全体で1000mLにしたということは、100分の1倍（$=10^{-2}$倍）に希釈しているのだから、結局、水素イオン濃度は、10^{-3}mol/L×10^{-2}=10^{-5}mol/Lとなり、水素イオン指数（pH）=5.0となります。

問題33　解答3　⇒P.152～153

水酸化カルシウム$Ca(OH)_2$は**2価の塩基**、**硫酸**H_2SO_4は**2価の酸**です。そこで、中和した水酸化カルシウムのモル濃度をX〔mol/L〕として、**中和の公式**に数値を代入します。

中和の公式　$n \times M \times V = n' \times M' \times V'$

（n、n'：価数、M、M'：モル濃度〔mol/L〕、V、V'：体積〔L〕）

〈水酸化カルシウム水溶液〉

$n=2$、$M=X$、$V=120\times10^{-3}$（$\times10^{-3}$は〔mL〕を〔L〕に直すため）

〈硫酸〉

$n=2$、$M=0.60$、$V=100\times10^{-3}$（$\times10^{-3}$は上記と同様）

これらを中和の公式に代入すると、

$2\times X\times120\times10^{-3}=2\times0.60\times100\times10^{-3}$

これを解いて、$X=\dfrac{2\times0.60\times100\times10^{-3}}{2\times120\times10^{-3}}=0.50$〔mol/L〕となります。

問題34　解答4　⇒P.158～161

1　原子が**電子を受け取った**とき、その原子は**還元**されたといいます。これに対し、原子が**電子**を**失った**とき、その原子は**酸化**されたといいます。

2　**還元剤**とは、反応相手の物質を**還元**させて、**自分自身は酸化される**物質のことです。したがって、反応相手の物質よりも酸化されやすい物質であり、還元されやすいというのは誤りです。

3　**化合物**中の各原子の**酸化数の合計は0**とされます。

4　例えば、銅イオンCu^{2+}の価数は＋2なので酸化数は＋2、塩化物イオンCl^-の価数は－1なので酸化数は－1というように、**単原子イオン**では、**イオンの価数**を酸化数とします。

5　物質が**水素を受け取った**とき、その物質は**還元**されているのだから、酸化数は**減少**します。酸化数が増加するのは、酸化されているときです。

問題35　解答1　⇒P.159～161

〈I原子の酸化数〉

・反応前…I_2は単体の物質です。**単体中**の原子の**酸化数は0**とするので、I原子の酸化数は0です。

・反応後…HIは化合物です。**化合物中**は原則として**水素原子H**の酸化数を**＋1**とし、**化合物中の各原子の酸化数の合計は0**とするので、I原子の酸化数は－1です。

I原子の酸化数は、0→－1と**減少している**ので、自分自身は還元されていることがわかります。したがって、I_2は**酸化剤**として働いていることになります。

〈S原子の酸化数〉

・反応前…H_2Sは化合物なので、S原子の酸化数は－2です。

・反応後…Sは単体の物質なので、S原子の酸化数は0です。

S原子の酸化数は、－2→0と**増加している**ので、自分自身は酸化されていることがわかります。したがって、H_2Sは**還元剤**として働いていることになります。

結局、アは**減少している**、イは**酸化剤**、ウは**増加している**、エは**還元剤**となります。

問題36　解答2 ⇒P.159～161

塩化ナトリウムNaClは水溶液中で、$NaCl \rightarrow Na^{+}+Cl^{-}$のように電離しています。これに電流を流すと、**陰イオン**のCl^{-}が**陽極**に向かって移動し、自分がもっている**電子e^{-}を陽極に放出**します。これにより、塩化物イオンCl^{-}は、気体の**塩素**Cl_2となって**陽極**から発生します（$2Cl^{-} \rightarrow Cl_2+2e^{-}$）。

一方、**陰極**には気体の**水素**H_2が発生します。陰極で電子を受け取るのは溶媒の水（$2H_2O+2e^{-} \rightarrow H_2+2OH^{-}$）であって、水素Hよりも**イオン化傾向**の大きいナトリウムNaは電子を受け取らないからです（ナトリウムイオンNa^{+}は、陽イオンのまま水溶液中に残ります）。

問題37　解答3 ⇒P.174

1　**リチウム**Liは、**赤色**を示します。
2　**砒素**Asは、**淡青色**を示します。
3　**ナトリウム**Naは、**黄色**を示します。
4　**カルシウム**Caは、**橙赤色**を示します。
5　**銅**Cuは、**青緑色**を示します。

問題38　解答5 ⇒P.181

1　**$-CH_3$**は、**メチル基**の式です。
2　**$-CHO$**は、**アルデヒド基**の式です。
3　**$-COOH$**は、**カルボキシ基**の式です。
4　**$-SO_3H$**は、**スルホ基**の式です。
5　**$-NO_2$**は、**ニトロ基**の式です。アミノ基の式は、**$-NH_2$**です。

問題39　解答2 ⇒P.185～186

1　ヒドロキシ基（$-OH$）のついた炭素原子Cに結合する**炭化水素基**の数が１個ならば**第１級アルコール**、２個ならば**第２級アルコール**、３個ならば**第３級アルコール**といいます。
2　**第１級アルコール**を**酸化**させると、**アルデヒド**を経て**カルボン酸**になります。酸化させるとケトンになるのは、第２級アルコールです。
3　**エタノール**は、ヒドロキシ基（$-OH$）のついた炭素原子Cに、炭化水素基であるメチル基（$-CH_3$）が１個結合しているので、**第１級アルコール**です。
4　**エタノール**は、分子中の**ヒドロキシ基**の数が１個なので**１価アルコール**です。これが２個ならば２価アルコール、３個ならば３価アルコールといいます。
5　**炭素数**が多いもの（一般に６個以上）を**高級アルコール**といい、少ないものを**低級アルコール**といいます。エタノールなどの低級アルコールは水に溶けますが、高級アルコールは水に溶けにくい性質があります。

問題40　解答1 ⇒P.180、P.194

フェノールC_6H_5OHは、**ベンゼン環**の水素原子Hのうち１つを、**ヒドロキシ基**（$-OH$）で置換した形の化合物です。したがって、フェノールの分子量は、

（12×6）＋（1×6）＋（16×1）＝94

となります。

H　H
C－C
H－C　C－O－H
C＝C
H　H

■実地（性状・貯蔵・取扱い方法等）

問題41

⑴ **解答3** ⇒P.205

四エチル鉛は、特定毒物の四アルキル鉛に分類される物質です。その主な用途は**ガソリンのアンチノック剤**（モーターのノッキングを防ぐためのガソリン添加剤）です。

⑵ **解答1** ⇒P.213

ヒドラジンの主な用途は、**ロケット燃料**、ヒドラジン化合物の製造などとされています。

⑶ **解答4** ⇒P.241

ダイアジノンは、有機燐系の接触性**殺虫剤**（ニカメイチュウ、サンカメイチュウ、クロカメムシなどの駆除）であり、農業用品目とされています。

⑷ **解答2** ⇒P.254

燐化亜鉛は、農業用品目であり、**殺鼠剤**として用いられます。また、農業用に販売または授与するときは、あせにくい黒色に着色するよう定められています。

問題42

⑴ **解答4** ⇒P.206

シアン化水素は、**極めて猛毒**であり、希薄な蒸気でも吸入すると呼吸中枢を刺激し麻痺させます。ヒトの致死量は60mgです。ミトコンドリアの呼吸酵素に結合して**細胞呼吸を阻害**し、酸素の感受性の高い臓器から障害を受け、中枢神経系と循環器系症状が早期から出現します。

⑵ **解答2** ⇒P.237

蓚酸は、血液中の**石灰分**（**カルシウム分**）を奪取し、**神経系**を侵します。急性中毒症状としては、胃痛、嘔吐、口腔･咽喉の炎症、腎障害が挙げられます。

⑶ **解答3** ⇒P.242

トルエンを吸入した場合、**頭痛**、**食欲不振**などが起こり、短時間の興奮を経て深い麻酔状態に陥ることがあります。大量吸入の場合は、**大赤血球性貧血**を起こすことがあります。また、皮膚からも吸収され、吸入と同様の中毒症状を起こします。

⑷ **解答1** ⇒P.249

メタノールの蒸気を吸入すると、頭痛、めまい、嘔吐、下痢、腹痛を起こします。致死量に近ければ**麻酔状態**となり、**昏睡**を起こし、**視神経**が侵され、眼がかすみ、**失明**することがあります。皮膚からも吸収されます。

問題43

⑴ **解答2** ⇒P.230、P.259

クロルピクリンの水溶液に**金属カルシウム**を加え、これに**ベタナフチルアミン**および**硫酸**を加えると、**赤色**の沈殿を生成します。ベタナフチルアミン（β-ナフチルアミン）は、芳香族アミンの1つです。

⑵ **解答4** ⇒P.240、P.260

スルホナールを**木炭**とともに加熱すると、**メルカプタン**（スカンクの放つガスに多く含まれている物質）の臭気を放ちます。

⑶ **解答1** ⇒P.210、P.261
ニコチンのエーテル溶液に**ヨード**（**沃素**）のエーテル溶液を加えると、**褐色の液状沈殿**を生じ、これを放置すると**赤色の針状結晶**となります。このほか、ニコチンに**ホルマリン**1滴を加えたのち、**濃硝酸**1滴を加えると**ばら色**を呈することを確認するという鑑別方法もあります。

⑷ **解答3** ⇒P.246、P.261
フェノールの水溶液に**塩化鉄(Ⅲ)溶液**（**過クロール鉄液**）を加えると、**紫色**を呈します。

問題44

⑴ **解答3** ⇒P.289
ブロムメチルが多量に漏洩した場合には、土砂等で流れを止め、液が広がらないようにして**蒸発**させます。なお、少量の漏洩の場合は、速やかに蒸発するので、周辺に近づかないようにします。

⑵ **解答1** ⇒P.250、P.285
メチルエチルケトンが多量に漏洩した場合には、土砂等で流れを止め、安全な場所へ導いた後、液の表面を**泡で覆い**、できるだけ**空容器に回収**します。なお、少量の漏洩の場合は、漏洩した液を土砂等に吸着させて空容器に回収します。

⑶ **解答2** ⇒P.252、P.287
飛散した**硫化バリウム**は、空容器にできるだけ回収し、そのあとを**硫酸第一鉄**の水溶液を加えて処理し、多量の水で洗い流します。この場合、濃厚な廃液が河川等に排出されないように注意します。

⑷ **解答4** ⇒P.229、P.287
飛散した**クロム酸ナトリウム**は、空容器にできるだけ回収し、そのあとを**還元剤**（**硫酸第一鉄**など）の水溶液を散布し、**消石灰**（**水酸化カルシウム**）、**ソーダ灰**（**炭酸ナトリウム**）などの水溶液で処理したのち、多量の水で洗い流します。この場合、濃厚な廃液が河川等に排出されないように注意します。

問題45

⑴ **解答3** ⇒P.221、P.255
イソキサチオンなどの**有機燐化合物**の中毒には、**2-ピリジルアルドキシムメチオダイド**（**PAM**）または**硫酸アトロピン**を用いた解毒手当てが適切です。

⑵ **解答2** ⇒P.250、P.255
メトミルなどの**カーバメート系農薬**の中毒には、**硫酸アトロピン**を用いた解毒手当てが適切です。なお、カーバメート系農薬に対してPAMは無効とされています。

⑶ **解答4** ⇒P.206、P.255
シアン化ナトリウムなどの**シアン化合物**の中毒には、**亜硝酸ナトリウム**と**チオ硫酸ナトリウム**を併用した解毒手当てが適切です。このほか、**ヒドロキソコバラミン**（ビタミンB_{12}の誘導体の1つ）も解毒剤として用いられます。

⑷ **解答1** ⇒P.253、P.255
硫酸タリウムの中毒には、**カルシウム剤**が解毒剤として用いられます。

問題46

⑴　**解答5**　⇒P.205

シアン化カリウムは、**白色**の**塊片**または**粉末**です。十分に乾燥したものは無臭ですが、空気中の**湿気**、**二酸化炭素**、または酸、アルカリ性炭酸塩と接触すると有毒な**シアン化水素HCN**を生じ、**青酸臭**を放ちます。

⑵　**解答3**　⇒P.249

メタクリル酸は、特徴的な臭気のある無色の液体または結晶であり、日光や加熱により**重合**（⇒P.188）して激しく発熱します。このため重合防止剤が添加されていますが、**加熱**、**直射日光**、**過酸化物**または**鉄さび**等によって**重合**が始まり、**爆発**することがあります。

⑶　**解答1**　⇒P.208

セレン（金属セレン）は、**灰色の金属光沢を有するペレット**（米粒のような小さな粒状の固まり）または黒色の粉末です。**水に溶けません**が、硫酸、二硫化炭素には溶けます。

⑷　**解答2**　⇒P.214

メチルメルカプタンは、**腐ったキャベツ様の悪臭**を有する**無色の気体**であり、水に溶けます。**可燃性**で、強熱されると硫黄酸化物の**有毒なガス**を生じます。

⑸　**解答4**　⇒P.253

硫酸第二銅・五水和物は、**青色～濃い藍色**の大きい**結晶**、**顆粒**または**粉末**であり、空気中でゆるやかに**風解**します。**水に溶け**、水溶液は**酸性**を示します。

問題47

⑴　**解答2**　⇒P.242、P.268

ナトリウムは、空気中では、酸化されやすく、水と激しく反応するため、そのまま保存することができません。このため、通常は**石油中**に保管し、冷所で雨水などの漏れが絶対にない場所に貯蔵します。

⑵　**解答1**　⇒P.203、P.266

黄燐は、空気中では自然発火するため、**水中に沈めて**瓶に入れ、さらに**砂を入れた缶中に固定**して、**冷暗所に貯蔵**します。

⑶　**解答5**　⇒P.245、P.269

ピクリン酸は、徐々に熱すると昇華し、**急熱**または**衝撃**により**爆発**します。また、**沃素**、**硫黄**、**ガソリン**、**アルコール**と混合すると**爆発**することがあります。このため、火気に対して安全で隔離された場所に、**硫黄**、**ヨード**（沃素）、**ガソリン**、**アルコール**などと離して保管します。さらに、ピクリン酸は酸性であり、金属と作用して**爆発性の金属塩**をつくるため、鉄、銅、鉛などの**金属容器は使用できません**。

⑷　**解答3**　⇒P.213、P.269

弗化水素酸は、大部分の**金属**、**ガラス**、**コンクリートを腐食する**性質があるため、銅、鉄、コンクリートまたは木製のタンクにゴム、鉛、ポリ塩化ビニルまたはポリエチレンの**ライニングを施したもの**に保存します。また、金属と接触すると引火性の**水素ガス**を生成するため、**火気厳禁**とします。

⑸　**解答4**　⇒P.248、P.269

ベタナフトールは、空気や光線に触れると**赤変**するため、**遮光**して貯蔵します。

問題48

⑴ **解答1** ⇒P.226、P.271

過酸化尿素は、**多量の水**で**希釈**して処理します（**希釈法**）。

⑵ **解答4** ⇒P.271

硝酸は、徐々に**ソーダ灰**（**炭酸ナトリウム**）または**消石灰**（**水酸化カルシウム**）等の攪拌溶液に加えて**中和**させた後、**多量の水**で**希釈**して処理します（**中和法**）。

⑶ **解答3** ⇒P.222、P.280、P.281

一酸化鉛は、**セメント**を用いて**固化**し、**溶出試験**を行い、溶出量が判定基準以下であることを確認して**埋立処分**します（**固化隔離法**）。なお、一酸化鉛が多量の場合には、**還元焙焼法**（高温で加熱して還元反応を起こさせる方法）により金属鉛として回収します。

⑷ **解答5** ⇒P.222、P.277

エチレンオキシドは、多量の水に少量ずつガスを吹き込み、溶解し、希釈した後、少量の**硫酸**を加えてエチレングリコールに変え、**アルカリ水**で中和し、**活性汚泥**で処理します（**活性汚泥法**）。

⑸ **解答2** ⇒P.231、P.279

クロロホルムは、過剰の**可燃性溶剤**または重油等の**燃料**とともに**アフターバーナー**および**スクラバー**を具備した焼却炉の火室に噴霧して、できるだけ**高温**で**焼却**します（**燃焼法**）。

模擬試験〈第２回〉解答一覧

毒物および劇物に関する法規		基礎化学		実地（性状・貯蔵・取扱い方法等）			
問題１	4	問題16	1	問題31	4	問題46	1
問題２	3	問題17	5	問題32	3	問題47	4
問題３	2	問題18	3	問題33	2	問題48	3
問題４	3	問題19	4	問題34	1	問題49	3
問題５	1	問題20	3	問題35	3	問題50	2
問題６	2	問題21	2	問題36	2		
問題７	3	問題22	5	問題37	4		
問題８	2	問題23	1	問題38	1		
問題９	4	問題24	4	問題39	2		
問題10	1	問題25	2	問題40	1		
問題11	4	問題26	3	問題41	4		
問題12	1	問題27	4	問題42	3		
問題13	4	問題28	2	問題43	2		
問題14	2	問題29	5	問題44	1		
問題15	3	問題30	1	問題45	3		

☆正解数を確認しましょう。

挑戦した日	毒物および劇物に関する法規	基礎化学	実地（性状・貯蔵・取扱い方法等）	計
／	／15	／15	／20	／50
／	／15	／15	／20	／50

模擬試験〈第２回〉解答・解説

＊問題を解くための参考となる本体冊子のページを「⇒」の後に記してあります。

■毒物および劇物に関する法規

＊解説中、特に規定しない限り、毒物及び劇物取締法は「法」、毒物及び劇物取締法施行令は「政令」、毒物及び劇物指定令は「指定令」、毒物及び劇物取締法施行規則は「省令」と略称する。

問題１　解答４　⇒P.15

法第２条（定義）第３項では、「この法律で「特定毒物」とは、毒物であって、別表第三に掲げるものをいう。」と定めています。したがって、（　　）には「**毒物**」が入ります。なお、２の「特定品目」とは、特定品目販売業の登録で販売等ができる品目のことであり、省令では劇物のみを掲げ、毒物は対象外としています。

問題２　解答３　⇒P.17

「**特定毒物**」に該当するのは、**四アルキル鉛**のみです。これに対し、パラコート、四弗化硫黄、チメロサールは特定毒物でない「毒物」、モノクロル酢酸は「劇物」に該当します。

問題３　解答２　⇒P.24

法第３条の２第９項では、「毒物劇物営業者又は特定毒物研究者は、保健衛生上の危害を防止するため政令で特定毒物について**品質**、着色又は**表示**の基準が定められたときは、当該特定毒物については、その基準に適合するものでなければ、これを特定毒物使用者に譲り渡してはならない。」と定めています。
したがって、アは**品質**、イは**表示**となります。

問題４　解答３　⇒P.30

法第３条の４の規定を受けた政令第32条の３では、引火性、発火性または爆発性のある毒物・劇物として、**亜塩素酸ナトリウム**およびこれを含有する製剤（亜塩素酸ナトリウム30％以上を含有するものに限る）、**塩素酸塩類**およびこれを含有する製剤（塩素酸塩類35％以上を含有するものに限る）、**ナトリウム**並びに**ピクリン酸**を挙げています。したがって、３の**亜塩素酸ナトリウム**が正解となります。

問題５　解答１　⇒P.35

登録の基準を定めた**法第５条**では、登録申請を受けた**都道府県知事**、市長または区長は、毒物・劇物の製造業、輸入業または販売業の登録を受けようとする者の**設備**が、省令で定める基準に適合しないと認めるとき、またはその者が法の規定によって登録を取り消され、取消しの日から起算して**２年**を経過していないものであるときは、登録をしてはならないと定めています。

問題6　解答2

⇒P.40

特定毒物研究者の許可について定めた**法第6条の2第3項**のうち第1号～第3号では、次のように定めています（第4号は省略）。

「一　**心身の障害**により特定毒物研究者の業務を適正に行うことができない者として厚生労働省令で定めるもの

二　麻薬、大麻、あへん又は**覚せい剤**の中毒者

三　毒物若しくは劇物又は薬事に関する罪を犯し、罰金以上の刑に処せられ、その執行を終わり、又は執行を受けることがなくなった日から起算して**三年**を経過していない者」

したがって、アは**心身の障害**、イは**覚せい剤**、ウは**3年**となります。

問題7　解答3

⇒P.38 ～ 39、P.41

1　毒物劇物製造業者が、製造所、営業所または店舗の**名称**を**変更**したときは、**30日以内**に**届出**をする必要があります（法第10条第1項第3号、省令第10条の2第1号）。

2　特定毒物研究者が、当該**研究**を**廃止**したときは、**30日以内**に**届出**をする必要があります（法第10条第2項第3号）。

3　これは届出事項として定められていません。なお、毒物・劇物の製造業者または輸入業者が、**登録を受けた毒物・劇物以外**の毒物・劇物を**製造**または**輸入**しようとするときは、**あらかじめ登録の変更**を受けなければならないとされています（法第9条第1項）。

4　特定毒物研究者が、**特定毒物の品目**を**変更**したときは、**30日以内**に**届出**をすることとされています（法第10条第2項第2号、省令第10条の3第3号）。

問題8　解答2

⇒P.44 ～ 46

1　**毒物劇物営業者**は、毒物・劇物を**直接に取り扱う**製造所、営業所または店舗ごとに専任の**毒物劇物取扱責任者**を置き、毒物・劇物による保健衛生上の危害の防止に当たらせることとされています（法第7条第1項本文）。したがって、毒物・劇物を直接に取り扱わない場合であっても毒物劇物取扱責任者を置かなければならないというのは、誤りです。

2　毒物劇物営業者は、**毒物劇物取扱責任者**を**選任**したとき、または**変更**したときは、**30日以内**に、その製造所、営業所または店舗の所在地の都道府県知事（販売業の場合、店舗所在地が保健所を設置する市または特別区の区域にある場合には、その市長または区長）にその毒物劇物取扱責任者の**氏名**の**届出**をしなければなりません（法第7条第3項）。

3　**一般毒物劇物取扱者試験**の合格者は、毒物・劇物を取り扱う**すべての製造所**、**営業所**、**店舗**において毒物劇物取扱責任者になれます。したがって、農業用品目販売業の店舗においてなることができないというのは、誤りです（法第8条第3項・第4項）。

4　**18歳未満の者**は、毒物劇物取扱者試験を受験することはできますが、合格しても毒物劇物取扱責任者にはなれません（法第8条第2項第1号）。

問題9　解答4 ⇒P.50～51

1　毒物劇物営業者は、その**容器**および**被包**に毒物・劇物の**成分**およびその**含量**を**表示**しなければ、その毒物・劇物を販売できません（法第12条第２項第２号）。

2　毒物劇物営業者は、**有機燐化合物**およびこれを含有する製剤たる毒物・劇物については、その**容器**および**被包**に**解毒剤**の名称を**表示**しなければ、販売することができません（法第12条第２項第３号、省令第11条の５）。

3　**製造業者**と**輸入業者**については、毒物・劇物の**取扱いおよび使用上特に必要**と認めるものとして、設問の事項が**容器**および**被包**に**表示**しなければならない事項の１つとされています（法第12条第２項第４号、省令第11条の６第１号）。

4　毒物劇物取扱責任者の氏名は、毒物・劇物の容器および被包に表示する事項には含まれていません。

問題10　解答1 ⇒P.56～57

アのみが誤、イ、ウ、エは正です。

ア　毒物劇物営業者は、毒物・劇物を**18歳未満**の者に**交付してはならない**とされています（法第15条第１項第１号）。満17歳の者に交付できるというのは誤りです。

イ　毒物劇物営業者は、**麻薬**、**大麻**、**あへん**または**覚せい剤**の**中毒者**に、毒物・劇物を**交付してはならない**とされています（法第15条第１項第３号）。

ウ　毒物劇物営業者は、**引火性**、**発火性**または**爆発性**のある毒物・劇物であって政令で定めるものについては、その**交付を受ける者の氏名および住所**を**確認**した後でなければ、**交付してはならない**とされており（法第15条第２項）、政令では以下の品目を定めています（政令第32条の３）。

- **亜塩素酸ナトリウム**およびこれを含有する製剤（30％以上含有のものに限る）
- **塩素酸塩類**およびこれを含有する製剤（35％以上含有のものに限る）
- **ナトリウム**
- **ピクリン酸**

　したがって、**ピクリン酸**を交付する場合は、交付を受ける者の氏名および住所の確認が必要となります。

エ　毒物劇物営業者は、上記ウの確認をしたときは、その確認に関する事項を**帳簿**に**記載**しなければならないとされています（法第15条第３項）。帳簿の記載事項は、①交付した**劇物の名称**（政令が定めたものはすべて劇物だから）、②交付の年月日、③交付を受けた者の**氏名**および**住所**です（省令第12条の３）。したがって、**ナトリウム**を交付した場合は、帳簿にこれら①～③の事項を記載しなければなりません。

問題11　解答4 ⇒P.62

省令第13条の5では、「令第40条の５第２項第２号に規定する標識は、**0.3**メートル平方の板に地を**黒**色、文字を**白**色として「**毒**」と表示し、車両の前後の見やすい箇所に掲げなければならない。」と定めています。

したがって、アは**0.3**、イは**黒**、ウは**白**、エは「**毒**」となります。

運搬するものが**劇物**である場合でも、「毒」と表示することに注意しましょう。

問題12　解答1 ⇒P.65

ア、エが正、イ、ウは誤です。

ア　**毒物劇物営業者**および**特定毒物研究者**は、毒物・劇物等の事故（飛散、漏れ、流出、地下浸透など）があった場合、**不特定多数**の者に**保健衛生上の危害発生**のおそれがあるときは、直ちに、**保健所**、**警察署**または**消防機関**に**届出**をするとともに、保健衛生上の危害を防止するために必要な**応急の措置**を講じなければならないとされています（法第17条第１項）。

イ　**毒物劇物営業者**および**特定毒物研究者**は、毒物・劇物が**盗難**にあったり**紛失**したりしたときは、直ちに、**警察署**に**届出**をすることとされています（法第17条第２項）。この場合、保健衛生上の危害発生のおそれの有無は関係ありません。

ウ　イで述べた通り、毒物・劇物が**盗難**にあったときは、直ちに**警察署**に**届出**をしなければなりません。特定毒物かどうかは関係ありません。

エ　イで述べた通り、毒物・劇物を**紛失**したときは、直ちに**警察署**に**届出**をしなければなりません。量の多少は関係ありません。

問題13　解答4 ⇒P.69 ～ 70

法第22条第1項では、政令で定める事業を行う者で、業務上**シアン化ナトリウム**または政令で定めるその他の毒物・劇物を取り扱うものは、その毒物・劇物を取り扱うこととなった日から**30日**以内に、その事業場の所在地の都道府県知事等に、氏名、住所等のほか、「**シアン化ナトリウム**又は政令で定めるその他の毒物若しくは劇物のうち取り扱う毒物又は劇物の**品目**」などを届け出るよう定めています。

したがって、アは**シアン化ナトリウム**、イは**30日**、ウは**品目**となります。

問題14　解答2 ⇒P.70 ～ 71

1　**金属熱処理**を行う事業であって、**無機シアン化合物**たる毒物およびこれを含有する製剤を取り扱うものは、**業務上取扱者**の届出が必要です（政令第41条第２号、第42条第１号）。

2　**電気めっき**を行う事業は、**無機シアン化合物**たる毒物およびこれを含有する製剤を取り扱う場合に**業務上取扱者**の届出が必要となります（政令第41条第１号、第42条第1号）。無機水銀化合物というのは誤りです。

3　**大型自動車**（最大積載量**5000kg**以上の自動車または被牽引自動車）に固定された容器を用いて、**政令別表第二**に掲げる物を**運送する事業**は、**業務上取扱者**の届出が必要です（政令第41条第３号、第42条第２号）。政令別表第二には、アクロレインも掲げられています。

4　**しろありの防除**を行う事業であって、**砒素化合物**たる毒物およびこれを含有する製剤を取り扱うものは、**業務上取扱者**の届出が必要です（政令第41条第４号、第42条第３号）。

問題15　解答3 ⇒P.73 ～ 74

政令第40条の第１号～第３号では、次のように定めています（第４号は省略）。

「一　中和、加水分解、酸化、還元、**稀釈**その他の方法により、毒物及び劇物並びに法第11条第２項に規定する政令で定める物のいずれにも該当しない物とすること。

二　**ガス体**又は揮発性の毒物又は劇物は、保健衛生上危害を生ずるおそれがない場所で、少量ずつ**放出**し、又は揮発させること。
三　可燃性の毒物又は劇物は、保健衛生上危害を生ずるおそれがない場所で、少量ずつ**燃焼**させること。」

したがって、アは**稀釈**、イは**ガス体**、ウは**放出**、エは**燃焼**となります。

■基礎化学

問題16　解答1 ⇒P.84

1　**塩酸**は、塩化水素HClの水溶液です。つまり、純物質である**塩化水素**と**水**との**混合物**であり、純物質ではありません。
2　**水**H_2Oは、水素と酸素の**化合物**なので、純物質です。
3　**硝酸**HNO_3は、水素と窒素と酸素の**化合物**であり、純物質です。
4　**塩化ナトリウム**NaClは、ナトリウムと塩素の**化合物**であり、純物質です。
5　**塩素**Cl_2は、塩素の**単体**であり、純物質です。

問題17　解答5 ⇒P.95 ～ 98

ア、エは誤、イ、ウが正です。
ア　周期表の**1族・2族**および**12 ～ 18族**の元素をまとめて**典型元素**といいます。これに対し、**3～11族**の元素をまとめて**遷移元素**といいます。
イ　**17族**に属している元素を**ハロゲン**といいます。いずれも**価電子を7個**もっているため、**1価の陰イオン**になりやすい性質があります。
ウ　**18族**に属している元素を**希ガス**といいます。希ガスの原子の最外殻電子は、**閉殻**または**オクテット**なので、他の原子の電子配置と比べて**安定**しています。
エ　典型元素の価電子の数は、18族（希ガス）を除いて、族番号の1の位と一致します。これに対し、電子配置が安定している**希ガスの最外殻電子は化学反応に関与しない**ため、希ガスの最外殻電子は価電子とはみなしません。

問題18　解答3 ⇒P.108 ～ 109

1　**マグネシウム**Mgのイオン化傾向は、**亜鉛**Znよりも**大きい**。

大 ←							イオン化傾向（イオン化列）								→ 小
Li	K	Ca	Na	Mg	Al	Zn	Fe	Ni	Sn	Pb	（H）	Cu	Hg	Ag	Pt	Au

2　イオン化傾向が大きい**リチウム**Li、**カリウム**K、**カルシウム**Ca、**ナトリウム**Naは、**常温の水**と反応し、水酸化物と気体の**水素**H_2**を発生**させます。酸素O_2を発生させるというのは誤りです。
3　イオン化傾向が大きい**リチウム**Li、**カリウム**K、**カルシウム**Ca、**ナトリウム**Naは、**空気中の酸素**とすみやかに反応して、内部まで**酸化**されます。
4　水素よりイオン化傾向の小さい金属が、硝酸や熱濃硫酸に溶けて発生させるのは、**一酸化窒素NO**、**二酸化窒素**NO_2、**二酸化硫黄**SO_2などの気体です。気体の水素H_2を発生させるというのは、誤りです。
5　**白金**Ptと**金**Auは、どちらも**王水**に溶けます。

問題19　解答4 ⇒P.112

原子どうしが電子対を共有することによってできる化学結合を、**共有結合**といいます。２つの水素原子Hは、互いの**電子**（不対電子）をそれぞれ出し合い、希ガスの**ヘリウム**Heに似た安定した電子配置を完成させ、水素分子H_2となります。
したがって、アは**共有結合**、イは**電子**、ウは**ヘリウム**となります。

問題20　解答3 ⇒P.124

気体定数をRとして**ボイル・シャルルの法則**に用いた場合、圧力P、絶対温度T、１molの気体の体積をV'とすると、次の式が成り立ちます。

$$PV'=RT$$

この式より、本問の気体１molの体積V'を求めます。

まず式を変形して、$V'=\dfrac{RT}{P}$

$P=8.3\times10^5$ Pa、$T=127+273=400$K、$R=8.3\times10^3$〔Pa･L/（K･mol)〕なので、

$V'=\dfrac{8.3\times10^3\times400}{8.3\times10^5}=4.0$ L/mol(＝１mol当たり4.0L)

また、設問より、この気体の密度は8.0 g/L（＝１L当たり8.0 g）なので、
4.0〔L/mol〕×8.0〔g/L〕＝32〔g/mol〕（＝１mol当たり32 g）となります。
物質１molの質量は、その**分子量に〔g〕をつけたものと等しい**ので、
この気体の分子量は、32（単位なし）であることがわかります。

問題21　解答2 ⇒P.126

硝酸カリウムは、40℃のとき、水100ｇに対して最大60ｇまで溶けます。このとき飽和水溶液は、水100ｇ＋硝酸カリウム60ｇ＝160gです。
では、この割合からすると、飽和水溶液が320gの場合、水と硝酸カリウムはそれぞれ何ｇでしょう。

	40℃のとき		60℃のとき	
水	100	**200**	100	**200**
硝酸カリウム	60	**120**	110	**220**
飽和水溶液	160	320	210	420

単位〔g〕

上の表より、40℃のとき、水200ｇ＋硝酸カリウム120ｇ＝320gとなることがわかります。つまり、溶媒の水は200ｇです。
また、60℃になると、水100ｇに対して最大110ｇまで溶けるのだから、その割合からすると、水200ｇに対しては、最大220ｇまで溶けることがわかります。
つまり、40℃のときに硝酸カリウムは120ｇ溶けていたのだから、60℃になると、220ｇ－120ｇ＝100ｇより、あと100ｇ溶かすことができます。

問題22　解答5 ⇒P.134

1-プロパノールの分子量が60ということは、1 mol当たり60gなので、150gならば150÷60＝2.5molです。

次に、1-プロパノールが完全燃焼するときの化学反応式を見ると、1-プロパノールと二酸化炭素の物質量の比が2：6＝1：3であることがわかります。この比より、1-プロパノール2.5molが完全燃焼するとき生成する二酸化炭素をX molとすると、2.5：X＝1：3より、X＝7.5molとなります。

二酸化炭素の分子量は44なので、1 mol当たり44gです。したがって、7.5molの二酸化炭素の質量は、44g×7.5＝330 gとなります。

問題23　解答1 ⇒P.149～150

アは誤、イ、ウは正です。

ア　**フェノールフタレイン**は変色域が8.2～10.0であり、酸性（pH 7未満）では**無色**（呈色しない）、pH＝10以上で**赤色**を呈します。したがって、pH 3で青色を呈するというのは、誤りです。

イ　**メチルオレンジ**は変色域が3.1～4.4であり、pH 3では**赤色**、pH11では**黄色**を呈します。

ウ　**ブロモチモールブルー**は変色域が6.0～7.6であり、pH 3では**黄色**、pH11では**青色**を呈します。

問題24　解答4 ⇒P.152～153

希硫酸H_2SO_4は**2価の酸**、**水酸化ナトリウム**NaOHは**1価の塩基**です。そこで、中和した希硫酸の体積をX〔mL〕として、**中和の公式**に数値を代入します。

中和の公式　$n \times M \times V = n' \times M' \times V'$

（n、n'：価数、M、M'：モル濃度〔mol/L〕、V、V'：体積〔L〕）

〈希硫酸〉

$n=2$、$M=2.0\times10^{-2}$、$V=X\times10^{-3}$（$\times10^{-3}$は〔mL〕を〔L〕に直すため）

〈水酸化ナトリウム水溶液〉

$n=1$、$M=1.0\times10^{-1}$、$V=4.0\times10^{-3}$（$\times10^{-3}$は上記と同様）

これらを中和の公式に代入すると、

$$2\times2.0\times10^{-2}\times X\times10^{-3}=1\times1.0\times10^{-1}\times4.0\times10^{-3}$$

これを解いて、

$$X=\frac{1\times1.0\times10^{-1}\times4.0\times10^{-3}}{2\times2.0\times10^{-2}\times10^{-3}}=10\text{〔mL〕}$$となります。

問題25　解答2 ⇒P.158～159、P.161～162

ア、イ、ウは誤、エのみが正です。

ア　物質が**水素を失う**変化は、**酸化**です。物質が水素を失ったときは、酸化されたといいます。これに対し、物質が**水素と結びついた**とき、還元されたといいます。

イ　物質が**電子を失う**変化は、**酸化**です。物質が電子を失ったときは、酸化されたといいます。これに対し、物質が**電子を受け取った**とき、還元されたといいます。

ウ　**還元剤**とは、相手の物質を**還元**し、自分自身は**酸化**される物質をいいます。これに対し、**酸化剤**は、相手の物質を**酸化**し、自分自身は**還元**されます。

エ　**過酸化水素**は、通常は**酸化剤**として働きますが、過マンガン酸カリウムなどの**強い酸化剤**と反応するときは、**還元剤**として働きます。

問題26　解答3　⇒P.158～161

1　**炭素**Cは、**酸素**O_2**と結びついて**二酸化炭素CO_2になっているので、**酸化**されています。
2　**酸化銅**CuOは、**銅イオン**Cu^{2+}と**酸化物イオン**O^{2-}の**イオン結合**でできています。銅イオンCu^{2+}のような単原子イオンの場合は、**イオンの価数**が酸化数とされるので、反応前の銅Cuの酸化数は＋２です。反応後は銅Cuの単体なので、酸化数は０となります（**単体中**の原子の酸化数は**0**とされる）。したがって、この反応の前後で、銅Cuの酸化数は、＋２から０に**減少**しています。－２から０に増加しているというのは、誤りです。
3　酸化銅CuOは、**酸素を失って**銅Cuになっているので、**還元**されています。失った酸素は、炭素が受け取っているので、酸化銅CuOは炭素Cによって還元されたといえます。
4　炭素Cは、酸化銅CuOから**酸素を奪っている**（＝酸化銅を還元している）ので、**還元剤**として働いています。
5　銅Cuは、$Cu^{2+}+2e^{-} \rightarrow Cu$というように、銅イオン$Cu^{2+}$が**電子**（$e^{-}$）２個を**受け取る**ことによってできています。したがって、銅Cuが電子を失っているというのは誤りです。

問題27　解答4　⇒P.164～165

1　**イオン化傾向の大きい**金属のほうが電子を放出し、その電子が外部へ流れ出すので**負極**となります。一方、その電子の流れ込む側は**正極**となります。
2　**イオン化傾向の大きい亜鉛Zn**のほうが陽イオンとなって溶け出し、**電子**を放出するので、**負極**となります。一方、**銅Cu**は電子が流れ込む側になるので**正極**となります。
3　放電の際、**負極**は**電子を失う**ので**酸化**されており、**正極**は**電子を受け取る**ので**還元**されています。
4　鉛蓄電池では、**鉛**Pbが電子の流れ出す側なので**負極**となり、**二酸化鉛**PbO_2が電子の流れ込む側なので**正極**となります。
5　**鉛蓄電池、リチウムイオン電池、ニッケル・水素電池**は、いずれも充電により繰り返し使える**二次電池**です。

問題28　解答2　⇒P.174

ア、イ、エは正、ウのみが誤です。
ア　**バリウム**Baは、**黄緑色**を示します。
イ　**リチウム**Liは、**赤色**を示します。
ウ　**カリウム**Kは、**赤紫色**を示します。青緑色を示すのは、銅Cuです。
エ　**ストロンチウム**Srは、**深赤色**を示します。

問題29　解答5 ⇒P.189～190

1　**エステル**とは、**カルボン酸**と**アルコール**から**水分子**H_2Oの分離を伴う**縮合**（脱水縮合）によって生成する化合物をいいます。

2　**酢酸エチル**は、**酢酸**（カルボン酸）と**エタノール**（アルコール）から生成されるエステルです。

3　分子量の小さいエステルは揮発性の液体で、**果実のような芳香**があります。

4　**油脂**は、**グリセリン**（アルコール）と種々の**高級脂肪酸**（カルボン酸）から生成されるエステルです。

5　エステルは、**水に溶けにくく**、有機溶媒に溶けやすいという性質があります。水に溶けやすいというのは誤りです。

問題30　解答1 ⇒P.193～195

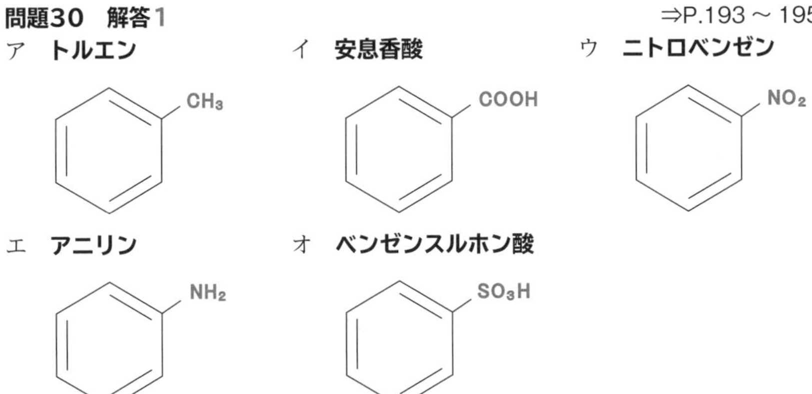

したがって、アは**－CH_3**、イは**－COOH**、ウは**－NO_2**、エは**－NH_2**、オは**－SO_3H**となります。

■実地（性状・貯蔵・取扱い方法等）

問題31　解答4 ⇒P.240、P.260、P.268

1　**水酸化ナトリウム**の水溶液を白金線につけて無色の火炎中に入れると、火炎は著しく**黄色**に染まり、長時間続きます（水酸化ナトリウムの鑑別方法）。

2　**水酸化ナトリウム**水溶液には爆発性も引火性もありませんが、アルミニウム、錫、亜鉛などの金属を腐食して**水素**を生成し、これが空気と混合して**引火爆発**を起こすことがあります。

3　**水酸化ナトリウム**を含有する**製剤**も劇物に指定されていますが、**5％**以下しか含有しないものは劇物から除くとされています（指定令第２条第１項第68号）。

4　**水酸化ナトリウム**は、**二酸化炭素**と**水**を吸収する性質が強いため、**密栓**して保管します（水酸化ナトリウムの貯蔵方法）。なお、設問の記述はブロムメチルの貯蔵方法です。

問題32　解答3　⇒P.225、P.271

1　**過酸化水素**は、**無色透明の油状液体**です。常温でも徐々に**酸素**と**水**に**分解**し、不純物の混入や加熱などによって激しく分解します。

2　**過酸化水素**は**水に溶けやすく**、水溶液は弱酸性を示します。**オキシドール**は、過酸化水素の水溶液（濃度約**3%**）です。なお、過酸化水素の製剤のうち、過酸化水素を６％以下しか含有しないものは劇物から除くとされています。

3　**過酸化水素**を廃棄するときは、**多量の水**で**希釈**して処理することとされています（**希釈法**）。なお、酸で中和させてから多量の水で希釈して処理するというのは中和法（酸による中和）であり、アンモニアなどの廃棄方法です。

4　主な用途として、紙、パルプ、天然繊維（獣毛、羽毛など）の**漂白剤**、医薬品（**酸化剤、殺菌消毒剤**）などが挙げられます。

問題33　解答2　⇒P.204、P.255

1　**三酸化二砒素**は、**砒素化合物**の１つであり、砒素化合物およびこれを含有する製剤は、**毒物**に指定されています（指定令第１条第23号）。

2　解毒剤は、**ジメルカプロール**（**BAL**）です（この解毒剤は砒素、砒素化合物、水銀の解毒剤として用いられています）。

3　火災等で強熱されると発生する**煙霧**（**酸化砒素(Ⅲ)**）は、少量の吸入であっても強い**溶血作用**があります。

4　吸入すると、鼻、のど、気管支等の粘膜を刺激し、頭痛、悪心、**チアノーゼ**などを起こし、はなはだしい場合は血色素尿を排泄し、肺水腫等を起こします。

問題34　解答1　⇒P.235、P.259、P.267

1　**四塩化炭素**は、麻酔性の**芳香臭**を有する無色の**液体**であり、揮発性がありますが、**不燃性**です。可燃性ではありません。

2　**四塩化炭素**の揮発性の蒸気を吸入すると、はじめは頭痛、悪心などをきたし、また、黄疸のように**角膜が黄色**となり、次第に**尿毒症様**を呈し、はなはだしいときは死亡することがあります。

3　**四塩化炭素**を、アルコール性の**水酸化カリウム**と**銅粉**とともに煮沸すると、**黄赤色の沈殿**を生成します（四塩化炭素の鑑別方法）。

4　**四塩化炭素**は、**亜鉛または錫メッキ**をした**鋼鉄製の容器**に保管し、高温に接しない場所に置きます。なお、ドラム缶で保管する場合は、雨水が漏入しないようにし、直射日光を避けて冷所に置きます。

問題35　解答3　⇒P.251、P.263、P.269

ア、ウは誤、イ、エが正です。

ア　**沃素**は、**金属様の光沢がある黒灰色の稜板状結晶**ですが、風解性はなく、蒸気を放って揮散（**昇華**）します。

イ　揮散する蒸気を吸入すると、めまいや頭痛を伴う一種の**酩酊状態**を引き起こします。また、皮膚に触れると褐色に染め、熱傷を起こします。

ウ　デンプンと反応すると、**藍色**を呈し、これにチオ硫酸ナトリウム溶液を反応させると脱色します（沃素の鑑別方法）。

エ　常温でも蒸気を放って揮散（昇華）するため、容器は**気密容器**を用い、通風のよい冷所に貯蔵します。

問題36　解答2 ⇒P.253、P.263

1　硫酸亜鉛の**七水和物**は、**白色の顆粒または結晶性粉末**で、**風解性**があります。

2　水に溶かして**硫化水素**を通じると、硫化亜鉛の**白色沈殿**を生成します。青色の沈殿というのは誤りです。

3　水に溶かして**塩化バリウム**を加えると、硫酸バリウムの**白色沈殿**を生成します（2と3は、硫酸亜鉛の鑑別方法）。

4　硫酸亜鉛は、**無機亜鉛塩類**の1つであり、無機亜鉛塩類（炭酸亜鉛、雷酸亜鉛を除く）は、**農業用品目**として定められています（施行規則別表第一「劇物」の第1号）。

問題37　解答4 ⇒P.63、P.219、P.265、P.284

1　**アクロレイン**は、**刺激臭のある無色または帯黄色の液体**であり、**引火性**が高いため、**火気厳禁**です。

2　非常に**反応性に富む**物質なので、**安定剤**を加え、空気を遮断して貯蔵します。

3　多量に漏洩した場合、漏洩した液は土砂等でその流れを止め、安全な場所に穴を掘るなどして貯め、**亜硫酸水素ナトリウム**（約10％）を加え、ときどき撹拌して反応させた後、多量の水で十分に希釈して洗い流します。この際、蒸発した物質が大気中に拡散しないよう、霧状の水をかけて吸収させます。

4　**アクロレイン**は、保護手袋、保護長ぐつ、保護衣および**有機ガス用防毒マスク**が保護具として定められています。保護眼鏡は誤りです。

問題38　解答1 ⇒P.214

ア、ウが正、イ、エは誤です。

ア　**ホスゲン**は、**特有の青草臭のある無色の気体**です。運搬時は圧縮して液化気体となっています。

イ　**水により徐々に分解**され、**二酸化炭素**と**塩化水素**を生成します。二酸化窒素を生成するというのは誤りです。

ウ　**ホスゲン**の蒸気は空気より重く、**窒息性**で極めて有毒です。

エ　**ホスゲン**およびこれを含有する製剤は、劇物ではなく、**毒物**に指定されています（指定令第1条第26号の4）。

問題39　解答2 ⇒P.200

ア、イは誤、ウ、エが正です。

ア　**アジ化ナトリウム**およびこれを含有する製剤は、**毒物**に指定されていますが、アジ化ナトリウム**0.1**％以下を含有するものは毒物から除外されます（指定令第1条第1号）。

イ　**アジ化ナトリウム**は**無色無臭の結晶**で、**水によく溶けます。**

ウ　主な用途として、**試薬、医療検体の防腐剤**などが挙げられます。

エ　**酸**と反応し、有毒で爆発性の高い**アジ化水素酸**を生じます。

問題40　解答1　⇒P.252、P.263、P.271、P.284

ア、イ、エは誤、ウが正です。

ア　**硫酸**は、**無色透明の油状液体**で、濃硫酸の**比重は水より大きい**です。

イ　希硫酸（濃硫酸を水に溶かした水溶液）に**塩化バリウム**を加えると、硫酸バリウムの**白色の沈殿**が生じます（硫酸の鑑別方法）。

ウ　**硫酸**を廃棄するときは、徐々に**石灰乳**などの攪拌溶液に加えて**中和**させた後、多量の水で**希釈**して処理します（**中和法**〔アルカリによる中和〕）。

エ　**硫酸**が多量に漏洩した場合には、土砂等で流れを止めて吸着させるか、または安全な場所に導き、遠くから徐々に注水して希釈した後、**消石灰**、**ソーダ灰**などで**中和**し、多量の水を用いて洗い流します。このとき、濃厚な廃液が河川等に**排出されないよう**注意します。

問題41　解答4　⇒P.63、P.238、P.273、P.274、P.289

1　**臭素**は、**刺激臭のある赤褐色の重い液体**です。**揮発性**があり、容易に蒸発して強い刺激臭をもつ有毒な蒸気を出します。

2　**臭素**が多量に漏洩した場合、漏洩箇所や漏洩した液に**水酸化カルシウム**（**消石灰**）を十分に散布し、むしろ、シート等を被せ、その上にさらに**水酸化カルシウム**を散布して吸収させます。漏洩容器には散水しません。

3　**臭素**は、**保護手袋**、**保護長ぐつ**、**保護衣**および**普通ガス用防毒マスク**が保護具として定められています。

4　**臭素**を廃棄するときは、**アルカリ水溶液**（石灰乳または水酸化ナトリウム水溶液）中に少量ずつ滴下し、多量の水で希釈して処理する（**アルカリ法**）、または多量の水で希釈し、還元剤（チオ硫酸ナトリウムの水溶液など）を加えた後、中和してから多量の水で希釈して処理します（**還元法**）。酸化法によって処理するというのは誤りです。

問題42　解答3　⇒P.249、P.276、P.287

1　**無水クロム酸**は、**暗赤色の針状結晶**であり、**潮解性**があります。

2　**無水クロム酸**は**水に溶けやすく**（水溶液はクロム酸）、**酸化性**が強く、**工業用の酸化剤**として用いられます。

3　**無水クロム酸**の飛散したものは空容器に回収し、**硫酸鉄(Ⅱ)**(硫酸第一鉄）など還元剤の水溶液を散布し、**消石灰**、**ソーダ灰**などの水溶液を用いて処理した後、多量の水を用いて洗い流します。なお、設問の記述はピクリン酸が飛散した場合の応急措置です。

4　**無水クロム酸**を廃棄するときは**希硫酸**に溶かし、クロム酸を遊離させ、**還元剤**（硫酸第一鉄等）の水溶液を過剰に用いて還元した後、消石灰、ソーダ灰などの水溶液で処理し、水酸化クロム(Ⅲ)として**沈殿ろ過**します。そして溶出試験を行い、判定基準以下であることを確認して埋立処分します（**還元沈殿法**）。

問題43　解答2　⇒P.220、P.257

1　**アニリン**の純品は**特有の臭気がある無色透明の油状液体**ですが、**空気**に触れると**赤褐色**を呈します。

2　**アニリン**の水溶液に**さらし粉**を加えると、**紫色**になります（アニリンの鑑別方法)。黄色を呈するというのは誤りです。

3　**アニリン**を吸入すると、顔面、口唇、指先などに**チアノーゼ**が現れ、脈拍と血圧がやがて下降し、嘔吐、下痢、腎臓炎、けいれん、意識喪失などの症状が現れ、死亡することもあります(**血液毒**と**神経毒**を有するため、血液に作用してメトヘモグロビンを作り、その結果、チアノーゼを起こさせます)。

4　**皮膚**から吸収した場合も、吸入の場合と同様に、**チアノーゼ**、嘔吐などの症状起こします。

問題44　解答1　⇒P.243、P.268、P.273、P.279

1　**二硫化炭素**は、**麻酔性の芳香を有する無色透明の液体**(市販品は**不快臭**をもつ)ですが、**水には溶けず**、アルコール、エーテル、硫黄、油脂に溶けます。

2　**引火性**が強く(**−20℃で引火する**)、着火した場合は、必ず保護具を着用し、**十分な水**を用いて消火します。

3　少量ならば**共栓ガラス瓶**、多量ならば**鋼製ドラム缶等**を使用し、可燃性、発熱性、自然発火性のものから十分に引き離し、直射日光を受けない**冷所で貯蔵**します。

4　**二硫化炭素**を廃棄するときは、次亜塩素酸ナトリウム水溶液と水酸化ナトリウムの混合溶液を攪拌しつつ、その中に滴下し、**酸化分解**させた後、多量の水で希釈して処理します(**酸化法**)。このほか、燃焼法による廃棄も認められています。

問題45　解答3　⇒P.238、P.260、P.286

ア、イ、ウ、エすべて正です。

ア　**硝酸銀**は**無臭の無色透明の結晶**であり、光により分解し、**黒色**に変化します。

イ　**硝酸銀**の水溶液に**塩酸**を加えると、塩化銀の**白色沈殿**を生じます(硝酸銀の鑑別方法)。

ウ　**硝酸銀**は強力な**酸化剤**であり、また**腐食性**があります。

エ　**硝酸銀**が飛散したときは空容器にできるだけ回収し、そのあとを**食塩水**を用いて**塩化銀の沈殿**に変化させ、多量の水で洗い流します。

問題46　解答1　⇒P.237

1　**重クロム酸カリウム**は、**橙赤色の柱状結晶**です。青色というのは誤りです。

2　**水には溶けます**が、**アルコールには溶けません**。

3　**重クロム酸カリウム**に**酢酸鉛**の水溶液を加えると、**黄色**の沈殿(クロム酸鉛)を生じます。

4　主な用途として、工業用の**酸化剤**、**媒染剤**、顔料の原料などが挙げられます。

問題47　解答4　　⇒P.224、P.274

ア、イ、ウ、オは正、エのみが誤です。

ア　**塩素は窒息性臭気をもつ黄緑色の気体**ですが、**冷却**すると、黄色液体を経て、**黄白色固体**となります。

イ　極めて反応性が強く、**水素**または炭化水素（特に**アセチレン**）と爆発的に反応します。

ウ　主な用途として、**紙やパルプなどの漂白**、**さらし粉**の原料のほか、上下水道の消毒殺菌などが挙げられます。

エ　**塩素**の**ガス**は**皮膚**を激しく侵します。また、**液体**に触れると**凍傷**（しもやけ）を起こします。

オ　**塩素**を廃棄するときは、多量のアルカリ水溶液（**石灰乳**や**水酸化ナトリウム**水溶液等）中に吹き込んだ後、多量の水で希釈して処理します（**アルカリ法**）。また、必要なとき（多量の場合など）には、**還元法**による処理も行います。

問題48　解答3　　⇒P.248、P.262、P.269

ア、ウは誤、イ、エ、オが正です。

ア　**ホルマリン**は**催涙性の刺激臭がある無色透明の液体**で、寒冷（**低温**）になると**混濁**することがあります。高温になると混濁するというのは誤りです。

イ　**ホルマリン**は空気中の酸素によって一部酸化され、**蟻酸**を生じます。

ウ　**ホルマリン**を**フェーリング溶液**とともに熱すると、酸化銅(Ⅰ)の**赤色**の沈殿を生じます（**フェーリング反応**：ホルマリンの鑑別方法）。白色の沈殿というのは誤りです。

エ　**ホルマリン**に**アンモニア水**を加え、さらに**硝酸銀溶液**を加えると、試験管内壁に**金属銀**が徐々に析出し、銀色の鏡のようになります（**銀鏡反応**：ホルマリンの鑑別方法）。

オ　**ホルマリン**は**空気**と**日光**により変質するので、**遮光したガラス瓶**を使用します。そして、重合を防ぐために少量の**アルコール**（10％程度のメタノール）を加え、低温で**混濁**しないよう、密栓して**常温で保存**します。

問題49　解答3　　⇒P.226、P.258、P.266、P.285

ア、エ、オが正、イ、ウは誤です。

ア　**カリウム**は**銀白色の軟らかい金属**（ろう様の硬度）であり、**空気**に長時間触れると、**自然発火**して燃焼します。

イ　**カリウム**は**水と反応**して発熱するほか、**二酸化炭素**やハロゲン化炭素とも激しく反応します。

ウ　白金線につけて熱すると、炎が**青紫色**になります。また、これをコバルトの色ガラスを通して見ると**赤紫色**にみえます（カリウムの鑑別方法）。

エ　**カリウム**は空気に接触するとすぐに酸化され、水分とも反応するため、通常、**石油中**に貯蔵し、**水分**の混入や**火気**を避けて保管します。

オ　流動パラフィン浸漬品が漏洩した場合、露出したカリウムを速やかに拾い集めて**灯油**または**流動パラフィン**の入った容器に回収します。砂利、石等に付着している場合は、砂利等ごと回収します。

問題50　解答2　⇒P.243、P.278

ア、エが正、イ、ウ、オは誤です。

ア　**ニトロベンゼン**は**アーモンド様の香気と甘味を有する無色または微黄色の液体**であり、光線を屈折させます。

イ　**吸湿性**ですが、**水には溶けにくい**性質があります。

ウ　**ニトロベンゼン**は**アルコールに溶け**、アセトン、ベンゼン等にも溶けます。

エ　主な用途として、**純アニリンの製造原料**、合成化学の**酸化剤**、石鹸用の香料（「ミルバン油」と呼ばれる）などが挙げられます。

オ　**ニトロベンゼン**を廃棄するときは、**おが屑**と混ぜて**焼却**するか、または**可燃性溶剤**（アセトン、ベンゼンなど）に溶かし、焼却炉の火室へ噴霧して**焼却**します（**燃焼法**）。沈殿法というのは誤りです。

〈資料〉施行令別表第二に掲げられている毒物・劇物

●：毒物（**赤字**は特定毒物）、●：劇物

（**太字**は、試験でよく出題されているもの）

- ● 黄燐
- ● 四アルキル鉛を含有する製剤
- ● 無機シアン化合物たる毒物およびこれを含有する製剤で液体状のもの
- ● 弗化水素およびこれを含有する製剤
- ● アクリルニトリル　● アクロレイン
- ● **アンモニア**およびこれを含有する製剤（アンモニア10％以下を含有するものを除く）で液体状のもの
- ● **塩化水素**およびこれを含有する製剤（塩化水素10％以下を含有するものを除く）で液体状のもの
- ● **塩素**
- ● **過酸化水素**およびこれを含有する製剤（過酸化水素６％以下を含有するものを除く）
- ● **クロルスルホン酸**　● **クロルピクリン**　● クロルメチル　● 硅弗化水素酸
- ● ジメチル硫酸　● 臭素
- ● 硝酸およびこれを含有する製剤（硝酸10％以下を含有するものを除く）で液体状のもの
- ● **水酸化カリウム**およびこれを含有する製剤（水酸化カリウム５％以下を含有するものを除く）で液体状のもの
- ● **水酸化ナトリウム**およびこれを含有する製剤（水酸化ナトリウム５％以下を含有するものを除く）で液体状のもの
- ● ニトロベンゼン　● 発煙硫酸
- ● **ホルムアルデヒド**およびこれを含有する製剤（ホルムアルデヒド１％以下を含有するものを除く）で液体状のもの
- ● 硫酸およびこれを含有する製剤（硫酸10％以下を含有するものを除く）で液体状のもの

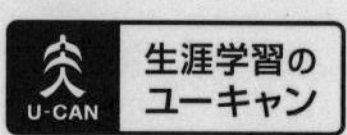
U-CAN
生涯学習の
ユーキャン